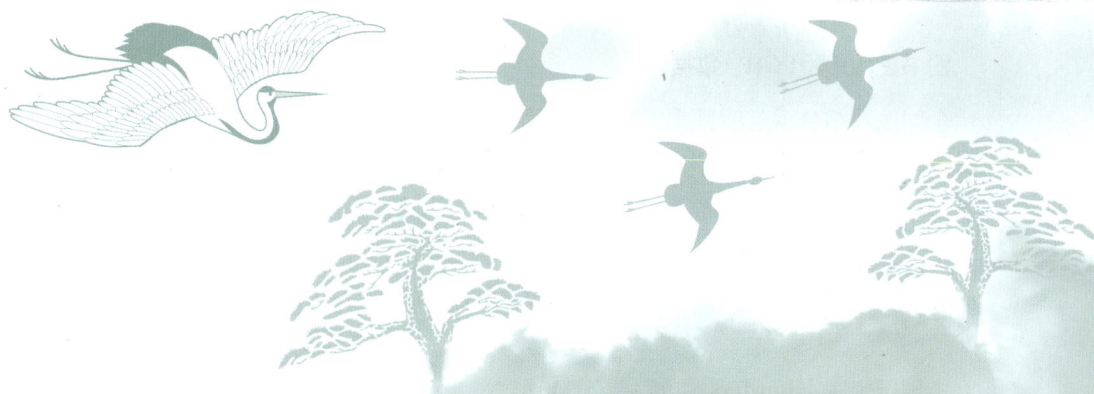

全国医养结合示范项目
典型案例集(第一批)

国家卫生健康委老龄健康司
中国健康教育中心　编著

人民卫生出版社
·北京·

图书在版编目（CIP）数据

全国医养结合示范项目典型案例集. 第一批 / 国家卫生健康委老龄健康司, 中国健康教育中心编著. —北京: 人民卫生出版社, 2024.4

ISBN 978-7-117-36236-8

Ⅰ. ①全… Ⅱ. ①国…②中… Ⅲ. ①养老－社会服务－案例－中国 Ⅳ. ①D669.6

中国国家版本馆 CIP 数据核字（2024）第 083526 号

| 人卫智网 | www.ipmph.com | 医学教育、学术、考试、健康，购书智慧智能综合服务平台 |
| 人卫官网 | www.pmph.com | 人卫官方资讯发布平台 |

全国医养结合示范项目典型案例集（第一批）
Quanguo Yiyang Jiehe Shifan Xiangmu Dianxing Anli Ji(Di-yi Pi)

编　　著：国家卫生健康委老龄健康司　中国健康教育中心
出版发行：人民卫生出版社（中继线 010-59780011）
地　　址：北京市朝阳区潘家园南里 19 号
邮　　编：100021
E - mail：pmph @ pmph.com
购书热线：010-59787592　010-59787584　010-65264830
印　　刷：北京瑞禾彩色印刷有限公司
经　　销：新华书店
开　　本：787×1092　1/16　　印张：37
字　　数：831 千字
版　　次：2024 年 4 月第 1 版
印　　次：2024 年 5 月第 1 次印刷
标准书号：ISBN 978-7-117-36236-8
定　　价：168.00 元

打击盗版举报电话：010-59787491　E-mail：WQ @ pmph.com
质量问题联系电话：010-59787234　E-mail：zhiliang @ pmph.com
数字融合服务电话：4001118166　E-mail：zengzhi @ pmph.com

编写委员会

主　编　王海东　李长宁

副主编　刘　芳　吴　敬　李英华

编　者（以姓氏笔画为序）

丁卫华　丁国富　马　建　马斯涵　王大义　王自立

王晓昕　孔习兰　卢　永　田文军　白　鹏　乐　云

冯志民　尼玛次仁　师中荣　任　旭　刘　彤

刘　英　闫晓东　杜维婧　杨　谦　吴　伟　吴民生

吴弘晖　吴燕萍　汪丽娟　张亦兵　陈　勇　周　治

周红星　胡文峰　侯晓辉　聂雪琼　黄　凯　黄长胜

曹　群　龚　凌　葛玉桂　葛燕萍　韩　梅　程玉兰

薛文芝　鞠　萍

审稿专家（以姓氏笔画为序）

于洗河　王　芳　冯文猛　汝小美　汤梦君　李　鹰

何景琳　陈　峥　赵春飞　郝晓宁　胡洪波　黄石松

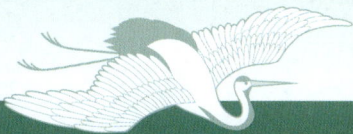

前　言

党中央、国务院高度重视医养结合工作。2021年重阳节前夕，习近平总书记对老龄工作作出重要指示，指出要把积极老龄观、健康老龄化理念融入经济社会发展全过程，加快健全社会保障体系、养老服务体系、健康支撑体系。近年来，国家卫生健康委认真贯彻落实党中央、国务院决策部署，会同相关部门深入推进医养结合，经国务院同意印发《关于深入推进医养结合发展的若干意见》《关于进一步推进医养结合发展的指导意见》等文件，出台医养结合机构服务指南、管理指南、医养签约合作服务指南、居家和社区医养结合服务指南等，指导各地探索形成了医疗卫生机构与养老机构签约合作、医疗卫生机构开展医养结合服务、养老机构依法开展医疗卫生服务、医疗卫生服务延伸至社区和家庭等多种模式。

为引导鼓励各地深入推进医养结合发展，更好满足老年人健康养老服务需求，国家卫生健康委于2022年启动全国医养结合示范创建工作，示范项目办公室设在中国健康教育中心。两年来，各地对标示范项目工作方案，扎实推进医养结合，完成了第一批全国医养结合示范项目创建工作。2024年1月，国家卫生健康委命名山东省为全国医养结合示范省，命名北京市海淀区等100个县（市、区）为全国医养结合示范县（市、区），命名乐成老年事业投资有限公司等99个机构为全国医养结合示范机构。

为总结和推广示范单位典型经验，现组织编写第一批全国医养结合示范项目典型案例集，供各地参考借鉴，共同推动医养结合高质量发展，不断增进老年人健康福祉。

编　者
2024年4月

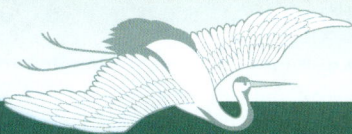

目　录

3 **全国医养结合示范机构** ································· 321

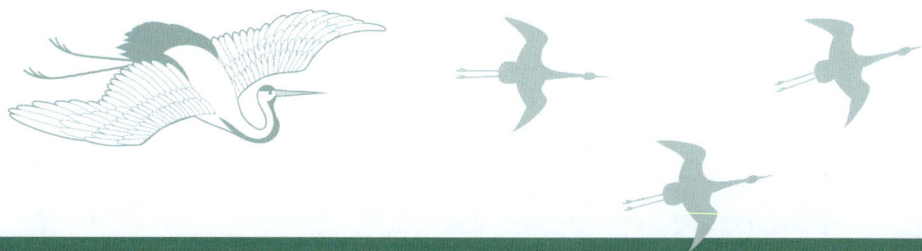

1 全国医养结合示范省

聚力要素强保障 优化服务惠民生
高质量完成全国医养结合示范省创建任务

山东省

摘 要

山东是全国第一老年人口大省,老年人口总量大、占比高、增速快。2018 年,国家确定山东为全国首个医养结合示范创建省,赋予山东先行先试重要任务。创建以来,省委、省政府高度重视,成立工作专班,立足人口老龄化省情,紧盯需求侧,加大供给侧,做实服务侧,强化"六个聚力",在组织领导、部门协同、政策制定、服务优化、队伍建设、产业发展等方面进行积极探索和改革创新,高质量推进示范省创建工作,全省医养结合服务实现由点到面、从有到优的全面提升,老年人健康养老和看病就医选择更加多元、便利、舒适,老有所医、老有所养实现更高层次的良性融合发展。

医养结合示范省创建工作,对全省积极应对人口老龄化,减轻医疗和社会照护压力,有效统筹利用医疗和养老资源产生了全方位、深层次的促进。从需求侧看,老年群众受益广度和深度全面拓展,医养结合服务以前所未有的速度深入到老年群众健康生活,获得感显著提升;从服务侧看,医养结合服务体系和模式全面优化,适应老年人医养结合需求的多层次、多样化、综合连续的服务模式实现全面的创新创造,供给能力显著提升;从管理侧看,领导体制和保障机制全面完善,医养结合工作以前所未有的力度纳入各级党委政府的工作重点、列入相关部门的工作职责,形成广泛一致的发展共识和强大的推进合力,管理水平显著提升。

一、聚力系统推进,强化组织领导

省委、省政府将医养结合示范省创建列入全省新旧动能转换重大工程,作为省第十二次党代会推动人民生活品质大幅跃升的重要举措,提级提标统筹谋划,强力推进工作落实,有效保障示范创建成效成色。一是强化高位推动。省政府副省长牵头成立工作专班,建立联席会议制度，全省自上而下实现将医养结合工作纳入经济社会发展规划、纳入深化医改总体布局、纳入老龄事业发展和养老服务发展规划、纳入重点民生实事"四纳入"。各地、各有关部门主要负责同志亲自抓、负总责，分管负责同志靠上抓，全面加强组织领导。二是强化顶层设计。省人大常委会颁布实施《山东省养老服务条例》，省政府印发《山东省创建全国医养结合示范省工作方案》《关于开展居民长期护理保险试点工作的意见》，省卫生健康委等多部门出台《关于深入推进医养结合发展的实施意见》等系列文件。5年来，省级出台医养结合政策文件129件。各地注重因地制宜，健全完善地方性政策，示范创建充满地方特色和实践生命力。三是强化协同联动。明确省直18个部门（单位）责任分工，协同建立监测、评估、通报制度，联合实施医养结合示范省创建攻坚行动等重大活动，形成齐抓共管、全面推进的工作合力。各级参照省级做法健全医养结合工作推进机制，持续推动示范省创建措施落实见效。四是强化督促推进。省委、省政府和省委深改委将示范创建列入重大督查考核事项，省人大常委会对医养结合等老龄工作进行专题询问，省政协纳入重点提案开展专题调研和办理，层层传导压力，驰而不息推动工作落实、质量提升。

二、聚力要素保障，强化政策拉动

各级各部门围绕促进医养结合发展各关键要素，既出真金白银，也出硬核措施。一是加强保险制度保障。巩固提高老年人医疗保障覆盖率，对困难老年群体，实施居民医保个人缴费部分补贴。拓展长期护理保险覆盖面，职工长期护理保险在全国率先实现全覆盖，居民长期护理保险试点扩展到15个市。截至2023年底，全省长期护理保险参保人数达到5 078万；785家医养结合机构纳入医保定点，618家医养结合机构纳入长期护理保险定点。着力破解老年人异地就医问题，跨省住院联网医疗机构达到4 155家，实现住院服务定点医疗机构全覆盖，普通门诊异地联网医疗机构实现乡镇街道全覆盖；门诊慢特病异地联网医疗机构实现县域全覆盖。二是加强财政保障。省级拨付资金21亿元用于养老机构建设和运营补贴，市县级累计投入财政资金945.8亿元、福彩资金169.8亿元用于医养结合，带动社会投资663亿元。新建护理型床位补助标准提高到8 000~12 000元，机构收住中度、重度失能老年人补贴达到2 400元、3 600元。创建以来，全省一般公共预算对基本养老保险基金补助、老年福利和医疗救助等支出达到1 538.11亿元。三是加强税费保障。省政府出台《关于进一步扩内需补短板促发展的若干意见》，明确开展医养结合服务的公立医疗机构等可参照养老机构有关规定收费，厘清医疗卫生服务、养老服务和长期护理保险的支付边界。对医养结合机构实行行政事业性收费优惠政策，享受小微企业等财税优惠政策，给予税费减免、资金支持、水电气热价格优惠等扶持，全省共减免税费4.72亿元。四是加强用地保障。支持利用集体建设用地发展养老服务设施，农村集体经济组织可依法使用建设用地自办或以土地使用权入股、联营等方式举办养老服务设施。民间资本举办的非营利性养老机构与政府办机构享有同等土地使用政策。创建以来，全省批准保障医养结合用地6 000余亩，涉及128个项目，各地通过租赁、联营等方式提供用地1.3万亩。五是加强人才保障。支持高校增设护理、养老、康复类专业，5年来新增获批医养健康相关本科专业数量121个。全省44所本科高校、71所高职院校、129所中职学校开设医养类专业，在校生33余万人。省级对设立养老专业的高等、中等院校分别给予100万元、80万元奖补，先后补助院校28所。支持59所职业院校承担老年照护、家庭保健等专业1+X证书试点。对中专以上毕业生入职养老行业给予1~2万元入职奖补，鼓励培养专业人才、入职医养行业。六是加强许可保障。深化医养结合领域"放管服"改革，印发专门文件支持医疗机构设立养老机构，实现医疗机构设立养老申办备案制度，同等享受养老资金补助政策。各市、县全部实现"一个窗口"审批服务。

三、聚力扩大供给，强化体系建设

围绕全省医养结合服务巨大需求，激励引导各级各类医疗卫生机构、养老机构和社会投资主体加大投入力度，优化资源配置，调整服务结构，实施重点发展，扩大资源供给，医养结合服务体系基本形成。一是全面扩大社区居家医养供给。充分发挥家庭医生重要作用，实施60岁及以上老年人家庭医生签约服务费标准，明确5大类49项服务项目，为居家老人提供"五保障四优先四重点"的居家健康养老服务。制定《家庭医生签约服务老年人中高级包参考目录》，规范提供健康管理、就诊指导、用药指导等服务。全省组建家庭医生团队3.35万个、家庭医生8.6万人，65岁及以上老年人家庭医生签约率为86.3%。鼓励各类医疗卫生机构、医养结合机构、养老机构开展居家社区延伸服务，提供居家医疗护理服务的医疗卫生机构达到1.5万家，90%以上二级以上医疗机构开展延续性护理服务。二是全面扩大机构医养供给。鼓励社会力量兴办医养结合机构，支持医疗机构开办养老服务，通过特许经营、公建民营或民办公助等多种模式支持社会力量参与医养结合。对社会办医养结合机构区域总量不作规划限制，支持社会办大型医养结合机构走集团化、连锁化发展道路。截至2023年底，全省两证齐全医养结合机构962家，占全国12%以上，较创建前增长186.3%，机构入住老年人中失能（失智）人员占60%以上。三是全面扩大老年医疗供给。全省设置老年病医院40家、康复医院74家、护理院（站）116家。368家二级及以上公立综合性医院设置老年医学科，占95.6%。加快发展安宁疗护，809家医疗机构开展安宁疗护服务，实现县域全覆盖，全省86%的综合性医院、康复医院、护理院等医疗机构建成老年友善机构。省级设立省老年健康促进中心、省老年病诊疗中心、省老年医学专业医疗质量控制中心和省级安宁疗护人才培训基地。四是全面扩大养老照护供给。聚焦失能失智老年人的刚性照护需求，引导优先发展护理型床位，全省共发展养老机构2596家，养老机构医疗服务覆盖率达到100%；现有养老床位43.3万张，其中护理型养老床位31.2万张、占比72%，提前4年完成国家确定目标。普遍建立政府为困难老年人购买居家养老服务制度，为7.34万名经济困难、高龄、失能等老年人购买居家养老服务，失能特困老年人集中供养率达到68%，引导发展"家庭养老床位"5.8万张。五是全面扩大中医药服务供给。充分发挥中医药优势，推动中医药服务融入医养全过程。建设中医药特色医养结合示范基地12家，所有二级以上公立中医院均设置康复科和治未病科，乡镇卫生院（社区卫生服务中心）全部设置中医馆（国医堂），85%以上卫生室能提供6项以上中医药适宜技术服务，老年人中医药健康管理服务率达到72.2%。

四、聚力优化服务，强化模式探索

一是"居家医养、医护巡诊"服务模式。以家庭医生签约为载体，依托长期护理保险、家庭病床制度、老年人健康管理等途径，将居家老年人特别是失能、半失能老年人作为重点人群优先签约、上门巡诊，提供药物治疗、康复训练、心理治疗、生活照料等多元服务，打通医养结合"最后一百米"。目前全省1 402.81万老年人签约家庭医生，872.63万老年人纳入慢性病管理，63.05万老年人落实"三高共管"服务。二是"社区医养、智慧服务"模式。建立省预约诊疗服务平台、省医养健康智慧服务平台，为居家社区老年人提供健康教育咨询、预约诊疗、远程问诊、代煎中药及配送等便民服务。目前，全省6 000多家医疗机构、医养结合机构和养老机构参与信息化、智慧化服务平台，覆盖居民700多万户。三是"机构医养、两院一体"模式。实行乡镇卫生院与敬老院一个法人，或通过一体化建设、签约合作、托管、派驻医护人员等形式，开展紧密型合作，为入住老年人提供医养结合服务。截至2023年底，全省已有553家乡镇卫生院（社区卫生服务中心等）与养老机构建立"两院一体"模式。四是"社会资本、连锁经营"模式。以社会资本举办标准化医养结合机构，通过引领或托管实行连锁经营，实现规范化、连锁化、同质化发展，已支持指导山东健康集团等40多家医养结合机构发展连锁经营。五是"以医促养、多层联动"模式。鼓励医疗卫生机构发挥医疗资源优势，向康复、护理和养老服务延伸，重点发展收治重病、失能老年人的医养结合机构，实现住院治疗和养老服务的零距离切换。截至2023年底，全省有446家医疗卫生机构作为法人单位举办养老机构，医疗卫生机构和养老机构签约服务近5 000对。六是"线上线下、医养服务"模式。以互联网、物联网为平台，整合线上线下医疗养老服务资源，推进"互联网＋医疗""互联网＋护理"服务，明确收费标准，积极探索老年患者全病程服务管理新模式。截至2023年底，全省已有352家医养结合机构实现医养结合服务入户，509家医疗机构开展"互联网＋护理服务"。

五、聚力提升质量，强化规范管理

深刻把握医养结合目标定位和服务特点，有效利用各类杠杆探索完善管理模式，推动医养结合工作健康发展。一是突出标准引领。着力完善医养结合服务标准规范，加快规范化建设和服务。全省制定出台医养结合各类标准规范95个，其中省级标准规范23个。二是突出质量为本。加强能力培养，养老人才培训重点向社区居家养老、医养结合倾斜，累计培训从业人员30万人次，举办医养结合技能和健康照护师技能竞赛。深入开展医养结合机构服务质量提升行动，把医养结合服务作为行业综合监管和质量考核重要内容，纳入"双随机、一公开"监督抽查范围。三是突出智慧赋能。搭建省医养健康信息管理服务系统,省、市、县同步启用,1 894 万老年人系统建档,掌握老年人健康服务情况;建立失能老年人信息数据库,165 万失能(失智)老年人纳入系统管理。启用"医养结合机构电子地图",实现"一键电话""一键导航"。开展老龄健康医养结合远程协同服务项目,国家级试点机构达到 31 家。实施智慧健康养老应用试点示范项目,66 家单位被评为全国智慧健康养老示范企业、示范基地和示范社区。四是突出示范带动。实施医养结合高质量发展县域创新引领行动,省级投入 1.1 亿元设立医养结合创新引领县项目,通过竞争性选拔,在全省遴选 11 个创新引领县(市、区),引导各地统筹医养资源,打造县域医养结合品牌。五是突出广泛发动。省卫生健康委官网和健康山东公众号设立"医养山东,情暖夕阳"专栏,山东电视台设立"健康山东""重药时刻"专栏,深化老年健康科普知识宣传,宣传报道医养健康做法成效,在全社会营造良好的政策环境和养老理念。

六、聚力激发活力,强化产业升级

将医养健康产业列为新旧动能转换的"十强"产业之一,予以重点发展,2022 年,全省医养健康产业增加值超过 5 600 亿元,年平均增速达 8%以上,占 GDP 比重达 6.4%,支柱产业地位日益彰显。一是加快驱动发展。省政府出台两轮山东省医养健康产业发展规划,重点扶持健康养老等十大重点领域,实行动态分类管理。设立山东省新旧动能转换基金,为全省医养健康产业发展提供基金支持。目前,医养健康产业方向建有 6 支省级产业基金,认缴规模 157 亿元,累计投资医养健康产业项目 199 个,带动社会资本投融资 389 亿元。二是加快集聚发展。着力发展智慧医疗、健康养老、康养旅游、养生保健等医养健康产业新业态,5 年来,滚动实施重点医养健康产业项目 430 余个,全省医养健康产业"雁阵形"集群达到 15 个、集群领军企业 36 家,2022 年集群营业总收入突破 5 400 亿元。三是加快融合发展。开展体卫融合试点,227 个项目纳入试点项目库,鼓励体育企业开发适老产品。开展体育消费券发放工作,累计投入财政资金 2 500 万元,间接带动体育消费超 2 亿元。推进健康旅游,推出十大文旅康养强县,每个县给予 1 000 万元奖励资金。连续 7 年举办中国山东(青岛)国际康养产业博览会,成立胶东半岛养老服务联盟,引领胶东经济圈养老服务一体化发展。

下一步,持续擦亮全国医养结合示范省品牌,坚决扛起引领示范医养结合工作的责任担当,持续高位推动,注重区域平衡,优化医养结合政策,加强探索实践,推动创新发展,切实发挥示范引领作用,实现医养健康事业产业高质量发展。

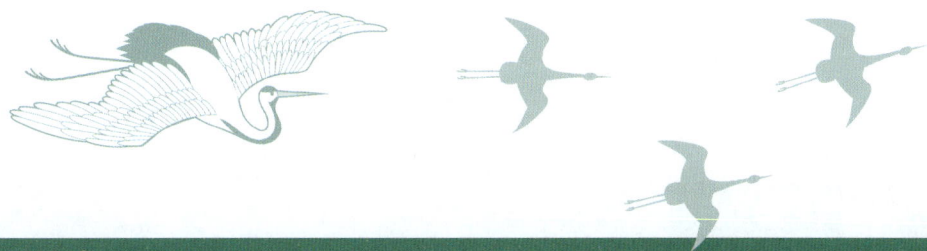

2 全国医养结合示范县（市、区）

科学谋篇　系统施策
海淀区医养结合事业奋楫笃行

北京市海淀区

摘　要

海淀区位于北京市西北部，面积430.77平方千米，下辖29个街镇，拥有得天独厚的区位优势、资源优势、经济优势、文化优势和科技优势。"十四五"时期，区域人口老龄化进程呈加速加深趋势，2022年底60岁及以上老年人口占常住人口比例达20.3%，进入中度老龄化社会阶段。海淀区系统施策推动医养结合事业发展，一是区级统筹，建立医养结合高效协调工作机制；二是部门协同，制定医养结合政策标准规范框架；三是多方协作，构建完善医养结合服务资源体系；四是模式创新，锚定核心需求服务短板精准发力；五是科技赋能，助推医养结合服务纵深延展拓宽。

2016年，北京市海淀区作为第一批国家医养结合试点单位之一，全面启动医养结合服务实践探索。先行先试，构建形成以市区两级老年健康和医养结合服务指导中心为核心和枢纽，以综合医院老年医学科、康复医学科和安宁疗护科、老年医院、康复护理院为支撑，以社区卫生服务机构为基础，并与养老机构、医养结合机构密切对接合作的老年健康和医养结合服务体系，机构社区居家相协调、医养康养相结合的健康养老服务设施布局日趋完善，探索形成医养结合机构合作、医疗养老一体化、家庭医生签约、智慧医养结合服务等多元化医养结合服务模式，多种服务形态兼容并蓄取得长足发展。

一、构建医养结合全要素服务供给网络

（一）筑牢老年健康服务支撑体系

着力完善医疗卫生资源规划布局，重点加强老年医学、康复护理、安宁疗护等专科资源建设。建成74家"北京市老年友善医疗机构"、15家二级及以上综合性医院开设老年医学

科、13 家机构建设成为"北京市老年健康服务示范基地"、49 家社区卫生服务中心达标完成社区老年健康服务规范化建设，建成老年康复专科医联体、2 家医院完成康复医院转型、2 家医院确定为"北京市安宁疗护示范基地"、建立安宁疗护专科联盟、扩大安宁疗护机构床位和社区居家安宁疗护服务供给、建成 1 个安宁疗护中心和 1 个老年护理中心。

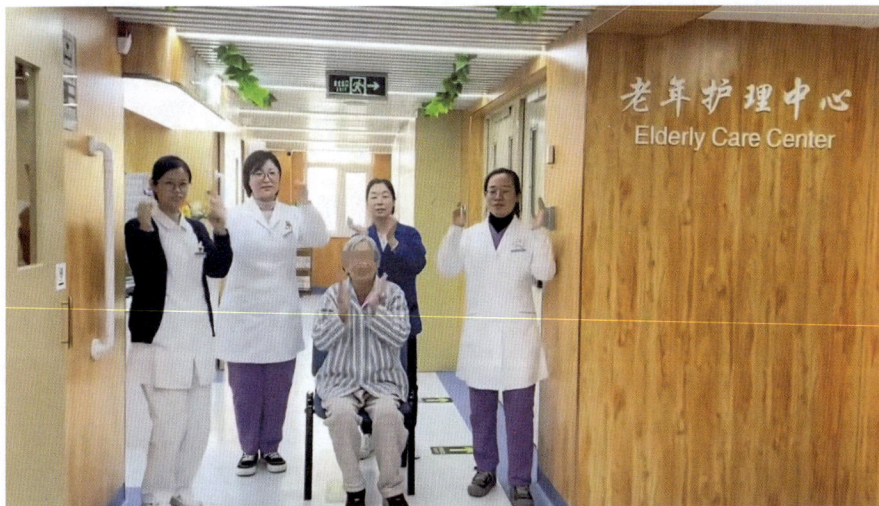

首家老年护理中心落成运营

（二）完善养老服务设施体系建设

构建完善区级街镇社区三级养老服务设施体系，建成区级养老服务指导中心 1 家、养老机构 60 家、社区养老服务驿站 119 家、养老助餐点 173 家，养老服务机构床位 10 633 张，家庭养老照护服务床位 34 373 张。通过设置医务室、引入周边医疗分支机构签订合作协议、开辟绿色通道等模式，养老机构全部具备医疗服务条件。

（三）推动社区医养资源共建共享

整合区域养老、医疗、便民等多方资源，探索街镇区域一体化医养康养发展路径，以街镇为主体建设养老服务联合体，推动医疗养老等为老服务资源有序共享，更好地满足老年人医、养、住、行、食等多样化多层次服务需求，综合提升街镇健康养老服务能力，提升老年人幸福感、获得感。

二、探索发展全场景医养结合服务模式

（一）强化医疗机构与养老机构合作

健全医养签约合作机制，按照"医养协作、优势互补"的原则，鼓励大中型养老机构内设

医疗机构，推动养老机构分别与一家或多家医疗机构签订合作协议；按照"方便就近、务实高效"的原则，推动社区卫生服务机构与属地养老机构、养老驿站建立医养结合一对一、全覆盖对接服务指导关系。

（二）优化多类型医养结合服务形态

在医疗和养老资源丰富并有合作整合基础的街道，探索打造街镇区域一体化医养康养服务统筹发展模式试点；在有条件的医疗机构独立设置医养结合病区、老年护理中心病区等医养结合服务单元；鼓励社区卫生服务站与养老机构整体建设成医养护一体化机构，并实现一体化管理运营；在不具备设立医养结合服务单元条件的医疗机构，积极开设社区家医巡诊工作室、健康小屋、家庭病床、巡诊服务、智能药柜等服务资源场景，畅通医养衔接和上下转诊机制，为老年人提供综合连续性医养结合服务。

（三）固化智慧医养结合服务模式

开展医养结合远程诊疗服务模式探索，构建由市区老年健康和医养结合服务指导中心，二、三级医院，社区卫生服务机构，医养结合机构共同参与的医养结合远程协同服务网络平台，依托平台提供远程科普讲座、人才专业培训、健康照护指导、在线复诊配药、远程会诊转诊等服务；依托辖区校企资源，应用紧急呼救、行程定位等智能化助老设备；为高龄老年人、计生特殊困难家庭老年人免费安装"一键式"智能电话，满足老年人日常健康管理和急诊急救服务需求。

三、提供多层次多样化医养结合服务

（一）满足重点人群医养结合服务刚性需求

开展疾病早期筛查干预，关注失能失智老年人群健康服务需求，面向 65 岁及以上常住老年人开展失能失智综合评估，提供个性化健康服务和预防干预，2023 年新增评估 20 422 人、健康服务 6 256 人，评估服务率达 97.7%。开展老年认知障碍防治特色服务项目，形成了从宣传、评估、转诊、干预到家属支持、定期随访的全流程老年人认知障碍防治闭环服务，项目开展以来共筛查 14.6 万人次、认知训练 9 961 人次、居家照护辅导 2 213 人次。为居家失能、失智、慢性病、高龄、独居、空巢、残疾、计生特殊家庭等行动不便或确有困难的老年人建立家庭照护服务床位 34 373 张，其中重度失能床位 12 101 张，覆盖全区 600 多个社区，提供居家照料、康复护理、精神慰藉等 20 余项服务内容。

（二）聚焦破解医养结合服务短板弱项

以需求和问题为导向，聚焦全生命周期老年健康和医养结合服务中的薄弱环节，在重视疾病诊治的基础上更加注重后端的长期照护和安宁疗护，多措并举增加服务供给，探索建立连通机构社区居家的康复照护和安宁疗护服务供给网络。推进国家级居家社区养老改革试点，在适老化改造、老年助餐体系建设、巡视探访关爱、互助养老等方面持续创新完善。

（三）扎实开展综合连续老年健康服务

做实老年人家庭医生签约履约服务，做好社区老年健康管理服务，做细老年健康和医养结合服务，开展老年医学、康复医学、安宁疗护等老年健康服务相关学科内涵建设，推动老年疾病诊疗服务能力提升，为老年人提供健康期预防保健、急性期疾病诊疗、慢性期康复护理、稳定期健康照护、终末期安宁疗护、综合连续的全周期老年健康管理服务。

医养为老　温暖朝阳

北京市朝阳区

摘　要

北京市朝阳区自 2016 年医养结合试点及 2023 年申请全国医养结合示范区建设以来,不断健全政策体制和工作机制,将医养结合纳入当地经济社会总体发展规划和医药卫生与养老工作总体部署,制定相关政策文件,建立部门协同机制。在财政投入、土地和税收、医保和金融、行政审批等各方面给予医养结合大力支持,引导并鼓励社会力量兴办医养结合机构。统筹多方资源,构建服务网络,建立层级医养康养服务体系,多措并举推动医养融合发展,服务内容不断丰富,服务水平显著提高,医养结合工作取得了阶段性成效。

朝阳区是北京市老年人口最多的区,截至 2022 年底,全区 60 岁及以上常住人口 78.1 万人(22.7%);65 岁及以上常住人口 53.4 万人(15.5%),人口老龄化特征较为突出,人口老龄化形势严峻。北京市朝阳区自 2016 年被确定为国家第二批医养结合试点区,区委、区政府高度重视试点工作,逐步建立医养结合组织体系,初步形成全面参与、合力攻坚工作格局。2023 年 2 月底,以区政府名义申报全国第一批医养结合示范单位。创建工作启动后,朝阳区制定并印发医养结合纲领性文件,做出工作总部署,建立党委政府统筹、卫生健康部门牵头、相关部门配合、全社会参与的医养结合工作机制,明确工作职责及重点任务分工,各成员单位认真履职,各街乡积极作为,推动医养结合新观念、新模式、新产品的深入应用,扩大社会资源供给,进一步巩固了全社会共同参与、各部门合力攻坚的良好工作格局。

一、多元联动的工作基础不断夯实

北京市朝阳区建立了由主管副区长担任组长、16 个委办局及 43 个街乡为成员单位的医养结合工作领导组织体系。2023 年,朝阳区卫生健康委、朝阳区民政局等 11 部门联合印发《朝阳区深入推进医养结合发展的实施方案》的医养结合纲领性文件,将医养结合工作纳入朝阳区经济社会发展规划及深化医药卫生体制改革和促进养老服务发展的总体部署,推动医养结合融入部门的总体工作内容,加大对医养结合发展扶持力度。在财政投入、土地和税收、医保和金融、行政审批等各方面给予医养结合大力支持，落实医养结合机构减免税费、用地保障等优惠政策，连续两年将养老机构内设医疗机构纳入医保定点管理作为区级民生实事重点实施项目。截至 2023 年 12 月 31 日，朝阳区养老机构 81 家，护理型床位占比近 70%。医养结合机构 46 家。所有养老机构均通过内设医务室或与医疗机构签订"手拉手"合作协议等形式，实现了养老机构医养结合服务全覆盖。稳步扎实推进落实长期护理保险制度，顺利完成了朝阳区长期护理保险护理服务第一轮测试工作，为长期护理保险试点工作的开展积累了经验。

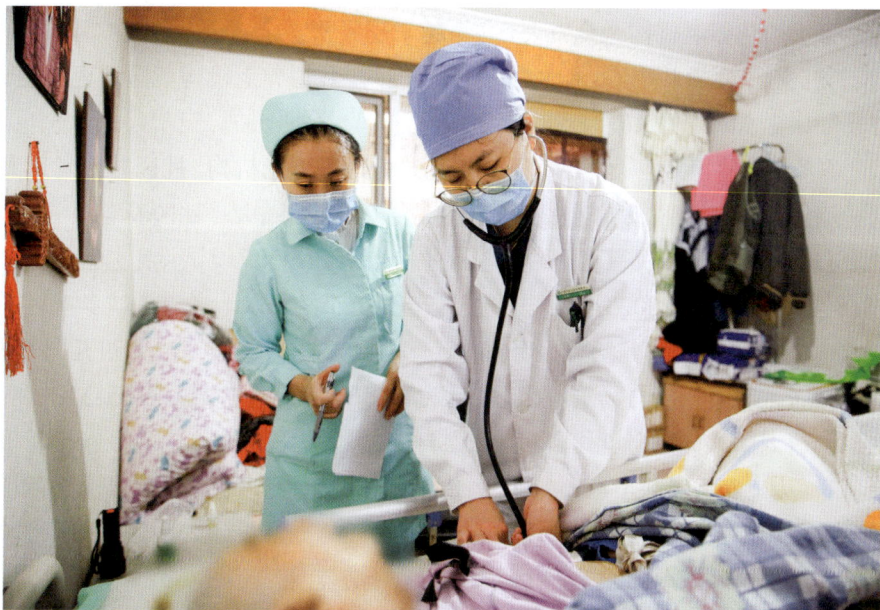

六里屯社区卫生服务中心开展家庭病床服务

二、层级分明的服务网络不断织密

一是朝阳区建立了区级、街乡级、社区（村）级的三级养老服务体系并持续推进养老服务设施的布局优化。截至 2023 年 12 月 31 日，全区备案养老机构共计 81 家，社区养老服务驿站 184 家，老年餐桌（助餐点）187 家，基本实现 15 分钟生活圈全覆盖。持续推进养老家庭照护床位建设、适老化改造及上门服务，累计建设完成养老家庭照护床位 2 024 张。二是医养康养服务体系基本建立并持续完善。截至 2023 年底，朝阳区建成 1 家区级老年健康和医养结合服务指导中心、6 家康复医院（含太阳宫、南磨房 2 家社区卫生服务中心转型的康复医院）、3 家护理院、33 家护理站、2 家社区卫生服务中心转型的市级老年护理中心（高碑店社区卫生服务中心、崔各庄社区卫生服务中心）、1 家社区卫生服务中心转型的市级安宁疗护中心（孙河社区卫生服务中心），49 家实体社区卫生服务中心建成为北京市社区老年健康服务规范化达标单位，86 家医疗机构建设成为北京市老年友善医疗机构，建成全国示范性老年友好型社区 12 个。三是建立了以"分区包片"为管理运行模式，以一南一北两个市级安宁疗护示范基地为引领，市级社区安宁疗护示范中心、市级安宁疗护中心、市级老年护理中心等为运行成员的安宁疗护服务体系，提供医疗机构与社区、居家相衔接的安宁疗护服务。通过对老年人养老健康服务网络体系的不断完善，加强全区老年健康服务资源专业化、体系化建设，高效推进医养结合有序发展。

三、融合发展的地区特点不断突出

促进医疗机构与养老机构融合发展，联系越来越紧密。全区全覆盖建立 44 家社区中心与 81 家养老机构、120 急救中心、街乡"三握手"机制，开通养老机构就医绿色通道，围绕老年健康服务健康教育、预防保健、疾病诊治、康复护理、长期照护、安宁疗护六个重点环节，并通过家庭医生签约、家床建设、上门医疗等方式为辖区养老机构、社区居家老年人提供健康全周期医疗健康服务。区域养老服务联合体（含养老照料中心、社区养老服务驿站、社区卫生服务中心（站）、社区便民服务商、养老行业协会等在内）建设试点工作全面启动，实现了 43 个街乡全覆盖。截至 2023 年 12 月 31 日，全区 65 岁及以上老年人城乡社区规范健康管理服务率达到 73.68%，医养结合服务率达到 94.12%，高于北京市"十四五"规划相应要求。推广智能居家服务产品与场景应用，累计为 5.35 万户高龄老人免费安装"一键呼"智能服务终端。创造老年人无障碍就医环境，加强自助挂号机、缴费机、化验报告打印机等机器旁的人员值守，为老年人提供"一站式"就医指导服务，方便老年人就诊。开设移动药房，协调辖区社区卫生服务机构、养老机构、居委会以及第三方药品配送公司，为辖区行动不便的签约居民提供多渠道就医取药服务，切实解决行动不便老年人难题。

聚焦银龄需求　整合优质资源
创新打造三位一体医养结合服务模式

天津市和平区

摘　要

天津市和平区不断聚焦老年人需求,充分发挥中心城区核心区的区位优势,链接丰富优质健康服务资源,逐渐形成了具有和平区特色的"居家有入户服务,社区有健康管理,机构能提供优质便捷服务"的个性化、多元化的三位一体式的老年健康和医养结合服务模式。

和平区是天津市中心城区的核心区,区域面积 9.98 平方千米,下辖 6 个街道 64 个社区。现有常住人口 35.5 万人,其中 60 岁以上老年人 78 490 人,占常住人口的 22.1%,老龄化程度高、发展快。和平区拥有丰富优质的医疗和养老服务资源:三级医疗机构 9 家,二级医疗机构 5 家,一级医疗机构 2 家,社区卫生服务中心 6 家,民营医疗机构 124 家;老年日间照料服务中心 15 家,养老机构 15 家,床位 1 271 张(其中:医养结合机构 9 家,床位 984 张)。随着老龄化形势日益严峻,老年人对需要入户形式的巡诊、体检、中医诊疗等服务,高品质、个性化的基层医疗服务和对医养结合机构建设等需求不断增加。为此,和平区多措并举,不断创新,形成了独具特色的居家、社区、机构三位一体的老年健康和医养结合服务模式。

一、以政府为主导,健全工作机制

和平区将老年健康和医养结合工作纳入和平区国民经济和社会发展第十四个五年规划和 2035 年远景目标纲要、积极应对人口老龄化重点联系城市、健康天津建设等政府重点工作接受监督和考核。出台了《和平区推进健康老龄化工作实施方案》等一系列文件,形成了各部门分工合作机制。区财政每年投入近 3 500 万元用于卫生健康和养老服务发展;养老机构(含医养结合机构)除享受市级一次性建设补贴和每年床位运营补贴外,每年还享受 1 200 元 / 张的区级床位运营补贴,住在养老机构内的低保老人享受每人每月 550 元区级补贴。

二、打造居家社区和机构三位一体式的服务，满足医养需求

（一）聚焦老年健康，打造居家医养结合服务

和平区充分发挥家庭医生健康守门人作用，开展"关爱老年人健康行动"，按照年龄和健康状况将老年人分为重点和次重点人群，实施分类管理。特别对有需求的高龄失能老年人提供了"一对一"的健康监测、入户诊疗、送药上门、药品指导、健康随访等服务，2023年服务达3万余人次。开展了"智慧助老行动"解决老年人应用智能技术困难：依托"五件套、三平台、一热线"，为困难老年人家庭安装了应急呼叫设备，24小时畅通"8910热线"，实现全区养老资源供需有效链接；利用天津基层数字健共体，打造了覆盖全区的云管理、云服务、云药房和云检查平台，为老年人提供线上送药到家和居家上门医疗服务；由志愿者、老年协会、家庭医生等组成讲师团，为老年人开展智能手机应用辅导，老年人通过"每天学一点"，掌握网上挂号和就医诊疗，看病取药更加方便快捷。

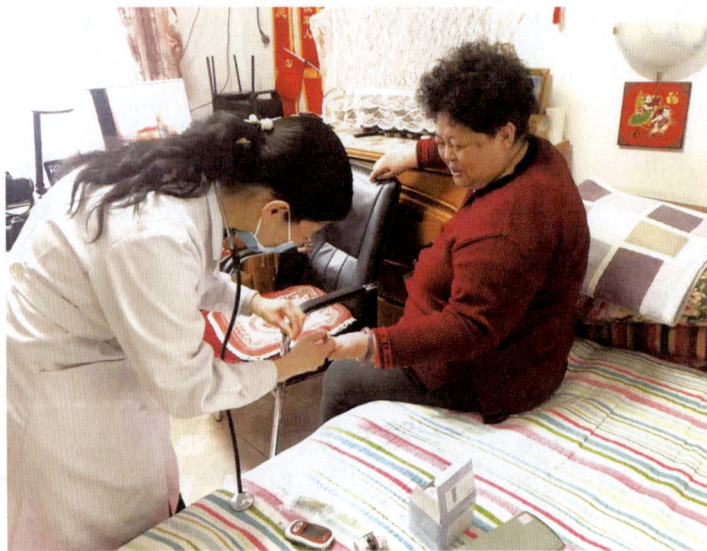

和平区小白楼社区卫生服务中心家庭医生为老年人开展入户健康服务

（二）强基层增能力，打造社区医养结合服务

和平区充分发挥中心城区核心区的区位和资源优势，连接优质医疗卫生服务资源：围绕老年人常见病和慢性病，在社区卫生服务中心打造了"一中心一特色专科"；组织三级甲等医院、各中心和民营医疗机构到社区为老年人开展慢性病防治、中医养生保健、应急救护等健康讲座和义诊服务；以天津医科大学总医院为核心，建成了"和平区—总医院紧密型医联体""和平区——附院中医医联体""和平区—市口腔医院专科医联体""和平区—市眼科医

院视觉健康联盟"，打通了老年人上下转诊就医绿色通道；开展老年人心理关爱行动，与市安定医院、社会组织等单位合作，为老年人开展认知障碍筛查、心理健康知识讲座、心理疏导、兴趣小组、认知障碍康复训练等服务；打造了覆盖全区的集日间照料、助浴助餐、医疗卫生、应急服务、远程监护等功能为一体的社区"嵌入式"养老服务，构筑了养老不离家、离家不离社区的新型养老模式。

（三）深化专业照护，打造机构医养结合服务

社区卫生服务中心均配备了 10 种以上中医诊疗设备，可为老年人提供针法、灸法等 5 类 10 项以上中医药适宜技术；中心与养老机构 100% 签约定期提供老年体检、健康管理、药品保障、巡诊、健康知识培训等服务。医养结合机构可为老年人开展长期护理保险、心电监护、康复训练、中药调理、安宁疗护、认知障碍照护、社会工作等专业养老和医疗护理服务。同时，和平区充分发挥全国首个社区志愿者组织的优势，打造了医养结合志愿服务，建立了低龄助高龄志愿帮扶机制，鼓励老年友善医疗机构所有在职党员注册志愿者，设立"助老服务点"，开展"学雷锋日"等志愿主题活动，卫生健康系统志愿者注册人数达 337 人。

三、注重行业管理，强化质量监督

区卫生健康委、区民政局、区市场监管局等单位充分履行行业主管部门的职责，定期对养老机构（含医养结合机构）进行联合检查和指导。开展医养结合机构服务质量提升行动，加强对医养结合机构监督检查力度；同时，加强医养结合人才队伍建设，开展医养结合人才能力提升培训项目和老年医学人才培养项目，培训达 105 人次。民政、人社、卫生健康定期组织养老机构护理人员、家庭医生等开展专业培训和技能大赛，不断提升医养结合服务人才专业能力水平。

通过以上做法，和平区老年健康和医养结合服务资源供给不断丰富，配置更加合理，切实为老年人解决了操心事、烦心事、揪心事等"急难愁盼"问题，老年人健康需求得到更好满足，"居家有入户服务，社区有健康管理，机构能提供优质便捷服务"的老年健康医养结合服务体系得到进一步健全和完善。和平区基本公共卫生服务水平满意度为 94.67%，其中老年人对医养结合服务的满意度为 95%。

统筹优质资源 优化服务供给
健全多元医养结合工作体系

天津市南开区

摘 要

天津市南开区医养结合工作起步较早，2016年成为国家医养结合试点单位，经过反复探索尝试，通过构建形成"五个体系"、做实做强"四维支撑"、探索实现"三种模式"、延伸服务"两条路径"和提升质量"一个核心"的"54321"发展格局。南开区将医养结合工作与全国居家和社区养老服务试点、国家安宁疗护试点、中央财政支持中医药传承创新发展示范试点紧密结合，积极实施应对人口老龄化有效举措，持续推动医养结合工作高质量发展。

南开区位于天津市区西南部，是六个中心城区之一，面积41.43平方千米，居"城六区"之首，辖区内共有12个街道办事处、171个居委会，截至2023年底，户籍总人口数94.11万人，60岁及以上户籍老年人31.83万人，占全区户籍人口比例33.8%。南开区优质医疗资源丰富，辖区内医养结合机构14家，医疗床位数755张。养老院41家，养老床位6773张。卫生健康机构342个，卫生健康人员21779人、编制床位11233张。2022年，南开区人均预期寿命82.22岁，婴儿死亡率1.96‰，未发生孕产妇死亡，优于全国、全市平均水平。南开区医养结合工作起步较早，2016年成为国家医养结合试点单位，经过反复探索尝试，通过构建形成"五个体系"、做实做强"四维支撑"、探索实现"三种模式"、延伸服务"两条路径"和提升质量"一个核心"的"54321"发展格局。南开区将医养结合工作与全国居家和社区养老服务试点、国家安宁疗护试点、中央财政支持中医药传承创新发展示范试点紧密结合，积极实施应对人口老龄化有效举措，持续推动医养结合工作高质量发展。

一、统筹优质资源，探索体系健全覆盖面广的发展路径

（一）构建形成"五个体系"

通过构建层次化领导体系、精准化政策体系、多元化服务体系、系统化培育体系和协同化创新体系，建立了党委政府统筹、卫生健康部门牵头、相关部门配合、全社会参与的医养结合工作机制，保障了医养结合工作的健康发展。

（二）做实做强"四维支撑"

通过做强"龙头"医疗、建设"旗舰"养老、提升"骨干"能力和优化"守门"服务，全区 3 家医养结合机构纳入国家远程协同服务试点，4 家二级以上综合医院设置老年医学科，各医疗机构全面推行老年人就医 10 项便利措施，191 个家医团队签约 60 岁以上老年人 14.63 万，设立家庭病床 535 张，提供入户医疗护理服务 1.16 万人次，开展高血压、糖尿病等慢性病管理服务 14.38 万人。

（三）探索实现"三种模式"

通过推进医养结合机构建设、鼓励养老医疗签约合作和支持医疗机构开展养老服务，全区 41 家养老机构中，医养结合机构 14 家，医养签约 27 家，实现健康覆盖率 100%，同时开设基层医疗机构养老病房，实施医养护一体化服务。

（四）延伸服务"两条路径"

通过提升社区服务能力和支持医疗服务延伸到家庭，持续提高社区为老服务水平。医疗机构开展"智慧助老"行动，为就医老年人提供安全、便捷、舒适的医疗服务，为更好地服务辖区老年人提供了空间与支撑。

（五）提升质量"一个核心"

高度关注医养结合服务质量，对依法执业、制度落实、规范服务、能力建设、人员培训、信息化建设、疫情防控等 7 大项，30 条内容进行持续服务指导，让监督指导有力度，医养结合服务有温度，提升老年人的满意度。

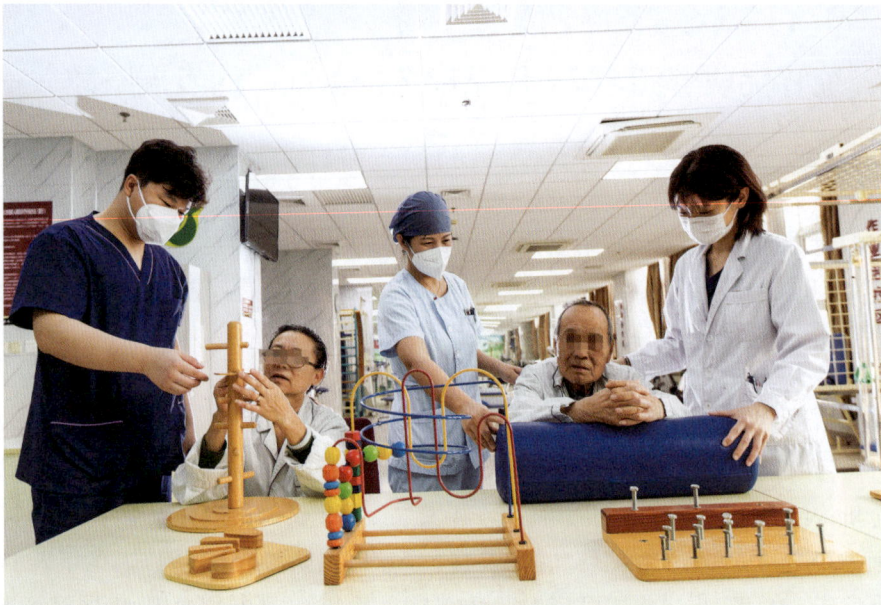

南开区基层医疗机构为老人开展康复服务

二、优化服务供给，聚焦提供多元需求的服务体验

（一）与全国安宁疗护试点工作相结合

2023 年 4 月，南开区被确定为第三批全国安宁疗护试点，也是天津市首批试点区。区委、区政府高度重视试点工作，按照政府领导、专家指导、多方参与、群众自愿、保障基本、统筹发展的原则，制订符合南开区特点的安宁疗护工作机制。合理配置并整合医疗机构医疗、基本公共卫生、慢性病健康管理、养老服务等各项服务功能，开展以临终患者和家属为中心，为疾病终末期或老年患者在临终前通过控制痛苦和不适症状，提供身体、心理、精神等方面的照料和人文关怀等服务，提高生命质量，帮助患者舒适、安详、有尊严地离世。

（二）与中医药传承创新发展示范试点项目相结合

2023 年 5 月，南开区获批中央财政 2 个亿资金支持中医药传承创新发展示范试点项目，为更好地服务辖区老年人中医药需求提供了空间与支撑。老年人对中医药养生保健有着天然的"亲近感"，南开区始终注重发挥中医药在老年健康服务中的作用，推动优质中医药资源融入老年健康服务的全环节之中。坚持一张蓝图绘到底，加强中医药医养结合服务平台建设，中医药健康管理服务辐射全区，区中医医院建成天津市中医治未病分中心和中医康复分中心，各基层医疗机构设置中医治未病门诊，推广中医康复服务，运用中医药适宜技术，为老年人提供中医药特色预防保健、疾病治疗和康复服务。2023 年全区 65 岁以上老年人体质辨识 137 982 人次，达到目标人群的 79.88%。

（三）与全国示范性老年友好型社区创建相结合

2021 年以来，南开区广泛开展全国示范性老年友好型社区创建工作，积极开展宣传动员、培训指导，按照逐级推荐、优中选优的原则，组织街道社区开展创建工作。组织由区民政局、区残联、区消防救援支队等 9 个部门组成评审组逐一对照标准开展考核。南开区已有 7 个社区被命名为全国示范性老年友好型社区，居住环境安全整洁、出行设施完善便捷、社区服务便利可及、社会参与广泛充分、孝亲敬老氛围浓厚、科技助老智慧创新、管理保障到位有力的标准化社区，社区服务能力和水平持续提高。

医养结合优服务　长护保险降费用

河北省邢台市巨鹿县

摘　要

河北省邢台市巨鹿县从医疗、医保、养老三位一体推进医养结合，建立起"医养结合＋长期护理保险"健康养老机制，形成了"医中有养、养中有医、失能有保、居家有约"的医养结合模式，有效破解了农村养老难题。截至2023年10月，建成县乡村三级医养结合服务机构35家，养老床位3 800张，入住老人3 200人，失能、半失能老人享受长期护理险待遇5 072名，减轻失能家庭负担7 954万元。

巨鹿县位于河北省东南部，辖8镇2乡，总人口43万，是国定贫困县。该县始终坚持"贫困县办大民生"理念，靠创新解难题，自2011年开始不断探索完善医养结合工作，形成了较为成熟的做法。

一、打破壁垒促融合

一是党委政府强推进。将医养结合工作纳入全县经济社会发展规划，先后出台《巨鹿县"医养一体、两院融合"机构养老试行办法》《鼓励村医办养老的实施意见》《巨鹿县建立长期护理保险制度实施意见》等一系列政策，形成了党委政府统筹、卫生健康部门牵头、相关部门配合、全社会参与的医养结合工作机制。二是打捆政策给支持。打捆整合卫生健康、医保、民政、人社、税务、金融等优惠政策，将医养项目用地纳入了国土空间规划，优先将医养结合机构纳入基本医保联网结算范围，并为城企联动普惠养老服务专项行动建设项目提供融资支持。出台《巨鹿县医养中心分级标准》，医养结合机构按床位数量、医疗设施、人员配备等分成一、二、三星级，分别给予10万、6万、3万补贴。对于计生家庭入住养老机构补贴300元，特殊家庭入住养老机构补贴500元，五保老人入住的及时按标准兑现，特别是对于建档立卡和脱贫享受政策的贫困人员，100%全部纳入长期护理险保障范围，参保费用个人零支付，失能人员居家护理个人零负担。三是优化服务促规范。制定了养老护理员行为规范标准，对医养结合机构操作流程提出规范标准；依托县医院、县光荣院、乡村医养中心，打造了医护养老技能培训基地、医养人员实训基地、服务技能交流基地，培育了一大批"一专多能、一岗多责"医养领域复合型人才；所有卫生医疗机构全部建立了老年人挂号、就医绿色通道；依托乡镇国医馆优势，提升了中医在医养结合服务中的作用。同时，成立巨鹿县医养结合协会，把相对独立的医疗、养老和健康行业团结凝聚在一起，统一标识、统一服务、统一培训、统一管理，实现全县医养结合机构资源共享、优势互补，全面提高养老服务质量。

二、多种模式促结合

一是整合项目"联体建"。统筹卫生健康、民政、发改等资源，引导医疗机构与养老机构一体立项、一体建设。新建成健康养老综合服务指导中心、小吕寨卫生院医养中心、民政静和医养中心等一批医养结合服务机构。二是挖掘优势"扩容建"。明确"乡镇卫生院办养老全覆盖、村卫生室办养老达到 30%"目标，鼓励医疗机构依托自身的设施、资金、管理等优势，由单一的医疗功能向"医养综合体"功能拓展延伸。2021 年底，全县 10 家乡镇卫生院、5 家民营医院、14 家村卫生室建成医养中心。三是龙头先行"带动建"。以县医院为龙头，依托先发优势，相继兴办小吕寨、堤村卫生院两个分中心，投资 1.8 亿元改建健康管理院区，联建了 200 张床位的祥和园医养中心，辐射全县多层次养老需求。四是机构合作"协议建"。对改建的养老和医疗机构，引导双方签订《医养合作协议》，组建老年科、急诊室、药房等，安排专业医师值班会诊。县光荣院、郡东敬老院等 2 家公办养老机构，平康养老院等 6 家民营养老机构，实现健康养老服务能力、质量"双提升"。五是居家医养"签约建"。通过政府购买服务形式，开展长期护理保险居家服务，对居家的失能半失能老人每周提供 1~2 次上门服务，包括 10 项医疗护理、8 项生活照护。各卫生院每年为辖区内 65 岁及以上老年人提供 2 次医养结合服务，包括血压测量、血糖检测、康复指导等 6 个方面。

三、创设险种促持续

2016 年 8 月，巨鹿县实行长期护理保险，解决失能人员占用医疗养老资源多、费用高的情况，缓解失能、半失能人员家庭经济和日常照护负担。一是实行"多方共担"资金筹措机制。从医保结余基金和福彩公益金中划拨 1 080 万元作为启动资金，建立"全民缴费＋财政补贴＋医保统筹基金＋福彩公益金补助＋社会捐助"多方共担资金筹措机制，确保资金来源稳定。二是实行"分类分级"服务报销机制。设定医疗专护、机构护理、居家护理三类服务模式，并建立分级定额报销机制。医疗专护和机构护理实行床日包干管理，专护一级医院护理 90 元 / 天，二级医院护理 120 元 / 天，机构护理 50 元 / 天，入住机构报销比例为县域内 65%、县域外 55%，居家护理报销比例为 85%。同时，为所有参保失能人员配备"一键呼叫"设备，及时免费提供医护服务。三是实行"差异竞争"管理考核机制。对定点医养结合机构的准入和退出划定严格标准，建立考核结果与支付挂钩的差异化付费机制，考核不合格的定点医养结合机构强制退出，保障参保失能人员享受到优质服务。同时，新增视频直播 APP 功能，实现对服务人员、服务项目、服务水平等全链条、全过程监管。

巨鹿县通过构建"医养结合＋长期护理保险"养老体系,取得了以下良好成效。一是提高了农村养老服务质量,改变了子女无力照顾和照顾不专业的状况。二是减轻了失能老人家庭负担,失能老人护理费用经长期护理保险按比例报销后,费用降低了1/3。三是优化了医疗资源配置,全县乡村两级医养结合中心平均入住率超过90%,失能、半失能老人占入住比例超过70%,有效缓解了失能人员长期占用医疗资源问题。据统计,仅2022年全县失能人员就节省医保资金1 058万元,节约支出占比10.69%。四是促进了慢性病规范管理。据统计,2020年较2014年相比,医养结合机构入住老人年龄由平均78岁增长到82岁、慢性病占比由98%下降到90%。

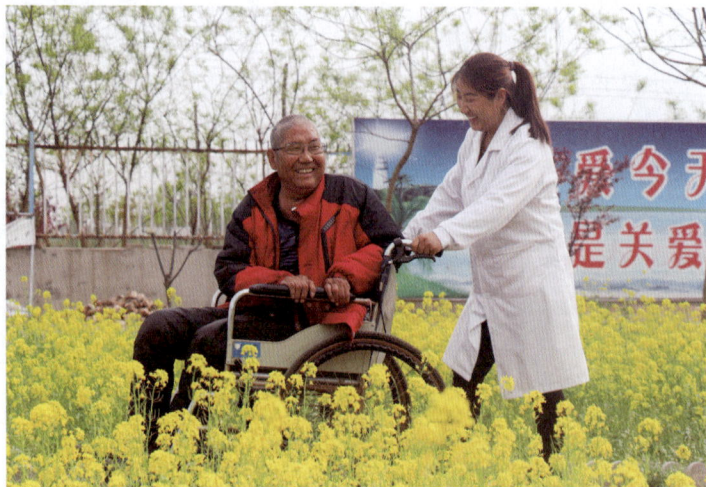

巨鹿县菘乐敬老院陪同老人做户外活动

增职能、促项目、融资源　推进医养结合高质量发展

河北省石家庄市正定县

摘　要

　　河北省石家庄市正定县大力推进"健康中国·正定行动",将医养结合作为重大民生工程。强化组织领导,在全县公立医疗机构增加养老职能;加大资金投入,促进"塔元庄同福田园康养综合示范园""正定新区健康养老项目"等康养项目落地;整合优质医疗资源,在三个公立医院(曲阳桥镇中心卫生院、南牛镇卫生院、里双店医院)建设医养结合病区,推动医养结合工作制度化、特色化、规范化,不断满足老年人健康养老服务需求,提升老年人的获得感、幸福感、安全感。2023年正定县被评为全国医养结合示范县。

　　正定县委、县政府一直致力于从优化审批流程、推动医疗机构拓展养老功能、提供服务便利、夯实基层医养、规范医养签约协作、深化与京津医养合作、加强老年健康和社区居家医养结合服务、多方位培养医养结合人才、推动落实相关政策以及强化组织领导等方面优化保障措施,促进医养融合发展。同时,针对存在的问题和不足,提出了统筹规划县域医养结合机构建设、加强对现有医养结合机构的规范管理和提档升级以及加大人才培养力度等工作措施。

一、强化组织领导,凝聚合力抓发展

　　县委深化改革领导小组专题研究,成立政府主要领导任组长的领导小组,建立健全党委政府统筹、卫生健康牵头、发改、财政、民政等部门配合、全社会参与的工作机制,定期召开联席会议,协调解决工作难题。将医养结合工作写入政府工作报告,列入年度政府重要工作加快推进。2016年以来,相继出台《正定县推进医疗卫生与养老服务相结合工作实施意见》《正定县养老服务体系建设攻坚行动实施方案》等5个规范性文件,对医养结合工作在土地利用、简化审批登记、财政支持、拓宽投融资渠道、医疗资源支持、发展模式等方面予以明确。2019年11月,经县委编委会专门批示,在全县公立医疗机构增加养老职能,推进医养结合深度融合。

二、强化政策支持，着力保障助发展

（一）加大资金投入，推进康养项目落地

在正定新区建设健康养老项目，新建综合养护楼一座，同时建设配套信息化平台，项目总建筑面积 12 852 平方米，总投资 12 846 万元，设置养老床位 159 张。目前该项目已立项。

（二）落实税收优惠政策

落实医养结合机构在行政事业性收费优惠、微小企业财税优惠等方面的政策，累计减免税额 10.59 万元。对在社区提供日间照料、康复护理等服务的机构，给予税费减免、资金支持、水电气热价格优惠等扶持。

（三）加大金融支持，拓宽投融资渠道

建行正定县支行提供医养结合项目贷款政策支持；河北银行正定县支行为民营医院、医养结合机构提供包括流动资金贷款及新项目建设贷款融资等信贷支持；邯郸银行正定县支行对列入国家和省、市、县重点建设项目名单的养老项目，提供流动资金贷款，有效拓宽了医养结合机构投融资渠道。

（四）盘活土地资源，落实土地支持

允许盘活利用城镇现有空闲商业用房、厂房、校舍、办公用房、培训设施及其他设施提供医养结合服务。在正定县塔元庄村口，规划用地 170 亩，建设"塔元庄同福田园康养综合示范园"，该项目总建筑面积约 22.3 万平方米，总投资 15 亿元；其中，医养区占地约 22.5 亩，包括护理院（一级医疗机构）和养老机构，合计规划床位 830 张。为失能、半失能、失智等刚需老人提供从身到心、从医到养全方位人文关怀，目前该项目已经立项。2022 年 10 月 14 日，正定县自然资源和规划局出具国有建设用地划拨决定书（正资源划〔2022〕08 号），划拨社会福利用地 3.20 公顷用于办理石家庄市第一养老院项目，此项目规划设置床位 500 张。

三、强化医疗保障，推动医疗机构拓展养老功能

（一）增加服务供给

投资 10 亿元建设正定县人民医院迁建项目，总占地 223 亩；其中，医疗用地 186 亩，一期建筑面积 8.6 万平方米，开放床位 650 张。同时为毗邻的"塔元庄同福田园康养综合示范园"及医养结合机构积极开展医养结合服务。

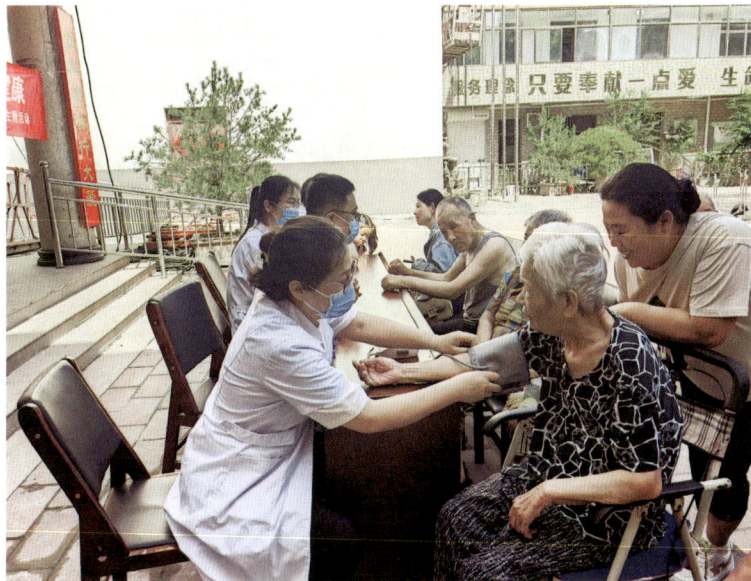

正定县人民医院医生为劲松老年公寓老年人开展医养结合服务

（二）夯实基层医养

2022 年政府投资 7 460 万元，建设三家医养结合病区（曲阳桥镇中心卫生院、南牛镇卫生院、里双店医院），新增养老床位 464 张。同时发展全日托养、日间照料、上门服务等服务，形成层次清晰、功能互补、区域联动的养老服务网络。

四、下一步工作措施

（一）统筹规划县域医养结合机构建设

对医养产业进行科学规划、合理布点，分步实施，杜绝重复建设、恶性竞争，为产业的长远发展厘清脉络。加大对发展缓慢乡镇建设医养结合机构的扶持力度，鼓励社会力量兴办医养结合机构。

（二）对现有医养结合机构规范管理和提档升级

研究制定养老院服务标准，建立信用体系、黑名单制度和市场退出机制，以标准化建设促进正定县医养结合服务走向良性发展之路。完善管理标准，对管理制度、教育培训、关怀服务制度、活动开展、就餐配餐等进行完善，带动医养结合机构提档升级。

（三）加大人才培养力度

加强老年医学、康复、护理等专业人才培养，加强从业人员职业道德和法律法规、安全教育、职业技能培训，用心打造专业的照护服务队伍。

创新"三合"机制 持续推进医养结合工作走深走实

河北省衡水市阜城县

摘 要

河北省衡水市阜城县创新发挥"三合"工作机制,持续推进医养结合工作健康有效发展,尤其实行的特殊困难群体失能人员医养结合集中供养模式,探索出一条经济欠发达县医养结合低成本、可复制、可持续的新路径,助推了全县医养结合工作走深走实、提质增效。

阜城县位于河北省东南部,面积 697 平方千米,常住人口 23 万,其中老年人口 3.7 万,占比 16%。阜城县委、县政府将医养结合工作纳入经济社会发展规划,制定《阜城县关于建立完善老年健康服务体系的实施意见》《阜城县关于进一步推进医养结合工作实施方案》等相关制度文件,形成党委政府统筹、卫生健康部门牵头、部门配合、社会参与的工作机制。全县医养结合机构由"十三五"期间的 6 家发展到 19 家,医养床位 2 280 张,打造形成医、养、康"三位一体"医养结合发展框架,有效满足了群众医养需求。

一、坚持"三统整合",推进医养结合规划"一盘棋"

(一)医院和养老院"两院"统筹规划

整合现有养老资源和医疗资源,将医院和养老院同步规划,资源合理配置,设施配套保障,实现医疗机构与养老机构互通互连,为老年人提供多层次、多样化健康养老服务。

(二)政策资金和社会资金统筹利用

将特殊困难失能人员供养资金、政策性帮扶资金等统筹安排,打捆使用。供养资金用于"养",医保政策资金及民政救助资金等保障"医"。县财政每年列支 140 万元用于失能人员生活兜底保障,每年列支 10 万元预算资金用于支持发展医养结合工作。同时还每年按照彩票公益金 35% 标准列支医养结合工作扶持资金,用于医养结合设施改善和服务补助等。2021—2023 年,全县统筹用于医养结合工作资金约 680 多万元。

（三）经济效益和社会效益统筹双赢

2018—2023 年，全县先后有 322 位特殊困难失能老年人入住集中医养中心，每年近 2 200 位老年人享受到高标准医疗和养老照护服务。医养结合服务既解决了家庭养老护理上的负担，又有效解放了劳动力，改善了家庭生活质量。

二、坚持"三因结合"，推进医养结合发展"一张图"

（一）因陋就简重实用

利用搬迁后的老县医院病房和诊疗设备，改造建成特殊困难失能人员集中医养中心和康复医养中心，并设有老年医学科、康复科、体检科等临床医技科室，满足入住老人的医疗康复和心理疏导需求，巩固了脱贫攻坚成果。

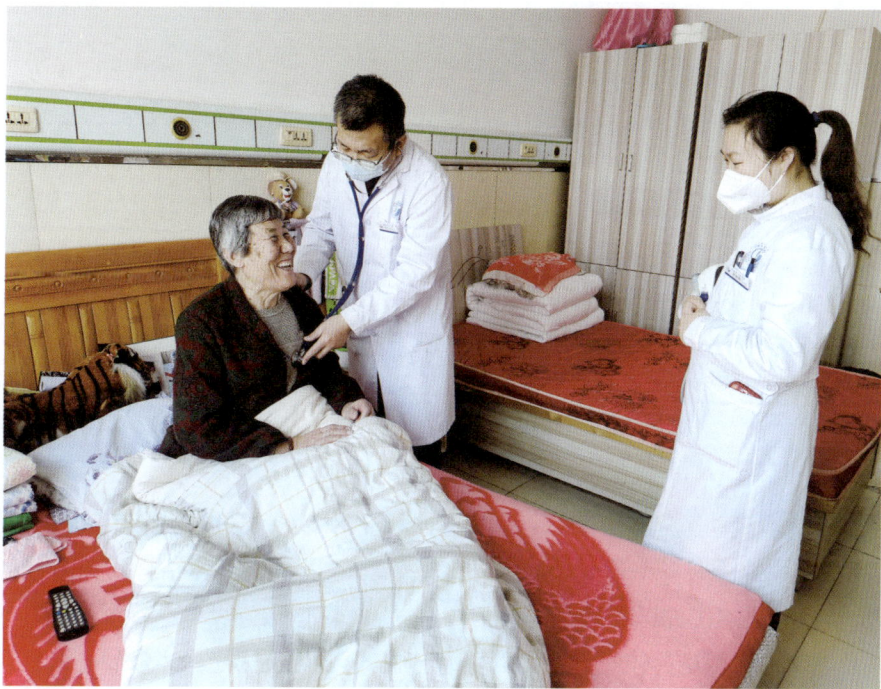

康复医养中心医生为老年人检查身体

（二）因地制宜讲实际

坚持先易后难，由点到面，2018 年以来先后建成 2 个特殊困难失能人员集中医养中心、1 个康复医养中心、4 个乡镇卫生院与养老院两院融合的医养结合机构，形成覆盖全县、适应不同群体需求的"2＋1＋4"医养结合中心布局。

（三）因势利导求实效

第一，在人员引进、教育和培训上因势利导，打造医养结合专业服务团队。鼓励有资质医务人员到医养结合机构执业。县医院组织精干力量以签约包联形式，对乡村养老机构实施医疗保障。第二，在发展环境上因势利导。通过制定建设用地、税费减免等优惠政策措施，改建、新建医养结合机构 3 家，总投资达 9 000 多万元。第三，在打造特色上因势利导，实现服务多样化。建立中医医养结合中心，设立康复床位 60 张，社会养老床位 110 张。第四，在创新服务模式上因势利导，积极拓展社区居家养老服务模式。建成 3 个社区医养结合服务中心，服务老年人 4 000 余人，其中 1 个社区创建成全国示范性老年友好型社区。投资30 余万元建成社区医养智慧服务平台，设置掌上问诊、电子围栏防走失、远程急救开锁、点餐送药等 11 项服务内容，开拓了集老年居家照料、医养关怀为一体社区医养结合服务模式。

三、坚持"三全融合"，推进医养结合管理"一条链"

（一）特殊困难群体失能人员医养管理全流程

规范识别认定、建立台账、逐级签订协议等工作流程，实现"阳光医养""规范医养"。同时为失能人员统一办理就诊卡，统一体检，统一建立健康档案，统一开展医养结合服务和殡葬服务，让老人安心，让亲属放心。

（二）老年医养诊疗服务全天候

医养结合机构统一开展集医疗、康复、护理、养老、精神抚慰、安宁疗护"六位一体"的全程服务。

（三）老年人群健康管理全覆盖

基层卫生院均建立医疗服务团队，每年定期为 65 岁以上农村居家老年人提供两次上门巡诊和医疗服务，健康服务率达 87%，健康管理率 86% 以上。医养结合服务向社区和家庭延伸，形成便民利民惠民的医养结合服务工作格局。

阜城县创新特殊困难群体失能人员医养结合模式，打通健康扶贫"最后一公里"。

高效统筹　多措并举　融合医养结合服务一体化

河北省邯郸市武安市

摘　要

近年来，河北省邯郸市武安市积极探索"以医助养、医养结合"的农村养老服务新模式，通过党政统筹、机构探索、社会协作等方式，探索出"医疗机构开展养老服务，养老机构开办医疗机构，嵌入式设置卫生室、养老机构开辟医疗模式，签约巡诊保障居家医养"等四种服务模式，实现医疗和养老的资源有效整合。

武安，位于河北省南部、邯郸市西部、太行山东麓，地处晋冀豫三省交界地带。全市总面积1 806平方千米，总人口85万人，辖22个乡镇、502个行政村。2019年以来，武安市以"党政统筹、卫生健康牵头、部门配合、医保保障"政策体系为支撑，以鼓励和吸引更多的社会力量、医疗机构参与为抓手，构建了集"健康教育、预防保健、疾病诊治、康复护理、安宁疗护"于一体的老年健康服务体系，为入住医养结合机构的老年人提供全周期医养康养、医疗救治等多元化服务。

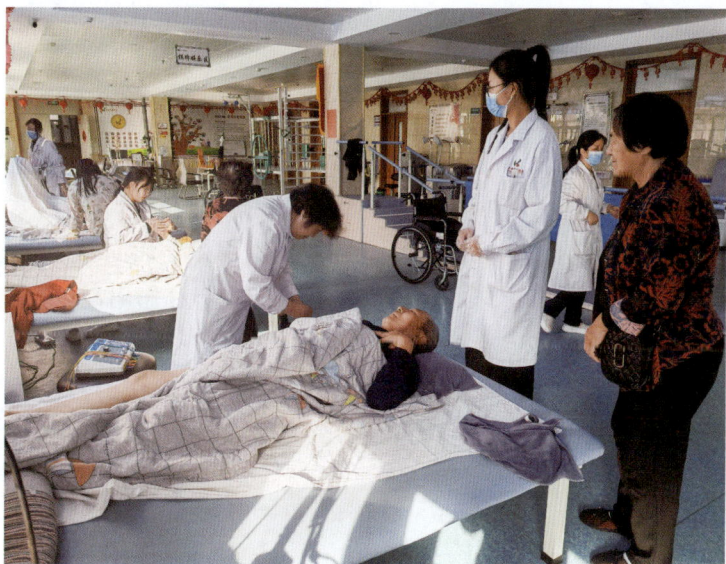

医养结合机构为老人提供健康服务

一、突出党政主导，深入推动医养结合工作全面开展

市党政主要领导每年将医养结合工作作为推进"健康武安"建设和着力改善民生的重要内容，都纳入到市委常委会工作报告、政府工作报告中，与政治、经济、文化、社会、民生等各项工作同安排、同部署、同考核、同奖惩。专门成立由市政府分管负责同志任组长，市卫生健康、医疗保障、行政审批等部门为成员的医养结合工作领导小组，定期召开联席会议，分析研判解决实际问题。为强化资金支持，协调民政、财政等部门落实成员单位责任，从福利彩票公益金中合理调配资金180万元，支持医养结合机构用于机构建设、设备购置，调动医养结合机构积极性、创造性和能动性。

二、发挥职能优势，多措并举搞好老年群体健康服务

（一）依托公共卫生服务项目，增强老年人健康"获得感"

从医疗机构抽调1 073名人员，组建351支家庭巡诊小分队，以公共卫生服务为载体，通过电话咨询、上门巡诊、送药治疗、家庭医生签约等方式，建立契约式服务关系，为老人尤其是失能、半失能老人提供连续性、便捷高效的健康管理服务和医疗卫生服务。全市65岁以上老人共9.16万人，接受健康管理6.76万人，健康服务管理率73.82%，超过国家规定要求。

（二）推进社区居家养老，增强老年人健康"幸福感"

投入财政资金410万元，把44个小区卫生站建在群众"家门口"，实现主城区全覆盖。参照乡村一体化管理模式，招聘88名医护人员，以小区卫生站为依托，以家庭医生团队为主体，以城区居民为中心，为广大居民尤其是辖区内老年人提供基本医疗和居家养老服务，引导辖区内老年人合理就医，养成健康生活习惯。

（三）组织专家下沉一线，增强老年人健康"满意度"

从二级以上医院抽调老年病方面的中西医专家，组成医养结合工作专家小组和安宁疗护专家团队，不定期深入医养结合机构，深入乡镇"健康小屋"，面向群众科普保健常识，为老年人开展义诊活动，充分发挥中医药在健康养老中的优势和作用，让老年人享受到"简、便、验、廉、效"中医药技术服务。

三、统筹医疗资源，高标打造医养结合机构服务亮点

（一）综合医院开展老年健康服务

在全市二级以上综合医院利用相对丰富的医疗资源优势，专门开设老年病科，设置老

年病床 72 张,为老年人提供全方位的健康管理服务,包括预防、诊断、治疗、康复和护理等方面的内容。组建跨学科团队,实现多学科诊治老年人常见病、多发病。落实老年人就医优待服务政策,建立 65 岁以上老年人优先标识,全部开通为老年人提供挂号就医等便利服务"绿色通道"。

(二)"医""养"机构加强融合互补

推动 4 家专业化、规模化的民办医养结合机构,同市第一人民医院、康复医院、磁山镇卫生院签署战略合作协议,开设失能、半失能老年护理病床和老年养护、安宁疗护病床 30 张,为入住老年人提供康复、老年病、长期护理、慢性病管理、安宁疗护等接续性医疗服务,实现养老、医疗、康复服务的高度融合互补。

(三)基层单位试点建设成效明显

禀赋当地山清水秀、生态环保、宜居宜游的天然优势,先后在贺进和马店头两所卫生院高标准改造建成医养结合服务中心试点,运用"医养一体、两院融合"管理模式,构建"前院就医、后院养老"服务格局,走出了一条"资源互补、功能互融、可持续发展"的健康颐养新路子。两个试点单位投用以来,入住老年人达 230 人次,实现社会效益、经济效益"双丰收"。

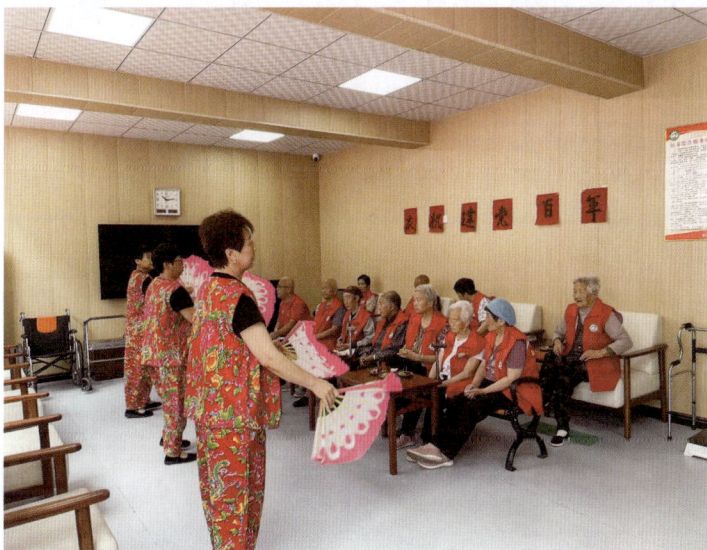

医养结合机构为老人提供娱乐活动

依托环京优势精准推动医养产业融合发展

河北省张家口市涿鹿县

摘 要

近年来,河北省张家口市涿鹿县深入挖掘环京人才、资源优势,以京津冀协同发展战略为依托,以院间深度合作为载体、以优质项目建设为抓手,持续加大与中国中医科学院西苑医院等三级甲等医院医疗合作力度,全面提升医疗服务水平。围绕"全域康养、全民健康",着力打通"医疗 + 康养"融合发展渠道,主要医疗机构与养老机构签订合作协议,建立医养全程服务保障机制,实现医养结合"无缝衔接",解决老年人"病有所医、老有所养"问题,推动医养结合发展。

涿鹿县位于张家口市东南部,全县总面积 2 802 平方千米,辖 1 区、17 个乡镇、373 个行政村,常住人口 29.4 万人。东与北京市门头沟区接壤,县城距北京市中心 125 千米,太行山、京新、张涿等高速纵横交错,北京 898 路公交直达县城,是河北环首都县区之一。全县共有县乡两级医院 31 所,有各类养老机构 13 家,其中医养结合机构 3 家。

一、党委政府高度重视,强化组织保障体系

县委、县政府印发了《涿鹿县打造高水平康养城市三年行动方案(2023—2025)》《关于银发经济融合高水平康养城市任务分工方案》等有关文件,将医养康养产业主动纳入全县整体康养产业发展规划,依托独特资源禀赋,科学规划布局,放大环京协同养老示范效应。进一步完善政策体系,召开县委常委会、县政府常务会等会议,成立了由政府分管负责同志任组长,县卫生健康、发改、财政、民政、医保等有关单位为成员的工作专班,协调调度重点难点问题,落实养老企业税收减免、医疗机构发展优惠政策,全面落实河北省卫生健康委与中国银行河北省分行支持医养结合机构发展金融贷款项目,为康养机构提供贷款服务。同时县财政列入 42 万元预算,保障医养结合工作顺利开展。

二、建立老年服务体系，提升医养结合能力

（一）建立老年人基本医疗服务体系

一方面，由县中医院牵头，组织辖区所有乡镇卫生院和涿鹿镇社区卫生服务中心共建 1 个医共体，明确县乡两级医疗机构功能定位，建立双向转诊、急慢分治、上下联动的分级诊疗机制。由县级医院选派具有中高级职称的医务人员到基层进行驻点帮扶，通过远程平台会诊等方式为基层老年人提供诊疗服务。另一方面，推进家庭医生签约服务，实现 65 岁及以上老年人签约履约全覆盖，做好老年人健康教育、监测和管理，为患有慢性病的老年人每年提供 4 次健康随访，为所有 65 岁以上老年人提供 1 次健康体检，努力实现老年人少得病、少得大病目标，保障了居家老年人身体健康。同时在县城配套建设 7 个社区日间照料服务站，在乡村推行邻里互助居家养老模式，组建 87 支县乡村"1＋1＋1"家庭医生团队，形成了"多点支撑、辐射周边"的空间布局，实现了城乡养老服务全覆盖。

（二）不断提升医养结合服务能力

县医院、县中医院均开设老年病科、康复科，设置康复理疗室，并建立老年患者就诊绿色通道。同时，根据老年人群疾病特点，积极推进"胸痛中心、卒中中心、呼吸危重症中心"重点学科建设，打造域内"1 小时"救治圈。根据县内患者疾病诊疗实际需求，加强与北京地区三级甲等医院的联系，邀请专家每周来院坐诊、互联网远程会诊，让老百姓在家门口享受到北京专家的服务。

三、优化医养结合模式，积极培育示范机构

以涿鹿县国仁医养结合机构为示范点，构建"以医促养""以养助医"的新型模式，不断吸纳社会资本，鼓励社会力量积极参与医养结合。涿鹿县国仁医院、国仁养老中心是一所民办非营利的综合性医养结合型机构，占地面积约 4 000 平方米、建筑面积约 3 000 平方米，配备有一批先进医疗设备，能接纳 100 人左右。可为老年人提供养老住宿、中医康复理疗以及科学合理的健康监护和疾病治疗，并开设老年人安宁疗护服务，实现了"以医促养""以养助医"的新型模式。国仁医院还与北京老年医院密切合作，可为入住老年人提供远程会诊和转院。

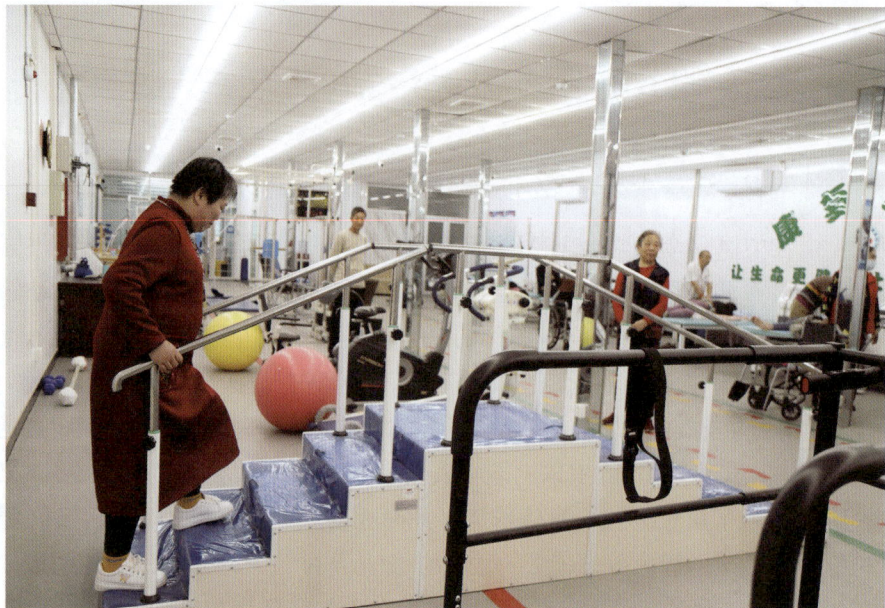

医养结合机构为住院老人进行康复

四、发挥环京区位优势，推进医养项目建设

涿鹿县作为河北环首都县区之一，积极推进医养结合项目建设，召开高端养老基地建设工作推进会，制定《关于推进涿鹿县高端养老基地建设工作方案》，明确全县医养健康产业发展总体布局，鼓励医养结合、旅居养老等多种模式，大力吸引北京等外地老年人来涿养老，带动涿鹿县医养结合服务水平整体提升。涿鹿县正在推进国仁养老中心新区、老年养护中心、河北轩诚医养中心等项目建设，将继续优化医养资源配置，满足群众需求，推动全县医养产业发展。

汇聚医疗优势　发挥资源效能
多元化医养结合服务暖人心

山西省运城市稷山县

摘　要

山西省运城市稷山县始终坚持以人民健康为中心的发展理念，立足县域医疗资源优势，将医养结合作为重大民生工程来抓，通过高位推动、典型带动、城乡联动的工作举措，建立了"党委领导、政府主导、卫健牵头、部门协同、社会参与"的工作思路与推进机制，走出了一条"从无到有、从局部到全覆盖、从单一化服务到多元化服务，以医疗护理为保障、以康养服务为支撑、以日常照护为基础"的县域医养结合养老服务新路径。

稷山县医疗卫生事业底蕴深厚、源远流长。经过多年积极转型创新发展，先后荣获全国基层中医药工作示范县、国家慢性病综合防控示范区、首批全国健康促进县、山西省县域综合医改示范县等荣誉称号。全县拥有各类医疗机构 242 家，其中：三级综合医院 1 家，二级甲等医院 3 家，民营二级医院 2 家，医养结合机构 2 家，以及骨髓炎、针灸、痔瘘、肾病、精神病等特色专科医院。全县现有常住人口 31.6 万人，其中 60 岁以上老年人 6.3 万余人，占比达 19.91%，65 岁以上老年人 4.2 万余人，占比达 13.44%。稷山县推进医养结合高站位、抢先机、创一流、重实效，坚持立足县情禀赋和当地实际，建立健全了"党委领导、政府主导、卫健牵头、部门协同、社会参与"的工作思路与推进机制，探索出了集医疗、康复、养老、养生等于一体的医疗养老服务模式，形成了覆盖集中式养老、分散式居家养老的医疗便利服务圈。

一、高位推动，构筑体系建设新支撑

稷山县委、县政府把明确党政责任、完善政策支持落到实处，高度重视医养结合和养老服务事业发展，科学谋划，大胆探索，从规划引领、土地供给、税费优惠、信贷支持、资金补贴等方面提供政策、环境、资金、服务大力支持，为推进全县医养结合工作奠定了坚实基础。

从 2012 年开始，先后实施了康宁护理院、康宁花园、社会福利中心、社区老年护理院、稷峰镇养老院以及 129 个村级日间照料中心等项目，2020 年投资 10 亿余元打造城东健康医疗城，新建稷山县人民医院、妇幼院，2022 年投资 2.29 亿元启动清河、翟店、化峪、稷峰 4 个乡镇医养结合项目，加快提升全县医养结合服务水平。

二、典型带动，塑造县域特色新名片

稷山县委、县政府加强队伍建设、强化监督指导，进一步细化硬化数字化，大胆探索创新，通过公建民营、民办公助等模式支持社会力量兴办医养结合机构。将民营康宁护理院先进的管理模式与公立老年病医院丰富的治疗经验、专业的人才队伍有效整合，建立了医养结合护理机构——稷山康宁护理院，自 2014 年起累计接收入院老人 5 000 余人。经过多年的发展，形成了"楼下看病、楼上养老，有病治病、无病疗养"的一体化格局，并积极参与山西省基层医养结合服务标准化试点项目。同时将公立社区卫生服务中心与民营正身医院深度融合，设立稷山社区老年护理院，增设康复养老床位 200 张，自 2014 年起先后接收入院老人 1 700 余人，2016 年至 2023 年累计为 6 000 余名居家老年人提供家庭医生签约服务。

三、城乡联动，探索创新发展新模式

稷山县在县乡村（社区）三级构建嵌入式服务模式，创新县级"医中有养"服务模式。充分发挥县人民医院的资源优势，为养老机构提供专业技术帮扶，全县二级以上综合医院均开设老年病科，17 家医疗机构全部开辟老年人优先就医绿色通道；创新乡镇"分级分类"服务模式。4 个乡镇医养结合项目辐射全县 7 个乡镇，既承担医疗养老职能，也承担民政托底功能；创新农村（社区）"医养牵手"服务模式。按照"方便就近、互惠互利"的原则，11 个乡镇卫生院与 15 家养老机构、129 个村级卫生室与日间照料中心，全部实行协议化定点服务，由村卫生室提供全时段的上门服务。63 家村卫生室迁建至老年人日间照料中心，打通健康养老服务"最后一公里"。同时，借助大数据手段发展"智慧医疗"，依托互联网平台，以 1 元 /（人·年）的普惠价格，为全县 31 万人完善健康画像，推动优质医疗资源更加精准、高效、广泛惠及民生。开展"百名院士稷山行"活动，邀请院士、专家进行会诊，为慢性病治疗提供干预方案，推动实现"数字管慢病、健康早干预"。

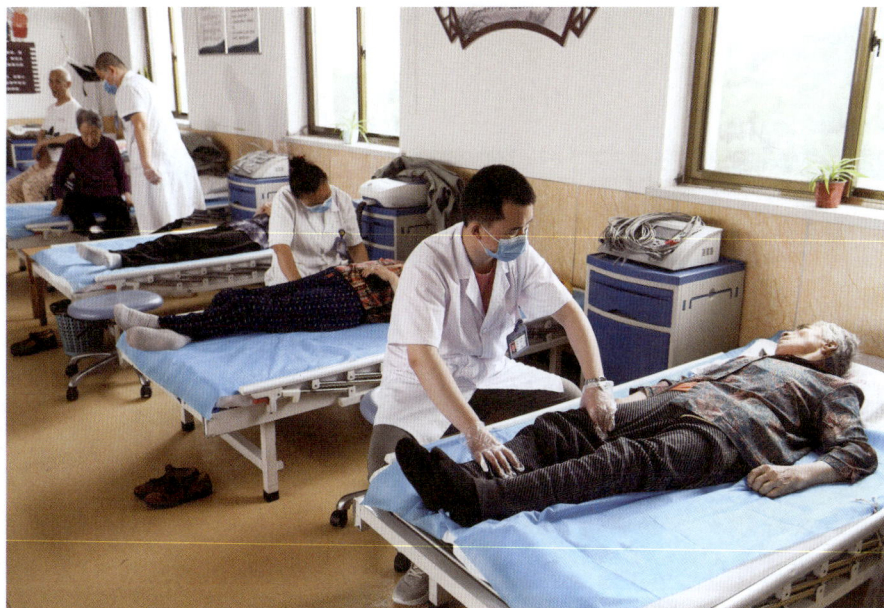

稷山康宁护理院为老年人开展康复服务

　　多元化医养结合服务让老年人在家门口就可享受到优质、高效、便捷的健康养老服务；带动县域 2 500 余人实现再就业，人均收入达 3 万余元。截至 2023 年底，稷山县在本地和外出务工人员增加到 5.6 万余人，更多劳动力实现了就业增收；多元化的健康养老服务带动与之衍生出来的日常消费、家政服务、旅游娱乐、养生保健等"银发经济"发展，拉动县域消费增长，促进"夕阳"事业向"朝阳化"产业健康快速发展。

统筹基层医疗卫生资源 让养老更有"医"靠

山西省晋中市介休市

摘 要

坚持政府引导，市场驱动，积极调动社会力量参与，努力推动形成互利共赢的医养结合发展格局。以全国基层卫生健康综合试验区建设工作为抓手，大力实施县级医疗提质增效、乡级医疗焕发活力、村级医疗夯实底座"三大工程"，推动医疗卫生资源、人才、技术下沉，分层分级提高健康养老服务能力，让老年人在家门口享受优质医养结合服务。将健康养老融入社会治理，推动老年卫生健康从治疗服务型向健康管理型转变。

近年来，山西省晋中市介休市委、市政府高度重视老龄健康、医养结合工作，整合多方资源，创新政策措施，为老年人提供医疗有保障、养老有依靠、健康有指导、护理有温度、生活有照料的健康养老服务，老年人获得感、幸福感、安全感显著增强。

一、政策驱动建机制，为健康养老"兜底"

坚持政府引导，市场驱动，积极调动社会力量参与，努力推动形成互利共赢的医养发展格局。

（一）政府支持力度不断提高

制定《关于加快发展养老服务业推进社会养老服务体系建设的实施意见》《介休市居家和社区养老服务改革试点实施方案》，编制养老服务设施布局专项规划，成立医养结合工作领导小组，健全政府领导、部门负责、社会参与的工作机制，切实推动全市医养结合工作深入发展。

（二）养老服务体系不断完善

持续加大财政资金投入，加强基础设施建设，全市共有公办敬老院 1 所，民办养老机构 6 所，公办医养结合机构 1 所，农村老年人日间照料中心 51 所，基本形成以乡镇敬老院为主体，农村老年人日间照料中心为基础，民办养老机构为补充的市、乡、村三级养老服务体系。

（三）医养结合服务队伍不断扩大

深化市校合作共建，在同文学院开设康复治疗技术、护理、健康管理等专业和课程，将义安镇中心卫生院确定为同文学院"护理专业培训基地""护理人员实习基地"。发挥社会公益组织作用，成立介休市养老服务协会，实现志愿服务组织与医养结合机构结对服务。

二、资源整合强基层，为健康养老"扩面"

以全国基层卫生健康综合试验区建设工作为抓手，大力实施县级医疗提质增效、乡级医疗焕发活力、村级医疗夯实底座"三大工程"，推动医疗卫生资源、人才、技术下沉，分层分级提高健康养老服务能力，让老年人在家门口享受优质医养结合服务。

（一）建立乡镇卫生院特色专科，打造家门口的医养中心

打造宋古乡卫生院医康养综合专科，市人民医院康复人员和设备下沉到宋古乡卫生院，保障老年人就近享受优质、优惠康复服务。打造义安镇卫生院护理型医康养中心，遵循"未病先防、既病防复"的未病治疗原则，开展辨证施治、头部推拿、药物熏蒸等传统中医治疗，实现老年人健康实时服务。同时，统筹推动医养结合和幸福养老融合发展，全力打造西南社区卫生服务中心医养结合试点，推动义棠镇中心卫生院与义棠镇养老院合作，为老年人提供便捷的上门服务。

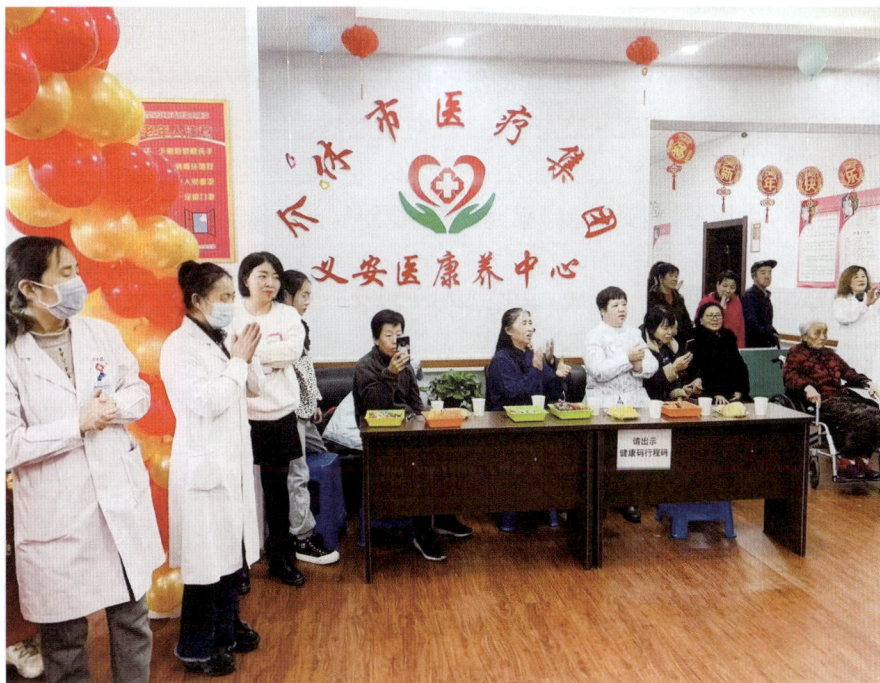

义安镇医康养中心组织老人开展活动

（二）建立"乡情医学联盟"，提升优质医疗资源享有率

市财政每年安排 500 万元足额保障专家引进经费，建立"乡情医学联盟"，联系 100 余名介休籍省内外医学专家定期回乡坐诊，各学科长期联系 3 名以上的国、省级专家定期坐诊、查房、手术。建成市人民医院重点专科首席专家制，高薪聘请学科带头人，组建心脑血管病、肿瘤、传染性疾病、精神疾病专科，县级医院普遍存在的"四大短板"全部补齐，让许多不具备转诊条件的大病、重病老年人得到救治，基本实现县级医院和三级甲等医院医疗资源同质化。

（三）建立远程诊疗系统，畅通便捷就医"最后一公里"

持续加强信息化服务能力建设，建立起以人民医院为枢纽，上连国家级、省级三级甲等医院、下接乡镇卫生院和村卫生室的远程会诊系统、远程诊断系统、远程质控系统。启动"行走的村卫生室"计划，村卫生室全部配备"健康随访包"，为村民提供心电图、测血糖、量血压等免费诊疗服务，将优质服务送到群众身边，打通老年人便捷就医和健康管理"最后一公里"。

三、强化服务保基本，为健康养老"加码"

（一）推动老龄健康从治疗服务型向健康管理型转变

组建"介小卫"全生命周期健康管理中心，管理服务"介小医""介小康""介小健"3 支队伍，"介小医"即由 365 名家庭医生组成的签约团队，加快推进家庭医生签约服务老年人群体全覆盖。"介小康"即慢性病网格员，主要面对慢性病人群，推出"病人不跑管理跑"，村（社区）为单位，将 20 个慢性病患者划为一个网格，由一名慢性病志愿者担任网格管理员，实行同病伙伴式互助服务，运动康复、服药提醒、定期复查实现了自我组织、动态管理。"介小健"即健康网格促进员，主要面向健康人群，将全市 3 021 名网格员培养成健康网格促进员，为网格内居民提供健康知识宣教、就医预约等服务。

（二）创新开展公益教学活动和慢病沙龙活动

聘请省级全科专家和市人民医院心血管、糖尿病、营养学等专家开展"我是健康第一责任人"健康沙龙，传授高血压、糖尿病、冠心病等常见慢性病知识和合理膳食、安全用药等健康知识，累计开展 51 期活动，现场培训慢性病网格员 965 人，线上观看人数达到 350 万人次。让老年人享受到高品质、全方位、全周期的健康服务，高血压患者血压控制率 84.62%、2 型糖尿病患者血糖控制率 76.67%。2022 年，居民平均期望寿命提升至 84.95 岁。

（三）创新开展亲情家庭医生签约服务机制

倡导"我的亲人我来管"，将家庭医生团队融入亲情，由本村籍贯的、在医疗集团工作的医生担任该村家庭医生团队的团长；村医担任第一副团长，增强服务的责任性；市直医院临床护士担任家庭医生团队第二副团长。县级家庭医生团队每月两次进村入户为老年人提供医疗保健服务，强化服务黏性，切实让老年人享受到周到、贴心的健康服务。

依托互联网智慧平台
探索居家社区机构医养新路径

山西省大同市平城区

摘 要

　　山西省大同市平城区出台了一系列健全医疗养老服务体系的政策文件，优化整合配置各类资源，全面规划和部署医养结合工作，进一步加强养老机构与医疗机构的有效衔接，有效促进医疗卫生和养老服务的有机融合，建立健全健康养老发展体系，在创建具有本地特色、示范性强、有发展潜力、能带动全局的医养结合工作方面作了积极探索。

　　山西省大同市平城区切实加强组织领导，将医养结合工作纳入经济社会发展规划、深化医药卫生体制改革和促进养老服务发展的总体部署，建立党委政府统筹、卫生健康部门牵头、相关部门配合、全社会参与的医养结合工作机制。积极统筹医疗资源和养老资源，开展多样化医养结合服务，推动建设平城智慧居家医疗养老服务新模式；推动医疗卫生机构开展养老服务，提高医疗卫生机构的老年服务能力和水平；加大财政投入，新建、改扩建医养康养项目，实现医疗康养高质量发展；积极发挥信息化作用，加快构建居家、社区机构相协调、医养康养相结合、线上线下相对接的养老服务体系。

一、打造平城智慧居家医养结合服务新模式

　　积极贯彻国家应对人口老龄化战略，建设智慧居家养老服务平台，构建居家和社区养老服务网络，打造没有围墙的"虚拟养老院"。按照"惠及民生、稳妥推进、市场运作、持续发展"的原则，创新居家和社区养老服务模式，依托"大同助老"智能数字体系，推进医养、康养、体养、教养、学养深度融合，构建机构社区居家相协调、医养康养相结合、国内国际相贯通的养老服务新体系。为80周岁以上高龄老年人，75周岁以上空巢、独居及低保家庭老年人，低保家庭60周岁以上失能老年人提供助救、助医、助购、助餐、助洁、助行六项助老服务；为老年人提供跌倒智能判断自动报警、定位关爱、一键呼入、老年人基本信息数据归集、

服务资源信息、服务工单派送、服务质量管控等服务,满足老人特别是高龄、空巢老人养老服务需求,形成"一刻钟"线上线下助老服务圈。实现"一卡、三化、六管",即助老服务卡,信息化、智能化、可视化,机构养老、社区养老、居家养老、医养结合服务、从业人员、康养产业统一管理。

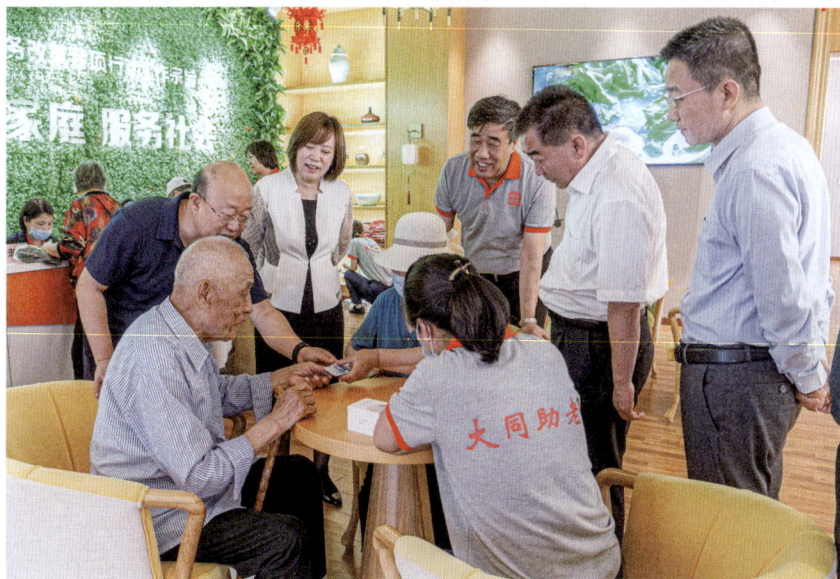

"大同助老"为老年人免费办理助老服务卡

二、打造平城社区党群服务养老综合体

为着力解决老年人健康养老的难题,构建一个完善的社区养老服务体系,在各个社区党群服务中心内,统筹建设了助老服务站、公立社区卫生服务中心(站)、老年大学分校、日间照料中心和幸福餐厅等,共享各类便民服务资源,为社区老年人提供方便、快捷、贴心的精准医康养服务。社区助老服务站整合智慧养老平台资源,打造集助老养老、科普教育等功能为一体的"幸福站";公立社区卫生服务中心(站)利用医疗技术优势,发挥其家庭医生职能,为社区老年人提供优质的就近医疗服务,并充分发挥其零差价药品药械的采购保管销售优势,为老年人提供平价的药品药械;老年大学从在读老年学员的实际出发,在丰富其精神生活的同时,使其老有所学、老有所乐、老有所为;日间照料中心和幸福餐厅共同为老人提供"一站式"贴心服务。打造遍布城乡的社区党群服务中心养老综合体,让老年人在家门口即可享受到高质量的医养结合服务。

三、建设平城功能完善医养结合服务示范点

平城区委、区政府持续加大医养投入,积极推进以医养结合模式为主的平城区人民

医院及康养项目，总投资 9.94 亿元；新建具有中医康养特色的中医院及医养项目，总投资 4 500 万元；新建集突发应急指挥、疾病预防、应急物资保障、卫生监督为一体的平城区卫生应急保障中心项目，总投资约 9 996.52 万元。

按医养结合示范点打造新建、改扩建医疗卫生服务机构：鹿苑街道社区卫生服务中心近 3 年共投入 160 万元；开源街道社区卫生服务中心共投资 170 万元；打造农村医养结合的典型示范点——小南头街道卫生院共投入 400 万元；拟投资 1 575 万元改扩建白登山街道卫生服务中心等 5 个街道卫生服务中心；拟投资 3 600 万元改扩建 30 个社区卫生服务站。积极发挥示范项目的引领和带动作用，探索可复制、可推广的典型经验，不断满足老年人的医养结合服务需求，稳步提高老年健康服务水平。

加强与中医药老字号公司密切合作。进一步加强政企紧密合作，共谋发展，与驻区企业组建合作平台，共建共管老年健康培训基地，推进信息化建设，全面落实分级诊疗，提升医疗质量。按照中医＋康养的模式，不断加强基层医疗卫生机构中医馆建设，选择条件成熟的 6 个街道卫生服务中心、25 个村卫生室、25 个社区服务站试点设立中医馆，为老年人提供中医康养特色服务。

创新理念　丰富内涵
倾力打造高品质医养结合服务模式

内蒙古自治区巴彦淖尔市临河区

摘　要

　　内蒙古自治区巴彦淖尔市临河区坚持政府主导，多渠道、多层次完善以居家为基础、社区为依托、机构为补充、医养相结合的服务体系，充分利用现有资源，持续开展医养结合机构服务质量提升行动，因地制宜探索医养结合服务的有效形式，发展形成了"鼓励医疗机构开展医养结合服务""医疗与养老机构合作运营"等五种医养结合模式。医养结合服务供给和服务质量实现双提升，老年人医养结合服务的获得感和幸福感持续增强。

　　巴彦淖尔市临河区位于黄河"几"字弯顶部，河套平原腹地，是巴彦淖尔市人民政府所在地，总面积2 333平方千米，辖9个乡镇、2个农场、11个街道办事处。总人口58.22万人，其中60岁以上老年人9.8万人，65岁以上老年人6.4万人。临河区创新理念，整合资源，丰富内涵，大力推进医养结合服务多元化、高质量发展温暖"夕阳红"，让老年人安享健康晚年幸福生活。

一、强化组织领导，凝聚合力推动医养结合发展

　　临河区委、区政府高度重视医养结合工作，成立了临河区推进医养结合工作领导小组，建立健全了党委政府统筹、卫生健康部门牵头、相关部门联动、社会共同参与的工作机制。临河区制定《关于推进医疗卫生与养老服务相结合的实施方案》及配套措施，将推进医养结合纳入经济社会发展、健康临河等规划和年度绩效考核，强化部门协同和督促落实，推动医养结合发展取得积极实效。目前，临河区共有医养结合机构10家，其中公办3家、民营7家，总建筑面积3.4万平方米，总床位数1 261张，入住老人1 031人，入住率81.8%。

二、完善多元模式，优质高效提供医养结合服务

（一）大力发展机构医养结合服务

一方面，支持医疗机构提供医养结合服务。慈善医院建成康复护理院，成为一所集疾病预防、治疗、护理、康复和安宁疗护为一体的医养结合综合性服务机构。曙光乡卫生院依托临河区紧密型医共体，设立医养护理分院，整合基本公共卫生服务和卫生院优质医疗资源，开展自理型、半自理型、全护理型、安宁疗护等医养结合服务。医疗机构积极开展驻点养老机构医疗服务，派驻医生、护士为老人提供常见病诊治及健康检查服务，为急危重症需要住院的老人建立了绿色通道，及时转入上级医疗机构。另一方面，支持有条件的养老机构开展医疗服务。在养老机构内通过设置医院、医务室等方式为老年人提供医疗、养老、护理综合服务。康泰老人乐园新（改）建医疗业务用房，设置内、外、中医等临床科室和医技科室及康复室、针灸理疗室、老年人能力评估区，让入住老年人既可以享受养老服务，又能得到及时、便利的医疗服务。

（二）注重发展居家社区医养结合服务

在新华、北环街道建成 2 家社区医养服务中心，提供各具特色的精细化医养结合服务。以"1 个中心、1 条热线、1 个智慧平台、多支队伍"为服务机制，在社区助老服务载体内设康养结合中医馆，以集团护理院、康复医学中心和医院为支撑，以 1 个智慧化养老服务平台及 5 个智能终端为抓手，打造医养结合型小微型社区嵌入式综合养老服务机构和"15 分钟服务圈"，实现老年人就近养老和原址养老。

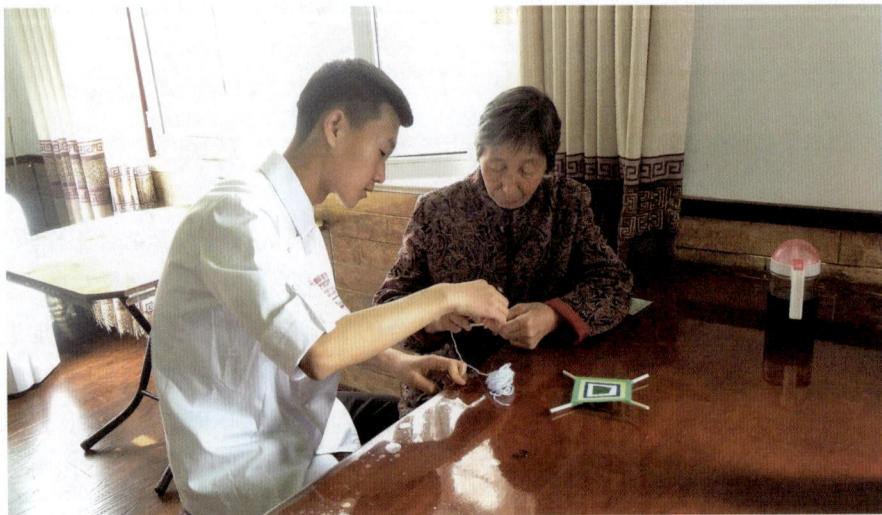

医务人员开展居家社区医养结合服务

（三）深化推进医养签约服务

推动医疗机构就近与养老机构建立签约合作关系，提供健康管理、上门巡诊等服务。将基层医疗卫生机构与辖区养老机构签约纳入基层绩效评价体系，实现医养签约全覆盖。建立了养老机构与医疗机构的服务信息对接平台，实现医院与养老机构的有序转接。

（四）积极探索智慧医养结合服务

临河区金穗社区居家养老服务中心作为典型，引进"互联网＋智慧养老服务平台"及六种智能终端，以"183"社区居家养老服务模式发展智慧养老，让便捷服务触手可及。智慧养老服务平台利用大数据分析、互联网、物联网、传感技术等信息技术手段，构建了紧急救助、医疗服务、康复理疗等十大类服务内容，为老年人提供智慧化医养结合服务。

三、坚持多措并举，多维度促进医养结合高质量发展

一是依托基层医疗卫生机构做好老年健康与医养结合服务管理工作，为老年人建立健康档案，提供健康管理、健康体检、保健咨询、慢性病管理等服务，65周岁及以上老年人健康管理率为74%。确定10个老年健康与医养结合服务管理项目试点，为65岁及以上老年人提供医养结合服务。二是发挥中（蒙）医药特色发展医养结合服务。选派专家服务团队到医养结合签约养老机构，围绕老年人养生保健、康复护理等需求，开展八段锦养生气功教学等具有中（蒙）医药特色的医养结合服务活动。老年人中（蒙）医健康管理率87%。三是加强人才队伍培训。依托巴彦淖尔市医院、中（蒙）医院、临河区人民医院等培训医养结合从业人员，管理和服务人员持证上岗率100%。健全医养结合服务队伍建设机制，组建包括志愿者、社工、街道干部、物业工作人员、家庭医生在内的为老服务团队130个。四是强化宣传引导。组织开展巴彦淖尔市老年健康宣传周、老年健康达人评选等活动，宣传普及老年健康核心信息、老年失能预防核心信息、阿尔茨海默病预防与干预核心信息等老年健康、医养结合政策和科学知识，增强老年人健康意识，提高老年人健康水平。

健全工作机制　创新服务模式
构建多层次医养结合老龄健康服务体系

内蒙古自治区包头市东河区

摘　要

近年来，内蒙古自治区包头市东河区以政策引领、推进机制为着力点，把医养结合纳入深化医药卫生体制改革和重点民生工程统筹推进，为深入推进医养结合发展提供了有力的政策支持体系；以创新模式、优化路径为切入点，依托驻区富集的市属三级医院优质医疗资源与养老机构组建医养结合联合体，形成了医疗卫生与养老服务高度衔接、深度融合的医养结合模式；以推动医养结合服务延伸覆盖为重点，推动城区、农村服务设施资源共享，建立了覆盖城乡的医养结合服务体系，有效扩大了服务供给，全区老年人的获得感、幸福感、安全感持续提升。

东河区辖区面积 470 平方千米，辖 2 个镇、12 个街道，49 个村、66 个社区，有 60 岁及以上常住老年人口 10.83 万人，占全区常住人口（48.42 万人）的 22.37%；其中，65 岁及以上常住老年人口 7.09 万人，占比 14.64%。经过积极探索，在实践中初步形成了较为成熟和有效的医养结合服务模式。

一、坚持政府主导、高位推动，多层次健全医养结合推进机制

坚持把医养结合作为一项系统工程，加强规划引领，将医养结合纳入全区"十四五"经济社会发展规划、纳入深化医药卫生体制改革和促进养老服务的总体部署，先后制定《东河区关于积极应对人口老龄化的工作方案》《东河区安宁疗护国家级试点工作实施方案》《东河区老年健康促进行动实施方案》等系列文件，对纵深推进医养结合工作作出制度安排，并常态化开展医养结合机构服务质量提升行动督查工作。锚定创建医养结合示范区目标，成立以区委副书记、区长任组长的深入推进医养结合高质量发展领导小组，制定出台《关于医疗卫生与养老服务相结合的实施方案》，建立健全区委、区政府统筹，区卫生健康委牵头、相关部门和街镇配合、全社会参与的医养结合工作推进机制，以清晰的路径和详实的举措，加快

推进医疗卫生与养老服务的深度融合发展。

二、坚持创新模式、协同发展，多举措完善医养结合服务体系

推动形成医疗卫生和养老机构高度衔接的医养结合联合体模式，推动驻区包头市中心医院、第三医院、蒙医中医医院、第八医院与基层医疗卫生机构、养老机构签订对口医疗合作协议，围绕"管理提升、资源共享、人才培养、技术支持、双向转诊"等五方面开展合作，全区 10 家备案养老机构全部与医疗机构组建医养结合联合体，医养结合服务体系更加健全、服务能力有效提升。通过与养老机构开展对口医疗合作，加快形成医疗救治更快捷、预防保健更前移、康复水平更全面的一体化医养结合全周期服务链，打造区域内"老年病专科 + 康复合作"新模式。其中，包头市第八医院以转型老年病专科医院为契机，充分发挥老年医学科中西医结合诊疗特色，与签约养老机构开展上门巡诊、健康宣教等服务，针对老年人一体多病、多病共存的特点，制订系统化、个性化的治疗方案，2023 年以来已双向转诊患者145 人次，住院治疗老年患者 5 172 人。全力为老年人提供舒心便捷的就医服务环境，驻区3 家三级以上公立综合医院、区属 2 家二级公立医院全部设置老年医学科，全区 26 家各级医院及镇、社区基层医疗卫生机构全部开通老年人挂号、就诊、转诊、取药、收费等就医"绿色通道"，设置率为 100%。同时，强化社区居家医养结合服务能力建设，扎实开展家庭医生签约服务，全区 2 家镇卫生院、14 家社区卫生服务中心组建家庭医生团队 125 个，每个家庭医生团队配备 2~3 名家庭医生及医护人员，为老年人提供上门巡诊、健康监测、咨询指导

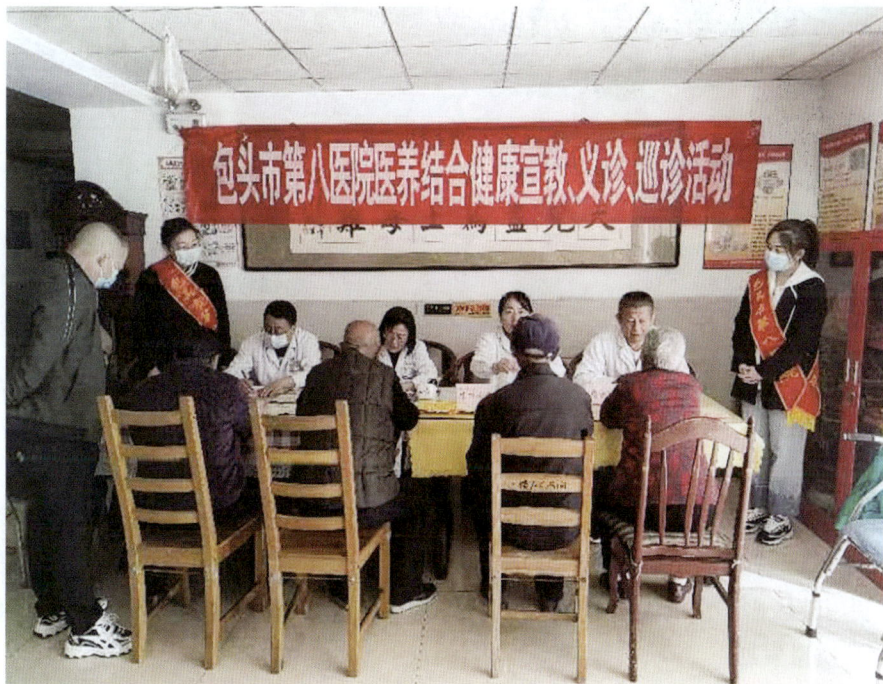

2023 年包头市第八医院到滨河养护中心开展巡诊活动

等服务,全区 65 岁及以上老年人签约率达 84%。发挥中医药(蒙医药)"治未病"预防保健作用,镇卫生院、社区卫生服务中心全部设置中医馆,实现全覆盖,优质和示范型中医馆达到 13 家,为老年人提供集中医药(蒙医药)咨询评估、养生调理、跟踪管理全流程服务项目。积极推进社区嵌入式医养结合服务发展,在回民街道黄土渠社区引进第三方建立医养护结合型社区家伴护理站,依托智慧康养云服务平台,为社区 2 273 名 65 岁及以上老年人提供全科医疗和养老服务。

三、坚持资源共享、延伸覆盖,多维度推动医养结合扩容提质

着力构建"区—镇(街道)—村(社区)"三级养老服务网络,通过新建、改扩建方式,在全区 12 个街道、66 个社区,建成提供"六助服务"(助浴、助洁、助餐、助医、助急、助行)街道级养老服务中心 14 家,提供"两助服务"(助餐、助医)社区级养老服务站 44 家,全部与就近的社区卫生服务中心(站)合作开展就医服务,全面打造市区 15 分钟医养结合服务圈。加大政府购买服务力度,2020 年以来先后争取城企联动普惠养老专项行动资金、用于社会福利的彩票公益金 1 000 余万元,用于支持医养结合项目。其中,2023 年建成投用的东河区滨河老年公寓医养康普惠养老分院项目,占地达 2.1 万平方米、设置床位 500 张,能够为沙尔沁镇 6 万余人口及周边地区提供方便可及的医疗、养老、康复护理等全方位服务。

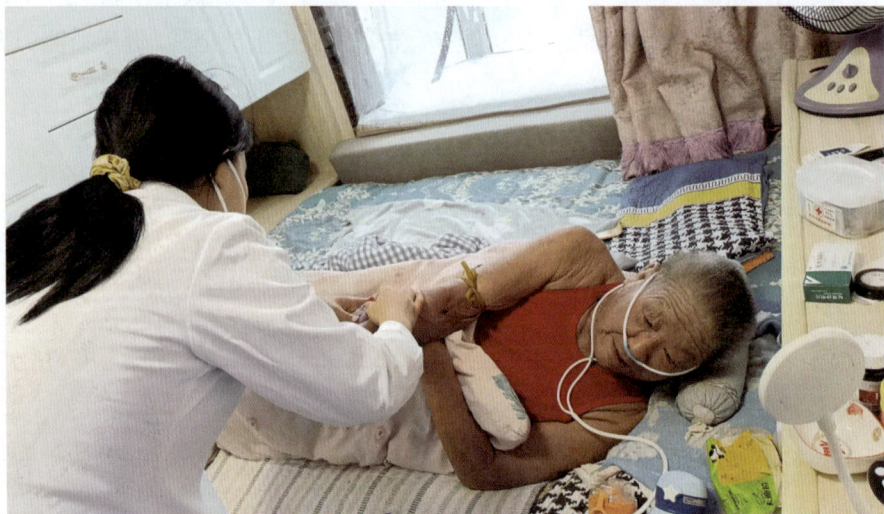

西脑包卫生服务中心上门为失能老人开展健康服务

东河区的养老服务受到社会的普遍接受和认可,医养结合已成为社会化养老服务的主要发展方向。下一步,东河区将结合打造医疗康养新模式的要求,进一步压实政府主体责任,充分利用辖区内丰富的三级公立医院资源,引领带动医养结合服务能力提升,深入推进医养结合高质量发展。

暖城颐养　胜在暖心

内蒙古自治区鄂尔多斯市东胜区

摘　要

内蒙古自治区鄂尔多斯市东胜区紧紧围绕"健康中国"总战略，积极落实"健康内蒙古""健康鄂尔多斯"整体规划，积极创新工作举措，以"医联体、医共体"为载体、以家庭医生签约服务为依托、以"12349"为老服务信息平台为基础、以区域化融合发展为支撑，打造"医养+"健康养老模式。

东胜区常住人口 58.08 万人，户籍人口 27.87 万人，其中户籍人口 60 岁以上 4.7 万人，60 岁以上老年人占比 8.1%；截至 2023 年，东胜区有养老机构 18 家，其中医办养 2 家、养办医 3 家、13 家养老机构与社区卫生服务中心、卫生院及属地二级以上综合医院签约进驻服务。各类养老机构设置养老床位 4 041 张、医疗床位 422 张、护理床位 1 615 张，占比达 58.24%。多年来，东胜区在发展中逐步探索出"适宜技术推广＋中医药健康养老产业""重点项目＋综合康养体""紧密型医联体＋智慧医疗""党建＋农村医养结合联合体""居家养老＋家庭医生签约"五种"医养+"新模式，为老年人提供居家养老的个案护理多元化、理念先进人性化、精准高效医疗专业化、服务流程标准化的"四化"管理服务，全方位、广角度、多元化保障不同群体老年人养老需求。

一、政策保障，推动"医养+"长效发展

东胜区先后制定了《东胜区推进医养结合工作实施方案》《东胜区"十四五"卫生与健康事业发展规划》《关于推进蒙医药中医药健康养老服务发展的通知》《东胜区关于进一步推进医养结合工作的通知》《东胜区关于对全市 60 周岁以上老年人实行免收普通挂号费的通知》等一系列政策，成立医养结合工作领导小组。近几年，东胜区累计投入医养结合经费 320 万元，为老服务中心运营补贴 160 万元，特殊困难老年人居家适老化改造试点资金 210 万元，医养结合工作得到有力保障。同时对实际投入养老服务的床位，按照年度发放 300 元/（张·月）床位补贴；对新建、扩建的社会养老机构一次性给予 7 000 元 / 张床位建设补贴，对改建的社会养老机构一次性给予 3 000 元 / 张床位建设补贴；主动减免税费，医养结合机构用水、用

电、用气、用热按照居民生活类价格标准执行。通过争取一般债券资金 1 800 万元打造鄂尔多斯市东胜区泊江海敬老院，完善农村医养结合设施建设。

二、资源互补，促进"医养+"协同发展

（一）"中医药+康养服务"模式

为了充分发挥中医药（蒙医药）在医养结合服务中的作用，满足老年人中（蒙）医药就医需求，东胜区建立起综合医疗牵头，以基本公共卫生服务资金兜底；区属国有企业经费为保障；"北上广"等各级专家线上与线下相结合进行临床和远程带教为传承；市区两级专家技术把关为质控的中医药（蒙医药）适宜技术推广中心，实现区有"院"、镇街道有"中心"村居有"站"、家有"床位"的四级医养结合服务体系。截至 2023 年末，共组织大型培训 3 次，受训医护人员 600 人次，为老年人提供中医健康指导 10 万余次，推广老年中医体质辨识服务，进一步推进中医药蒙医药健康养老服务发展。

（二）"重点项目+综合康养体"模式

为实现医疗资源与养老资源有机融合，东胜区在罕台庙镇建设形成规模较大的健康养老机构聚集区，并凝心聚力打造出集医疗服务、健康管理、中医养生保健、机构养老、居家养老、旅居"候鸟"式养老、温泉理疗、文化娱乐等"多位一体"的东胜区鑫海颐和城智慧康养园区，积极推进医养与文化、旅游、金融等不同行业、领域、业态跨界融合，推动医疗资源与养老资源有机融合，形成优势资源互补高质量发展的园区式康养综合体，使"医养+"产生"1+1>2"的效果。2023 年，园区共接待老年人 8 000 余人次。

（三）"互助医养+家医签约服务"模式

以社区为中心，基层医疗机构为平台，各级医疗机构为保障，通过社区医疗卫生机构与居家养老服务机构、居家老年人签约合作的形式，因地制宜为居民提供常态、综合、有效、个性化的健康服务，全面提升区域养老健康服务水平。推进具备相应资质和能力的医疗卫生机构与辖区养老机构开展签约合作，开通医养结合养老健康绿色安全通道。截至 2023 年，东胜区现有 65 周岁以上老年人 42 070 人，其中失能、半失能老年人 1 411 人，评估率 97.3%，接受医养结合服务指导率 96.15%，老年人中医药健康管理率 48%，老年人家庭医生签约服务率 92.3%。目前，医疗机构与养老机构建立签约 13 家，签约率达到 100%，成立 1 140 个家庭医生团队，为居家老人提供社区医养结合服务。

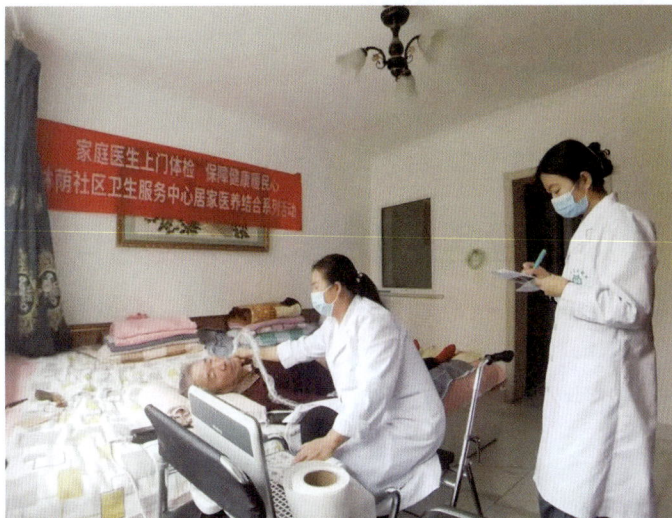

东胜区林荫社区卫生服务中心为失能老人上门体检

三、保障运行，丰富"医养+"服务内涵

（一）"紧密型医联体+智慧医疗"模式

为打造起老年人医养结合服务"15分钟便利圈"，以医联体、医共体为载体，以业务、技术、管理为抓手，按照紧密型方式，东胜区人民医院综合医疗牵头，所辖属地二级以上民营医疗机构补充，与东胜区所辖13家社区卫生服务中心6家乡镇卫生院形成医疗联合体建设，实行区域一体化运行，建立区有"院"、镇街道有"中心"村居有"站"、家有"床位"的四级医养结合服务体系，另外，依托"12349"为老服务信息平台、现代化信息技术和社区服务资源，大力推进智慧养老模式，通过服务热线、手机APP、公众号、官方网站、线下实体等形式，为老年人提供学、惠、康、乐、安、享、医等多元化、多层次的一站式居家养老服务。东胜区智慧养老服务平台已整合90家服务机构，实现了助医、助餐等13大类70小类服务项目。

（二）"党建+农村医养结合联合体"模式

以党建为引领，民政、卫生健康、计划生育协会等部门建立协调联动机制，做好农村养老"关键医"。充分利用各村卫生服务中心的医疗站点，按需求服务内容清单，建立农村老年人与医护人员联系卡，定期为老年人提供健康保健、常规体检、送诊、专业医生上门诊疗、"120"绿色急救等医疗服务，以发放"暖心包""健康包""小药箱"等形式开展"爱老、敬老、慰老"系列活动，逐步推动基本医疗服务向村、家庭延伸。多室共建，形成农村养老"关键养"。民政局、卫生健康委牵头与乡镇、教体局、红十字会、专业院校等多元力量建立合作关系，联合建设农村老龄活动站，集约资源、联合使用，形成"多室共建"模式，全面提升老年人精神文化生活水平。

构建三位一体服务模式
形成综合连续医养康养服务网络

辽宁省大连市甘井子区

摘　要

辽宁省大连市甘井子区把积极老龄观、健康老龄化理念融入全区经济社会发展全过程,聚焦顶层设计、服务供给和质量提升三个发力点,全面构建"预防、治疗、照护"三位一体的医养结合服务模式。基本形成了以居家养老为基础、社区养老为依托、机构养老为支撑,覆盖城乡、规模适宜、功能合理、综合连续的医养康养相融合服务体系,为全区医养结合工作持续健康规范发展奠定了坚实基础。

甘井子区地处大连市主城区与新城区的结合部,面积502平方千米,下设13个街道办事处,医疗服务人口153.47万,60周岁及以上常住老年人口32.94万,占人口总数的21.47%。截至2023年8月,全区共有各类医疗卫生机构748家,其中三级医疗机构5家,二级医疗机构10家,一级医疗机构11家,社区卫生服务中心(站)57家,门诊部、诊所、卫生所655家,其他机构10家,建有医疗床位5 861张、家庭病床635张;全区有养老机构92家,社区居家养老服务示范中心24家,开展安宁疗护服务的医疗机构2家,两证齐全的医养结合机构7家,设置医养功能性床位2 295张。

一、党政重视,探索医养结合服务模式

区委、区政府高度重视医养结合工作,将医养结合服务纳入改善民生重要内容和绩效考核指标,成立由区长牵头,卫生健康、民政、人社、财政等部门协调配合的工作机制,定期研究医养结合工作推进情况并解决工作中存在的问题。印发《甘井子区人民政府办公室关于推进医疗卫生与养老服务结合发展的实施意见》《甘井子区医养结合工作具体要点》等指导性文件,明确医养结合工作目标和任务,探索建立以居家医疗服务信息化为平台,以"15分钟便民服务圈"为依托,从健康教育、居家医疗、签约服务、安宁疗护、智能应用等方面深入推进医养结合服务工作。依托社区卫生服务机构、乡镇卫生院利用现有资源,内部改扩

建一批社区(乡镇)医养结合服务设施,重点为失能失智老年人提供集中或居家医养结合服务,作为区卫生健康事业发展"十四五"规划重要内容。积极开展安宁疗护服务试点,指导大连市第四人民医院(大连市安宁疗护中心)、大连辽渔医院2家医疗机构开展安宁疗护服务工作,实行肿瘤终末期患者按床日费用结算制度,较好陪伴近2 000名老年患者舒适、安详、有尊严地走完人生最后一程。

二、融合资源,拓展医养结合服务内涵

一是不断丰富医养结合服务模式,形成居家以"签约合作"、社区以"内设医疗"、机构以"两证齐全"为代表的3种医养结合服务模式,精准对接老年人多样化养老服务需求。二是医疗卫生机构与养老服务机构全面开展"1+X""1+1+X"签约合作,所有养老服务机构能够为入住老年人提供优质便捷的医疗卫生服务,实现协议合作动态覆盖率100%。三是全力推进家庭医生签约服务,组建265个家庭医生团队,以失能、行动不便、高龄、残疾等特殊困难老年人为重点,积极落实优待政策,提供基本医疗、公共卫生和健康管理等服务。四是优化老年医疗健康服务,全区二级以上公立综合医院设立老年医学(病)科达到100%,医疗机构老年人就医绿色通道开通率100%,36家社区卫生服务中心开展"居家医疗""互联网+护理"服务试点建设。五是实施"中医治未病"健康工程,全区建成市级中医药健康养老服务示范单位(基地)2家,24家社区卫生服务中心及乡镇卫生院设置中医馆。

三、聚焦动能,提升医养结合服务质量

一是落实基本医疗保险制度,符合城镇职工基本医疗保险、城镇居民基本医疗保险准入条件的,优先纳入城乡医保定点管理,全区医养结合机构已全部纳入医保范围。二是全面夯实医养结合服务质量,助力医养结合服务提质升级,先后筹措资金50万元,为全区医养结合机构配备便携式心电图仪、老年人康复设备等,推动智能化服务较好普及。三是加强人才队伍建设,每年平均组织培养老年医学、康复护理、营养保健、安宁疗护等方面专业人员近100人,组织指导33名医务人员到辖区内医养结合机构开展多点执业。四是稳步扩大医养结合服务供给,支持通过特许经营、公建民营、民办公助等形式参与医养结合服务,建成37所社区居家医养结合服务中心,总面积近3万平方米,辐射惠及5万余名老年人。五是强化医养结合服务要素保障,全区医养结合机构符合政策条件的,可享受小微企业、非营利性组织等财税优惠政策,服务场所用电、用水、用气享受居民价格优惠,对在社区提供日间照料、康复护理等养老服务机构给予税费减免,强化医养结合机构责任保险、特困老年人意外伤害保险等金融服务,有效优化了医养结合服务的发展环境。

多元联动聚合力　满足多层次服务需求

辽宁省沈阳市浑南区

摘　要

辽宁省沈阳市浑南区委、区政府高度重视医养结合工作，坚持区委领导、政府主导、人大督导、政协倡导，部门联动、社会发动、市场驱动、全民行动的"四导四动"机制；卫生健康局、发改局、民政局、财政局、人社局、医保分局等相关部门共同协调，基本形成"打破壁垒，资源共享，深度融合"的医养结合服务体系。充分发挥公立医院骨干作用，优化顶层设计，凝聚市场主体，在社会力量的不断加持下，构建了"体系完善、融合服务、智慧赋能、多元联动"的医养结合服务模式。

浑南区总面积 803 平方千米，辖 10 个街道、260 个社区（其中 86 个城市社区），户籍总人口 45.7 万人，常住人口约 86 万人，60 岁以上老年人 13.14 万人，80 岁以上老年人 1.40 万人。全区共有医疗机构 408 个，建有医疗床位 5 790 张，家庭病床 30 张。建有养老机构 20 家，社区居家养老服务中心 23 家，开展医养结合及安宁疗护服务医疗机构 19 家，实现医养结合的医疗卫生及养老机构 9 家，设置医养功能性床位 2 534 张（其中，医疗床位 502 张、养老床位 2 032 张）。

一、制定按辖区成体系全覆盖政策，推动全区科学布局

区委、区政府出台多项政策措施支持医养结合发展。自 2017 年以来，相继出台了《关于印发浑南区加快推进医疗机构与养老机构签约服务工作实施方案的通知》等一系列文件，按辖区成体系全覆盖科学规划医养结合设施建设，积极统筹区域资源，作好规划布局。全区初步形成了以"市属医院—区属二级医院—基层医疗机构—社区、居家"为网络的医养结合四级立体化布局。

沈阳市精神卫生中心作为沈阳市失能失智老年人医养结合服务示范单位，年收治 1 000 余名失智老年人，提供治疗、护理、康复、安宁疗护等为一体的医养结合服务；浑南区中心医院作为一家区属综合性二级甲等医院，打造了浑南区医养中心，以"一学科三病房"模式解决了失能老年人的就医需求与照护的统一与结合；11 家基层医疗机构覆盖 43 个社区养

老机构，充分发挥公立医疗机构职能，与全区养老机构及养老服务中心有机融合；依托覆盖全区的147个村卫生室和7个社区卫生服务站，以公共卫生服务、重点人群分级管理等方式保证65周岁以上老年人健康需求。

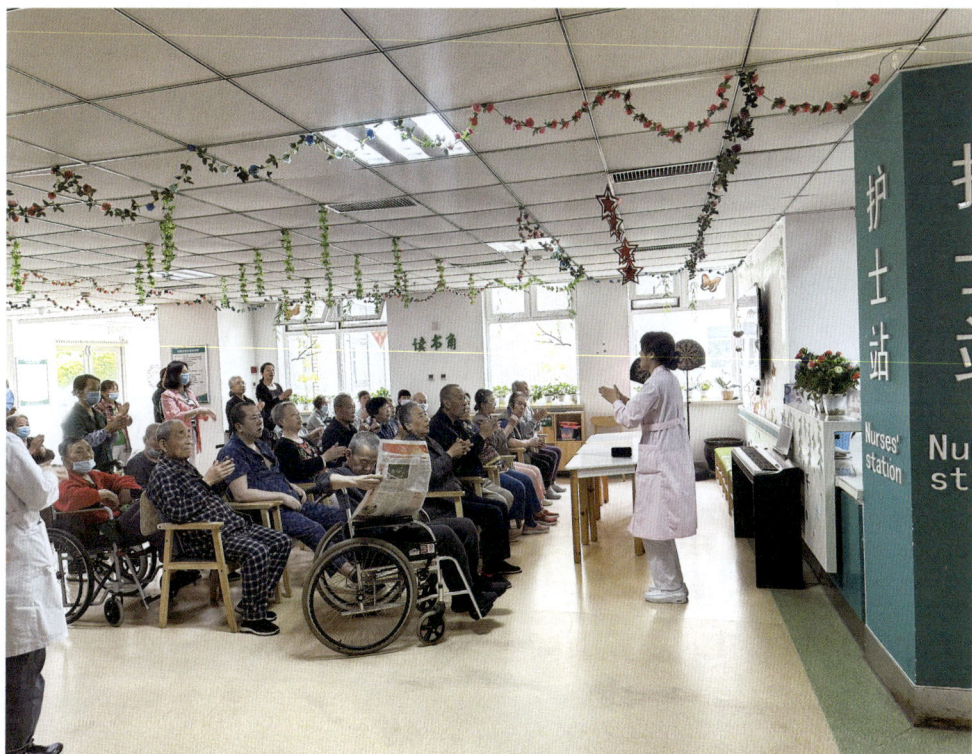

精神卫生中心定期为失能失智老年人开展康复活动

二、多元化医养结合服务体系不断完善

浑南区注重多元发展，不断引导社会力量投入，形成了丰富的医养结合服务模式。截至2023年底，构建了以市精卫中心、浑南区中心医院等"医办养"医疗机构为龙头，以"养办医""嵌入式"医疗机构为骨干，以165家提供医养结合服务的基层医疗机构为成员的浑南区医养结合服务体系。完善的服务体系基本上保障了辖区老年人的医疗需求，并为不同人群提供多样、便捷、优质的医养结合服务。在社会力量的加持下，打造一批中高端医养结合机构，尤其在为居民提供独立生活、协助生活、记忆障碍、专业护理、生活照料、精神慰藉等方面，提供更加优质的服务，构建拥有国际标准的医养社区，提供不同的生活服务区域。

三、注重凝聚合力，医养结合保障政策持续加强

（一）强化投入支持

区发改局积极争取中央预算内资金715万元，用于浑南区居家养老服务网络建设项目，该项目改建面积达3 650平方米，设置护理型养老床位100张，总投资900万元。

（二）减轻税费负担

严格落实非营利性社会办医养结合机构在企业所得税、房产税等方面的优惠政策，并对在社区提供日间照料、康复护理等服务的机构，给予税费减免、水电气热价格优惠等扶持。

（三）简化审批登记流程

浑南区全面落实《关于加强医养结合机构审批登记备案工作的通知》（沈卫联发〔2020〕8号）文件，进一步明确医养结合机构备案流程，落实备案管理新举措，为高效推进医养结合工作提供有利条件。

（四）完善医保管理措施

将符合条件的养老机构内设医疗机构纳入医保定点管理，逐步扩大医保服务范围。

（五）加强信息化支撑

各医养结合机构利用自身优势，开展"互联网＋医疗"服务，相关机构拥有院内远程会诊中心及互联医院模块，通过信息化技术手段为老年人提供快速、便捷的服务；基层医疗机构、社会办医养结合机构依托"浑南区域人口健康信息平台""熙康云小程序"等信息平台实现为老年人提供健康管理、医疗保健、社区居家等服务。

（六）加强人才队伍建设

区人社局2019年以来招聘医务人员78人（其中基层医疗机构38人），2023年计划招收医务人员338人（其中基层医疗机构228人），全力保障医养结合机构医务人员配备；区卫生健康局落实医养结合机构医务人员与其他医疗卫生机构同等参加职称评定及继续教育，建立人员进修轮训机制；区民政局开展面向医养结合机构的助老志愿培育工作，全年组织家庭照护者培训41场，累计培训家庭照护者650余人次。

下一步，浑南区将加快医养结合服务体系建设步伐，开展针对不同老年人的个性化健康服务，为更多的老年人提供更加优质的医养结合服务，提升浑南区老年人的幸福感、获得感和安全感。

发挥资源优势　强化机构支撑　推动温泉康养

辽宁省辽阳市弓长岭区

摘　要

辽宁省辽阳市弓长岭区利用特有温泉资源，将康养产业作为发展重点方向，形成了政府引导、民办为主、养老业态丰富的区域发展格局。弓长岭区大力发展养老产业，基础设施、软件服务都取得长足进步，把尊老、敬老、爱老作为工作的主线，医养结合的政策体系、服务体系、标准体系、人才体系、信息体系基本建立，医养结合服务能力持续提高。医养结合将相对独立的医疗卫生资源和养老服务资源进行了有效整合，实现了资源共享、服务衔接，为广大老年人提供了专业规范、方便可及、综合连续的健康养老服务，提升了全区老年人的获得感和满意度。

弓长岭区总面积335平方千米，下辖1乡、1镇、2个街道；总人口约8.1万人，60岁及以上常住老年人约2.4万人，占全区总人口数的29.63%。全区已建成医养结合机构5家，签约医疗服务养老机构5家，共有医疗养老床位1 400张，占全区医疗床位总数的73%。制定了弓长岭区《关于开展全国医养结合示范区创建工作的实施方案》，成立了由区委书记、区政府区长任组长的全国医养结合示范区创建工作领导小组，建立了区委区政府全面统筹，各部门联合推进的创建工作机制，研究解决创建过程中的有关问题。利用特有温泉资源将康养产业作为发展重点方向，落实各项政策支持医养结合事业的发展，形成了政府引导、民办为主、养老业态丰富的区域发展格局。

一、独具潜力的丰富资源优势

弓长岭区拥有丰富的医疗资源、养老资源和温泉水资源，是中国矿泉水之乡、中国温泉之城和全国全域旅游示范区，为医养结合产业的发展厚植了沃土。全区医疗机构及设施较为完善，人均床位数约为48张，远超全国平均水平，充足的医疗资源作为医养结合产业发展的坚实根基，大大促进了医办养、养办医等多元化、多形式的医养产业蓬勃发展。结合温泉资源丰富的区位优势，弓长岭区全面实施"温泉+"战略，盘活温泉存量，助力医疗健康，鼓励区内企业发展医养事业，区内部分企业正在研究医养产业发展新路径，与医疗、养老等企业开展深入交流,共同探索资源型温泉康养、医养产业发展的可能性。

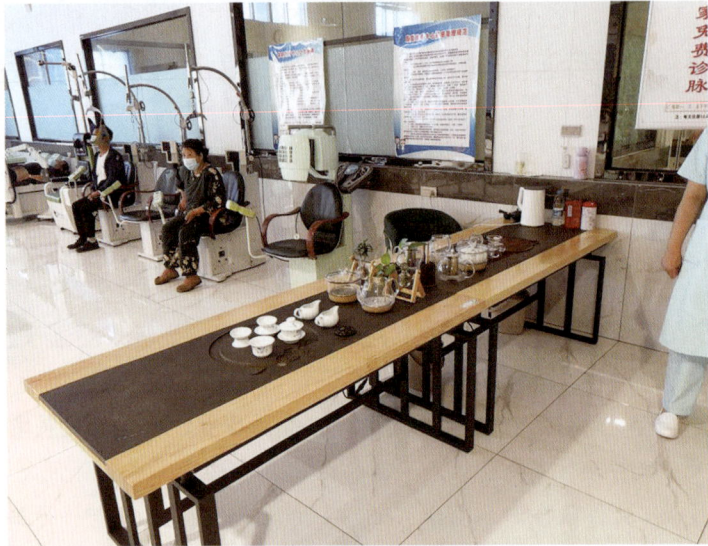

弓长岭区温泉康养环境照片

二、以社会资本为主导的医养运营主体

传统的医养结合产业多以政府作为产业发展主体,2014 年,在弓长岭区委、区政府的支持引导下,第一家社会资本运营的医养结合医院顺利落成;2015 年,印发《关于鼓励民间资本参与养老服务业发展的实施意见》,引导社会资本参与医养结合事业。社会力量的不断加入使得弓长岭区医养产业进一步深耕,医养结合医院正研究将服务延伸至社区和农村,持续探索成熟的医养结合模式。目前,5 家医养结合机构均为医疗卫生和养老服务同时布局的社会资本运营机构,高起点、深布局、全覆盖的社会资本参与模式让弓长岭区医养结合创建工作中更具特色。

三、固本强基、优化提升

(一)多模式开展医养结合服务

全区 10 家养老机构中,有 5 家医养结合机构,5 家非医养结合机构均与区内医疗机构开展了医疗签约服务工作。全区 2 家二级综合性医院均设立老年医学科,在就诊区、收费处、药房、住院处等窗口设置"老年人优先"标识,开辟老年人就医绿色通道率达 100%。

（二）多层次推广中医药适宜服务

全区 10 家一级以上医疗机构都设置了中医科室，其中 5 家医养结合机构日常利用理疗室为入住老年人开展拔罐、艾灸、推拿按摩等中医诊疗服务，推广中医药适宜技术，为全区老年人提供中医体质辨识服务。2018 年以来，连续 5 年开展基层医疗机构执业医师"西学中"培训，不断提高基层中医诊疗水平和医养结合服务能力。

（三）"家门口"开展农村医养结合服务

现有的 9 个农村幸福院、3 个农村居家养老服务中心均与村卫生室毗邻建设。全区 5 家医养结合机构设在乡镇行政区或涉农街道内，基本满足农村老年人健康养老服务需求。

未来，将以独特的温泉康养模式、发达的医养结合机构与设施不断吸引本区及周边城市的大量有需要的老年人前来就医、康养，形成良性循环的医养结合发展生态。

领导重视　真抓实干　医养结合初见成效

辽宁省盘锦市双台子区

摘　要

近年来,辽宁省盘锦市双台子区委、区政府把积极老龄观、健康老龄化理念融入经济社会发展全过程,加大制度创新、政策供给、财政投入力度,推动医养结合工作高质量发展。2022年全国医养结合示范区创建工作启动以来,双台子区医疗健康服务与养老服务同步推进,医养结合在养老机构中实现全覆盖,长期护理险工作惠及全区失能人群,推动全区医养结合工作高质量发展。

双台子区是盘锦市的主城区,面积122.4平方千米,下辖2个镇、6个街道。城区常住人口21.3万人,60岁以上老年人口4.82万人,占全区总人口的22.63%。辖区内共有各级各类医疗卫生机构153家,医养结合机构5家(其中:医疗床位170张,养老床位1 328张,医养照护床位480张)。双台子区是全国第三批健康促进区、国家生态文明建设示范区、国家义务教育均衡发展区、第一批全国医养结合示范区。

一、强化顶层设计,推动医养结合高质量发展

(一)加强组织领导

成立全国医养结合示范区创建工作领导小组,各职能部门通力合作,多次召开专题会议研究解决工作推进中存在的问题和发展的瓶颈,为医养结合工作快速发展提供组织保障。

(二)加大政策供给

双台子区委、区政府通过调查研究集思广益,广泛汇聚社会各界的合理化建议,邀请知名专家实地指导,"1+2+2+N"(即市中医医院+2个社区卫生服务中心+2个乡镇卫生院+N个社区卫生服务站/村卫生室)医养结合服务体系不断完善。

（三）突出政策导向

把医养结合纳入民生工程，先后出台《关于加快推进养老事业和养老产业协同发展的实施意见》《双台子区医疗卫生与养老服务结合发展的实施意见》等系列政策性文件，制定了《双台子区康养医养产业发展三年行动专项方案（2023—2025年）》规划性纲领。在财政投入、土地保障、税费减免等方面给予优惠政策。将医养结合工作纳入年度预算，利用民生项目带动医养结合工作任务落实、资金到位，确保工作达标见效。

二、强化配套设施，全力构建多元医养结合体系

（一）统筹域内优质医疗资源

盘锦市中医医院是双台子区内最大的三级中西医结合医院，该院在区社会福利院、辽河康养服务中心分别设立中医医院老年病院区和门诊部，打造医养结合示范样板，其中，辽河康养服务中心是国内单体面积最大的医养康养综合体项目。双台子区内实现了老年人长期护理保险与医疗保险的有效衔接，满足了失能失智老人治疗和照护转换需求。

（二）注入资金加强硬件建设

通过争取国家、省专项资金、金融机构贷款、与企业合作等方式，全力保障社区医养结合工作落到实处。投资5.6亿元，成功盘活了14.3万平方米闲置资产，打造了集医养康养结合、旅居养老、智慧养老为一体的公立医养结合机构——辽河康养服务中心。投资50万元用于中医医院福利院老年病院区和辽河康养服务中心门诊建设，并免费提供医疗用房及水、电、气、暖。

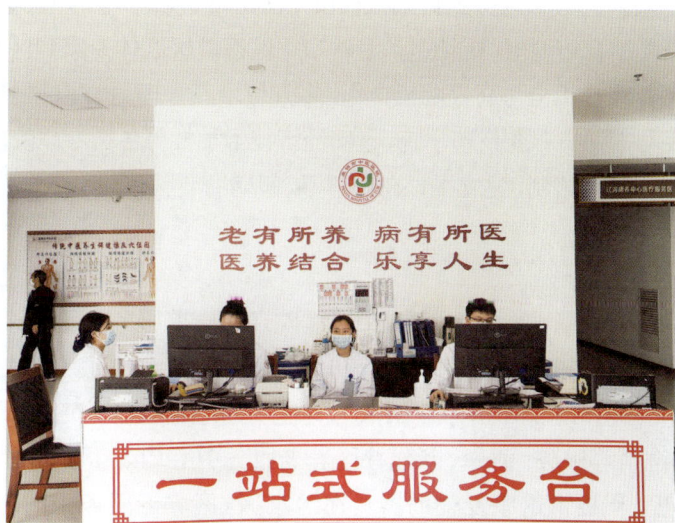

辽河康养服务中心一站式服务台

（三）充分调动民营企业力量

引导医疗卫生机构与养老服务机构签订医养结合服务协议，全区 14 家养老机构签约合作率 100%。鼓励民营资本和民营养老机构开设康复中心，某企业注资 500 万元，拟利用 6 000 余平方米闲置楼宇成立现代化康复专科医院，预计 2024 年 9 月底正式开诊运营。

（四）构建长期护理服务体系

作为长期护理保险制度试点城市，建立起"政策、失能等级评定、服务管理、信息系统保障、基金监管、宣传"六大体系，全方位构建医养结合工作长期护理服务平台。目前，双台子区医养结合机构均被确定为长期护理保险定点服务机构，5 家医养结合机构合理涵盖 77 个居民小区，通过评定达到重度失能等级 1 783 人，待遇享受 1 776 人次。其中，入住医养结合机构 300 人，居家 1 476 人，长期护理保险累计支付 3 080 万元。

三、强化业务支撑，不断提升医养照护服务水平

（一）积极发挥家庭医生团队作用

推行家庭医生签约服务。动态掌握重点人群基础疾病和健康状况，组建 28 支家庭医生团队，为辖区内居家老人提供"四优先、五保障"服务。2023 年，累计提供居家养老上门服务 1 000 余次；家庭医生签约服务人数 20 917 人；建立 65 岁以上老年人健康档案 28 175 份，老年人健康管理率达到 75%。

（二）培养专业化医养人才队伍

强化专业人才培训。组织医务人员到盘锦市中医医院进修学习；积极参加沈阳医学院医养健康产业学院医养结合培训班；定期邀请盘锦市中医医院医联体专家到区医疗点临床带教、业务培训。抓好医养结合机构与高等院校合作，多方位培养管理、护理、康复等人才。主要完成了区社会福利院与盘锦市职业技术学院、盘锦经济技术学校等各类专职院校的合作，实行学校导师和行业导师"双导师"制，建立平日在校学习、假期助老服务的工学交替实践育人模式。

（三）注重社区医养结合服务质量

在辽河康养服务中心养老服务区和市中医医院辽河康养服务中心门诊联通处开设医疗救护绿色通道，保证救助患者享有优先治疗和优质服务的特殊渠道；各社区养老服务中心由辽河养老公司统一运营管理，由专业团队为有需要的老年人、残疾人、伤病人提供适配、讲解、上门送货、洗消等服务；河岸、新建社区养老服务中心均处于高效运营状态。结合居家适老化改造工程，积极推进康复辅助器具在居家、社区养老服务中的普及应用，鼓励骨科、眼科、耳科、康复科等康复医疗服务与康复辅助器具配置服务的衔接融合。

典型引领　项目带动　推动区域医养结合新发展

吉林省长春市双阳区

摘　要

吉林省长春市双阳区委、区政府高度重视老年人健康和养老服务工作，坚持规划引领，强化组织领导，完善多元保障，全面开展医养结合机构服务质量提升行动，特别是注重强化政策支持和资金投入，切实发挥重大康养项目的引领示范作用，高标准建设辐射范围广、带动能力强的医养结合机构，以点带面推动双阳区医养结合事业高质量发展。

双阳区位于长春市东南部，下辖四街三镇一乡、一个省级经济技术开发区，总人口33.6万人，其中65岁以上老年人口5.26万人，占人口总数的15.7%。为积极应对人口老龄化，双阳区从满足老年人多样化健康养老需求出发，坚持政府主导、部门联动、社会参与，全面统筹区域医疗卫生资源，持续强化重大项目建设，推动医疗卫生和养老服务有效衔接，实现了医疗水平和养老服务"双提升"，打造了医养结合服务"金名片"。全区56家养老机构全部与基层医疗机构签约，其中4家医养结合机构设置床位2 160张，其中医疗床位300张、养老床位1 860张，占全区养老机构总床位的41%，基本形成了居家为主、社区为辅、机构为支撑的医养融合养老发展新格局。

一、党政上下"一条心"，部门协同"一盘棋"

（一）注重规划引领

党委、政府将医养结合工作纳入全区"十四五"总体规划，高标准编制《双阳区康养产业发展规划》，出台《关于推进医疗卫生与养老服务融合发展实施方案》，印发《医疗机构与养老机构签约服务指南》《关于深入推进医养结合任务分工清单》，明确了总体目标、主要任务、部门职责，医养结合发展方向和路径更加清晰。

（二）注重以上率下

成立由区长任组长、分管副区长为副组长、相关部门和乡镇（街）主要负责同志为成员的医养结合工作领导小组，明晰职责分工，量化考核指标，建立联席会议制度，及时调度工作进展，协调解决重点、难点问题，全力推动医养结合工作快速健康发展。

（三）注重汇聚合力

医保部门推动 10 家养老机构申报成为失能人员照护保险定点单位，2023 年受益群体 1 814 人次。卫生健康部门指导 15 家医疗机构成功创建老年友善医疗机构。住建部门在医养项目审批中实行"一次性告知"服务，帮助企业快速办理手续。民政、人社、政数等多部门联合开展智慧助老行动，合力帮助老年人跨越"数字鸿沟"。

二、建设项目"抓龙头"，典型带动"立标杆"

（一）强化扶持，打造区域先锋

双阳区从政策、融资、技术等多方面，对首家民营医养结合机构鑫夕阳温泉康复养老院给予大力支持，帮助该项目从不足百床发展到床位 1 030 张、员工 245 人的区医保定点机构、长春市医疗照护保险居家照护定点服务机构、全国老龄健康医养结合远程协同服务试点机构。

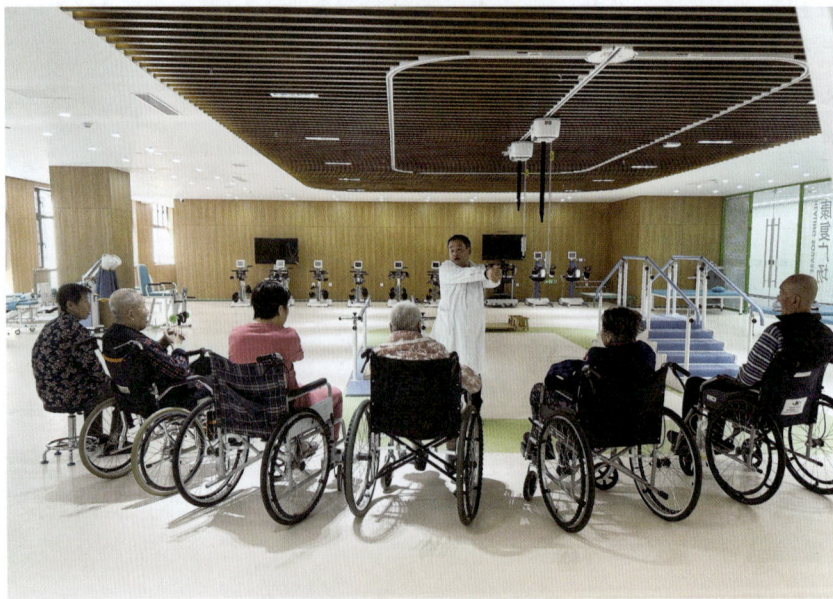

医务人员为老年人提供康复服务

（二）强化指导，打造行业典范新虹桥

积极引导企业发展，主动讲解国家政策导向、民间养老投向、未来发展趋向，指导原虹桥医院向医养结合转型。对标国际标准，累计投资 5 亿元建成虹桥康养中心。该项目建筑面积 5.1 万平方米，设计医疗床位 300 张、养老床位 450 张，2023 年 11 月正式投入运营，项目引入国际先进医疗设备和失能老人多功能照护康复设备。

（三）强化推动，打造区域康养综合体

双阳区依托紧邻长春市中心和拥有温泉资源的独特优势，以招商引资为途径、以医养结合为导向，支持企业开发建设大型康养综合体项目。该项目投资 15 亿元，总建筑面积 10.9 万平方米，设计养老床位 700 张、医疗床位 108 张。

三、多元发力"强保障"，营造氛围"优导向"

（一）重投资，促提升

通过申请福彩公益金项目支持和自筹等方式，近三年累计投资 3 200 万元用于公办养老机构改扩建，增设养老床位 150 张。投资 626 万元新建一座 1 977 平方米的农村社会福利中心失能特困供养人员护理楼，全区 8 家公办养老机构护理型床位占比达到 55%。

（二）强培训，增能力

举办医养结合培训班，聘请专家授课，对基层医疗机构、养老机构工作人员开展培训，并将培训情况纳入年度考核。引导医务人员积极提升医养结合业务能力，壮大失能照护服务队伍，通过线上线下培训，2021—2023 年有 103 名医护人员取得相关资质证书。

（三）广宣传，优环境

充分利用各种媒介，全面普及老龄健康知识，倡导健康生活方式，培育健康生活新理念。牢牢把握老年健康宣传周、敬老月等重要节点，广泛宣传医养结合有关政策和机构服务开展情况，营造良好的尊老敬老、爱老助老社会环境。

健全机制 整合资源 让养老服务更有"医"靠

吉林省长春市朝阳区

摘 要

近年来，吉林省长春市朝阳区将建立完善老年健康服务体系和推进医养结合作为新时代老龄工作的重要内容纳入全区经济社会发展总体规划，始终坚持"以养老需求为导向、医疗服务为保障、医养融合发展为目标"的发展思路，建立医养结合工作联席会议制度，积极推进"健康老龄化"，服务广大老年群体，打造居家社区机构相协调，医养康养相结合的养老服务多元化融合发展的新格局。

作为长春市的中心城区，朝阳区下辖 11 个街镇，1 个省级经济开发区。常住人口 61.4 万人，其中 60 岁以上 12.9 万人，65 岁以上 8.87 万人。全区现有养老机构 22 家，二级及以上医疗机构 32 家，区属卫生服务中心、卫生院 13 家。截至 2023 年 12 月，全区 22 家养老机构均与医疗机构全部进行了签约合作，养老机构为老年人提供医疗卫生服务比例为 100%。现有 7 家医养结合机构，并以此深挖潜力，推动医疗卫生和养老服务向社区、家庭延伸，发挥辐射作用，带动医养结合的高质量发展。

一、健全工作机制，压紧压实各方责任

朝阳区高度重视医养结合工作，区委、区政府主要领导紧盯开展进度，靠前指挥调度，建立健全医养结合工作指挥体系，成立了以区长为组长的医养结合工作领导小组。定期由分管副区长组织召开医养结合工作联席会议，进一步明确相关部门责任和阶段性工作任务。全面强化规划引领作用，将医养结合工作纳入全区经济社会发展总体规划，制订了《关于深入推进医养结合发展的若干意见》的实施意见，不断优化医养结合机构审批和医疗人员执业备案流程，优先办理备案手续，优先享受继续教育，鼓励医护人员前往医养结合机构执业。区委、区政府主要领导坚决贯彻"四下基层"制度，多次深入医养结合机构、街镇和社区等地调研走访医养结合工作开展情况，对推进中产生的问题现场办公，逐一解决。

二、整合优势资源，夯筑医养健康阵地

自开展医养结合工作以来，区委、区政府多次组织召开医养结合工作研讨会，分析研判辖区发展优势，整合相关资源。确立了两步走战略，并不断完善改进，形成了当前"医中有养、养中有医"的医疗机构与养老机构互联互通医养结合开展模式。积极发挥属地优势，依托辖区大型医疗机构集聚的特点踏出战略第一步开展医养结合"破冰行动"，推进辖区医疗机构开展先行试点，嫁接长春市朝阳区红旗第一社区卫生服务中心的医疗和亲亲园养老服务中心的养老，构建医养结合新模式。

目前，区卫生健康局、区民政局联动开通22家养老机构与辖区32家二级及以上医疗机构的预约就诊绿色通道，提倡多学科团队合作，规范开展老年慢性病诊治，满足老年人医疗和康复需求，推动二级及以上综合性医院与老年病医院、老年护理院、康复医疗机构和养老机构内设医疗机构等之间的转诊与合作，积极构建养老、医护、康复、安宁疗护服务相互衔接的服务模式。全区二级及以上综合性医院老年医学科建设率达93%，老年友善医院建设率达98%。

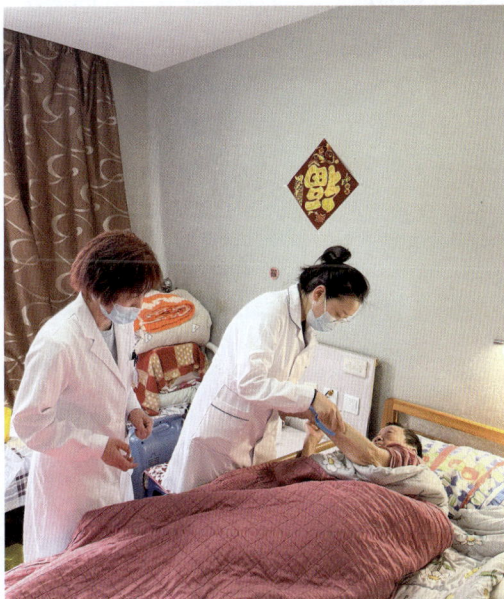

长春市朝阳区中医院到养老机构为失能老人上门体检

三、开展特色服务，统筹推进结合发展

（一）推进家庭医生签约服务

积极探索家庭医生签约服务，以家庭医生作为服务支撑，强化医养结合基层服务能力。建立以家庭医生为基础、全科团队为支撑、网格化管理为形态的社区卫生服务体系，积极推

动医疗卫生服务从"坐堂行医"向"送医上门"转变。目前，全区组建全科团队 13 个，2022年以来累计进社区服务 187 次，开展老年健康与医养结合服务管理项目试点，2023 年家庭医生签约服务老年人 63 158 人，为 65 岁以上老年人开展医养结合服务 11 275 人次，全区老年人健康管理率达到 67.09%。家庭医生签约服务的开展切实解决了老年人的就医需求，为医养结合工作开展提供了有力的服务支持。

（二）开展"医联体"特色服务

为有效推进医养结合工作开展，全区社区卫生服务中心积极与邻近的部、省、市级医院签订"医疗联合体联盟"协议，使三级医疗服务延伸到了社区和家庭，切实增强了老年人对社区医疗的信任度。长春市朝阳区红旗第一社区卫生服务中心与吉林省人民医院签订了"医疗联合体联盟"协议，入住老年人出现急危重症及专科疾病，可在 10 分钟内转运至上级医院进行治疗，凸显了"医"在"养"中、便利有效的医疗保障作用，中心还与长春中医药大学附属医院、吉林省肝胆病医院、长春市中心医院等 7 家医院建立了医联体协作关系，切实为老年人身体健康安全做出了有效保障。积极推广市第一社会福利院对有脑梗死病史、神经功能缺损的老年人采取被动 ROM 训练、肌力训练等方式的做法。2023 年，辖区医养结合机构对患有肩周炎、颈椎病、风湿性关节炎等慢性病的老年人开展拔火罐、艾灸穴位等中医理疗服务 314 人次。

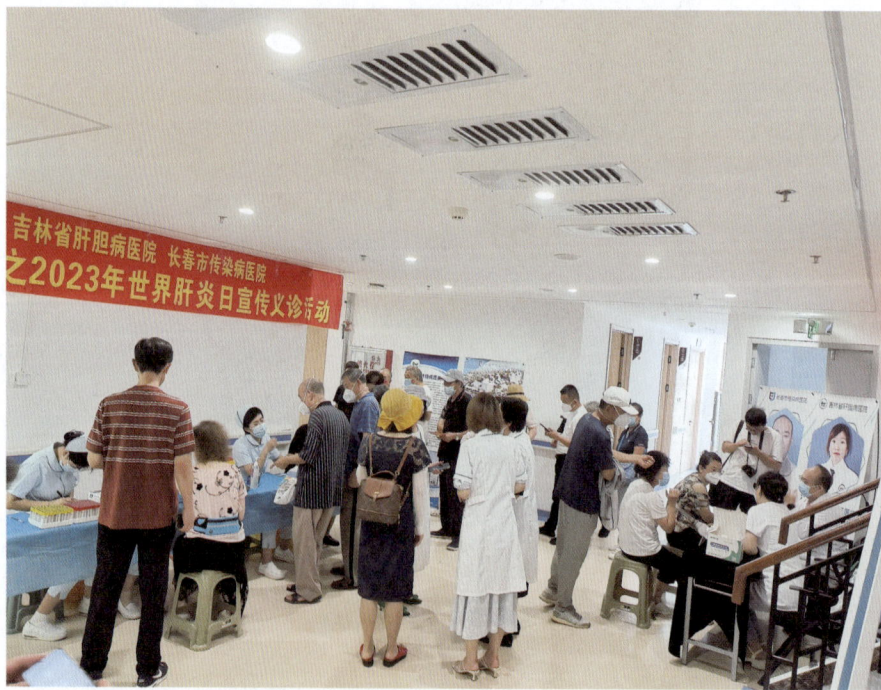

依托医联体为社区老年人开展体检及义诊活动

统筹区域资源　优化服务供给
奋力推进医养结合高质量发展

吉林省吉林市昌邑区

摘　要

　　吉林省吉林市昌邑区探索打造覆盖全区、服务多样的医养结合服务体系，形成了以医助养、医养结合的特色养老服务格局。政府出台相关政策，支持医养结合事业加快发展，突出健康养老，加强对医养结合机构业务培训。在做好老年人生活护理、精神慰藉服务的基础上，着重提高医疗诊治、大病康复、安宁疗护服务质量，让老年患者得到及时医疗救治和贴心照顾。

　　吉林市昌邑区常住人口 581 852 人，60 岁以上老年人口 163 084 人，占总人口的 28.03%，已经进入重度老龄化社会。为积极应对人口老龄化，昌邑区以打造养老宜居城区为总体目标，"医"和"养"相辅相成，相互补充，实现医疗与养老无缝对接，从养老服务到安宁疗护的全链条养老，满足健康老年人、半失能老年人和失能老年人的全方位养老服务需求。

一、完善政策体系，奠定医养结合事业发展基础

　　昌邑区高度重视医养结合产业发展，成立医养结合工作领导小组，定期研究推进工作。先后出台《关于推进医疗卫生与养老服务融合发展的实施意见（试行）》（吉昌政办发〔2017〕41 号）、《关于印发推进医疗卫生与养老服务融合发展实施方案的通知》（吉昌政办发〔2017〕58 号）等政策文件，相互衔接、基本完备的医养结合政策体系基本形成，为医养结合新产业发展提供强大保障。

二、着眼健康需求，推动医养结合多元服务格局

　　创新运行"医中有养""养中有医""机构签约""中医药＋养老"的四种服务模式，医养结合多层次、多样化服务能力持续提升。截至 2023 年底，昌邑区共有两证齐全（具备医疗卫

生机构资质,并进行养老机构备案)医养结合机构 4 家,医养结合机构床位总数 981 张。全区养老机构签约医疗机构 42 家,签约率达 100%。依托基层医疗机构为居家、社区老年人提供上门健康体检、健康讲座、家庭医生签约等健康服务,多种医养结合服务模式基本满足老年人健康养老服务需求。

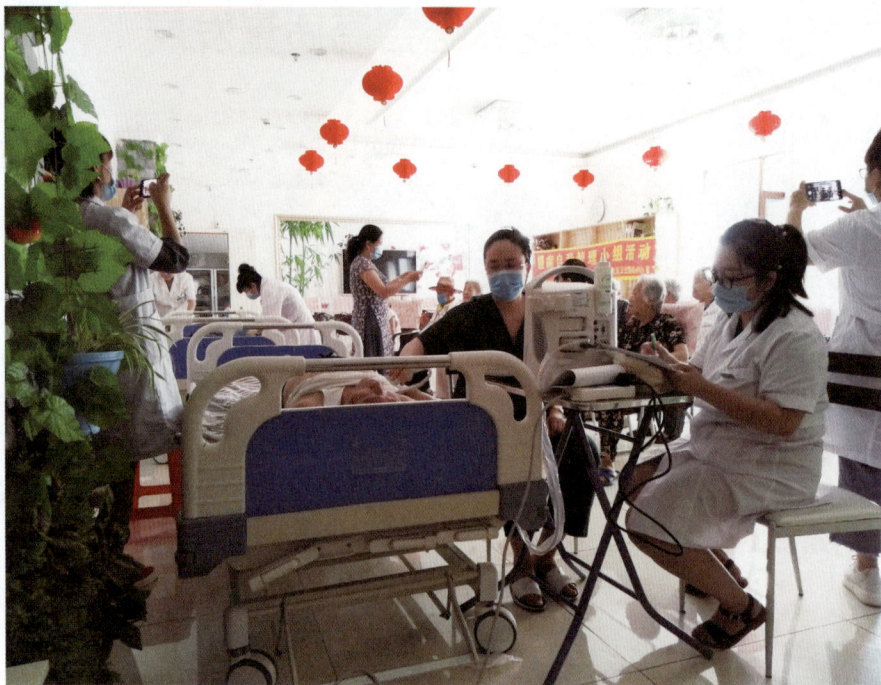

通江街道社区卫生服务中心提供上门健康体检

三、开通绿色通道,为老年人提供便利就医环境

为满足健康养老服务需求,改善老年患者就诊体验,提高老年人常见病、多发病诊疗水平,昌邑区二级以上综合医院设置老年医学科比例达到 100%,80% 以上的综合性医院和基层医疗卫生机构成为老年友善医疗机构,126 家医疗机构开通老年就医绿色通道,为老年人提供就医便利服务,为老年人解决在运用智能技术方面遇到的困难,体现爱老、敬老的良好风尚。

四、推动安宁疗护,护航生命"最后一公里"

昌邑区有两家安宁疗护试点机构,安宁疗护病区开放床位 14 张,配备专业的医疗、护理、心理、志愿者团队,以温馨整洁的病房,让临终患者体验到家的温暖,为生命垂危的患者开展 24 小时生命体征监护,及时采取措施减轻患者痛苦,以"满足式"的服务理念提供安宁疗护,共帮助 78 位患者平静地面对死亡,让生命温暖谢幕,让生命归程更有温度。

五、强化业务素质，提升医养结合人才能力

广泛运用"线上＋线下"培训模式，全面创建"优而精""医疗＋康养"服务团队。主要对医养结合机构管理人员、老年医学医护人员、老年护理专业技术人员进行老年医学、康复护理、安宁疗护、传染病防控等专业知识的学习。同时，对护理人员进行清洁护理技术、异物卡喉急救等护理学基础内容的培训，并开展了护理实践技能大赛，护理人员直接面对面切磋技艺，交流经验，医养结合专业技术人才能力水平显著提升。

构建居家社区机构"三融合"养老模式
全力推进新型医养结合服务新发展

黑龙江省哈尔滨市道里区

摘 要

　　黑龙江省哈尔滨市道里区以高龄、独居、失能、半失能等老年人为重点,按照"991"(90%的老年人居家养老、9%的老年人社区养老、1%的老年人机构养老)养老模式,提供医疗健康服务保障。一是所有养老机构全部实现医养结合签约服务,开通就诊"绿色通道";二是打造集活动、娱乐、托老、食堂、健康管理与服务为一体的社区养老服务;三是提供家庭医生签约服务、健康管理、失能半失能入户评估及健康指导等服务;四是探索为失能、半失能、精神障碍患者等开展入户康复服务。

　　道里区是哈尔滨市政治、商贸、旅游文化中心,全区总面积479.2平方千米,辖4个镇、19个街道和160个社区、44个行政村,根据第七次人口普查数据,常住人口109.74万人,其中65岁以上老年人134 895人。辖区内现有公立卫生机构120个,其中医院19家、社区服务中心18家、卫生院4家、社区卫生服务站4家、村卫生室75家。共有养老机构、场所52家,其中医养结合机构5家。

　　近年来,道里区融合养老机构与医疗机构资源,通过"养老机构把医院请进来、养老机构走出去与医院合作、医疗机构增设养老服务"等方式加快推进医养结合机构建设,探索打造集养老、医疗、康复、生活照护、健康指导、文体娱乐、安宁疗护等为一体的医养结合服务新模式。同时,为社区和居家养老的老年人开展健康管理、失能老年人健康评估和健康指导、喘息服务等,取得了良好的社会效果。在连续三年全国示范性老年友好型社区创建工作中,爱建街道爱建社区、抚顺街道抚顺社区等六个社区获此殊荣;爱建社区居民委员会被授予全国"敬老文明号"称号。

一、加强领导,为推进医养结合工作提供保障

　　道里区委、区政府大力推进医疗卫生与养老服务的融合发展,成立工作领导小组,建立

健全政府主导、部门协作、社会参与、市场推动的医养结合工作机制和居家为基础、社区为依托、机构为补充、医养结合的多层次健康养老服务体系，并从抓组织保障、抓制度保障、抓资金保障、建培训机制、建帮扶机制等方面入手，探索和助推全区医养结合工作的开展。

二、机构养老，为失能失智老年人提供专业化医养结合服务

（一）打破原有工作模式，实现"互相嵌入"

逐步改变医疗机构和养老机构互不兼容的服务方式，鼓励在医疗机构增设养老服务、在养老机构开设医疗服务，实行医生、护士、护工"三位一体"管理模式，对入住老年人进行健康评估，制定个性化诊疗方案和康复方案，确保入住老年人享受到相互兼容的医养结合养老服务。

（二）医养模式多措并举，实现"多点推进"

第一，民营医疗机构设置养老服务，随时实现医疗转楼层服务；第二，基层医疗卫生机构设置护理院，为失能老年人提供医养结合服务，实行"医养护"服务，为临终人员提供安宁疗护服务；第三，养老机构毗邻建有卫生院，开设专门通道，可直接抵达养老机构提供第一时间医疗救治服务；第四，将医疗机构分院设置到养老机构内，为入住老年人提供专业化服务，同时也可为村民提供就近医疗服务。

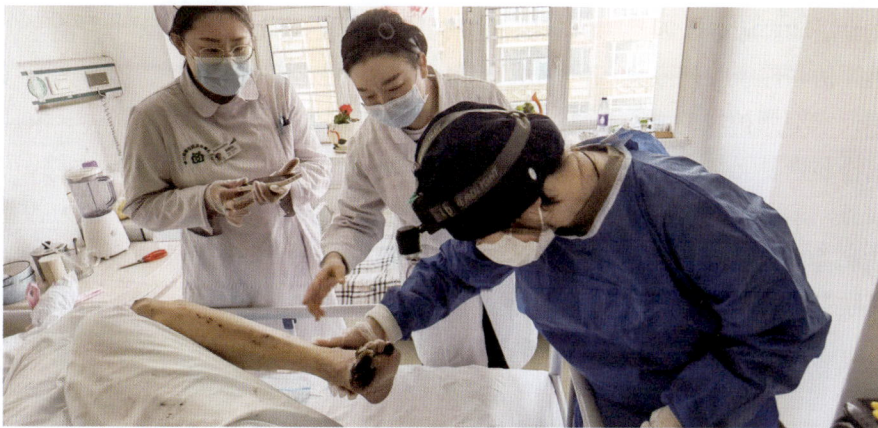

通江社区卫生服务中心医生为医养病房入住老人换药

（三）托底保障医疗服务，实现"上下联动"

为使辖区养老机构全部实现医养结合服务，建立三级医疗机构服务养老机构机制，全部实现医疗服务签约。第一级是辖区社区卫生服务中心或镇卫生院，实行家庭医生包保机制，为辖区养老机构提供健康指导、基本医疗、用药指导、消杀测温等服务；第二级是区人

民医院或新发红十字医院，即二级医疗机构按照辖区分布，为基层医疗卫生机构提供技术支持；第三级是各基层医疗卫生机构签约医联体单位，即三级医疗机构开通双向转诊、急诊急救绿色通道，遇到急、危、重症时启动绿色通道，对上转的老年患者提供优先接诊、优先检查、优先住院等服务，确保小病不出屋、大病有保障。

三、社区养老，为活力老人提供辅助式健康管理服务

为满足老年人在家门口、在自己长期生活的社区就能享受所需的养老服务，道里区加大资金投入力度，整合改造市级下放闲置办公用房及社区公益性用房，建立 16 处社区老年人照护中心和居家养老服务驿站，为社区内老年人提供日托短托、助餐助浴、健康保健、文化养生等综合功能于一体的社区老年人照护中心，使老年人在得到家人照顾的同时，享受到社区养老服务或托老服务。

四、居家养老，为行动不便和高龄老人提供入户上门服务

为满足老年人在亲人身边养老、在自己熟悉的环境养老的要求，开展了系列服务。一是为居家失能、高龄、行动不便的老年人，提供上门诊治及鼻饲、导尿管安装、褥疮护理等基本服务。二是实行政府购买服务。通过招投标，为每位残疾老人提供入户服务包，让老年人享受到每周两次、每次 40 分钟的康复服务和基本医疗服务。三是引进社会化服务项目。开展精神障碍社区康复专项服务，为居家精神疾病患者提供入户康复训练、心理咨询和组织开展文娱活动等服务。四是为区域内低保、低困、低收入家庭的失能、半失能老年人提供入户健康评估和健康管理服务，并发放护理补贴。五是探索开展"喘息"服务。为缓解失能失智老年人家庭照护者的身心疲劳，通过医养结合机构提供的"喘息"服务，让家属有一个暂时的放松和恢复元气或外出办事的机会。同时老人出现病症时不用转至医院，可直接提供医疗服务，使出门在外的家属更放心。六是建立医养结合培训基地。不仅为各基层医疗卫生机构和养老机构工作人员，还为居家养老的照护者提供免费的专业知识培训、护理技能实操和健康知识咨询等服务。

依托资源禀赋　政府机构共建
打造医养结合示范区

黑龙江省齐齐哈尔市建华区

摘　要

黑龙江省齐齐哈尔市建华区充分运用资源优势稳步推进医养结合。一是依托全国养老示范服务区、全国老年友好型社区等基础优势，以及教育和医疗品牌推进体系建设。二是通过服务理念、服务模式及服务方法创新，形成以医养康复为基础特色的养老服务模式。三是大力培育发展长期护理服务市场。四是深耕医养结合品牌，依托"全国养老护理培训基地＋四星级养老机构"品牌优势，全力打造"养老＋"融合发展，构建起"医疗＋养老＋康复＋教育＋休闲"融合模式。

建华区是齐齐哈尔市中心城区，近年来，通过"政府主导＋机构共建"的方式，持续推进"机构养老＋居家养老"模式，全力打造高端宜居宜养相结合品牌，积极构建"医疗＋养老＋康复＋教育＋休闲"相融合，实现医养产业稳步发展。

一、依托资源禀赋优势，不断培育壮大康养产业体系

建华区区位优势明显，西临嫩江，怀抱劳动湖，毗邻明月岛，宜人宜居，辖区面积120.61平方千米，辖7个街道、34个社区和4个行政村，5个农村实业公司，总人口33.8万人，其中60岁以上老年人51 901人，占全区总人口的15.4%。医养结合机构4家，全区开展医养结合与老年健康服务43 773人，接受两次医养结合服务37 055人，医养结合服务率84.65%；接受健康评估的失能老年人204人，接受健康服务的失能老年人174人，失能老年人健康服务率85.29%。

建华区拥有齐齐哈尔医学院、齐齐哈尔大学、齐齐哈尔市卫校等优势教育资源，有齐齐哈尔医学院附属第二医院、建华医院、中国人民解放军联勤保障部队第九六一医院等三级医院，以及其他各级各类医疗机构160余家，能够满足全区人民的各种医疗服务需求。养老服务体系完备，拥有日间照料中心45处，实现社区全覆盖。全区大中小型养老机构19家，

养老床位数 7 177 张、医疗床位 180 张，其中护理型床位 4 962 张，占比 69.1%。颐和康宁护老中心"医养教结合""产学研一体"，佳和医养院的"易连军失能老人工作室服务"品牌突出，鑫观景医院的"医养娱乐、候鸟（旅居）养老"独具特色。

二、培育机构共建平台，强化环境保障

通过服务理念、服务模式及服务方法的创新，形成了以医养康复为基础特色的养老服务模式，建立起精准的服务流程与标准，聘请医疗专家到医养结合机构为老年患者提供健康服务，提升老年人幸福指数。结合"敬老月"等重要时间节点，通过条幅、网格群、公众号等多种方式，全面开展养老服务宣传，使尊老、爱老、敬老理念深入人心。将招引康养服务项目作为发展现代服务业的重要抓手，鼓励引导深入开展医养结合工作。依托区域内养老市场，从扩大养老床位入手，通过加大医养结合养老项目建设，面向全国引入养老产业投资公司，拓展候鸟式养老，投资建设大中型养老地产项目等方式，持续加强养老产业项目建设，打造全市中高端养老产业新业态。

三、精心扶持产业发展，强化政策保障

大力培育发展长期护理服务市场，构建覆盖全员、多元筹资、保障基本、待遇分级、鼓励居家的长期护理保险体系，明确护理保险待遇不设起付线，参保人员在医养护理服务机构接受护理服务，2021 年 2 月印发了《齐齐哈尔市深化长期护理保险制度试点实施方案（试行）的通知》（齐政办规〔2021〕1 号），对居家护理服务形式待遇支付提供政策支持。标准暂定为每人每年 100 元，全面提高长期护理保险待遇标准：医养结合机构人员的长护基金支付比例由 60% 提高到 75%，基金支付由 18 元 / 日提高到 22.5 元 / 日；养老机构人员的长护基金支付比例由 55% 提高到 70%，基金支付由 13.75 元 / 日提高到 17.5 元 / 日；居家人员的长护基金支付比例由 50% 提高到 70%，基金支付由 10 元 / 日提高到 14 元 / 日。

四、持续深耕"机构养老"品牌

依托"全国养老护理培训基地＋四星级养老机构"品牌优势，全力打造"养老＋"融合发展，构建起"医疗＋养老＋康复＋教育＋休闲"融合模式。颐和康宁护老中心紧紧依托全国养老护理培训基地，培养老年护理专业、康复技术专业学生 3 200 余人，打造"医疗＋养老＋康复＋教育"模式。鑫观景医院积极争创五星级养老机构，打造"候鸟旅居"医养结合模式，独创"管家"服务体系，提供二十四小时贴心服务，构建起"医疗＋养老＋康复＋休闲"模式。佳和医院与齐齐哈尔市第一医院构建医联体，打造失能、半失能和失智老人中医康复特色，形成"医疗＋养老＋康复"模式，"易连军失能老人工作室"服务品牌辐射周边。

医养结合惠民生　守护幸福"夕阳红"

黑龙江省佳木斯市汤原县

摘　要

黑龙江省佳木斯市汤原县始终坚持"老有所养、老有所医、老有所乐"的医养理念,充分将现代医疗与养老服务相融合,致力破解城乡留守、高龄、失能老人的养老康复难题,走出医养结合新路子。

黑龙江省佳木斯市汤原县总面积 3 420 平方千米,辖 4 镇 6 乡,共 137 个行政村、23 个社区居委会,根据第七次人口普查数据,辖区常住人口 173 688 人。全县共有 60 岁及以上老年人 46 489 人,失能、半失能老年人 105 人。建立健康档案 30 830 人,建档率达 96.34%。全县现有医疗机构 19 家,二级医疗机构 2 家,乡镇卫生院 16 家,社区卫生服务中心 1 家,行政村卫生室 120 家;全县各类养老服务机构 11 家,共有床位 682 张,入住老人 425 人,医疗卫生机构与养老机构建立签约合作 11 对。

一、坚持民生至上,全面增进老年福祉

(一)强化组织引导

县委、县政府高度重视医养结合工作,统一安排部署,研究制定《汤原县医养结合示范县创建工作实施方案》,成立以政府县长任组长,卫生健康、民政等相关部门为成员单位的汤原县医养结合示范县创建工作领导小组,落实落靠相关部门责任分工,召开 9 次医养结合工作联席会议,破解资金投入、政策落实等难点重点问题 19 个,为创建工作提供坚实组织保障。

(二)强化部门联动

坚持加强社会保险、财政投入、医疗服务、资金激励、机构建设五类支持保障措施,积极发挥联动作用。统筹县财政、县民政等相关部门,对建档立卡农村贫困老年人口实行倾斜性政策,将 629 名老年人纳入大病保险保障范围,同时,拨付 1 819.16 万元专项资金,用于

支持养老服务机构建设，不断缓解医养结合工作压力，持续提升老年人医疗保障水平。

（三）强化分级协同

聚焦老年康复、健康管理、老年医护等领域，全面打造会诊、培训、转诊、急救为一体的医养结合服务网络，实现区域内的医养结合、服务协同、资源共享、分级诊疗，强化老年健康服务，截至 2023 年 12 月 31 日，县内二级医疗机构向下级医疗机构转诊 150 人次，为老年群体提供了专业、及时的医疗服务。

二、实施医养结合，全力提升服务水平

（一）办活机构医养

针对公建民营、公建公营、民办民营养老机构，创新推出"特色医疗＋养老"服务，建立以医疗、养老、康复为一体的"智慧养老"数字化智能管理平台，全面配备跟踪定位手环，为老人提供实时安全保障，有效降低养老就医成本，提升机构入住率，入住人数由 30 人上升至 62 人。

（二）办优居家医养

充分发挥乡镇卫生院与老年协会工作职能，有效结合开展医养结合服务，以乡村居家的留守、高龄、失能老年人为重点，推进"家庭医生定期巡诊、乡村医生日常巡诊、电话方式重点巡诊"服务方式，对辖区内 19 507 名 65 岁以上老年人开展健康管理巡诊服务，有效预防老年人常见病、多发病、慢性病发生。

（三）办强社区医养

依托全县 9 个社区公共服务中心，建设居家养老服务中心，提供老年人日间照料室，对 5 527 名老年人建立健康档案，做到健康养护、普惠养老。针对行动不便的老年人实施困难家庭老年人适老化改造项目，进行适老化家庭床位改造和提供居家上门服务，2023 年共改造 357 户，全面实现养护服务进社区。

三、顺应群众期盼，多种模式推进落实

（一）建立公共保障机制

县中心医院成立老年病科，与养老院、社区医疗机构等建立联合会诊和双向转诊机制，定期进行健康讲座和健康体检。目前，双向转诊 30 余人，全面实现医疗资源和优势互补，有效推进老年健康服务体系建设，促进老年医学发展，为老年人提供生活和健康保障。

(二)建立家庭保障机制

针对人民群众"看病难、看病贵"等问题,充分发挥家庭医生的作用,持续推进家庭医生签约服务工作,组建 138 个家庭医生团队,为辖区 65 岁及以上老年人开展家庭医生签约服务,签约 27 691 人,签约率为 86.53%,有效提高签约率和服务质量,提升签约群众获得感,促进基层首诊、分级诊疗的良好就医秩序发展。

(三)建立监督保障机制

完善黑龙江省基层医疗卫生机构管理系统,通过医疗机构统一现场评估和入户走访调查评估等方式,对县域内的老年人进行健康评估,确定健康等级,在系统平台登记录入,分类监督管理,对 938 位失能老人进行健康指导,对 25 034 位 65 岁及以上未失能老人开展一年两次医养结合管理服务,持续推进老年健康与医养结合服务管理,为老年人提供有效的监督保障。

实行"五化"模式 推动老有所"医"

黑龙江省伊春市铁力市

摘 要

黑龙江省伊春市铁力市建立市委、市政府统筹,卫生健康部门牵头,相关部门配合,全社会参与的医养结合工作机制,实行一体化布局,依托优质医疗资源优势,强化医养结合服务能力,发挥中医药特色,发展医养产业,满足群众多元需求,不断提升医养结合工作成效。

黑龙江省伊春市铁力市坚持全域布局、发挥资源优势,创新实行"五化"模式,加快医疗健康、养生养老、文化旅游等多业态融合发展,从规划引领、税费优惠、财政支持、土地供给、资金补贴等方面为医养结合工作提供大力支持,实现了医养事业与康养产业两翼互动,构建了全域一体、医养结合、跨界融合的康养服务体系。

一、依托体制优势,一体化布局

建立市委、市政府统筹、卫生健康部门牵头、相关部门配合、全社会参与的医养结合工作机制,相继印发《铁力市关于深入推进医养结合发展的若干意见》《铁力市关于推进医疗卫生与养老服务相结合工作方案》等文件,探索构建"互联网 + 大数据 + 医养"新考评模式,定期对医养结合机构进行检查评估,确保在满足入住人群不同养老需求的同时,避免因恶性竞争可能出现的行业内卷,引领医养结合机构进入良性运行状态。

二、依托资源优势,集约化配置

累计投入 4.7 亿元打造铁力市人民医院、中医院、妇幼保健院、乡村卫生院(所)等医疗场所,现全市共有大型医疗机构 23 所,已成功创建老年友善医疗机构共 21 所,创建率达91.3%。依托优质医疗资源优势,铁力市持续优化资源配置,将各医院康复科嵌入区域养老机构,不断强化"医"养护理功能。7 个乡镇分院均启动了医养结合服务项目,并预留医养结合床位 51 张,实现了诊疗与养老互联互通,有医疗需求的老人随时转入医院诊疗,医养无缝衔接，实现医疗、康复、护理、养老服务资源的高效协同。

三、依托中医优势，专业化定制

将 38 140 名 65 岁及以上老年人的医养结合服务信息和失能老年人评估、健康服务信息纳入国家基本公共卫生服务项目管理信息系统进行信息化管理。同时，借助中医药医疗、预防、保健、养生等"简便廉验"的独特优势，将中医医疗资源与养老资源有效整合，探索"中医药康养"模式，嵌入中医体质辨识、慢性病预防、调理保健、药膳食疗等服务，实现营养配餐多种多样，基层医疗卫生机构 11 所已全部建设中医馆。突出中医药特色，开展中医养生养老活动，为住院老人提供穴位贴敷、中药泡脚等服务，医养结合服务深度融合发展，帮助老年人延缓衰老、提高生活质量和幸福感，满足多元化需求。

四、依托地理优势，多元化服务

铁力市位于黑龙江省伊春市南部，拥有得天独厚的地理环境和自然生态资源，空气清新、山水秀美，是发展医养产业的理想之地。依托良好地理区位优势，铁力市大力发展旅游养老、候鸟式养老产业，与相关旅行机构、媒体合作，开放日托、周托等医养结合服务，为旅游及避暑老年人提供季节性短期医养结合服务。同时，大力发展乡村旅游产业，现阶段全市乡村旅游景点发展到 17 处，其中，全国乡村旅游重点乡镇 1 个、中国美丽休闲乡村 1 个、全国乡村旅游重点村 2 个以及省级乡村旅游重点村 5 个，着力打造田园牧歌式的乡村氛围，塑造宁静祥和的田园景观，使老年人更好、更快适应和融入环境，助推候鸟式养老产业蓬勃发展。

五、依托人文优势，人性化管理

铁力市密切关注老年人精神需求，整合民政、残联、志愿者服务中心等队伍开展助老爱老志愿服务活动，订阅《老年日报》免费发放到各医养结合服务机构。医养结合服务中心开设党建活动室和老年活动室，党建活动室配有党建书籍供学习使用，老年活动室配备棋牌桌等娱乐设施，满足老年人活动需求。此外，不断拓宽文化生活半径，联合书法协会、老年合唱团、老年舞蹈秧歌队、拍手操舞蹈团队为老年人提供丰富多彩、互动共享的业余文化生活。

探索"3＋3＋3"模式
更好满足老年人健康养老需求

上海市徐汇区

摘　要

上海市徐汇区立足区情实际,紧密围绕资源保障、服务管理和人才支持等重点领域和关键环节,努力实现医疗与养老的无缝对接。通过积极探索"3＋3＋3"模式(建强三项机制、依托三类资源、发挥三个优势),实现了医养结合资源跨部门协调联动,医养结合供给与需求有效对接,医养结合科技应用持续拓展,医养结合机构健康发展,切实提高了老年群体的获得感和满意度。

徐汇区位于上海市中心城区西南部,2022年底全区户籍人口94.53万,60岁及以上老年人占比36.45%；65岁及以上占比28.52%。老年群体基数大、增速快、寿龄高、医疗费用增速快。近年来,区委、区政府始终高度重视健康老龄化工作,坚持系统谋划,整体推进,多措并举,不断完善医养结合服务体系,努力开拓全区医养结合新路径。全区户籍人口平均期望寿命85.94岁,高于全市水平(83.18岁),百岁老年人316名(全市第二)。2023年,家庭医生"1＋1＋1"组合签约60岁及以上老人25.85万人(签约率80.87%),65岁及以上老年人接受健康管理21.33万人(健康管理率88.59%)。

一、建立三项机制,凝聚医养结合工作合力

(一)建立部门联动机制

将医养结合工作纳入区经济社会发展规划、深化医药卫生体制改革和促进养老服务发展的总体部署,纳入政府年度工作重点任务和民生实事。编制《徐汇区养老服务设施布局专项规划(2023—2035)》《上海市徐汇区养老服务设施布局图》《徐汇区乐龄友好健康老龄化行动方案(2023—2025)》等。强化部门协作,联合民政、医保、人社等部门在医养结合机构审批准入、行业管理、人才队伍建设等方面给予支持,定期研究解决发展难题。

(二)强化人才培养机制

针对医养结合机构管理人员、医生、护士等专业技术人员,依托国家继续医学教育项目,加强医养结合人才能力培训,2023年在线培训52人次。组织参加市级医养结合机构能力提升培训及举办区医养结合机构质控培训,2023年共培训医养结合管理和服务人员2 000人次。加强老年健康相关复合型人才培养,依靠医联体,所有社区卫生中心开设上级医院专家专病门诊,全科医生均参与专病管理项目及教学查房,打造"一专多能"人才队伍,提升老年医疗服务整体水平。

(三)优化长期护理保险试点机制

卫生健康、民政部门联合制定《关于下发徐汇区老年照护统一需求评估员聘用协议管理办法(试行)的通知》规范社区卫生服务中心评估员派出和管理机制,建立常态化、长效化的评估队伍发展运行机制。卫生健康牵头,联合医保、民政制定《徐汇区老年照护统一需求评估工作质量控制管理办法(试行)》,成立区级专家委员会及老年照护统一需求评估工作质控组,搭建区域老年照护统一需求评估工作质控网络。评估机构制定《老年照护统一需求评估工作不良现象(事件)报告制度》,将不良现象(事件)发生情况纳入考核机制,定期开展"集体评审会""质量讲评会""不良现象讨论会"提升评估质量。

二、依托三类资源,助推医养结合提质增效

(一)依托社区资源

2023年新建上海市示范性社区康复中心2家,累计建成6家(占46%);完成上海市首批社区护理中心建设3家(占23%);康健、天平2家社区卫生服务中心建成上海市首批标准化口腔诊室(占15%)。以家庭病床为载体,积极融入安宁疗护、康复、护理等服务,2023年,60岁及以上老年人共建立家庭病床4 367张(占建床总数的74%),为行动不便的居民提供居家巡诊、护理等各类健康服务。随着"家门口"的社区卫生服务中心不断强基固本、提质增效、完善设施、完备功能,助力老年人就近获得更加便捷可及、系统连续的医疗卫生服务。

(二)依托医养结合机构资源

高质量建成"乐龄汇"南部养老中心——上海市中心城区体量最大的公建养老项目,能容纳1 968张养老及医疗护理床位,老年护理医院参照二级医院建设标准,设有18个临床和医技科室,为入住老人提供康养服务,也为周边居民提供优质便捷和不同层次的医疗卫生服务。加强老年健康服务机构建设,全区现有医养结合机构22家,占全区养老机构52%,其中"养办医"19家"医办养"3家,共有床位4 000余张。全面深化医养结合签约合作,推动社区

卫生服务中心与养老服务机构签约服务"全覆盖",通过健康教育、医疗巡诊、健康管理等服务,提高养老机构中医疗服务的可得性。

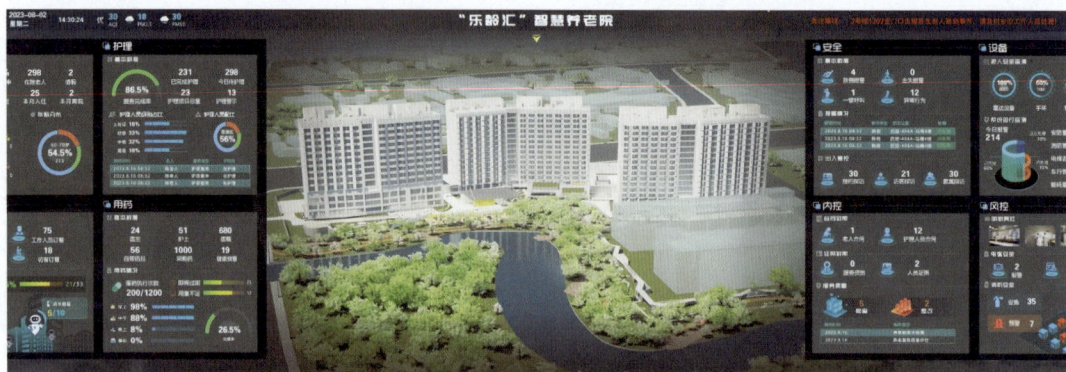

"乐龄汇"信息化平台

(三)依托优势医疗资源

完善老年健康服务支撑体系,规范和推进医疗卫生机构和养老服务机构的签约合作,统筹区域卫生健康服务资源,将区域内二级医疗机构、精神卫生中心等专业站所纳入医养结合机构工作网络,发挥各自专业特长,形成优势互补,内部建立有序转诊、双向转介机制,提升区域医养结合服务能级。

三、发挥三个优势,赋能医养结合特色发展

(一)发挥"生活盒子"阵地优势

2022 年起,徐汇区提出一站式社区服务综合体"生活盒子"民生新概念,对"邻里汇"进行全新升级,将社区卫生服务作为"四件套"(社区食堂、社区卫生站、社区文体、社区助浴点)之一嵌入"15 分钟社区生活圈",有效提高了社区医养结合服务的可及性。全区现有 65 个社区卫生站,综合为老服务设施内实现医养结合功能复合率 100%。

(二)发挥数字化优势

徐汇区中心医院、斜土街道社区卫生服务中心通过老龄健康医养结合远程协同服务平台,为入住老年人提供远程医疗、慢性病管理、复诊送药、照护指导、人员培训、科普讲座等服务。辖区内所有医养结合机构均与徐汇区中心医院签约,打通"云医院"通道,开展专家咨询、复诊配药、一键续方等诊疗服务。依托"全专云""汇家医"等平台,实现联合诊疗、家庭医生签约、健康管理等医疗协同和全程健康管理。

（三）发挥中医药优势

充分发挥全区中医药资源丰富、覆盖面广的优势，开展中医特色服务和适宜技术，为老年人提供针对性、个性化服务。建成 9 个上海市中医药特色示范社区卫生服务站点和 8 个上海市名中医工作室基层工作站，向居民开放。2023 年，为 19.93 万 65 岁及以上老年人提供中医药健康管理服务，内容包括中医体质辨识和中医药保健指导；65 岁以上老年人中医药健康管理率 83.09%，较上年提升 3%。

"资源整合"突破医养壁垒
"服务拓展"丰富医养内涵

上海市普陀区

摘 要

2015年以来，上海市普陀区探索"毗邻而建""远程服务""指尖下单"和"安宁疗护"四大模式，通过不断整合资源，依托社区卫生服务中心不断延伸服务，引入商业保险机构参与长期护理保险治理，积极推进医养结合工作，形成以社区卫生服务中心为支撑、护理站和内设医疗机构为补充，构建对机构、社区、居家养老全覆盖的医养结合服务网络。

普陀区区域面积55.53平方千米，下辖8个街道，2个镇，272个居委会，7个村委会。截至2022年底，60岁以上户籍人口38万人，占比43.41%。全区设置各级各类医疗卫生机构228家，老年护理型床位1 648张。全区养老机构64家（含长者照护之家），养老床位8 490张，其中17家养老机构含内设医疗机构，长期护理保险定点机构96家。

普陀区以国家级医养结合试点工作为契机，印发《关于推进普陀区医养结合工作的实施意见》等文件，开展"医养结合机构服务质量提升行动"，持续推进医养结合发展。自2015年以来，普陀区通过整合区内不同层级医养资源，以社区为中心，向居家和社区不断延伸医养结合服务，探索长期护理保险治理模式创新，逐步形成以社区卫生服务中心（以下简称"社卫"）为支撑、护理站和内设医疗机构为补充，对机构、社区、居家养老全覆盖的医养结合服务网络。

一、整合资源，探索机构、居家医养结合服务模式

（一）"毗邻而建"——医、养机构紧密合作模式

桃浦镇第二社卫与桃浦镇第一养老院规划之初就设计为毗邻建造，2015年开业后，两家医、养机构由一条空中走廊互相连通，打破空间限制，将医、养功能置于触手可及的范围。

自此毗邻模式在区内逐步推广，真如社卫和长风社卫新建的卫生服务站与养老机构毗邻而建，2022年桃浦社卫旁建成桃浦老年护理院，为辖区老年人提供养老、医疗、护理、康复等"一站式"服务。普陀区共开设有30家综合为老服务片区，其中设置老年人日间照料中心25家，养老托床位共261张，嵌入和毗邻设置长者照护之家6家，养老床位共138张；嵌入和毗邻建设社区卫生服务站25家，为社区和机构住养老人就医提供了便利。

（二）"远程服务"——养老院＋互联网医院模式

近年来，普陀区以数字化推动医养结合服务工作，把数字技术作为重要抓手，加快互联网与养老服务深度融合。通过整合"互联网＋医疗＋金融"模式，2022—2023年，区内5家养老机构完成"养老院＋互联网医院"建设，使其住养老人不出养老院即可通过5G互联网技术实现预约挂号、在线咨询、复诊续方、在线审方、医保结算、药品配送、线上开单、线下检查、健康科普等全流程线上医疗服务。

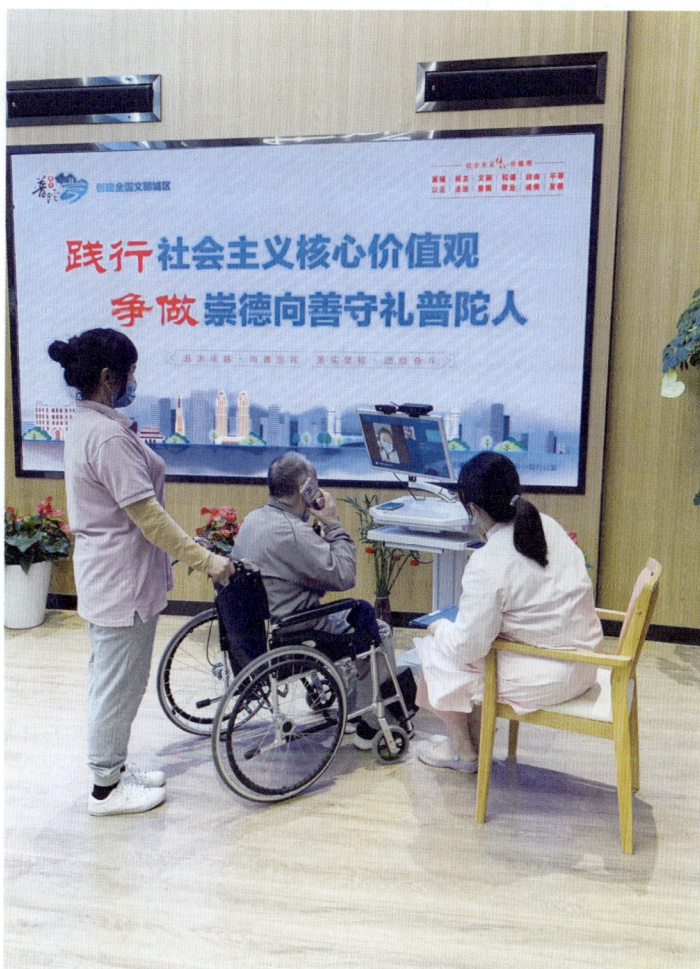

福利院老人通过互联网医院进行诊疗

（三）"指尖下单"——派送到家护理服务模式

普陀区以居民需求为导向，开发手机APP，让老年人足不出户享受派送到家的护理服务，并全面推广。通过信息化建设，将APP融入"普陀区医养结合信息化平台"（以下简称平台），该平台已纳入全区12家社卫中心和4家护理站，在长期护理保险13项护理项目的基础上，增加导管维护、中医护理、母婴护理、康复护理等11大类42项护理服务项目。"互联网+护理服务"模块2019—2023年底，已注册护士337人，共服务老年人11 837人次。

（四）"上下联动"——"1+12"安宁疗护服务模式

普陀区整合医疗资源推动安宁疗护工作全面展开。"上下联动"形成以二、三级医院技术支持为核心，以社卫为基础，向护理机构、养老机构、托养机构及居家养老延伸的安宁疗护服务网络。构建以普陀区利群医院（区安宁疗护中心）为引领，12家社卫为主体的"1+12"服务体系。2021年10月区利群医院、区长征社卫成为上海市安宁疗护服务管理中心挂靠单位，开展规范化、标准化教学培训等工作。同时，普陀区完成了"上海市安宁疗护服务规范"地方规范预研制项目，获国家标准化管理委员会立项。截至2023年12月，全区共建有安宁疗护床位168张，安宁疗护病房累计收治患者6 228人，社区居家安宁疗护服务人数920人。

二、服务延伸，拓展医养结合服务内涵

普陀区8家社卫的13名全科医生通过多执业机构备案，为辖区内有内设医疗机构，为医护人员流动性大的8家养老机构提供医疗巡诊、家庭病床、定期配药和临时出诊等医疗服务，并为机构内护理人员提供专业护理指导，提高养老机构护理人员的护理水平，一定程度上缓解了养老机构卫生人才缺乏的窘境。

为提高医养结合服务针对性，推动医养深度合作，依托家庭医生签约服务平台，以长征社卫为试点，构建了"组团式、一体化"的医养结合服务体系，形成"1+1+X"的家庭医生团队服务模式（1个家庭医生+1个社区护士+行政助理、社工、医养助理等）。家庭医生团队提供医养结合服务包后，由医养助理每日与家庭医生沟通老年人的情况和需求，家庭医生评估后按需上门。共有41名医养助理分别加入6个家庭医生团队，2019年10月至2023年底，为近400位老人提供了医养结合服务，共服务12.55万人次，其中基本生活照料占87.7%，常用临床护理占2.5%，家庭医生团队融合服务9.8%。

三、聚焦重点，探索长期护理保险治理模式创新

普陀区2017年启动长期护理保险先行试点，累计为7万余名老人提供护理服务。通过打造"智慧长护平台"，使评估过程可视化、流程透明化、操作无纸化和管理信息化。2022年

7月推出"长护险服务一件事"，将长期护理保险评估进程及结果进行"一站式"查询，探索通过将区内"智慧长护平台"数据与"一网通办"数据进行匹配，依托随申办APP，将受理流程和结果主动推送。自2022年7月至2023年12月，共有9 656人次通过查询获知评估进度。2020年10月，探索引入商业保险机构参与长期护理保险经办试点，通过开展"事前、事中、事后"视频稽核工作，可对护理人员上门为老人提供的服务地点、时长、内容和质量进行跟踪核查问效，协助长期护理保险服务开展链条式监管，保障老年人权益；同时将结算关口前移，提高医保基金支付效能。2023年商业保险机构发起事中事后视频稽核共计42 202人次。通过试点，进一步规范长期护理保险经办服务，探索长期护理保险共建共治共享的"普陀模式"。

医康养多元融合　智慧医养增实效

上海市松江区

摘　要

自 2016 年 9 月上海市松江区被列为第二批国家级医养结合试点单位以来，不断优化政策环境，加强财政投入，以惠民利民为原则，全面落实《松江区养老专项规划（2022—2035）》，不断提升医疗能级、倡导健康自管，推进因地制宜、发展幸福养老模式，探索智慧医养、夯实便民养老服务。

松江区常住人口 190.97 万，其中 60 岁及以上 30.15 万，占 15.8%；65 岁及以上 20.83 万，占 10.9%，2022 年人均期望寿命 83.81 岁，是上海重要的老龄城区之一。区委、区政府通过制定下发专项文件，安排专项经费，优化政策体系，完善体制机制，积极推动适宜本区经济社会发展的医康养老年服务体系。

一、规划先行，统筹推进医康养融合发展

（一）先行先试，积极探索

为发挥政府在出台政策、引导投入、规范市场、营造环境等方面的引导作用，印发《上海市松江区人民政府关于印发〈松江区国家级医养结合试点工作方案〉的通知》（沪松府〔2017〕55 号），完善体制机制，构建起覆盖城乡、规模适宜、功能合理、综合连续的医养结合服务网络。

（二）不断完善，树立品牌

为促进本区养老服务事业高质量发展，修订《松江区养老服务设施建设及服务运营扶持办法》《松江区关于加快推进养老服务人员队伍建设的实施意见》等，持续加大对养老服务领域人、财、物的支持。近年来，松江区"幸福老人村"服务模式被国家报道、推广，在优化品牌的同时，以乡村振兴为引领，延伸打造涉农镇的示范睦邻点——"幸福老人家"，利用老年人的房屋和民办老年活动室，建成集灶头间、客堂间、吃饭间、卫生间、书房间为一体的农村老年人互助养老服务点。

二、全面发力，不断提升为老服务健康能级

（一）提质扩容，不断提升区域健康服务能级

2023 年，上海交通大学医学院附属松江医院正式揭牌，同时上海交通大学医学院松江研究院项目开工，医院坚持科研、医教结合发展；上海中医药大学附属松江医院加速建设，进一步凸显中医特色；上海交通大学医学院附属第九人民医院与上海市松江区泗泾医院建立普外科专科联盟，松江区口腔病防治所完成建设并启用，诊疗能力提升、高难度手术范围拓展。同时，各社区卫生服务中心的医疗水平逐年开花，已成功创建 8 家国家标准化代谢疾病管理中心，7 家市级示范性康复中心，3 家示范性中医药社区卫生服务中心，13 家上海市中医药特色示范社区卫生服务站（村卫生室），2 家慢性病管理支持中心，老年人的慢性病管理、康复、护理需求得到进一步满足。全区 25 家区属医疗机构、4 家民营康复、护理医疗机构都成功创建老年友善医疗机构。

（二）强基提效，不断强化社区康养服务水平

社区卫生服务中心一直以来是老年健康最亲密的守护人，通过设置智慧健康驿站，优化家庭医生团队服务，实现服务"靠前一步"；通过在社区服务站配置有资质的药师，使延伸处方药物再延伸配送至服务站，实现药品"延伸一步"；通过严格落实重点人群信息梳理，做好与老年人的电话随访和信息校对，完成信息"多核一步"，精细化服务为建立以家庭医生为基础的分级诊疗体系打下良好基础。同时，积极发展社区健康自我管理小组，以"乐度"和"热度"为目标，配送"六个一"健康支持工具，鼓励"文体结对""体医融合"，开展同伴支持项目和多形式健康科普体验实践、创作展示活动，让老年人成为健康生活的传播者、倡导者。

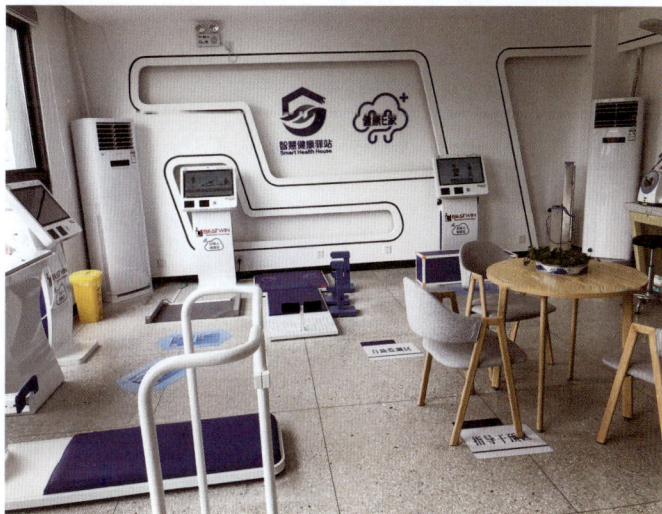

泖港镇黄桥村智慧健康驿站

三、智慧医养，不断优化为老服务便捷网络

（一）开展老年认知障碍全过程服务

为进一步完善养老服务照护体系，2019 年，松江区社会福利院联合上海工程技术大学开展课题研究，完成《失智老人的护理标准设计研究》，编写《失智老人的护理标准操作手册》，发布《认知症老人评估与照护指南》，建立失智老人照护培训基地，积极推动老年认知障碍友好社区建设试点，17 个街镇均建立社区老年认知障碍支持中心。

（二）积极探索"互联网医院＋养老院"模式

2021 年，作为上海市民政局在全市的唯一试点，松江区与上海市第一人民医院（南院）合作，在 4 家养老机构建设了互联网医院 5G 微诊室、互联网医院云诊室、互联网医院移动诊室、互联网医院远程查房和互联网医院远程教学等 5 个场景，实现在线咨询、预约挂号、复诊续方、药品配送、健康科普等全流程闭环医疗服务，并形成"互联网医院＋养老院工作指引"。截至 2023 年底，本区已有 20 家养老机构参与试点。

（三）积极探索医疗健康信息的共建共享、便民可及

基于互联互通的区域全民健康信息平台，实现卫生健康服务信息的整合汇聚，利用大数据和人工智能，为辖区老年人生成个性化健康评估报告；建立区级多学科诊疗远程会诊平台，区域医学影像诊断中心人工智能辅助诊断平台，实现区域性医疗中心医疗能力向社区卫生服务中心的辐射；利用云计算平台建立全区统一的基层医疗机构信息系统，支撑社区卫生服务中心基本医疗、康复、免疫接种、老年人健康体检等业务开展。

以群众满意为价值取向
打造区域一体化医养融合服务体系

江苏省无锡市惠山区

摘　要

为积极应对人口老龄化，江苏省无锡市惠山区以创建全国医养结合示范区为契机，将医养结合事业纳入经济社会发展总体部署，把"老有良医、老有尊养"作为民生工作的重要着力点，深耕医养融合，基于"一体推进、双核引领、三面发力、四元联动"的"1234"策略，探索出一条以"全员纳入、全域覆盖、全链条保障"为特色的区域一体化老龄健康服务之路，不断满足辖区老年人对高品质医养结合服务的需求。

惠山区60岁及以上老年人口14.38万，占总人口的16.09%。调查显示，在65岁及以上老年人中，81.88%存在"三高"和/或心脑血管疾病等，医养需求非常大。为满足老年人日益增长的医养结合服务需求，惠山区统筹规划了多元的医养结合服务供给主体，建有三级综合医院1家、三级老年病医院1家、二级甲等综合医院、中医院、康复医院各1家，社区卫生服务中心11家、卫生服务站82家；医养结合机构16家，养老院6家，公立医疗机构内设护理院2家，社区养老服务机构123家，共有养老床位3 442张，其中护理型床位占2 864张，占比83.2%，位居无锡市前列。惠山区以雄厚的经济基础、多元的供给主体为支撑，积极构建区域一体化医养融合服务体系，形成了全方位推进、全人群覆盖的"1234"总体布局。

一、一体推进

根据惠山三大功能区组团布局，在所有二级及以上医疗机构设立老年医学科，将养老机构分片包干。依托社区卫生服务中心（站），通过签约家庭医生、设立家庭病床等方式，将全区约15万名60岁及以上老年人全部纳入医养结合服务范围，"零距离"提供健康服务。

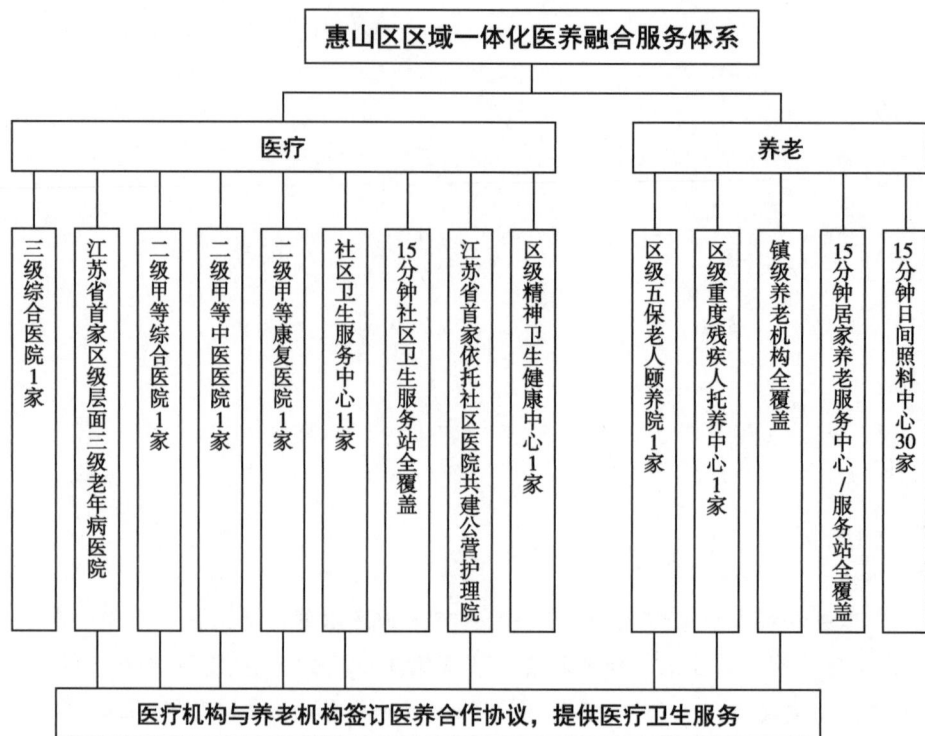

惠山区区域一体化医养融合服务体系

二、双核引领

以三级老年病医院（无锡市第二老年病医院）为龙头，聚焦解决老年人常见病、多发病，为老年患者提供一站式医疗健康服务；启动"医惠万家"行动，由老年病医院牵头，与养老机构组建医养联合体，让老年人获得更好的服务。

以区域医疗中心（惠山区人民医院）为核心，与区二院等4家医疗机构及7家社区卫生服务中心（卫生院）共建紧密型医共体，按照"三级带二级、二级带一级"模式，全面提升医疗资源总体配置效率和利用效率，做好老年人的坚实"医"靠。

三、三面发力

（一）对内，做实医疗面

全区公立医疗机构老年友善医院建成率100%，其中4家医疗机构建成优秀等级，全区二级以上综合医院全覆盖设置老年医学科、安宁疗护室。全面开展医养结合签约，全区24家养老机构均与基层医疗卫生机构签订医养结合合作协议，完善双向服务绿色通道。深入推进家庭医生签约，2023年签约35.8万人，签约率40%，家庭病床服务覆盖全区各镇、街道。全面推广"患者下单、护士上门"的互联网＋护理服务模式，加大精细化医养结合服务供给。全面落实老年人健康管理，推进 60 周岁及以上老年人《个人健康档案》建档工作，老年人健康体检率超 70%，中医药健康管理率超 72%。

（二）对外，统筹社会面

建成"十五分钟优质养老服务圈"，设立街道日间照料中心 30 家、老年人助餐中心 21 个、居家养老服务中心（站）113 个，社区养老设施标准化配建率达 100%，累计建设家庭养老照护病床 200 张。探索"惠老助餐模式"，建有中央厨房 10 家、爱心餐厅 59 家，构建"一厨多点"助餐服务网络。引入社会资本助力社区养老，引进荷兰生命公寓理念和模式，打造融生活、娱乐、护理、医疗为一体的居家养老社区，入选"江苏省适宜养老住区示范项目"。

（三）对上，争取政策面

承接国家癌症防控全链条全周期管理试点项目，近三年完成肿瘤标志物检测 19.5 万人次，五癌（肺癌、肝癌、食管癌、胃癌、结直肠癌）初筛 2.72 万人，五癌高危人群精查 6 552 人次，对发现的 3 468 名高危人群均落实跟踪随访。承接国家老年人心理关爱项目，开展老年人心理问卷调查、心理疏导及心理干预，有效促进了老年人心理健康。承接残疾人家庭医生签约项目，该项目列入国家重点联系点试点，完成残疾人签约 8 565 人，签约率达 96.47%。

四、四元联动

按照"小综合、大专科"的思路建设了公立康复医院、护理院、精神卫生中心、重度残疾人托养中心，分人群、分类别为特殊老年人提供生理、心理、康复的照顾、托养等健康服务。康复医院成立肺移植康复培训基地，挂牌南京体育学院附属康复医院，深化拓展康复内涵；藕塘护理院全面推进健康、智慧、文化、研究型护理院建设，针对失能、半失能老人提供医疗照护服务；区精神卫生中心积极探索睡眠健康管理新模式，为有精神疾病诊疗需求的老年患者提供更高质量、更优质舒适的就医服务；重度残疾人托养中心为辖区 196 名重残患者提供集中托养服务。这 4 家机构年门诊服务能力最高可达 100 万人次以上，开放床位 869 张。

多措并举 深度融合
着力构建一体化健康养老服务体系

江苏省南通市崇川区

摘 要

江苏省南通市崇川区作为首批国家医养结合试点城市的主城区，着力构建"医、养、护、康"一体化的全程健康养老服务体系。在政策上强化保障，通过简化备案流程、增加运营补贴等，保障医养结合服务高质量开展。在创建上凸显特色，开展"家庭病床＋延续护理"服务，探索健康养老"链式服务"模式，鼓励和支持各类社会组织、企业和个人参与养老服务。在服务上落实长效，通过孵化培育养老服务组织，健全人才培养机制等形式，为提升医养结合服务能力积蓄动能。

近年来，崇川区持续探索应对老龄化挑战的途径与方法。自 2018 年起，区委、区政府将医养结合工程列入全区基础提质主攻行动，坚持问题导向，强化系统思维，充分统筹资源，汇聚推进合力，有机融合医疗服务与养老保障，着力构建"医、养、护、康"一体化的全程健康养老服务体系，不断满足老年人健康养老服务需求。

一、突出重点，在"统"字上下功夫

坚持问题导向，强化系统思维，扎实推动医养结合试点工作。突出体系建设。全面构建以社区卫生服务中心为主体，社区卫生服务站、家庭医生工作室、居家养老服务站、养老机构、为老服务社会组织五方资源配合的"一体五翼"格局。基层医疗卫生机构有机融入康复、中医等服务，16 家社区卫生服务中心分别建成内分泌科、糖尿病科等老年特色专科；规范设置 122 家标准化家庭医生工作室，实现社区全覆盖；全区有护理院 22 家，护理型床位 5 521 张，已形成 15 分钟健康养老服务圈。突出政策扶持。出台《"居家养老服务中心（站）＋"基本全覆盖工作指导意见》《崇川区推动医养结合试点工作实施意见（试行）》等文件，加大对医养结合的支持力度。作为国家首批长期护理保险制度试点城市，实现了基本照护保险全覆盖。落实养老机构内设医疗机构备案管理政策，审批与行政登记"两证合一"。医疗机构利用现有资源提供养老服务的，其建设、消防等条件，可依据资质直接备案。突出经费保障。区财政逐年增加经费投入，全区人均基本公共卫生服务预算达 110 元。护理型床位一次性补贴由 0.7 万元 / 床提高至 1.2 万元 / 床。对符合标准并正常运营的社区护理站给予 5 万元 / 家的补贴。养老机构收住规定范围内的老人，享受每月每位老人 100 元的运营补贴。提高从业人员薪酬，护理院医护人员按职称等级提供 300~1 000 元 / 月的医护岗位补贴。

二、勇于开拓，在"新"字上做文章

（一）探索试点"家庭病床 + 延续护理"项目

2019 年 9 月起，试点"家庭病床 + 延续护理"服务模式，重点对脑卒中、颅脑外伤等出院康复期患者以及失能、半失能等行动不便人员提供集上门医疗、专业护理、康复训练、心理关怀、辅具适配、生活照护"六位一体"的健康延续护理服务。构建以医院为支撑、社区为平台、居家为基础的服务体系，实现服务延续、管理全程、康护到家。试点项目实施以来，共为 300 余名患者提供上门入户服务 2 500 余次，降低该特殊人群因护理不当、康复训练不专业引起的并发症发生率，患者及家属满意率达 95% 以上。

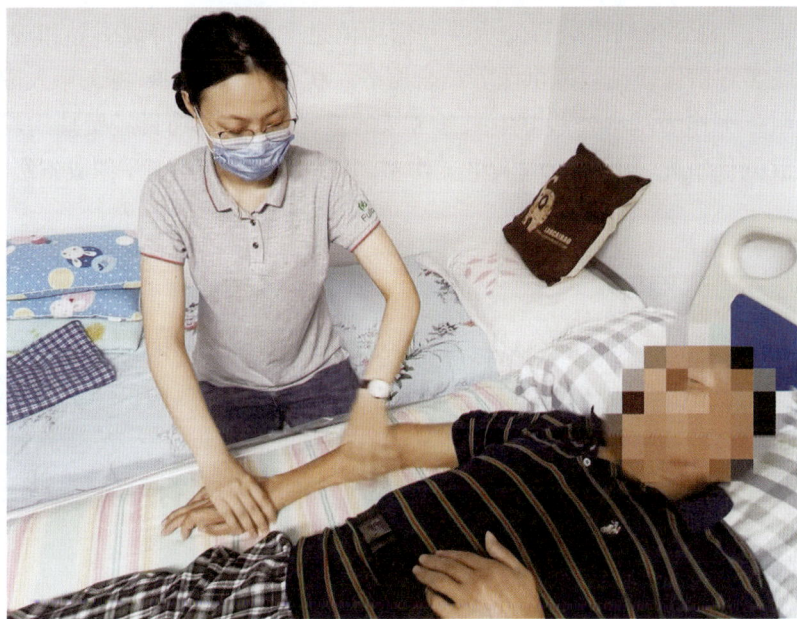

康复师为脑卒中后出院老人上门开展康复训练

（二）探索健康养老"链式服务"模式

打破机构、社区和居家健康养老界限，将养老机构、社区卫生服务中心的专业服务延伸到社区和家庭，探索出一条可持续发展的健康养老"链式服务"模式。在 3 个街道建设嵌入式长者驿家,具备日间照料、嵌入式养老公寓、老年护理站、居家上门服务、中央厨房"五位一体"功能,填补了传统机构养老只能全托的空白。通过家庭医生下沉驻点和签约服务,引导医疗、养老服务全方位融合、个性化发展,有效破解健康养老难题,提升医养结合服务质量。

(三)多元经营模式丰富养老载体

发挥社会力量在养老服务体系建设中的作用,鼓励和支持各类社会组织、企业和个人参与养老服务,形成政府、市场、社会多方协同的养老服务格局,推动养老服务的专业化、品牌化、连锁化发展。以公建民营类医养结合型服务机构为典型,坚持以医疗康复为基础,内设二级康复医院、外联多家三级医院,保障老年人医疗服务需求;以养老护理为核心,依托专业人员、技术、设备,提供机构—社区—居家医养全程服务,推动全区医养结合工作健康发展。

三、以民为本,在"深"字上见实效

(一)机制进一步健全

深化部门联动。在日常"双随机、一公开"检查的基础上,创新工作举措,充分发挥信用监管,由卫生健康牵头,民政、医保等部门参加,常态化每年一次开展辖区护理院全覆盖信用等级评价工作,将评价结果进行公示并和信用信息平台共享,持续引导和规范辖区护理院经营主体诚实守信优质高效提供医养结合服务。优化考核机制。将老年人健康管理、家庭医生签约服务等作为基本公共卫生服务考核的重要内容,与项目经费挂钩,促进工作提质增效。积极创优争先。开展家庭医生工作室、家庭医生星级评比,创成省级家庭医生工作室5家。

(二)人才进一步集聚

2020年以来,崇川区每年开展招聘3~4场,招引卫生专业技术人才243人。遴选省级基层卫生骨干人才13名。健全人才培养机制,从事养老服务的高校医疗护理专业毕业生占从业人员的70%。推动医养结合机构与江苏省南通卫生高等职业学校、江苏省工程技术学院等开展校企合作、产教融合,通过开展"学徒制班"学生的驻点教学工作,为提升医养结合服务能力提供新动能。

(三)服务进一步优化

孵化培育居家和社区养老服务组织500余家,通过政府购买服务、开展公益创投活动等方式,实施为老健康服务项目。发动辖区退休医务人员、健康从业人员1 000余人组成健康生活方式指导员队伍,经常性开展健康讲座和健康生活方式宣传指导。积极创建老年友善医疗机构,建成老年友善合格单位25家、老年友善优秀单位12家,充分做好老年人医疗服务保障。

"点线面网"结合
推出老城区"沉浸式"医养结合服务新体验

江苏省南京市秦淮区

摘　要

2013年,江苏省南京市秦淮区委、区政府超前谋划,以红花社区卫生服务中心与欢乐时光养老院签约合作为标志,开启南京市"医养融合"工作先河。近年来,在省、市大力支持和指导下,秦淮区坚决扛起"排头兵"担当,以"探路者"姿态,改革创新、精耕细作,构建"点线面网"结合服务模式,坚持以智慧中枢赋效能、流动团队强服务、城市规划腾空间、优质资源建网络,在特大城市主城区、老城区推出"沉浸式"医养结合服务新体验,打造"最有烟火气的养老家园,没有围墙的医养结合服务",辖区老年人幸福感、获得感、满意度显著提升,为特大城市中心城区医养结合工作提供了秦淮经验。

秦淮区位于南京市主城东南,区域面积49.11平方千米,是江苏省面积最小的区,户籍人口67.6万人;60周岁以上老年人21.6万人,占户籍总人口的32%,其中80岁以上老人3.8万人,百岁老人107人,人口老龄化、失能化、空巢化问题十分突出;医疗资源丰富,共有各级各类医疗机构450余家,其中江苏省中医院等三级甲等医院6家;是全国基层中医药工作先进单位、国家慢病管理示范区、国家应急管理示范区。近年来,秦淮区不断健全医养结合服务体系、加强医养结合服务供给,2022年马府街社区获评"全国示范性老年友好型社区"。

一、以智慧中心定"点",夯实医养结合服务核心力

依托区级城市数字治理中心,建成"秦淮区智慧医养"指挥总平台,集监护管理、需求反馈、志愿服务等六大功能为一体,提供生命体征、室内安全、用水用气用电安全监测等,实现与12个街道、107个社区信息化互联互通,第一时间汇聚全区助老需求、健康呼叫,实现全过程监控、全天候预警、全方位援助。2020年,引进第三方推出"小秦安养"智慧养老小程

序,对全区 22 万居家老人进行身体、生理及生活需求的智能化数据采集。2020—2023 年,共实现火灾预警 14 次、突发疾病预警 1 002 次,实施线上指导 563 人次,紧急援助 932 人次。

二、以流动服务布"线",画好医养结合服务同心圆

组建 88 个"医务人员 + 专业社工 + 老年义工"流动服务团队,推出"三个一"健康管家医养结合服务,即为每位老人建立一份较为完备的健康档案,配备一名较为固定的医生,提供一套免费的健康服务包,实现"一人一档一家庭医生",全区 60 周岁以上老人实现"家庭医养"服务全覆盖,8 万余名特殊老人享受"精细化"上门健康管理。2019 年启动"互联网 +护理服务",为特殊人群提供 5 大类 25 项上门护理服务,截至 2023 年底,共完成 8 236 例;开设家庭病床 559 张,有效缓解社区居民居家护理、居家诊疗实际困难,将医养结合服务向居家延伸;将家庭医生工作室开到老百姓家门口,提供"集中式、便捷式、智慧式"签约服务,夫子庙街道乌衣巷社区"智能化"家庭医生工作室,创新开展智能互动机器人服务,将健康数据直接同步至家庭医生手机终端,服务优质高效。推出"中医颐养"服务品牌,集聚省、市、区、社四级中医药资源走进养老机构,打造中医药特色区域,引进中医药专家团队,开展中医药特色诊疗、建立中医管理档案。目前,全区 24 个服务试点正式启动。

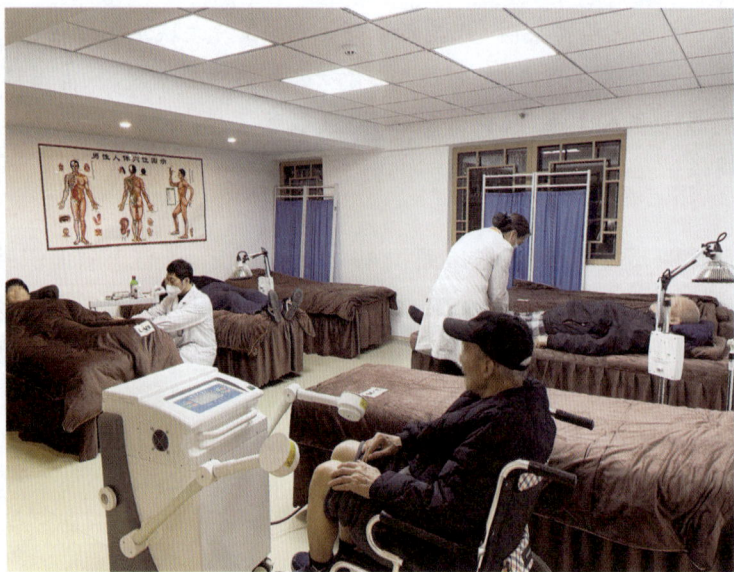

中医专家进养老机构,老人们足不出户即可享受优质中医资源

三、以城市空间筑"面",托起医养结合服务都市圈

克服老城区人口密度大、可释放空间资源有限的客观困难,坚持将医养用地规划放在城市更新建设重要位置。出台《关于构建新型为老服务模式提升为老服务水平的实施意见》

《关于深化居家养老服务改革实施意见》等各项养老服务改革政策,在老城区将养老用地提前纳入城市更新规划。新建住宅项目中,按照每百户不少于 30 平方米的标准配套建设养老服务用房,与项目建设同步规划、同步建设、同步验收、同步交付使用,每年增加养老服务设施近 10 000 平方米,占全区规划用地 10%;近年来,在南部新城规划设置红花路、大明路东等 4 处居住社区中心,养老服务设施总面积达到 17 000 平方米;即将竣工的 LG 北社区地块,提前规划 11 000 平方米作为养老用房;寸土寸金新街口地区建设养老综合体,老旧仓库"华丽变身"居家养老服务中心;郑和公园内建成 5A 级"悦华洪武养老服务综合体",其居家、社区、机构集成嵌入式医养模式在全国推广。朝天宫止马公馆利用 3 000 平方米打造养老数字养老产业园,以规划"硬杠杠"确保医养工作可持续深入发展。

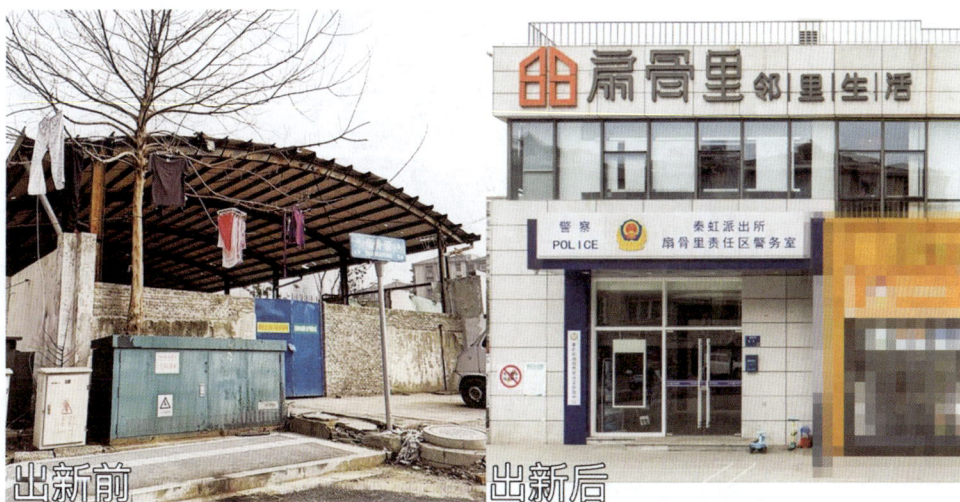

棚户区华丽变身社区综合体,一站式为老人提供便捷服务

四、以优质资源织网,充实医养结合服务能量源

建立以街道医养结合服务综合体为核心,以 12 家社区卫生服务中心、2 家二级医院、6 家公立三级甲等医院为分级管理的"1 + N"网格化服务体系,坚持社区卫生服务中心为基础统筹健康服务、二级医院为支撑畅通转诊渠道、三级甲等医院为托底保障重症救治;通过共建、特许、民办公助等模式,建成 14 个医养结合服务综合体,支持社会力量共办医养结合机构 29 家,培育引进医养结合服务社会组织 27 家,引导民营医疗机构参与基本公共卫生服务、"互联网 + 护理服务"、家庭病床等服务。依托区养老服务质量指导中心,建成 1 个区级时间银行健康养老管理中心,2 037 名医养结合服务志愿者实时对接、援助老人健康服务需求;在老旧小区开展"物业 + 健康养老"试点工作,实现所有居家、机构老人病有所依、病有良医。

坚持融合发展新理念　探索医养结合新路径

江苏省苏州市姑苏区

摘　要

江苏省苏州市姑苏区着力构建居家社区机构相协调、医养康养相结合的养老服务体系，推进养老服务机构和医疗卫生机构载体资源整合，实现各养老机构、社区养老服务设施等与医疗机构签约合作全覆盖，促进"养老服务"延伸融合；深耕家庭医生服务，开展精细化、多元化健康管理，促进"筛查—医疗—康复"延伸融合；深化"互联网＋"服务，打造"养老顾问""卫生服务"模块、"区域慢病分析预测模型"，促进"需求—服务"信息化融合。

姑苏区借力机构改革的机制优势、大型医院集聚的资源优势、多元养老服务的供给优势，形成以居家健康服务为基础、社区照料为补充、机构专业护理为支持的医养融合发展路径，在工作机制上，坚持党政统揽、部门协同，2019年，区民政局、区卫生和计划生育局职责整合，组建区民政和卫生健康局，推动区委常委会每年至少专题研究1次医养结合工作。在服务供给端，共有14家社区卫生服务中心、22家社区卫生服务站实际运行，已建成运营虚拟养老院1个、"枢纽型"综合为老服务中心20家、养老机构30家、日间照料中心81家。

一、"医""养"机构"联姻"，助力服务创新

立足区情实际，着力打造社区"养老＋医疗"融合服务阵地，统筹推进机构养老，培育多层次康养产业发展格局。一是实现"养老机构＋医疗"全覆盖。各社区卫生服务机构及二级及以上医疗机构与相应服务片区的养老机构签订服务协议，组织医疗团队为住养老人建立健康档案，定期开展上门配药、慢性病管理、健康教育、双向转诊等相关服务，30家正在运营的养老机构中13家为医养结合机构（两证齐全的护理院），17家老年公寓均可提供医疗服务。广泛吸引央企、外企、国企等优质康养服务企业进驻辖区，引进先进运营经验，举办老年公寓、护理院等失能、失智老年人专业照护机构。同时加强养老机构内设医务室审批及日常监管，规定床位数在100张以上的养老机构必须向区民卫局申请设置医务室，采取巡诊查房等形式促进机构内设医务室医疗质量不断提升。二是实现"社区养老服务设施＋医

疗"全覆盖。各综合为老服务中心、日间照料中心通过与医疗机构签约合作形式，其中，共有 52 家社区养老服务设施开设"家庭医生工作室"，落实巡诊制度，提供血糖控制等慢性病管理服务。在综合为老服务中心层面，其中 8 家嵌入社区卫生服务机构同址运行，7 家设置短托照护床位，在西大街项目与企业合作打造智慧化老年人健康管理中心，在苏锦街道综合为老服务中心引进资本成立二级康复医院及养老机构相结合的高端医养融合服务载体。

综合为老服务中心设置情况

序号	综合为老服务中心	嵌入社区卫生服务机构	设有短托照护床位
1	平江街道梅巷综合为老服务中心	✓	
2	金阊街道彩香综合为老服务中心	✓	✓
3	金阊街道三元综合为老服务中心	✓	✓
4	沧浪街道潼泾综合为老服务中心		✓
5	沧浪街道西大街综合为老服务中心		✓
6	双塔街道大公园综合为老服务中心	✓	✓
7	双塔街道里河综合为老服务中心	✓	
8	苏锦街道综合为老服务中心	✓	✓
9	吴门桥街道南环综合为老服务中心	✓	
10	吴门桥街道综合为老服务中心	✓	✓

二、深耕家庭医生服务，提升居家颐养能力

姑苏区推行"无围墙式"家庭医生服务，不断提升居家老人健康服务体验感，目前已设立 111 个家庭医生团队和 77 个全科医生工作室，其中省级家庭医生工作室 8 家。一是健康管理更精细。针对 65 周岁以上的常住老年人群开展免费健康体检，并逐渐提升体检标准，2022 年新增前列腺特异抗原（男）/鳞状细胞癌相关抗原测定（女）等项目，2023 年 65 岁以上老年人健康管理率 70.95%。每年为接受健康管理的老年人提供不少于 4 次的健康咨询和指导服务，优先提供转诊服务，2023 年 65 岁以上老年人健康管理率 70.95%。此外，配备家庭医生出诊包，上门医疗的服务数据即时同步至社区卫生服务中心医生工作站，家庭医生实现了线上签约、线上履约的功能，所有服务数据有据可循。二是特色服务更多元。针对符合住院指征需要住院，但因患心脑血管疾病、老年痴呆等长期瘫痪在床而行动不便住院确有困难者，开展家庭病床、上门巡诊等居家医疗服务，为老年人提供实时动态的基本医疗服务，2023 年累计建床 1 482 张。此外，先后开展"医路相伴"老年人陪同诊疗、老年人防跌倒自我管理小组、失智筛查及家庭照护培训等特色服务项目，满足居家老年人多样化

医疗需求。在家庭医生履约过程中,有序推进阿尔茨海默病、老年人失能、免费肺炎疫苗接种、防跌倒等老年人群重点慢性病早期筛查、干预及分类管理。

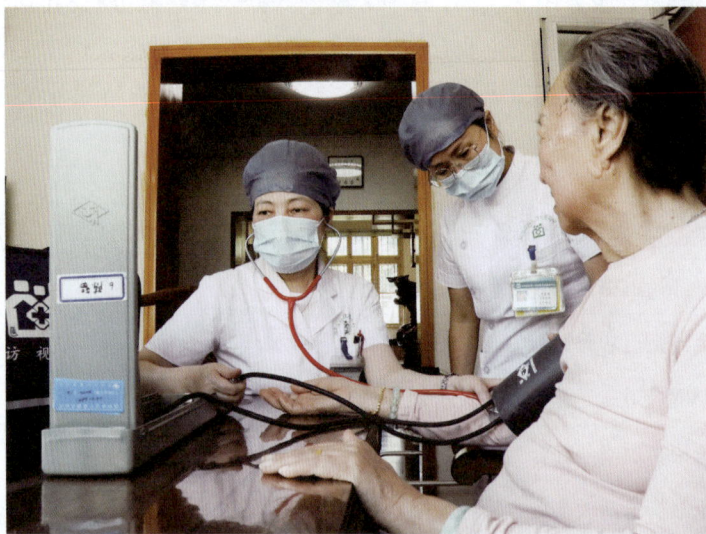

家庭医生上门服务

三、打造共建共享平台,强化服务资源衔接

打通民政和卫生条线间数据壁垒,在姑苏区区域健康信息平台整体建设中打造了"养老顾问""卫生服务"模块,开发辖区养老资源布局、老年人养护清单、日照中心每日菜单、卫生服务机构地址及服务项目、线上家庭医生签约等特色功能,实现资源"服务可查询,电话可拨打,地址可导航"。在老年人涉及较多的慢性病管理中,应用互联网+、大数据等技术,打造"区域慢病分析预测模型",描绘区域慢性病发展趋势,从数据支撑、个案分析、区域应用三个方面为管理部门和老年居民个人提供便捷、高效的健康管理服务,有效提升辖区内老年居民慢性病、未病管理和自我防范的意识主动性。

在接下来工作中,姑苏区将继续坚持融合发展,在"社区养老服务设施、养老机构+医疗卫生"的基础上,进一步探索医疗力量更强有力的合作机制。

公益优先　医养一体
为失能老人托起幸福"夕阳红"

江苏省徐州市沛县

摘　要

江苏省徐州市沛县,人口 130 万的农业大县。面对日益加剧的人口老龄化形势,县委、县政府高度重视老年健康和养老服务体系建设工作,立足实际,长远规划,积极推进医养结合融合发展。卫生健康、民政、医保等部门分工协作,建立联席办公工作机制,打造出一条"公益优先,医养一体"的发展之路,有效破解了"一人失能,全家失衡"的养老难题。

2022 年,沛县县委、县政府立足全县人口老龄化和老年人康养需求实际,以提升医养结合服务能力为中心,集聚政策,健全机制,在全县东南西北中五个方位,选择 7 家非镇政府驻地卫生院、2 家镇政府驻地卫生院规划建设医养结合项目,投资 3.7 亿元,新建面积 6.4 万平方米,新设置护理型床位 1 800 张。2019 年实行长期护理保险,解决老年人入住医养结合机构经费补贴问题。采取乡镇卫生院托管养老院、乡镇卫生院转设护理中心、乡镇卫生院转设精神康养中心、民办医养结合机构四种运行路径,大力推进公益优先、医养一体的"沛县模式"。加快智慧赋能,健全智慧养老服务系统,大力提升医养管理服务水平,解决了全县七千余名失能、失智、空巢老人的健康养老难题。

一、着力推进公益优先发展思路

沛县医养结合事业的发展定位于公益性、普惠性,具有区域发展特色。一是政府投资发展普惠养老。2022 年,沛县县委、县政府将医养结合发展列入沛县 2022 年民生实事工程,成立医养结合工作专班,重点打造医养结合亮点项目,共建设医养结合中心(护理院)11 家,其中 10 家公建公营,充分发挥公立医疗机构的公益性优势,降低群众健康养老负担。二是长护先行降低养老成本。实行长期护理保险,老人入住医养结合机构,可享受重度失能人员 2 460 元/月、中度失能人员 1 545 元/月的补贴。对辖区符合政策的三无、五保等特困老人减免费用，有效缓解了老年人在看病就医方面的经济负担。

二、加快实施医养结合模式转型升级

2019 年以来，沛县探索出了四种接地气、合时宜的运行服务模式。一是乡镇卫生院托管养老院。沛县敬安镇卫生院托管敬安镇敬老院，成立了沛县静安护理院，设置养老床位 300 张，重度失能照护床位 150 张，同时接纳原有社会集中供养人员 32 人，形成了重度照护和社会养老相结合的医养模式。二是乡镇卫生院转设护理中心，两块牌子一个班子管理。沛县鸳楼、唐楼、湖屯等乡镇卫生院，为满足老年人健康养老需求，院内新建护理院，设置床位共计 800 张，为失能半失能老人提供专业的医养结合服务，探索出一条乡镇薄弱卫生院的转型发展新路径。三是乡镇卫生院转设精神康养中心。沛县王店卫生院转轨建成二级精神专科医院，承担精神患者的照护任务，该院新扩建精神专科病房 6 000 平方米，设置病床 200 张，现为长期护理保险定点机构，收治患者 180 余人。四是建设独立的民办医养结合机构。沛县福星夕阳红护理院设置医养结合床位 200 张，沛县嘉华护理院、华康护理院正在建设中，建成后新增医养结合护理床位 800 余张，将进一步满足全县老年人不同层次的康养需求。

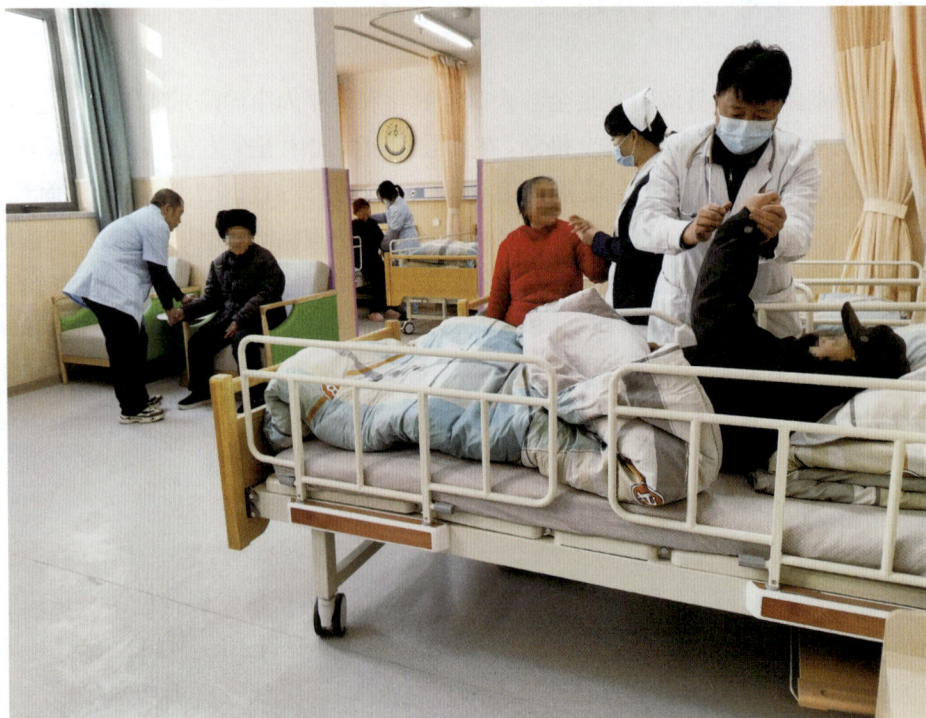

滨湖康养中心医护人员为老人做日常巡检

三、大力提升信息化管理服务水平

一是全面推进医养结合机构管理信息化，自主研发智慧医养系统，从老人档案录入、生活能力评估、护理等级评定和日常管理等方面实现信息智能化操作，将"医"与"养"管理的每个环节、每个方面都综合到管理系统之中，优化流程，提升效率，促进医养结合机构优质、高效、可持续发展。二是利用物联网、人工智能等现代技术与智能设备，随时查看老人生命特征状态、睡眠分析、离床状态、滞留过长预警，异常情况自动报警，防止老人发生意外；通过 SOS 呼叫，给老人提供快捷的养老服务需求，使患者入住体验感更强，环境安全及生命安全得到了更全面的保障。

截至 2023 年底，沛县共建设医养结合护理床位 2 000 余张，收住中重度失能患者 600 余人，精神疾病患者 180 余人，为 6 300 多位老人提供上门服务，医养结合服务"沛县模式"已经成为全县城乡居家养老的重要补充形式，也让更多失能失智和家庭照护困难的群众得到了帮助。下一步，将突出需求导向，针对目标人群建立个人档案，根据老人的生活习惯及健康需求提供个性化的服务。同时突出专业导向，利用县域内的中高等院校开设老年专业课程，开展职业技能培训、继续教育和学历教育，大力培养老年医学、康复、护理、心理和社会工作等方面的专业人才。

完善体系 创新服务 打造医养结合嘉善经验

浙江省嘉兴市嘉善县

摘 要

浙江省嘉兴市嘉善县积极应对人口老龄化国家战略和健康中国战略,不断满足老年人日益增长的健康养老服务需求,全县老龄健康事业迈上新台阶。2016年,嘉善县作为浙江省医养结合试点单位以来,连续4年获评健康浙江考核优秀,推行长期护理保险制度,创建全国智慧健康养老应用示范基地。

嘉善县建立健全医养结合领导小组,由县政府主要领导担任组长,分管领导做好牵头抓总,卫生健康、民政、医保等重点部门协同配合,有力推进医养结合工作落地见效。医养结合工作被纳入嘉善县国民经济和社会发展、老龄事业等"十四五"发展规划、全县国土空间总体规划布局和全县目标责任制共同富裕考评等,2019年以来共计13个医养结合相关项目列入县政府民生实事项目;确定医养结合项目用地共380.06亩,投入33.16亿元用于养老、医疗等系统建设;成立由15名专家组成的县医养结合质控中心,推进医养结合服务标准化、规范化、制度化、专业化。全县二级及以上综合医院和中医医院老年医学科规范建设率100%;养老机构和医疗机构实现签约合作100%;基层医疗机构提供安宁疗护服务100%。

一、深化融合,强化措施,构建县域医养结合新体系

(一)强化毗邻促融合

80%以上的养老和医疗机构毗邻融合建设,实现全县镇(街道)医、养融合建设和发展。通过内设医务室、医养签约、巡回医疗点、流动服务车、家庭病床等服务方式,提供更优质便捷的服务。例如,在惠民街道,入住银福苑的老年人可以享受到惠民街道卫生服务中心医务人员每周上门查房进行健康评估,定期坐诊看病、配药等服务,实现养老与医疗"零距离"。

(二)信息共享强融合

以嘉善县"健康大脑"建设项目为基础,逐步将健康管理数据和养老服务数据进行县域

资源共享，互联互通，构建"居民—平台—医疗机构"的闭环健康管理。比如通过打通数据边界，分析养老机构入住老年人健康档案相关数据，对机构内老年人健康管理率、中医药健康管理规范率、高血压、糖尿病患者规范管理率等信息进行智能评估，更有针对性地对机构住养老年人进行医疗保障。2023年老年人健康档案建立95 476条，老年人家庭医生签约率95%，老年人健康管理率66.43%。

（三）人才队伍助融合

始终将老年医学、康复临床、护理、安宁疗护等纳入卫生专业人才培训规划，制订每年培训计划，积极选派优秀人员参加上级相关人才培训，共计培训1 000余人次。建立完善薪酬、职称评定等激励机制，如对从事医养结合服务的优秀医护人员破格晋升副高级职称。全面提升养老护理人员专业队伍，加强对老年人慢性病日常监管和保健，日常生活科学指导方面的培训，每年培训近3 000人次。

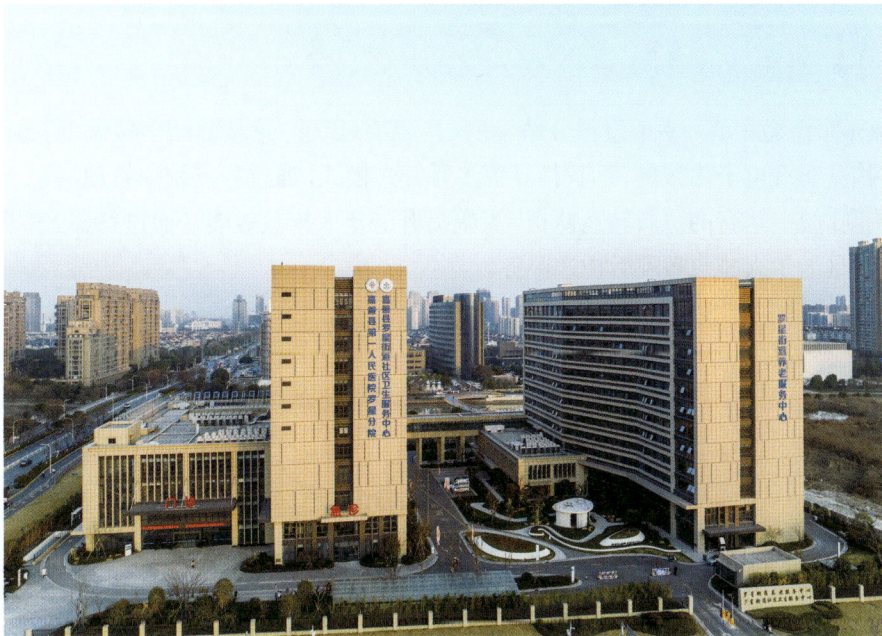

社区卫生服务中心和养老服务中心毗邻建设

二、先行先试，示范引领，构建县域为老健康新模式

（一）开展筛查和科普，注重预防保健

针对老年群体关键诉求，在肿瘤筛查、慢性阻塞性肺疾病防治、老年心理健康等方面重点突破。启动40~74周岁户籍居民大肠癌筛查，共筛查49.8万人（次），大肠癌早诊早治率提高到90%以上，结直肠癌死亡率明显下降，调整死亡率下降近84%，大肠癌5年生存率比

筛查前增长将近一倍。与各社区居家养老服务中心、辖区医养结合和养老机构等服务平台相融合，经常性开展老年人心理健康科普宣教、一对一疏导等服务，老年人心理健康关爱站实现镇（街道）全覆盖，串联全县老年人心理健康关爱的服务链，实现闭环体系。

（二）探索云端等渠道，加强健康管理

深化家庭医生、慢性病随访、5G 家庭病床等服务，实现"5G 智慧健康屋"全县域覆盖，全县 11 个智慧健康屋、20 个小小屋为辖区老年人提供血压、血糖、血脂等 11 项体征自检筛查服务，数据实时归集老年人电子健康档案，异常预警主动提醒家庭医生进行闭环管理，2023 年共筛查高危人群 67 328 人（次）。通过数据互通，实现居家移动医保支付，通过数据共享，实现诊前、诊中、诊后两慢病跟踪管理，推动公共卫生服务进一步升级扩面。利用社区党群服务中心、老年活动室建设位于小区门口的巡回医疗点，为老年人建立数字健康档案，并提供一般诊疗、评估随访、用药指导、健康宣教等服务，实现"不出小区、不过马路"即可享受基本医疗保障，用心打造"15 分钟生活圈"医养升级版。

（三）完善急救服务网，维护老人生命

建成 1 个急救中心 +9 个急救分站，完成县域镇（街道）急救分站全覆盖，打造 5G 现代化急救网络，实现电子化派单、远程指导等多元智慧模式，通过一支统一管理，统一配置，统一指挥调度，统一运行的急救转运队伍，大幅提升老年人抢救效能。通过"96120"非急救转运专线，满足老年人非急救院后护送服务。

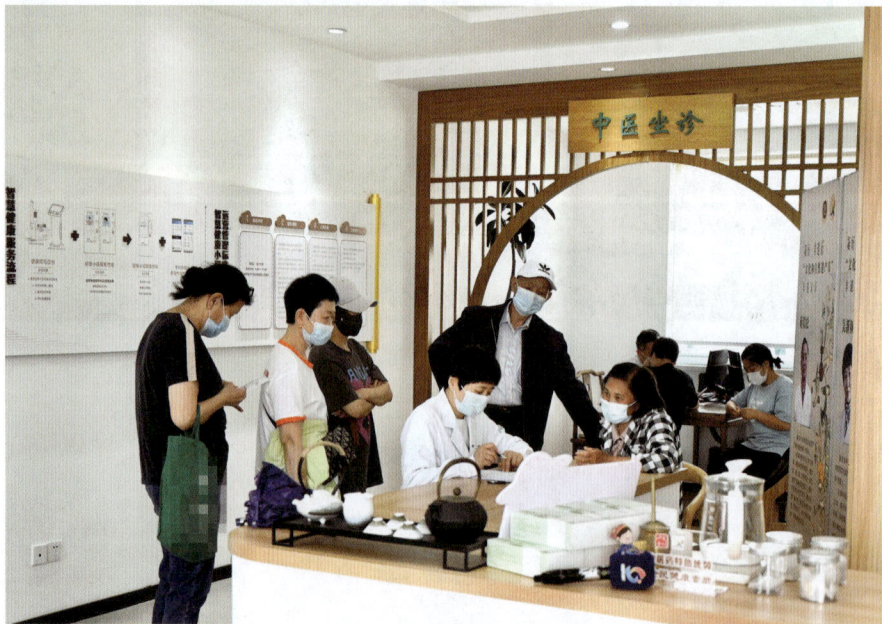

家门口的巡回医疗点

政策开路　多点发力　发展"医养瓯海"

浙江省温州市瓯海区

摘　要

浙江省温州市瓯海区于 2015 年开展医养结合工作,围绕"医疗与养老服务衔接、保障政策、医养设施建设、人才队伍激励、互联网＋健康养老、数字医养服务"等方面出台政策文件 11 项,大力构筑"政策矩阵",并将医养结合作为重要内容纳入区委"1＋3"改革项目和区政府民生服务攻坚项目。

瓯海区是温州市四大主城区之一,下辖 12 个街道、1 个镇和 1 个经济开发区。现有 60 周岁以上老年人口 11 万人,占全区总人口的 22.7%,老龄化程度位居全市第二。截至 2023 年 12 月底,全区拥有养老机构 18 家,共有床位 2 208 张,护理型养老床位占比 63.6%;医养结合机构 6 家,医养结合床位 77 张,每千名老年人医疗机构康复护理床位数达 5 张。瓯海区构筑矩阵式的医养结合政策支撑体系,搭建起以高品质医养社区为引领,以社区居家医养结合为支撑,以家庭医生居家上门服务为基础的医养结合服务供给体系。

一、构建开放型医康养护政策体系

(一)放宽医保门槛

适当放宽养老机构医保药品配备、医务人员配置等准入条件,建立多部门联合审核机制,缩减审核等待时限。支持养老机构内设医疗机构,建立医保协议定点评分标准。对政府支持的招商引资等重点项目的养老机构内设医疗机构,开通绿色通道办理。

(二)强化资金保障

区政府建立医养结合独立账户并每年拨付专项经费,逐年递增,从 2019 年的 50 万元,递增到 2023 年 100 万元,重点支持医养结合发展。对各类民办及公办(建)民营养老机构内设持证运营的护理院、医务室分别给予 50 万元、10 万元的建设补助,以及运营补贴和其他政策扶持,2022—2023 年共补助 100 万元。发文要求用于社会福利事业的彩票公益金加大倾斜力度，2022年福彩公益金资助20万元支持开展医养结合服务。

（三）加强队伍建设

每年安排医养结合机构人员赴二级甲等及以上综合医院进修，定期开展业务培训，各类进修培训费用由区卫生健康局人才培养资金担负50%，培训人员所在单位支付50%。明确开展医养结合、安宁疗护、老年健康服务的医护人员所得的工作补助，不纳入绩效工资总额，并向一线医务人员倾斜；对从事医养结合、安宁疗护服务的一线医护人员在本单位职称评聘和推荐评优时给予优先照顾，有效调动机构和医护人员积极性。

二、打造多链条医康养护服务模式

（一）推行"养老机构＋医疗机构"融合模式

大力推进养老机构与辖区公办医疗机构建立医养协作关系，在医疗机构签约服务养老机构的基础上，进一步延伸到签约服务镇街（社区）养老服务中心。辖区社区卫生服务中心（卫生院）每月为养老机构提供至少4次上门医疗服务，对年服务48次以上的，区财政根据服务规模分别给予每年2万元（50张床位以下）、3万元（50~100张床位）、4.5万元（100张床位以上）补助。对服务镇街养老服务中心、社区居家养老服务照料中心的社区卫生服务中心（卫生院），根据年巡诊服务次数，按每次400元给予服务补助。2023年共服务18家养老机构684次，服务29家镇街养老服务中心（社区居家照料中心）696次，落实服务补助56.88万元。

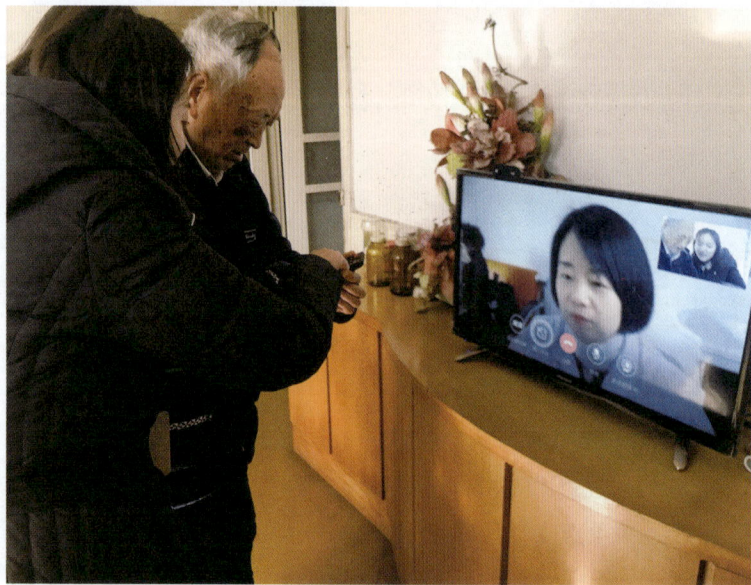

居家老人"互联网＋健康养老"平台连线辖区医生

（二）发展"互联网＋健康养老"数字模式

积极响应国家"互联网＋医疗健康"发展战略，构建"线上＋线下"养老服务闭环。居民端改造升级中广有线电视机顶盒，老年人可利用遥控器视频连线接受远程医疗、健康咨询、慢性病管理等服务。医院端搭建"互联网＋签约服务"综合信息化平台，与医院诊疗系统融合，实现实时调取历史诊疗数据、回拨诊疗、公共卫生随访等功能。院外端将13家社区卫生服务中心（卫生院）巡回医疗车与平台绑定，医务人员可按需向平台定位车辆申请派单，将线上就医申请与线下入户诊疗无缝对接，实现居家老人"足不出户，即可享受健康服务"。2018年至2023年12月底，平台连线服务累计达32 511人次，派单服务106 102人次，转诊上级医院16 949人次。

（三）建设"养老服务中心＋护理站"试点模式

依托省级康养联合体试点，区中西医结合医院提供康养联合试点服务支撑，联合民政部门，为56位60周岁以上的骨折、脑卒中老年人提供全面、专业、康复护理。构建预防照护服务与康复护理服务两个维度，为骨折、脑卒中等老年人制订差异化、个性化服务方案，按照轻、中、重度三个等级每月分别提供12次、16次、20次，每次不少于1小时的上门专业护理服务，2021—2023年累计服务2 300人次。

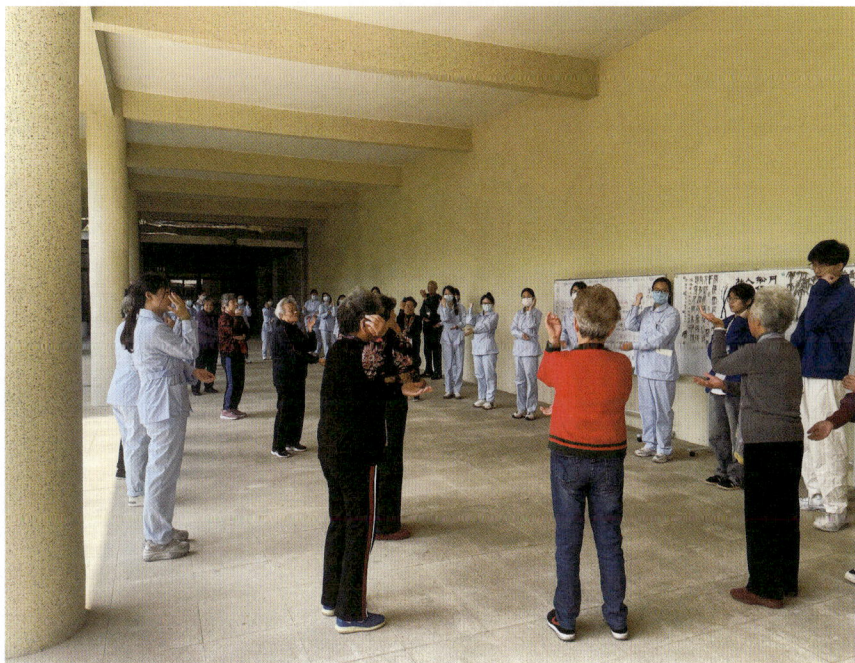

金竹嘉园医康养护教示范基地

三、推动高端型医康养护产业提升

通过"供地＋招引"模式，实现医康养服务高品质、集约化。在省级特色小镇——生命健康小镇出让 112 亩地引入国内高端企业，建设高品质医养社区，毗邻温州医科大学附属第一医院，通过"一个社区、一家医院"实践模式，打造"防护—治疗—康复—长期护理"闭环整合型医养结合服务，预计 2024 年 6 月试运营。以金竹嘉园为依托，引入国企，出资 8.67 亿元，联合养老集团、高职学院、民营医院等各行业与领域的优质资源，共同打造全省第一家国企投资集团化运营的"医康养护教"示范型基地，开放 700 张床位，提供全周期医康养服务。引进国际阿尔茨海默病研究领域顶尖人才，打造全国一流的阿尔茨海默病基地。

探索适合老年人健康状况的医养结合服务模式

浙江省宁波市鄞州区

摘　要

浙江省宁波市鄞州区地处宁波都市核心，区域总面积 814.2 平方千米，常住人口 150.1 万，其中 65 岁以上老年人 16.61 万。鄞州区高度重视医养结合工作，以"打造高质量发展共同富裕首善之区"为目标，先后获全国慢性病综合防控示范区、全国基层中医药工作先进单位、全国流动人口基本公共卫生服务均等化示范区。鄞州区政府主导、综合推进，通过建立密切的医养结合工作机制，深化灵活的医养结合运行机制和构建数字型医养结合服务机制，取得服务供给、老年友好氛围和服务满意度三个提升成效。

2015 年，鄞州区已启动医疗机构与养老机构全面签约工作。通过建立"工作""运行""服务"三个机制，着力打造"鄞有颐养"品牌。目前，全区共有公立医疗卫生机构 32 家，其中三级甲等医院 3 家、三级乙等 1 家、21 家基层医疗机构，还有三级甲等市级医院 1 家、民营医院 30 家（其中三乙 1 家）；养老机构 21 家、医养结合机构 7 家，养老床位 9 951 张，在册养老护理员 819 名，每百名老人拥有养老床位 5.18 张，每千名老人康复护理床位数 7.5 张。

一、政府重视、部门协同，建立密切的医养结合工作机制

将医养结合工作写进区委、区政府《鄞州高质量发展建设共同富裕标杆区行动方案（2021—2025 年）》并纳入"十四五"经济社会发展规划；区政府出台《鄞州区"一老一小"整体解决方案》，系统推进养老体系建设和医养结合工作。成立由区政府领导任组长，成员单位包括相关部门医养结合工作领导小组，定期召开协调会议，统筹推进全区医养结合工作。

二、政策支持、举措有力，深化灵活的医养结合运行机制

（一）加大投入，减轻税负

逐步加大财政投入范围和力度。2022 年，对全区所有 60 岁以上老人开展自理能力筛查，评估失能老人 15 550 人，补助 221.54 万元；对政府购买服务对象的老人开展家庭养老病床、老年照护等级评估以及意外伤害保险补助，补助 176.56 万元；2023 年，根据"浙里康养"平台信息，按照年度收住中度以上失能失智老年人每满 50 人给予 15 万元补助、收住不足 50 人每人每年 180 元的标准给予养老机构补助，补助 105 万元。对非营利性社会办医疗和养老机构给予企业所得税、房产税等优惠；在社区为老人提供日间照料护理等机构享受水电气热按照居民价格收费优惠。

（二）政策支持，社保支撑

基本医疗保险将老年慢性病和安宁疗护纳入按床日付费范畴，分别为 460 元/（床·日）和 480 元/（床·日）。2018 年，作为市级试点首批启动实施长期护理保险，城镇职工参保重度失能人员享受每月 1 200 元的护理保险费；2022 年，深化长期护理保险制度，城镇职工和居民参保人员均纳入参保对象，参保失能老人，选择机构护理按失能等级享受 40~60 元/（床·日）补助，选择居家护理按规定时长享受护理服务，最多每月 30 小时，服务价格 65 元/小时，推动社会保障提档扩面、精细管理。2018 年以来，累计享受长期护理保险 4 000 余人次。

三、数字赋能、优化提升，构建数字型医养结合服务机制

借助区域卫生国家五级乙等最高水平互联互通信息化优势，构建"居家养老＋互联网医药护""社区养老＋医养融合 e 站""机构养老＋智慧医养工作室"的数字型医养结合服务模式，努力实现养老与医疗的深度融合、无缝衔接。

（一）为居家老人提供互联网＋"医疗护"服务

以卫生健康和鄞龄养老两个信息平台为支撑，实现居家养老老人"医＋药＋护"全流程网上医疗服务。通过浙里办"鄞领健康"整合资源，在支付宝上线"送药到家"，为病情稳定的老年慢性病患者提供 24 小时涵盖 26 类慢性病、210 种正规药品的线上续方、医保实时结算、送药入户服务。老人或家属可通过"互联网＋医生或护士"平台预约线上常见病、慢性病咨询、诊断、开方等诊疗服务，上门提供 PICC 管、伤口造口护理等 40 余种专业护理服务。

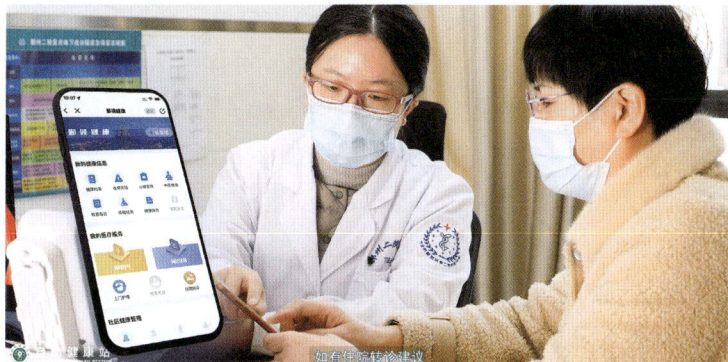

居家老人通过"鄞领健康"享受互联网服务

（二）为社区老人提供医养融合健康 e 站服务

投入 500 万元实施医养融合健康服务 e 站区民生实事项目，选取 30 家毗邻养老院村级医疗机构，通过配备自助微诊室、无人药房、自助健康检测、检验检查设备，为社区养老老人就近提供全面医疗健康服务。依托区域会诊中心，提供远程诊疗、远程心电、远程眼底镜诊断等服务，完善"基层检查＋上级诊断＋数据集成"模式。依托区域转诊平台，基层医生在服务 e 站，可为社区老人提供门诊、检查、住院精准转诊服务。

（三）为机构老人提供医养结合工作室服务

除 7 家医养结合机构外，其余 21 家养老机构均与基层医疗机构签订协议，设立"智慧医养结合工作室"定期安排医务人员巡诊，试点利用云诊室、自助健康站等深化机构医养结合服务，并广泛应用远程健康监测设备、移动随访出诊包、远程康复设备等信息化手段，不断提升服务效率和质量。

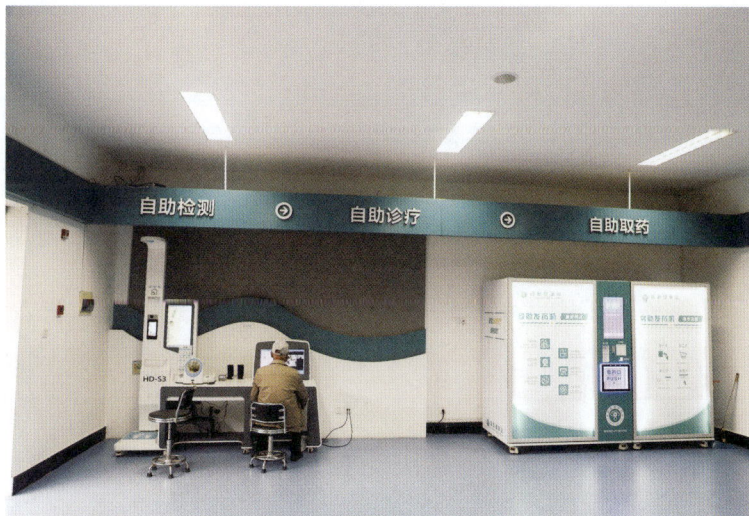

在姜山镇茅山养老院开设自助健康站

通过政策机制改善，内部动力激发，医养结合服务供给不断提升，全区有长期护理保险定点单位 30 家，其中居家护理 18 家，机构护理 12 家，可提供床位数 4 289 张。近三年，新增 2 家安宁疗护机构，新增开设康复护理床位机构 5 家，增加床位 316 张，老年医学科出院人次增加 25%、门诊人次增加 30%，养老护理员增加 245 名。全区爱老敬老助老氛围日益浓厚，是全国第三批智慧健康养老示范基地，成功创建全国老年友好型社区 3 个，钱湖医院医养模式入选全国医养结合典型经验案例。各公立医疗机构均建成老年友善医疗机构，其中省级 4 家、区级 28 家；2023 年，为 13.43 万名 65 岁以上老人提供家庭医生签约服务，签约率 80.85%；65 岁以上老人医养结合服务率 68.80%。

构建体系　织牢网底　打造示范
三项举措助推医养结合发展

安徽省安庆市岳西县

摘　要

安徽省安庆市岳西县坚持补短板、强基础、扬优势,多措并举,推动构建"老年医疗、医养签约、长期照护"三个服务体系,织牢"老年健康、社区医养结合"两个服务网底,打造一批医养康养产业示范基地,建立健全居家社区机构相协调、医养康养相结合的医养结合服务体系,更好地满足老年人多层次、多样化的健康养老需求。

岳西县位于大别山腹地、皖西南边陲,现有常住人口 32.38 万人,60 岁以上常住老年人口 6.42 万人,占全县总人口数 19.83%,其中失能、半失能老人 6 212 人;有县直卫生健康医疗单位 5 个,乡镇卫生院 24 个,村卫生室(社区卫生服务站)189 个,民营医院 3 所,医养签约、医养结合机构 34 家,养老机构、乡镇卫生院中护理型床位占比分别为 62.6%、33.08%。近年来,岳西县积极推动医养结合发展,助力实现让更多老年人享有高质量晚年生活。

一、构建三个服务体系,提升医养结合服务能力

(一)构建老年医疗服务体系

加强老年医学专科建设,提高老年医疗多病共治能力,为医养结合发展提供医疗支撑。2 家县级公立医院均设立老年医学科,28 家医疗机构设置康复医学科(门诊),建立护理院 1 家。开展老年友善医疗机构创建,全县 187 家医疗卫生机构创建为老年友善医疗机构,占比达 86.18%;招募 40 名党员志愿者,为老年人就医开通绿色通道和陪诊陪检服务,改善老年人就医体验。开展"一周一村"义诊品牌活动,通过组建志愿服务团队、县级医师下基层等方式,将医疗服务送至老人身边,自 2022 年 10 月以来,累计开展活动 62 场次,服务老年人 7.1 万余人次。

（二）构建医养签约服务体系

乡镇卫生院与养老机构医养签约实现全覆盖，有效提升养老机构医疗卫生服务能力。24个乡镇卫生院分别与32家养老机构签订医养结合服务协议，为签约机构开通预约就诊"绿色通道"，为入住老年人提供疾病诊疗、医疗康复、医疗护理、急诊急救绿色通道、双向转诊等服务。同时，根据老年人需求和意愿，派驻医护人员到签约养老机构开展巡诊、身体检查、健康指导等服务，每年为65岁及以上老年人提供一次免费健康体检。2023年8月，岳西县菖蒲镇中心卫生院、岳西县来榜镇中心卫生院获评"安徽省优质医养结合示范中心"。

（三）构建长期照护服务体系

制订《岳西县基本养老服务清单》，为经济困难的老年人提供养老服务补贴。依托社区工作人员、党员志愿者及社会热心人士，通过"菜单式"等方式，为社区高龄、重病、失能、部分失能以及计划生育特殊家庭等行动不便或确有困难的老年人提供家庭卫生保洁、物资运送、家电水电维修、送餐、助浴、理发、助医等基本服务。同时，引入社会资本，实现县域民营医院参与医养结合全覆盖，为失能、半失能老年人提供集疾病诊疗、康复护理、预防保健、养老服务、健康监测等为一体的医养结合服务。

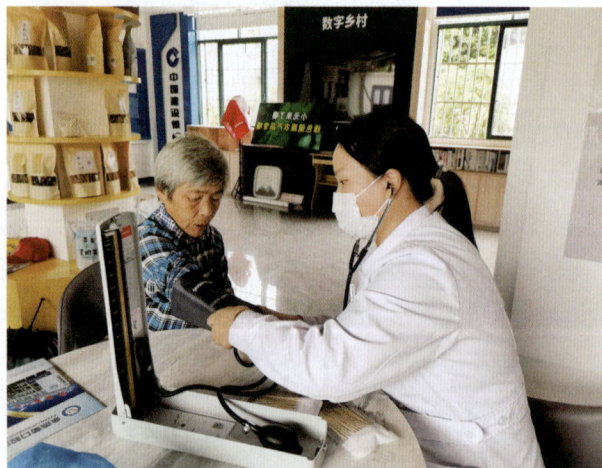

家庭医生深入社区为老年人提供健康管理服务

二、织牢两个服务网底，增加居家社区服务供给

（一）织牢老年健康服务网底

规范实施基本公共卫生服务老年人健康管理、中医药健康管理、老年健康与医养结合服务项目，65岁及以上老年人健康管理率达66.36%、中医药健康管理率达85.36%，2023年度为1270名65岁及以上脱贫失能老年人提供医养结合和健康指导上门服务。全县共组建"1＋1＋N"家

庭医生团队 189 个，通过发放家庭医生签约联系卡，畅通家庭医生与老年人联络渠道，建立稳定的、信任的服务关系，为辖区内 65 岁及以上老年人提供健康宣教、健康管理、上门巡诊等便捷、连续的签约服务。2023 年家庭医生签约服务老年人 46 270 人，签约率达 80.73%。

（二）织牢社区医养结合网底

全县建成乡镇居家养老服务中心 24 个、社区（村）居家养老服务站（日间照料中心）152 所，覆盖率分别达 100%、85%，为老人提供生活照料、文化娱乐、精神慰藉、医养康复四个板块的服务。扎实推进医共体建设，充分发挥家庭医生团队作用，通过"订单式"服务，把专家送到老年人家中或社区（村）居家养老服务站，为失能、慢性病、高龄、残疾、疾病康复或出院后仍需医疗服务等有需求的老年人提供健康教育、医疗巡诊、家庭病床、居家医疗、心理精神支持等医疗卫生服务。

三、打造一批示范基地，助力医养康养产业发展

岳西县立足得天独厚的生态资源优势，大力发展健康养生产业，积极打造全国旅居养老基地、全国高端康养基地，成功入选"2023 年中国康养产业可持续发展能力百强县"，建成"糖尿病康复示范基地"，岳西县道元古村等 4 家企业被确定为省级森林康养基地、长三角康养基地。成立"岳西县大健康行业协会"，推动医疗、医药、医养、康养的高质量发展。目前，大健康产业规模达 94 亿元。依托辖区康养企业，将高品质医疗级温泉资源和优越的自然生态环境、优秀传统养生文化、传统中医技法深度融合，打造"温泉养身、中医养生"医养品牌。

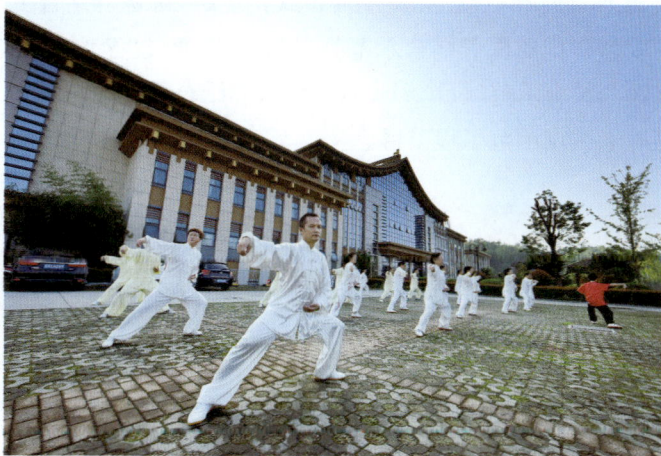

岳西天悦湾全国旅居养老示范基地老年人晨练

"老吾老，以及人之老"，岳西县将继续先行先试，在推动医疗卫生服务与养老服务深度融合上下功夫，建立健全机制，不断满足老年人日益增长的多层次、高品质健康养老需求，充分挖掘、激发老年人自身潜力和动力，让每一个人"老有所医、老有所养、老有所享"，走出一条具备岳西特色的健康养老之路。

创新"三动三留"医养模式　打造幸福美好银发生活

安徽省滁州市全椒县

摘　要

安徽省滁州市全椒县聚焦发展需要,紧抓资源优势,努力探索政策驱动、财政撬动、社会联动和待遇留医、床位留人、服务留心的"三动三留"医养结合模式,相继实施设立专项经费、提高奖补标准、推行"公建民营"改革、引入社会资本、增设"床位医生"医疗服务、引进培养医养结合人才、开设"日间病房"等一系列务实举措,逐步实现医养结合保障更加有力、队伍更加专业、服务更加优质。

全椒县位于安徽省东部,辖 10 个镇和 1 个省级经济开发区,常住人口 39.56 万,60 岁及以上老年人占 22.34%;现有医疗机构 125 家、养老机构 17 家。近年来,全椒县坚持将优化医疗和养老服务衔接,推动医养结合发展,作为增进民生福祉的重要抓手,纳入"十四五"规划并编制专项发展规划,创新"三动三留"工作模式,切实保障医养结合工作有序有力推进。2022 年成功创建"安徽省优质医养结合示范县",2023 年通过"全国医养结合示范县"评估验收。先后获评省医养结合示范项目 1 个、省优质医养结合示范中心 6 个,辖区博爱老年公寓被评为省级智慧养老试点示范工程项目。

一、"三动"并举,确保工作有序推进

(一)政策驱动

成立以县政府主要负责人为组长的县医养结合工作领导小组,出台《贯彻安徽省进一步推进医养结合发展行动方案任务清单》,建立健全政府主导、部门协同、社会参与,以养老服务为基础、以医疗卫生服务为支撑、医养有机衔接的工作机制。出台《全椒县养老机构"红黄蓝"积分制考核办法》,将医疗服务和养老服务的考核结果作为兑现定额补贴的重要依据,每月一考核,每季度按考核得分情况,兑现公立养老机构综合定额补助、社会办养老机构运营补贴资金,充分调动养老服务机构的积极性。

（二）财政撬动

截至 2023 年 12 月，全县财政已投入 2 000 多万元建设社区养老服务中心、站。同时，每年从社会福利彩票公益金中预算 20 万元作为医养结合工作专项经费，2023 年增加至 116 万元。财政资金的强力支撑，为医养结合工作的持续进步注入了源头活水。

（三）社会联动

出台《关于印发〈全椒县加快发展现代服务业若干政策〉的通知》，鼓励支持社会力量参与医养结合工作。对新建（改扩建）或租赁房产经营（合同期在 5 年以上）的社会办养老机构，新增 50 张以上床位的，在给予一次性奖补时，对同等条件下且手续齐全的，提高 10% 奖补标准。目前，2 家基层医疗机构转型为护理院，开展养老服务。通过招商引资项目引进 3 家医养结合机构，建设规模均在 500 张床位以上，1 家已开工建设。

二、"三留"同步，确保服务质量提升

（一）待遇留医

出台《关于印发〈全椒县加强医养结合人才队伍建设的实施意见〉的通知》，定向提高老年医学科、护理、康复、安宁疗护、全科等医学人才的薪酬待遇。明确医养结合机构医护技术人员在申报、评定职称时，与医疗机构医护人员享受同等待遇。支持鼓励退休护士再次上岗。从事失能老年人护理指导、培训和服务工作，按岗位计酬。动员志愿服务人员为照护居家失能老年人的家属提供喘息服务，按工作日工资给予补助。

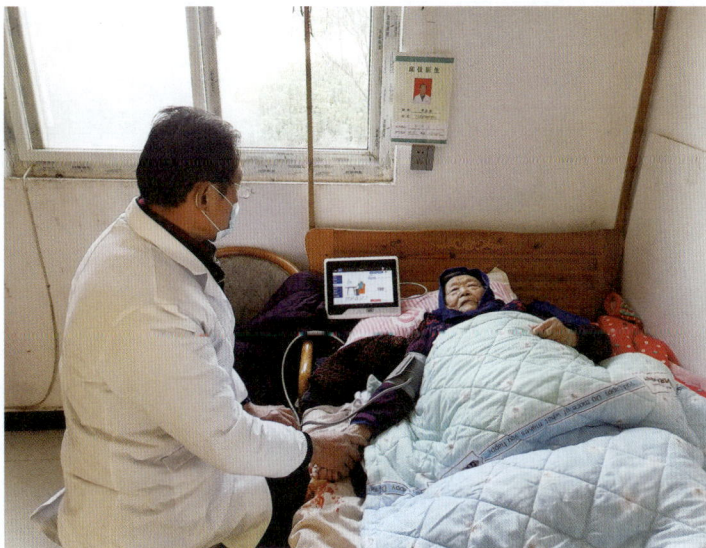

十字村谭医生正在为养老机构老人测血压

（二）床位留人

制定《全椒县养老机构"床位医生"服务的实施方案》，在全县各养老机构实行"床位医生"服务，每名住在养老机构的老人，确定一名"床位医生"和护理员，视老人的身体状况，每周开展 1~2 次巡诊服务，为老年人送医送药到床头，确保老人们和他们的亲属不再为看病东奔西走，安安心心留在养老机构里轻松养老，2022 年 12 月至 2023 年 12 月，累计服务51 392 人次。

（三）服务留"心"

成立"百医联盟"，开展"百医下乡""千医轮训"活动，助力基层医疗服务水平提升。2022 年至 2023 年，县级医院先后下派 5 年以上的执业医师 48 人，实施带教查房 383 次、外科手术 24 人次。基层医院上派县级医院进修 67 人，开展村医培训 1 308 人次。设立"日间病房"，群众白天在医院住院治疗，晚上回家休息，自 2023 年 5 月试点以来，"日间病床"服务 112 人次，医保资金支付和患者自付均下降 20% 以上。

坚持"三加强、三突出、三聚焦" 推动健康养老落地

安徽省亳州市蒙城县

摘 要

安徽省亳州市蒙城县以健康安徽建设为引领，以不断满足老年人健康养老服务需求为目标，加强"组织领导、资金投入和队伍建设"三项措施保障工作推进，突出"集中医养、医中有养、养中有医"三种模式增加服务供给，聚焦"优化机构审批、示范创建引领、发挥中医优势"三个方面提升服务水平，促进医疗卫生和养老服务有机衔接，让健康养老在蒙城落地落细。

蒙城县位于安徽省西北部，下辖 14 个乡镇、3 个街道、294 个行政村（社区），60 岁及以上老年人口 20.66 万人，占总人口的 14.27%。全县共有医养结合服务机构 27 家，机构医养床位 7 579 张，其中，护理型床位 5 077 张，占比达 66.98%。近年来，为有效应对人口老龄化，更好满足老牟人健康养老服务需求，蒙城县坚持加强三项工作举措、突出三种服务模式、聚焦三个重要方面，积极探索发展医养结合服务，推动医疗与养老在政策、资源、服务等方面深度融合，助力实现老有所养、老有所医。

一、"三个加强"保障工作推进

（一）加强组织领导

县委、县政府将医养结合工作列入全县高质量发展和深化医疗卫生改革重点任务，持续作为县级民生实事，成立工作专班，明确部门职责任务，统筹各方资源合力推进。多次召开专题会议听取工作汇报，调度工作进展，及时会商解决涉及医疗、养老、社保等工作中出现的政策性问题，形成党政主导、上下联动、左右协调的工作格局。

（二）加强投入保障

坚持项目资金优先用于全县医养结合工作，建立财政投入保障机制，增强供养服务机构托底保障能力。2018 年以来，落实社会办养老机构建设和运营补贴 1 074 万元，落实公办

养老机构建设和运营补贴 1.38 亿元,减免医养结合机构税费 620.82 万元。

（三）加强队伍建设

支持县职教中心增设护理、康复、智慧养老等医养健康相关四个专业,在校学生达 560 人,2020 年以来,累计输送相关毕业生 187 人。依托蒙城县鸿福老年公寓建设县级老年医学和医养结合机构培训基地,养老人才培训重点向社区居家养老、医养结合倾斜,累计培训管理人员 120 人次,培训护理人员 1 360 人次。从社会择优录用养老护理员 173 人,持证 132 人,持证上岗持证率达 76.3%。

二、"三个突出"增加服务供给

（一）突出"集中医养"

推行"机构医养、两院一体"服务模式,利用乡镇卫生院、敬老院建设成果,打破行业壁垒,从实行失能五保老人集中医养入手,将全县 24 家乡镇敬老院移交乡镇卫生院统一管理,统筹资金资源,促进系统集成,实现"老有所养、病有所医、兜底有保障"的目标。截至 2023 年 12 月,全县"两院一体"医养结合机构 25 家,服务老年人达 1 112 人,95% 以上的老年人健康状况得到改善。

（二）突出"医中有养"

推行"专业医养,全程护理"服务模式,三家县级公立医院均设置老年医学科,依托三级甲等的县中医院,投资 1.4 亿元高标准建设 500 张床位的医养结合康疗中心,为老年人提供健康教育、体检、心理疏导等服务,推动老有所养、老有所医、老有所乐。

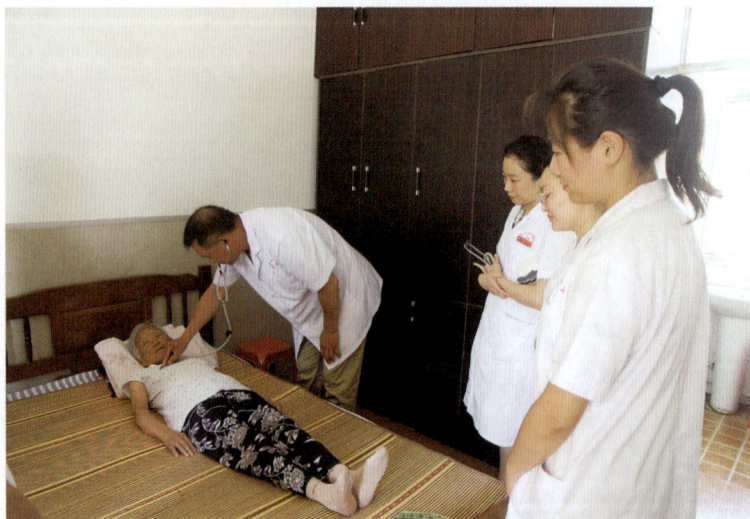

县中医院老年公寓医护人员对老人开展早查房听心脏

（三）突出"养中有医"

推行"居家医养、医护巡诊"服务模式，结合基本公共卫生服务为老年人建立健康档案，开展家庭医生签约服务，为 65 岁及以上老年人和高龄、重病、失能、部分失能以及计划生育特殊家庭等老年群体，提供定期体检、上门巡诊、社区护理等综合、连续、安全、有效的基本医疗卫生和健康管理服务。全县落实家庭医生签约服务 12.41 万人，签约服务率达 78.48%，65 岁及以上老年人城乡社区规范健康管理率达 73.67%，大病发生率同比下降 7.6 个百分点。推进村卫生室与农村居家养老服务中心毗邻建设，212 个村卫生室和居家养老服务中心建在一起，占比 72.1%，实现资源共享、服务衔接。

三、"三个聚焦"提升服务水平

（一）聚焦优化机构审批

推进医疗和养老服务"放管服"改革，优化医养结合机构审批流程，制定卫生健康、民政、市场监管信息共享机制，实行"一家牵头、一窗受理、并联审批、限时办结"和"一份办事指南、一张申请表单、一套申报材料、完成多项审批"的运行模式，优化医养结合机构市场准入环境，全县发展医养结合机构 27 家。

（二）聚焦示范创建引领

以全国医养结合示范项目及省级优质示范创建为抓手，进一步完善建设、运营等扶持政策，落实规划、土地等要素保障，加强医养结合服务品牌建设。2022 年以来，先后创建成省级优质医养结合示范县、全国医养结合示范县，建成省级优质医养结合示范中心 7 家。通过示范创建，引领带动全县医养结合服务质量和管理水平提升。

（三）聚焦发挥中医优势

实施基层中医药服务能力提升工程，推动中医药进家庭、社区、机构，为老年人提供中医健康状态辨识与评估、康复保健、中医诊疗等服务，大力推广中医药健康养老的适宜技术和方法，2023 年全县 65 岁及以上 15.78 万人，中医药服务老年人数 12.03 万人，中医药健康管理率达到 76.21%。

建立"333"工作机制　推动医养结合工作走深走实

福建省龙岩市长汀县

摘　要

福建省龙岩市长汀县以"建立完善医养结合服务体系，更好满足老年人健康养老服务需求"为目标，以国家基层卫生健康综合试验区建设为载体，以"凝聚三点共识，实施三种模式，建立三个机制"为主线，推动县域医养结合纵深发展。

长汀县古称"汀州"，下辖 18 个乡镇 307 个村（居）。2022 年全县户籍人口 54.4 万人，常住人口 39.9 万人。全县开展医养结合服务的医疗机构 15 个，开展率 75%。共设床位 1 523 张，其中养老床位 508 张，医疗护理床位 1 015 张。近年来，长汀县按照"建立完善医养结合服务体系，更好满足老年人健康养老服务需求"为目标，凝聚三点共识，实施三种模式，建立三个机制，医养结合事业得到长足发展，人均预期寿命不断提高。

一、凝聚三点共识，下好医养结合服务"先手棋"

（一）凝聚政府主导共识

坚持政府主导、部门配合，建立由政府"一把手"挂帅、政府分管领导具体抓落实的医养结合工作领导体系。将医养结合服务纳入县域经济和社会发展中长期规划，制定《长汀县创建全国医养结合示范县工作方案》，引领带动各乡镇、各部门"一把手"亲自抓、亲自干，形成指挥有力、落实有效、督办有威的良好工作格局。

（二）凝聚科学规划共识

对全县医养结合系统谋划、整体布局，形成横跨东西、纵贯南北、辐射全县、高效便捷的医养结合服务网络。2013 年，在新桥镇规划开展医养结合服务，成立县医养结合服务中心。结合县医院迁建项目，高起点规划建设长汀县综合养老中心，作为全县开展医养结合、健康养老的重要基地。引进民营企业投资新建康养中心，设置康养床位 1 000 张，总建筑面积51 700平方米。

（三）凝聚政策支撑共识

相继制定出台了《长汀县加快养老事业发展的实施意见》《长汀县老龄事业发展"十三五"（2016—2020年）规划》《长汀县"十四五"卫生健康事业发展规划》《"健康长汀2030"行动规划》等文件，为推动医养结合发展提供政策保障。破除体制障碍和政策壁垒，编制部门为有条件的公立医疗机构增加养老服务和培训等职能。医保部门出台将需要长期住院治疗且日均费用较稳定（住院天数不小于60天）的六种病例（患肝衰竭、呼吸衰竭、脊髓损伤后遗症、颅脑损伤康复、脑血管意外康复期、脑瘤晚期对症治疗）及家庭病床一并列入按床日付费病种，从而减轻康复患者的医疗费用负担。

二、实施三种模式，打好医养结合服务"组合拳"

（一）实施"医办养"模式

县内二级以上公立综合医院设立老年医学科，乡镇卫生院开辟康复养老专区，设立养老康复型床位。新桥中心卫生院内设立"县医养服务中心"，设有国医堂、康复区、老年病区、托养区，为老人提供全方位的中医药、康复服务，打造"零距离就医、微负担养老、个性化服务、亲情式关爱"的服务模式。2016年，新桥中心卫生院医养服务中心被授予全国"敬老文明号"称号，2020年被评为全省第一批医养结合机构综合示范培训基地。截至2023年12月，医养结合服务中心共服务2万余人次。

（二）实施"院中养"模式

将敬老院与卫生院统筹规划、一体建设，敬老院建设在卫生院内，实现"院院共建"，由卫生院全程、全权负责敬老院院民的医疗保健，实现医疗养老无缝衔接。截至2023年12月，共服务老人100余人次。

（三）实施"居家养"模式

制定出台《长汀县家庭病床服务实施方案》，为居家养老提供疾病预防、保健、护理、医疗、康复训练和健康教育一体的综合性服务。建立健全签约合作机制，全县15个居家社区养老服务照料中心、220个农村幸福院就近与村卫生室、卫生院签订医养结合服务协议。建立巡诊机制，为老年人提供常见病、多发病、慢性病的诊治和老年人健康管理服务，让老年人足不出村、足不出户就能享受到医养结合服务。截至2023年12月，全县共设置家庭病床120张，共服务家庭病床患者800余人次。

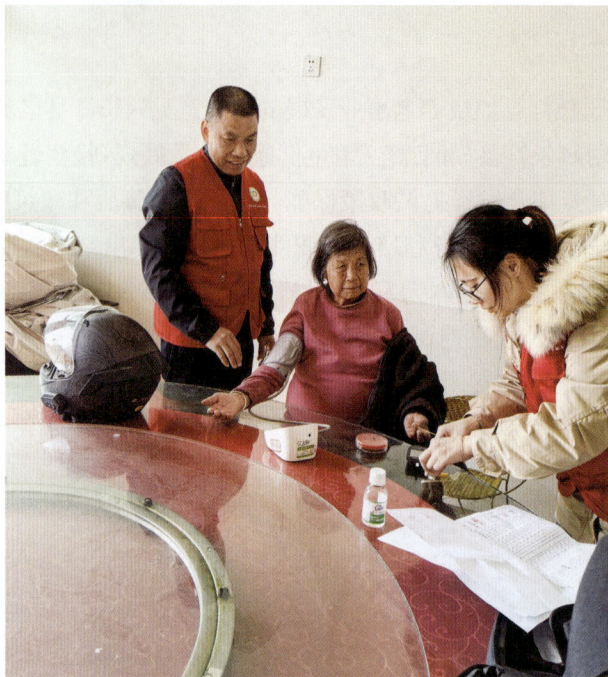

大同卫生院医护人员上门为老年人健康体检

三、建立三个机制，确保医养结合服务"成绩单"

（一）建立挂钩联系制度

实行局领导包保责任制，推进领导干部挂钩联系医养结合机构常态化、制度化，更有力指导督促各机构落实各项工作任务。自开展医养结合示范县创建以来，局领导调研督导医养结合工作24次，召开专题会8场次。

（二）建立专班推进机制

组建医养结合工作专班，建立会议推进、工作调度、问题通报、分析研判"四项"工作机制，实行项目化清单化管理，建立周例会、月分析、季通报、年总结制度，形成了多方合作、系统有序、协同高效的医养结合运作体系，确保医养结合工作高效有序开展。

（三）建立考核评估机制

制定《长汀县医养结合服务工作评价工作方案》，充分发挥考核"指挥棒"作用，每年组织对各部门医养结合目标任务落实情况进行考核评估，发现问题，及时整改，推动医养结合事业健康发展。

拓展"医养融合"服务　构建幸福养老新模式

福建省漳州市芗城区

摘　要

为有效应对人口老龄化趋势,福建省漳州市芗城区持续拓展以居家为基础、社区为依托、机构为补充、医养相结合的养老服务体系,形成"养中办医""医中办养""医养融合""医养签约"4种医养结合服务模式。同时,鼓励基层医疗卫生机构开展延伸服务,将家庭医生签约与医养结合工作结合起来,组建"1+1+X"家庭病床全科医疗团队,针对需要连续治疗的、行动不便或生活不能自理的老年人,在老年人家中和养老机构内拓展设立家庭病床,上门提供连续、综合、个性化的医疗护理服务,推动老年人多样化多层次幸福养老服务取得新成效。

芗城区下辖8个街道、2个镇,现有143个社区、28个村,常住人口64.26万人,其中60岁以上老年人10.88万人,占全区总人口的16.93%。为此,芗城区立足区情实际,逐步建立健全以居家为基础、社区为依托、机构为补充、医养相结合的养老服务体系,并积极探索构建医养结合服务新模式,鼓励基层医疗卫生机构开展延伸服务,将家庭医生签约与医养结合工作有机结合,着力为老年人提供多样化多层次健康养老服务。

一、资源优势互补,扩面提质服务健康养老

积极构建"养中办医""医中办养""医养融合"及"医养签约"四种医养结合服务新模式,现有医养结合机构4家,设置养老床位1 399张、医疗床位172张。2023年,医养结合机构在院老人数953人,其中完全失能、部分失能老人占比91.7%,医疗卫生机构为入住老人提供服务21 157人次。

(一)医中办养

由三级综合医院正兴医院依托自身优质医疗资源,兴办养老机构正兴新来福养护院。当养护院入住老人有医疗救治需求时,在养护院内可以实现医疗、养老的转换。

（二）养中办医

支持养老服务机构设置医疗机构，2019 年，经过招投标，漳州市社会福利中心（老年养护院）由漳州市正兴养护院经营。正兴养护院根据入住老人的医疗需求，同址开设漳州正兴老年病医院（2023 年 4 月更名为漳州芗城正福医院），设置 100 张医疗床位。

（三）医养融合

支持芝山街道社区卫生服务中心与春晖爱心养护院通过托管的方式开展密切合作，实现优势互补、资源共享。春晖爱心养护院由芝山街道社区卫生服务中心托管康养服务，作为芝山街道社区卫生服务中心的延伸服务机构，纳入基本医疗保险定点服务管理。

（四）医养签约

聚芝林爱心养护院与毗邻的东铺头社区卫生服务中心签订医养结合合作协议，社区卫生服务中心定期提供上门巡诊、体检、健康教育等医疗服务，开通医疗服务"绿色通道"。东铺头社区卫生服务中心根据住养老人病情需要，与聚芝林爱心养护院签订家庭病床服务协议，在养护院内设立家庭病床，由医护团队上门进行巡诊、针灸、理疗等康复治疗，并提供用药指导及护理等。

二、优化服务衔接，"家庭病床"模式稳步推进

（一）做实做细家庭医生签约服务

扩面推广家庭医生签约服务，针对需要连续治疗的、行动不便或生活不能自理的老年人，在老年人家中设立家庭病床，让老年人足不出户就可享受优质医疗资源。截至 2023 年底，芗城区已累计组建 145 支家庭医生服务队伍，全科医生、公共卫生医生、社区护士、健康管理师、康复治疗师等近 600 名工作人员参与签约服务。2023 年，芗城区 65 岁及以上老年人 66 940 人，家庭医生签约 56 905 人，家庭医生累计为老年人提供健康管理服务 52 567 人次，建立老年人家庭病床 12 张。

（二）组建"1＋1＋X"全科医疗团队

实行家庭病床"1＋1＋X"全科团队服务模式，即由"1"名上级医院专科医师作为团队指导老师；"1"名社区卫生服务中心全科医生负责指导签约患者就诊、转诊和随访管理，并开展慢性病联合诊疗门诊的医疗服务，落实督促专科医师诊疗方案的执行；"X"名社区护理、公共卫生、药剂、妇幼等医技人员组成医护骨干。医护团队上门为老年人提供外科换药、拆线、导尿、导管护理、造口护理、压疮预防及护理和康复理疗等 10 余项专业化医疗服务。

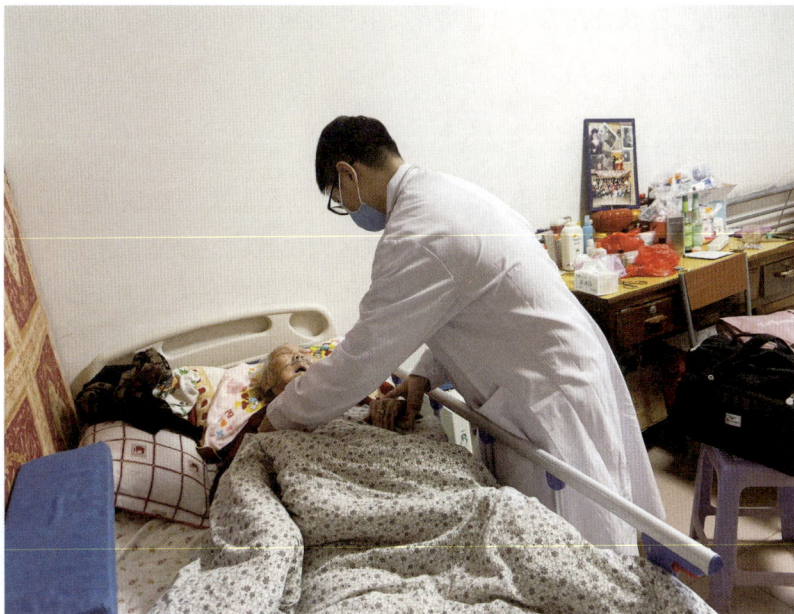

医护人员上门为家庭病床建床老人诊疗、换药

（三）设立养老机构家庭病床

由公立医疗机构与养老机构签订医养结合服务协议，将住养老人纳入健康管理，提供健康体检，并选派全科医生到养老机构巡诊、查房，为老人提供诊疗、康复、护理等服务。根据住养老人病情需要，医疗机构在养老机构设立家庭病床，由医护团队上门进行巡诊、针灸、理疗等康复治疗，并提供用药指导及护理等。目前，东铺头社区卫生服务中心在春晖爱心养护院内设立家庭病床3张，惠及3名住养老人。

（四）拓展医疗保险范畴

将符合家庭病床建床条件的参保老年患者所产生的建床费和巡诊项目等医疗费用纳入医保统筹基金支付范围，执行现行基本医疗保险住院支付政策，已签约的老年人可通过社区医院电话、网络平台等途径，申请上门诊疗、设置家庭病床等服务，医疗机构3个工作日内安排全科医生上门进行评估，符合建床标准的，由全科医生填写家庭病床申报表，并指定专人负责医保审批备案工作。

三、党政重视齐抓，医养融合措施落实见效

（一）强化组织保障

芗城区高度重视医养结合工作，区委、区政府主要领导多次听取有关工作情况汇报，专题研究部署，区分管领导具体抓落实，统筹推进医养结合各项工作。成立漳州市芗城区医

养结合工作领导小组，区长任组长，分管养老、卫生健康工作的副区长担任副组长，切实加强组织领导，统筹推进。

（二）强化政策支持

2017年以来，先后出台《漳州市芗城区人民政府办公室关于加快推进居家养老服务和促进养老机构健康发展的实施方案》《漳州市芗城区人民政府办公室关于推进医疗卫生与养老服务相结合实施意见的通知》《漳州市芗城区人民政府办公室关于加快推进医养结合发展的实施意见》等配套文件，着力破解难点堵点问题，促进医养结合发展，初步形成党委政府统筹、卫生健康部门牵头、相关部门配合、全社会参与的医养结合工作格局。

（三）强化财力保障

一是从卫生健康和老年养老工作经费中安排一定比例资金专项用于医养结合工作投入；二是从基本公共卫生的家庭医生签约服务工作经费中纳入老年人"家庭病床"服务工作内容；三是把老年养老就医作为一项重点医保政策予以保障。

2017年以来，芗城区在医养结合工作上取得了一定的成效。下一步，将以建设全国医养结合示范区为契机，守正创新、真抓实干，持续巩固创建成果，不断提高医疗服务质量，切实提高老年人的获得感、幸福感。

"医"养比邻聚合体　"晋"心打造服务圈

福建省泉州市晋江市

摘　要

近年来，福建省泉州市晋江市委、市政府不断加大政策扶持，构建居家社区机构相协调、医养康养相结合的养老服务体系，创新性开展长期护理保险、居民健康社区综合服务、公立医院增设养老服务等试点工作，持续提升健康养老服务品质，成效显著，走出"医、养、康、护"全要素、全链条、全产业的医养结合"晋江模式"。

晋江市 60 周岁以上老年人有 21.83 万人，占户籍人口的 17.2%，预计到 2025 年，老年人口数量将达到 24.7 万人，占比升至 19.7%。2030 年，老年人口数量将达到 29 万人，占比进一步增加至 22.5%，人口老龄化不断加重，养老服务需求呈现多元化、多层次特点。晋江市委、市政府将医养结合工作作为改善民生的重要内容纳入经济社会发展规划，卫生健康部门深化医药卫生体制改革、促进老龄事业和养老服务发展的总体部署，形成了"政府引导、社会参与、市场运作、互利共赢"的医、养、康融合服务模式。

一、突出引领驱动，健全组织推进体系

将医、养、康结合工作纳入晋江市国民经济和社会发展"十三五"和"十四五"规划，列入对各镇（街道）绩效考核的重要内容，成立创建医养结合示范县领导小组，将推进医、养、康结合工作纳入深化医药卫生体制改革和促进健康养老服务业发展的总体部署和卫生健康事业发展专项规划，积极拓展中医药和康复理疗等特色服务；制定《关于加快社会养老服务体系建设的意见》和《关于加快发展养老服务事业的意见》。将医养结合工作经费列入财政预算，2017 年以来累计投入经费 1 250 万元，补助各级养老机构建设经费 1 亿多元，形成多部门协同协作，齐抓共管的良好局面。

二、突出政策扶持，加快服务能力建设

开创"无障碍"审批，允许养老机构和内设医疗机构同步建设。多措并举鼓励一体化卫

生所嵌入村级养老院或与养老院比邻建设，采取医养结合服务协作模式。支持英墩华侨医院选址迁建以老年医学科为特色的晋江市华侨医院，进一步满足老年人高质量的医养康服务需求。依托晋江市中医院建立县级医养结合康养护理实训基地，已完成11期初级班、3期高级班共669名学员的培训。

三、突出实践创新，探索医养结合机制

（一）在机构专业服务上，多种类医养共建

根据入驻机构养老的人群需求不同，采取养老机构内设医务室、基层医疗机构下设一体化卫生所或与基层医疗机构签订合作协议等方式，满足入住老年人的基本医疗需求。目前，全市运营居家养老服务机构205家，签订协议管理服务的有198家。在晋江市华侨医院、东石中心卫生院建设"医中有养"的医养结合机构，推进失能、半失能老人在医院养老的新模式。

（二）在社区就地服务上，多形式医养结合服务

组建207个家庭医生团队619名医护人员，常态化地为老年人提供上门巡诊、预约诊疗、绿色通道、健康随访、个性化健康干预等服务。灵源街道社区卫生服务中心和英林卫生院结合家庭医生上门巡诊为有需求的老年人提供家庭病床服务，让患者在家享受住院的医疗服务。

四、突出服务支撑，深化特色服务内涵

（一）开展长期护理保险试点工作

2020年晋江市启动长期护理保险制度试点工作，成立"长护险服务站"，已为2 725名待遇对象提供护理服务近24万次，为1 166个失能家庭提供辅助器具补助租购服务近5.8万件次，为11个村居的轻度和失能高风险人群提供失能预防干预服务，群众服务满意率达到100%。一是参保规模持续扩大。参保人数已近34万人，覆盖全体职工医保对象和全市近1/5村居的城乡居民，且参保人数在不断增多，参保标准为90元/（人·年）（政府承担2/3）。二是保障体系日趋完善。创新"3＋1＋1"长期护理保险待遇服务体系，包括居家护理、机构护理、社区护理等护理服务、辅助器具补助租购服务和失能预防干预服务。重度失能对象待遇标准可达到2.5万元/年。三是专业服务供给充足。现有各类定点专业服务机构16家、在岗专业护理员及储备护理员210人。同时，晋江慈善总会专设为失能老年人开展辅助器具租购补助项目，失能人员租赁或购买辅助器具时，在规定限额范围内，由长期护理保险资金、晋江市慈善总会基金、个人分别按60%、20%、20%分摊；低保特困群体，个人部分由

慈善总会全额补助减免。截至 2023 年底，晋江市慈善总会共向长护办提供慈善资金近 56 万元，累计惠及 7 755 人次。

（二）开展居民健康社区服务综合试点

将医养结合工作纳入居民健康社区服务综合试点，与乡村卫生服务一体化、家庭医生签约、公共卫生服务等工作有机融合，为老年人在社区提供就近便捷、公平可及、系统连续的健康服务。一是与基本公共卫生服务相结合。将医疗卫生服务延伸至社区，医共体牵头单位下派医生参与基本公共卫生服务，建立预防、医疗、慢性病管理、康复为一体的服务链，为老年人提供上门巡诊、家庭病床等服务，截至 2023 年底，老年人健康教育普及率达到 95%、老年人健康管理率达到 73.67%。二是与村级巡诊服务相结合。对无内设医疗机构的养老院，晋江市建立了"乡村医生每周巡诊＋镇级医疗卫生机构医生每月坐诊"制度，已成立巡诊服务点 31 个，提供定期巡诊、上门服务，打造"十五分钟医养结合养老服务圈"。

探索"三种模式" 推动"健康＋养老"全覆盖

江西省赣州市于都县

摘 要

近年来，江西省赣州市于都县持续改善民生福祉，立足百万人口县情，充分发挥医疗资源优势，创新推行"养中设医""居家医养""医中带养"的医养结合模式，全面满足全县老年人多层次、多样化健康养老服务需求。

于都县地处江西南部赣州东部，总面积 2 893 平方千米，辖 23 个乡镇、402 个村（社区）、1 个工业园区。于都县是百万人口大县，千年人文之乡，万里长征的起点。于都县户籍人口 111.97 万，60 周岁及以上人口约 15.5 万，占总人口的 13.84%；现有 27 家养老机构，其中医中设养 1 家、医养合作（嵌入式医疗）23 家、养中设医 3 家。2016 年以来，于都县积极推进医疗卫生与养老服务融合发展，按照"保障基本，统筹发展；政府引导，市场驱动；深化改革，创新机制"的基本原则，在顶层设计、政策支持、优化路径等方面深入探索，创建推行"养中设医""医中带养""居家医养"三种模式，有序实施"机构养老＋医疗衔接＋居家护理"一体化运行机制，不断满足人民群众日益增长的多层次、高品质健康养老新期待，推动实现"健康＋养老"全覆盖。

一、健全统筹协调机制，创设共建共享格局

高位推动，强化支持，政府主导，统筹规划科学布局，有效促进全县医疗卫生和养老服务的有机融合。成立了以县长为组长的医疗卫生与养老服务融合发展工作领导小组，先后出台《于都县推进医疗卫生与养老服务融合发展工作实施方案》等系列政策性文件，厘清部门职责权限，建立健全长效常态联动机制，打通养老、卫生、医保政策壁垒，在财政投入、土地保障、税费减免、投融资等方面给予多渠道、多方位政策保障，有效凝聚工作合力。

二、探索多种结合模式，丰富健康养老供给

（一）推行"大养老＋小医疗"养中设医模式

全县公办养老机构全面实施改造提升，医疗用房与养老用房"同规划、同部署、同推进、

同落实"，先后投入近 3 亿元，实现公办养老机构"医养结合点"全覆盖，同时安排近 70 万元专项资金为 18 家公立养老机构"嵌入式医疗点"配备诊疗办公设备，通过辖区医疗机构增设医疗点模式，派驻医生、护士至养老机构每日坐诊或巡诊，结合老年人的体质特点，引入中医理念和疗养项目，为老年人开展日常监测、常规检查、健康宣教、调养康复等服务，建立健康档案，足不出院提供全方位的医疗保障。

（二）推行"大医疗 + 小养老"医中带养模式

全县二级及以上综合性医院均开设老年医学科，组建多学科医护团队，为老年人提供综合诊治、综合评估和心理安抚等服务。在各医疗机构开通绿色通道，从出入口台阶、走廊扶手、地面防滑、卫生间等多方面入手，累计投入 375.1 万元进行适老化改造，优化老年人就医流程，推进老年友善服务，全县共 35 个医疗机构获评"老年友善医疗机构"，进一步优化养老服务措施。同时，在医疗机构探索建立医养中心，增设 300 余张养老床位，提供综合诊治、日常陪护、身体监测、康复训练等服务。鼓励支持民办医疗机构发展"以医为主、以养为辅"老年养护院，提供"医院式"健康养老服务。

（三）实施"送医上门 + 智慧护理"居家医养模式

建立"互联网 + 护理"平台，引入第三方智慧平台"探护宝""云龄"等服务载体，采取"线上预约"、送"医"上门的方式，将护理服务延伸至老年群体家中，推动健康养老服务更贴心。制定《于都县居家和社区基本养老服务提升行动实施方案》，争取补助资金 538.5 万元，建设家庭养老床位 460 张，将智能监测、智能定位、智能照明、智能报警等设备列入居家适老化改造内容，提供助医、陪护等综合性服务。按"1 名医生 + 1 名护理人员 + 1 名公共卫生人员 + 1 名乡村医生"方式重组家庭医生团队，对老年健康服务实行清单化、精细化、精准化，全面筛查高龄、失能、行动不便老年人，对老年人健康情况进行全面摸底、建档、监测，用活签约服务机制。2023 年确认失能老年人 9 000 余名，针对性地提供延伸医养结合服务。

三、凝聚志愿服务力量，助力医养结合发展

每个医养结合机构均成立志愿服务队伍，常态化开展为老志愿服务，结合全县志愿服务共享体系，引导县、乡、村三级志愿服务队伍结对共建，提供更加优质、更加多样化的志愿服务。依托县红十字会、青年志愿者协会、妇联等群团组织，组建健康养老服务队，开展健康养老主题系列活动，举办养老护理培训班，发放老年人防跌倒辅助用品，助力于都医养健康事业。

多措并举蹚新路　养老路上"医"同行

江西省南昌市南昌县

摘　要

近年来,江西省南昌市南昌县始终将推进医养结合发展作为积极应对人口老龄化、解决重大民生问题、提高老年人健康养老水平的重要举措,建立以政府为主导,部门协同、社会参与为基础,医疗卫生、养老服务为支撑的工作机制,高效推动全县医养结合工作高质量发展,为全县老年人提供预防、医疗、康复、护理等一体化、全方位的医养结合服务,不断满足老年人健康养老服务需求,老年人生活质量持续提升。

南昌县位于江西省中部偏北,赣江、抚河下游,鄱阳湖之滨,是江西省第一个百强县,素有江西省"首府首县"之称。现辖 16 个乡镇、1 个管委会、2 个管理处、1 街道办,1 个国家级开发区(小蓝经济开发区),全县有 263 个村委会、139 个社区居委会。2021 年末,全县户籍总人口为 107 万人,其中 60 岁以上老年人口是 18.8 万,65 岁以上老年人口 13.3 万。全县医养结合机构 5 家,医养联合体 12 对,嵌入式养老院 2 家,社区老年助餐点 25 家、农村颐养之家 284 家,综合性医院、医养结合机构和基层医疗机构建设省老年友善医疗机构和二级以上综合性医院开设老年医学科建设率均为 100%,通过"养中办医""医中办养""医养签约""昌南照护"等多种形式的医养结合服务模式,让全县 65 岁以上的老年人在家门口就能享受到多层次、高品质、专业化的健康养老服务。

一、着眼长效,健全医养结合服务机制

(一)建立高位推动机制

成立由县长为组长,分管副县长为副组长,各乡镇、各管理处(管委会、街道)政府主要领导,县政府有关部门主要领导为成员的医养结合工作小组,制定部门责任清单,明确目标任务、各方责任、权利义务、服务项目、服务方式,为全县医养结合工作的有序推进和常态化开展提供坚强的机制保障。

（二）建立政策扶持机制

通过公建民营、民办公助、合作运营、购买服务等引进规模化、连锁化养老机构，并在土地、规划、融资、财税、卫生、医保、消防、购买服务等方面提供支持政策。以县社会福利院作为县级区域中心点，优化公办养老服务资源配置，完成撤并莲塘、塘南、富山、东新、八一等乡镇敬老院；投入399万元推进八月湖街道办清水湾社区嵌入式养老院建设；对南昌县豪佳老年养护院给予一次性补助72万元等。

（三）建立人才支撑机制

在护理人员队伍中实行"以岗定酬、同工同酬、绩效工资"的分配制度，畅通专业技术人才上升通道，同等参加职称评定及继续教育等，每年组织医养结合机构管理人员及医生、护理人员参加国家、省、县安排的医养结合人才能力培训，通过名师带徒、技能研修、岗位练兵、技能竞赛、技术交流等形式培养高素质、高技能人才。

二、多措并举，推行医养结合服务模式

（一）"养中办医"模式

推动集养老、医疗、康复、护理等为一体的"医养结合"机构建设。在养老机构内设医务室、配备医护人员、配齐医疗设备，纳入南昌市基本医疗保险定点单位，解决养老机构内老人就医看病难的问题。全县设立医疗服务站所的养老机构3家，开设护理病床108张。

（二）"医中办养"模式

发挥现有医疗资源优势，以医疗机构为主体，在公办医院及民营医院内开设老年科、老年专护病房、养老病床，提供养老专业护理服务，还可根据病情变化，即刻由"养"转为"医"。全县设立养老床位的医疗机构2家，开设养老床位156张。

（三）"签约服务"模式

发挥基层社区卫生优势，按照"就近就便"的原则，推动医疗机构与居家养老服务站签订服务协议，定期开展巡诊、健康体检、康复护理、就诊绿色通道等服务。全县20家医疗机构分别与辖区317家养老机构签订了合作协议，签约率达100%；为全县65岁及以上9.57万名老年人提供城乡社区规范健康管理服务，规范健康管理率72.93%，老年中医管理率70.04%。

（四）"昌南照护"模式

整合社会服务资源，通过政府购买服务的方式，实现"软件＋平台＋线下服务"的互联网居家养老照护模式，为老人提供适老化改造、身体护理、健康监测、家居保洁、家务协助、心理关爱、安全检查、药品管理等上门服务，在南昌县养老服务平台注册老人数达1.5万余人，每月平均接收服务工单2.1万个。

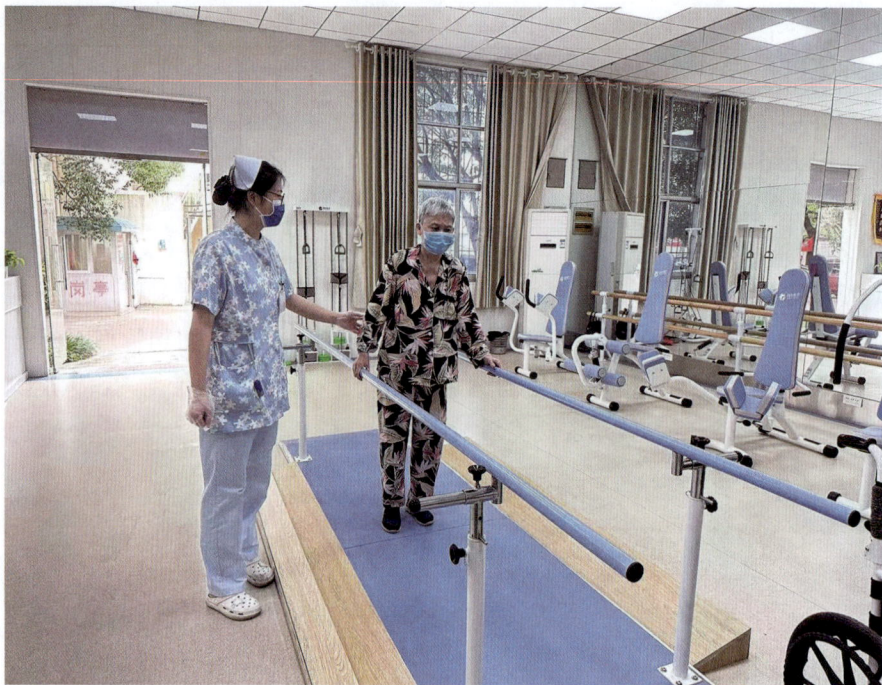

医中办养"指导老人做康复训练"

三、合力构建，提升医养结合服务水平

（一）开展三项活动

1. 创建全国示范性老年友好型社区 2021年以来，先后三家村/社区获得全国示范性老年友好型社区称号，三家示范点通过"一站式、一刻钟、一体化"的服务模式，用一件件务实举措搭建起社区与群众之间的桥梁，为老年人提供"助餐、助安、助医、助娱"等服务。

2. 建设江西省老年友善医疗机构 不断提高全县各医疗机构老年服务能力和水平。县人民医院每周四下午在病区组织开展形式多样、内容丰富的老年健康科普知识宣传；县中医院充分发挥中医"未病先防、既病防变、愈后防复"的治未病思想，为老年患者制订健康管理计划，开展多种中医特色疗法；各基层医疗机构定期开展义诊、老年慢性病相关宣传等活动，为老年人提供健康知识宣传。

3. 积极开展敬老月活动 在每年的重阳节前夕，在市级发放百岁老人每人1 000元慰问金的基础上，县政府按80~99岁、百岁两个年龄梯次，分别增加发放每人800元、1 200年的慰问金。

（二）推进一大工程

南昌大学第四附属医院向塘分院积极创建全国医养结合示范机构和申报江西省医养结合工程项目，通过项目的实施，优化整合医院的医疗、养老资源，对护理病床进行更新提升，添置康复训练设备，为有需要的老年人免费提供康复治疗。

（三）建设一个基地

在县人民医院设立全省第一批安宁疗护教育培训基地，并采取"以县带乡"的方式，在城区乡镇卫生院建设安宁疗护站点，提升基层安宁疗护、人文关怀服务能力。累计服务安宁疗护患者85人，居家护理人次60余人，完成中华护理学会安宁疗护专科护士连续五届共48名学员江西组社区培训任务。

"三个聚焦"打造医养结合渝水模式

江西省新余市渝水区

摘 要

江西省新余市渝水区通过聚焦同发力、聚焦同服务、聚焦同提升等举措，依托乡镇卫生院、社区卫生服务中心、村级卫生室，积极探索以构建居家养老为基础、机构养老为补充的医养结合型养老服务体系。

江西省新余市渝水区总人口 67.29 万人，60 岁以上老人有 12.23 万人，其中 80 岁以上老人有 1.7 万人。养老床位 2 728 张，每千名老人拥有床位数 27 张。近年来，渝水区高度重视医养结合示范创建，通过聚焦同发力、聚焦同服务、聚焦同提升等举措，依托乡镇卫生院、社区卫生服务中心、村级卫生室，积极探索以构建居家养老为基础、机构养老为补充的医养结合型养老服务体系，形成政府主导、多方参与、医养结合的工作模式，老年人生活幸福指数得到明显提升。

一、聚焦同发力，打造医养结合"加速度"

渝水区委、区政府不断完善医养结合服务支撑政策，制定推进医疗卫生与养老服务融合发展等相关政策。在推进颐养之家建设的同时，将村卫生室嵌入式建设或同村同步建设，实现养老就医同发力。现有颐养之家 317 家，嵌入建设村卫生室 31 家，相邻建设村卫生室 23 家，同村建设卫生室 158 家，入住老人 7 000 余人。现有养老床位 2 560 张，其中护理型床位 1 714 张，入住老人 1 164 人。成立推进医养结合工作领导小组并将养老工作列入渝水区"十四五"规划，加大了对养老事业的基础投入力度，形成"党政统筹，卫健牵头，部门协同，社会参与，全民关怀"的工作机制。

二、聚焦同服务，打造医养结合"创新力"

渝水区认真落实《晓康诊所对接颐养之家医养康养十条》等文件要求，投资新建 359 家"颐养之家"，让村里 70 岁以上的老人优费吃住或者日间统一照料，夜间分散居住。为老年人就近提供"六个一"（为老人建立一个健康档案、提供一次免费健康体检服务、举办一场预防保健等健康知识讲座、免费签约一个家庭医生、提供一次精神关怀、为管理人员举办一场基本护理知识培训和简单急救措施现场演示观摩）服务，24个民营养老机构与邻近的社区服务中心、13个乡镇敬老院与乡镇卫生院签订医养结合服务协议书，定期到养老机构为老人开展免费健康体检、建立健康档案、开通绿色通道、优先转诊服务等，形成了以乡镇卫生院主管、村卫生室医生主治、"颐养之家"照护人员主护的三级医护模式，解决了全区入住颐养之家7 000余名老人的养老和健康问题。如鹄山乡窝里村委筹资150余万元新建医疗养老服务点——"鹄鹤苑"，共建42个标准单间和"大手牵小手"室3间，入住老人30名，并启动了三级医护模式，解决了留守和孤寡老人的养老和健康问题。

三、聚焦同提升，打造医养结合"发展力"

渝水区加快医疗卫生机构与养老院融合式建设，打造环境优美、功能齐全、设施完善的专业养老机构。2022年起，在白竹社区卫生服务中心、下村镇中心卫生院、姚圩镇中心卫生院、水北镇中心卫生院、鹄山镇卫生院5个基层卫生医疗机构开展医养结合试点，增设护理床位，改（扩）建养老院，为老人提供医疗、康复、护理及亲情关怀融为一体的医养联合体。白竹社区卫生服务中心和下村镇中心卫生院为改建的医养结合体，开设148个养老服务床位。

四、以范创建带动工作质量提高

通过医养结合示范建设，构建了以乡镇卫生院主管、村卫生室医生主治、"颐养之家"照护人员主护的三级医护模式，解决了全区入住颐养之家7 000余名老人的养老和健康问题。通过医养结合项目试点，找准了农村养老方向，走出了一条农村基层医疗机构转型发展新路径，为老年人提供了全方位、贴心的医疗服务。通过在基层医疗机构设立医养结合社区养老服务中心，组织开展不同形式的宣传教育，满足了不同层次老人健康养老需求，也提高社区居民的医疗保健意识。通过在柏竹医养融合服务中心等地打造成一个花园式庭院，为老年人提供宽敞明亮、设施齐全的养老环境。通过对外招聘专业医疗养老服务人员，并对其进行专业的岗前培训，提高其服务质量和服务水平。

院门到家门　医养加康养
全链条服务体系撑起老人"幸福伞"

山东省淄博市博山区

摘　要

　　山东省淄博市博山区以老年人需求为导向，分类施策、创新发展，积极推进医疗救治、健康养老深度融合发展，不断完善居家、社区、机构、医养、康养一体化医养结合服务体系，全力优化"医、药、养、食、游、健"全链条产业布局，医养结合事业实现高质量发展。

2010 年，博山区支持鼓励公立医疗机构开展养老服务试点，源泉中心卫生院开展养老服务，医养融合的"两院一体"模式雏形显现。2013 年，博山区域城镇岜山村老年公寓开始与万杰肿瘤医院融合开展医养结合服务。2018 年，源泉长寿山医养健康园投入使用，博山区医养结合工作进入快速发展阶段。先后实施"机构医养、两院一体""七星特色照护""全照料病房""智慧医养"等医养结合模式。全区深入推进医养结合示范创建攻坚行动，持续巩固医养结合示范创建成果，截至 2023 年底，博山区各级各类医疗卫生机构有 353 家，实有床位 4 378 张，卫生技术人员 5 326 人，其中执业（助理）医师 1 877 人，注册护士 2 283 人。医养结合机构 9 处，其中医疗床位 1 150 张，护理型养老床位 1 627 张，入住老人 1 184 名，失能失智老人占比 85.5%。

一、党政重视，部门联动，合力谱写医养新篇章

博山区高度重视医养结合工作，把设施用地和建设纳入土地空间总体规划和详细规划，减免城市基础设施配套费用，采取划拨、租赁、出让等方式保障建设用地。深入贯彻一次性建设补助及运营补助，累计落实奖补资金 1 000 余万元，争取地方政府专项债券 8 600 万元，普惠养老中央预算内资金 1 000 万元，医养结合创新引领县项目资金 1 000 万元，进一步保障区域医养结合建设能力。对接高端智力资源，开展山东省科协协同创新基地项目建设，在服务申报项目、培养与引进人才、提供决策咨询服务等方面提供服务保障。

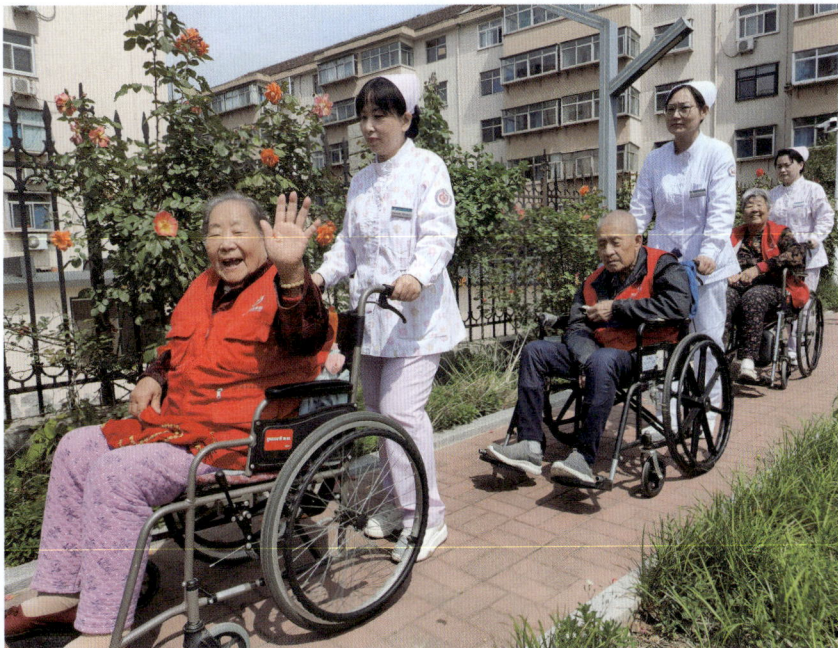

组织老年人开展户外文娱活动

二、试点先行，全面发力，不断开启医养融合新模式

（一）"两院一体"，以医护养

博山区坚持先行先试，推出卫生院＋养老院"两院一体"医养结合模式，推动医疗救治、健康养老融合发展，实现了"一体两翼、防医康养"的闭环运营模式，"两院一体"模式被纳入中组部攻坚克难典型案例。

（二）政府兜底，上门服务

打造集政府兜底养老、普惠养老、居家照护养老、家化式养老、精神康复养老、康养文旅养老"六位一体"医养结合服务模式。采取政府购买服务的方式，开展上门康复护理服务，为全区特殊困难家庭失能人员提供以家政服务、精神慰藉、康复护理为主要内容的居家特色服务，年累计服务 2 200 余人。每年为老年人开展两次上门医养结合服务，提供血压测量、末梢血血糖检测、康复指导、护理技能、保健咨询、营养改善指导等 6 个方面健康服务，年累计服务老年人 20 万人次。

（三）智慧医养，方便群众

开展"互联网＋护理服务"，各医养结合机构年出诊累计 2 万余单。打造"互联网＋智慧医养"服务平台，全区设立 23 个居家和社区智慧医养结合服务中心（站），累计服务老年群体 8.3 万人次，帮助老年人达成原居医养的心愿，有服务需求的老年人通过电话或移动端一个指令，平台就会按需指派中心（站）入户提供生活照料、康复护理、精神慰藉等服务，相当于把医养床位"搬"回家。博山区荣膺"全国智慧健康养老示范基地"，"创新居家和社区智慧养老'五七'模式，以人工智能赋能养老产业"入选中国改革 2022 年度地方全面深化改革典型案例，三个街道被评为"全国智慧健康养老示范街道"。

三、头雁领阵，群雁齐追，医养结合服务多点开花

发展中医康养。实现卫生院、卫生室和农村幸福院融合发展，全区所有卫生院和 10 处社区卫生服务站，182 处村卫生室均能开展中医适宜技术，全区 10 个镇街全部被评为省级医养结合示范镇（街），9 家医养结合机构均提供中医药康养服务，中医康复已成为提升医养结合服务能力的重要保障，"中医养生、孝道养老"成为"两院一体"模式的又一亮点。"七星特色养老"将药膳调理、中医治未病、中医康复理疗纳入服务全过程，全面提升老年人身心健康和生活质量。

做强产业康养。精心打造中医中药、康养文旅、医养结合深度融合的特色服务，岜山中医药健康旅游基地集中医药文化展示、康养、休闲、研学、旅游度假为一体，被评为首批山东省中医药健康旅游示范基地。中郝峪幽幽谷以森林养生、休闲度假为特色入选第二批全国森林康养基地试点建设单位，被评为首批山东省康养旅游示范基地；三水源生态旅游田园综合体利用鲁中长寿村—五老峪的优良生态环境、文化背景，打造以中医养生度假为特色的中医药健康小镇和乡村旅游示范区。

坚持分类施策、创新驱动
提升县域医养结合"新动力"

山东省德州市齐河县

摘　要

　　山东省德州市齐河县聚焦"病有良医、老有颐养",持续优化资源配置、着力增加服务供给、创新"互联网＋医养"服务,加快建设居家社区相协调、医养康养相结合的养老服务体系和健康支撑体系。

　　齐河县总面积 1 411 平方千米,人口 70 万,辖 13 个乡镇、2 个街道、1 个省级经济开发区、1 个省级高新技术开发区、1 个省级旅游度假区。全县 90 岁以上老人达到 3 204 人、百岁以上老人有 81 人,最年长的 115 岁。近年来,齐河县聚焦"病有良医、老有颐养",持续优化资源配置、着力增加服务供给、创新"互联网＋医养"服务,加快建设居家社区相协调、医养康养相结合的养老服务体系和健康支撑体系。

一、党政统筹、协同发力

(一)坚持高位引领,加强组织领导

　　全县医养结合工作由县委、县政府统筹推动,纳入对乡镇、部门考核。成立了由县政府主要负责同志任组长,县政府分管负责同志任常务副组长,卫生健康、民政、医保等 15 个单位为成员的医养结合示范创建工作领导小组,推进落实创建工作。

(二)坚持高质高效,完善服务体系

　　以建立全覆盖多层次医养结合网络体系为目标,以完善高标准、精细化的医养结合服务体系为主线,推动落实家庭医生签约,推进国家基本公共卫生服务老年健康与医养结合服务,发展中医药医养结合,促进医养健康产业发展。

二、提质赋能、聚力攻坚

（一）持续优化资源配置

出台《齐河县乡镇卫生院养老院"两院一体"融合发展实施方案》，创新乡镇卫生院、养老院"一个法人、一套班子、三块牌子"的医养结合服务模式，14 家乡镇卫生院注册养老事业单位，成立养老法人，增设养老服务职能，康养医疗集团分公司（乡镇卫生院）负责"两院一体"医养业务运维，强化医养融合。拓展"乡镇卫生院 + 养老服务"以及整合利用农村幸福院、学校、卫生院等资源新建、改（扩）建养老用房，或将闲置医疗床位转型为护理型床位的"两院一体"融合发展服务模式，开展医养融合服务。共选派 69 名医生、护理和康复技术人员，为 397 位集中供养老人及社会老人提供就诊保健服务，让敬老院老人足不出户即可享受医疗养老服务。

（二）着力增加服务供给

投资 50 多亿元建设现代化高端医疗综合体项目，包含县人民医院新院区、省妇幼保健院齐河院区，床位累计增加 2 500 张。以县人民医院新院区为主体，打造"大型医康养综合体"；乡镇卫生院全部为长期护理保险定点服务机构。投资 50 万元建设覆盖全县"心电一张网"信息平台，县人民医院与乡镇卫生院、村卫生室联动，开展居家心电监测预警服务，已经为 3 512 位老人穿戴心电设备，做到早发现、早干预、早治疗。注重发挥中医药优势，在县级层面，建设智慧共享中药房，每年为老年人免费提供 2 万余次中药处方审核、饮片调剂煎煮及配送等服务；在乡级层面，乡镇卫生院全部建成国医堂；在村级层面，在村卫生室建设中

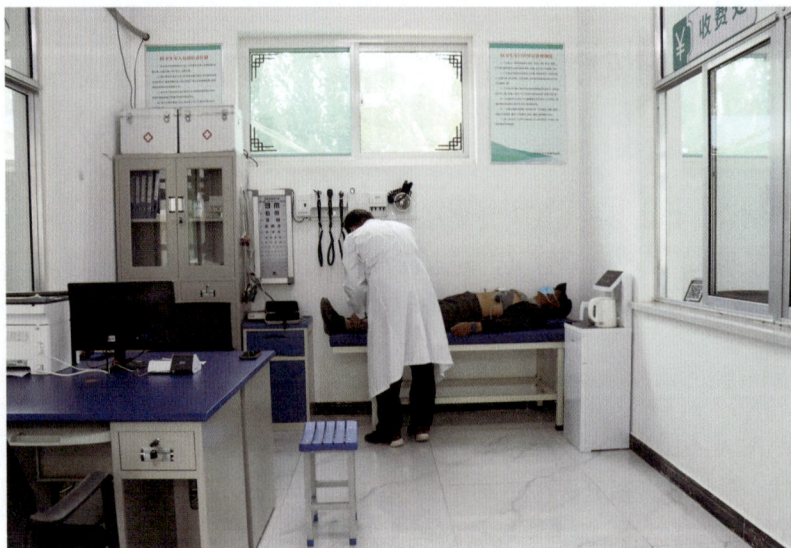

老人在村卫生室通过"心电一张网"做心电图

医阁，实现中医药村村服务上门。组建了 39 支由"医生 + 护士 + 护理员"居家上门医护团队，推行长护幸福卡、服务手册、工作证、服务协议、护理对象档案、服务计划、管理制度、护理人员服务规程"八个统一"的居家护理服务模式，已将 2 000 余人纳入长期护理保险服务人群。

（三）创新开展"互联网 + 医养"服务

依托国家卫生健康委老龄健康司"老年健康医养结合远程协同服务"试点项目，组建由乡镇主管书记、县医院专科医生、家庭医生、社会工作者和家人共同组成的"五人小组"医养结合服务团队，建立"基层党建领导、健康专业为主、社会工作协同、家人积极参与"的齐河寿星医养结合服务模式。同时，按照"建档立卡、一人一策、过程督导、结果评价（四步工作法）"建立寿星医养服务体系，纳入了国家老龄健康医养结合远程协同平台，为全国老年健康医养结合远程协同服务试点探索"齐河样板"。与北京大学肿瘤医院合作，多名专家教授定期来开展教学查房、多学科诊疗及手术指导。专家共来院 31 次，举办讲座 31 次，教学查房 31 次，查房患者 800 余人次，进行多学科诊疗 200 余人次，指导开展手术 8 例。

突出规划引领 紧贴主责主业
优化打造一体化"金都医养"服务品牌

山东省烟台市招远市

摘 要

山东省烟台市招远市系山东首批医养结合示范先行县,采用公建民营、民办公助、公建公营等方式,培育实践了"团队履约、医养进家""线上点单、线下上门""居家医养、医护巡诊"等医养结合服务模式。

招远市有"中国金都"之称,共有 14 个镇街,724 个行政村。总人口约 54 万,其中,60 岁以上老年人 15 万人,占总人口 27.78%。招远市紧紧围绕老年人健康养老的美好期盼,聚力打造"以居家和社区为基础、机构为支撑、家医签约和长期护理为补充,医康养护相结合"医养结合服务体系,探索出一条具有招远特色的疾病诊疗、康复期护理、稳定期生活照料、安宁疗护等一体化、全周期医养结合服务发展之路。目前,全市共有双证齐全医养结合机构 5 家,医养托管、"两院一体"等服务机构 8 家,医养结合床位 3 900 余张。

一、突出规划引领,促进服务品牌建设

注重整体推进、强化体系建设。医养结合重大事项由市委、市政府统一调度,卫生健康部门牵头负责,部门联动尽责,聚力打造居家社区机构医养结合"金都医养"服务品牌。将医养结合纳入招远市经济社会发展规划及深化医药卫生体制改革规划,并列入招远市委、市政府"双重点"工作。制定《招远市加快医养结合高质量发展暨示范创建攻坚行动方案》等系列文件,持续优化营商环境,有序推进医养结合示范创建,现已形成县域医养结合东西互济、协同发展空间格局。2014 年以来,市财政累计医养结合项目固定资产投入 7.37 亿元,引导社会资金医养结合机构建设投入 8 亿元。2022 年,养老服务补助资金投入 1 404 万元,老年人家庭医生签约投入 733.2 万元。

二、紧贴主责主业，促进服务模式创新

（一）团队履约、医养进家

推动医疗、养老机构结合实际需求，分类实施"医养签约"或"医养联合体"等协议服务，提供医、养、护连续性服务，老年公寓、敬老院老年人实现全员健康管理。强化照护服务能力建设，全市组建家庭医生团队 143 支，60 周岁及以上老年人家庭医生签约服务费落实率100%。目前，65 岁以上老年人建档 10.8 万余人，覆盖率达 100%。全市高血压患者健康管理 5.1 万多人，糖尿病患者健康管理 2.1 万多人。

（二）线上点单、线下上门

引进科技公司托管运营"招远市 12349 智慧养老服务中心"、招远市养老服务监管平台、养老服务业务管理平台，充分利用物联网、大数据和云计算等先进技术开展智慧医养，为老年人提供"5 助 1 护"服务。2023 年累计服务老年人近 30 000 人次。

（三）居家医养、医护巡诊

以长期护理保险为依托，以失能、高龄等重点人群为服务对象，支持玲珑英诚医院、招远金都康复医院开展居家上门服务，全市共有巡护车 10 辆。为贫困严重精神障碍患者免费分类提供居家医护巡诊服务，纳入居家管理严重精神障碍患者近 3 000 人。

三、强化项目引领，促进资源优化配置

（一）坚持公建民营，促进连锁医养

招远市财政投资 1.9 亿元，支持招远金都康复医院（金康老年养护中心）托管运营市社会福利中心，打造养、护、医、康、检"五位一体"服务的湖滨生态医养结合服务品牌，开展"集中供养、一体服务""机构延伸、医养入户"等多样化服务。2023 年 4 月，招远金都康复医院（金康老年养护中心）又托管 7 个镇公办养老机构，推动连锁运营城区日间照料中心和农村幸福院，优先就近为经济困难失能、高龄、残疾、孤寡老年人提供集中供养、健康养老、医养结合服务。2022 年，招远市政府利用债券资金 3.6 亿，回购"中合医养"项目，打造健康小镇、健康养老、康复医疗"三位一体"居家康养社区。

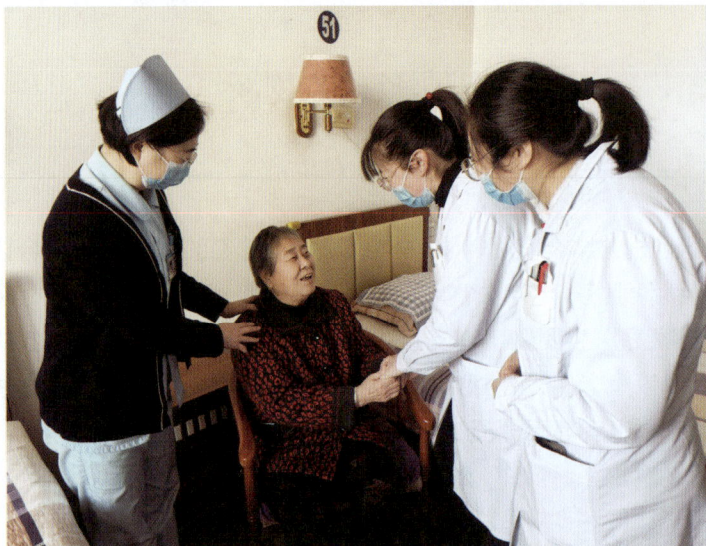

医护人员为托管机构入住老人进行巡诊服务

（二）坚持民办公助，促进品质医养

充分发挥省内首家民营三级综合医院山东玲珑英诚医院（山东大学第二医院招远分院）人员、技术等专业资源优势作用，投资1.2亿元，举办山东玲珑英诚医院医养中心，配备护理员、营养师、康复治疗师和心理咨询师等专业人员，打造以健康管理、疾病治疗、康复护理、长期照料一体化服务品牌，提供个性化、品质化医养结合服务。支持民建民营，促进扩大增量，支持市兴泰医院与市多米之家康复养老中心等机构进行"两院一体"建设，同时，利用长期护理保险支持政策，开展医养结合服务。

（三）坚持公建公营，促进方便可及

2023年，招远市投资2 800余万元，积极推进玲珑镇康寿医养项目建设，优化推动"卫生院—敬老院—社区—居家"镇域医养结合立体化服务，打造"基本公共卫生服务＋基本医疗康复服务＋机构医养结合服务＋居家医养上门服务"全链条健康养老服务。

医养联动　中医赋能　融入康养服务全链条

山东省潍坊市青州市

摘　要

山东省潍坊市青州市秉持"大健康"理念，把医养健康作为全市"五大优势"之一，做实智慧网格化家庭医生签约服务，推广嵌入式机构医养融合模式，构建覆盖市、镇、村三级中医药特色康养服务体系，通过下沉服务、医养联动、中医赋能，将医疗资源辐射进机构、社区、家庭。全市构建起居家社区机构相协调、医养康养相结合的养老服务体系，医养结合事业高质量发展。

2018 年以来，青州市以建设医养结合示范先行市为引领，以山东省高质量发展创新引领县建设为契机，全力提升居家医养结合服务智慧化水平，大力推广嵌入式机构医养融合模式，着力构建中医药特色康养服务体系，"康养青州"品牌逐步打响。全市现有医养结合机构 13 家，14 家基层医疗机构全部建成"老年友善医疗机构"，4 家二级以上医疗机构设立老年医学科，6 家医疗机构开展安宁疗护服务，17 家长期护理保险定点机构提供医疗专护、机构护理、居家护理 3 种服务，全市构建起基本养老、预防保健、疾病诊治、康复护理、安宁疗护"五位一体"的医养结合服务体系。

一、建立"智慧平台＋家庭医生服务站＋专业团队"的居家社区医养结合服务圈

（一）搭建一站式医养结合服务平台

建设青州市医养健康服务平台，与智慧养老服务平台实现互联互通，老年人可通过居家医养设备、APP 程序实现一键呼叫、预约诊疗等服务。目前，平台录入老年人信息 22 万条、养老机构 18 家、医疗机构 35 家、家庭医生团队 400 支，实现老人信息"一目了然"、行业资源"一站获取"、效能监管"一网覆盖"。

（二）完善居家社区医养结合服务网格

将社区作为医养结合服务主阵地，基层医疗机构按照区域建立家庭医生服务站，充分发挥 400 支家庭医生团队作用，做好老年人健康管理、慢性病管理、家庭病床等服务，同时融合义工与专业服务机构，提供健康管理、健康咨询、中医保健、康复治疗等服务内容，精准对接医养结合服务需求和供给，打通居家医养"最后一公里"。2023 年，全市老年健康与医养结合服务率 76.5%，家庭医生签约率 88.6%，家庭医生签约服务惠及群众 14.86 万余人。

（三）推进医养专业人才队伍建设

依托青州卫校打造医养结合人才培训基地，建立模式化、常态化培训机制，通过"线上、线下＋实训"方式，对全市家庭医生、医养结合机构医护人员、养老护理员等开展专业化培训。2023 年全市培训医养骨干 1 200 人次，全部通过结业考试并颁发合格证书，为推动全市社区医养结合专业人才队伍建设奠定了基础。

二、嵌入式医养结对互动，打造机构医养综合体

（一）先行试点，建设医康养一体福利机构

依托谭坊卫生院进行嵌入试点，在市社会福利中心设立第二执业地点，助力中心内建成 1 500 平方米的医疗康复中心，成为集医疗、康复、养老功能于一体的公办医养福利机构。截至 2023 年底，社会福利中心入住的 600 余名老年人可随时享受卫生院提供的健康查体、定期巡诊、慢性病诊疗等医疗服务，实现了"养中有医"。

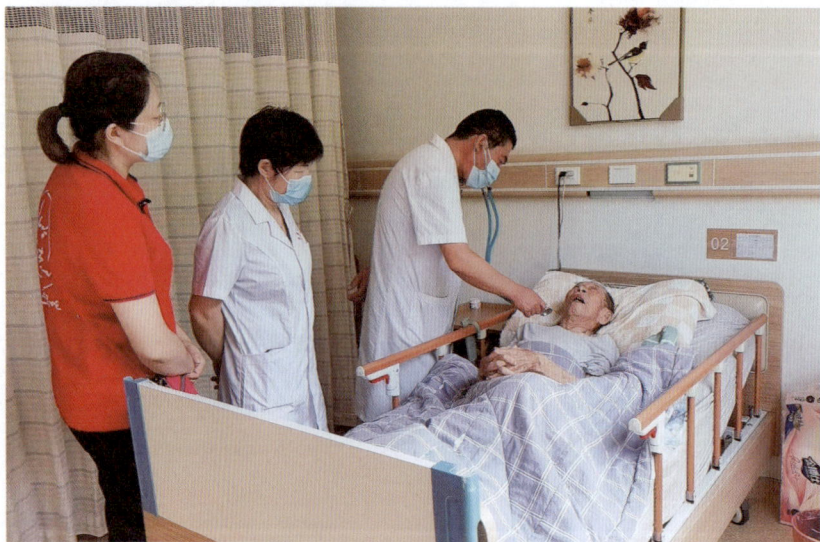

卫生院医护人员与养老公寓护理人员联合查房

（二）优势引领，打造民办机构医养综合体

鼓励东夏中心卫生院与优质民办养老机构合作，在东篱居养老公寓设立第二执业地点，内设内科、中医科、急诊科、康复科，设置医疗床位 23 张。选派骨干医师组建专业团队，每日由主任医师带队查房，每周由医共体单位益都中心医院专家会诊，通过上下联动，搭建起三级诊疗服务体系。

（三）以点带面，全面推开嵌入式医养模式

积极推广谭坊、东夏中心卫生院嵌入养老机构的成功经验，鼓励支持全市各医疗机构、养老机构积极推广嵌入式模式。目前，全市嵌入式医养结合服务机构共 8 家，服务入住老年人 1 036 人。机构内推行看病、买药、医保报销、绿色通道转诊"一站式"服务，打通了从"养"到"医"、由"医"到"养"的渠道，实现机构医养深度融合。

三、发挥中医药优势，赋能医养结合高质量发展

（一）打造市级医养结合中医典范

市中医院在老年病科基础上打造医养康融合中心，建设集医疗、护理、康复为一体的中医特色医养结合服务示范基地，医护人员辨证施治，运用醒脑十三针、安神十针、便秘十针、通脑化瘀煎、健脾解郁汤等独创疗法，为入住老人提供生活照料、中医适宜技术、食疗药膳等服务。

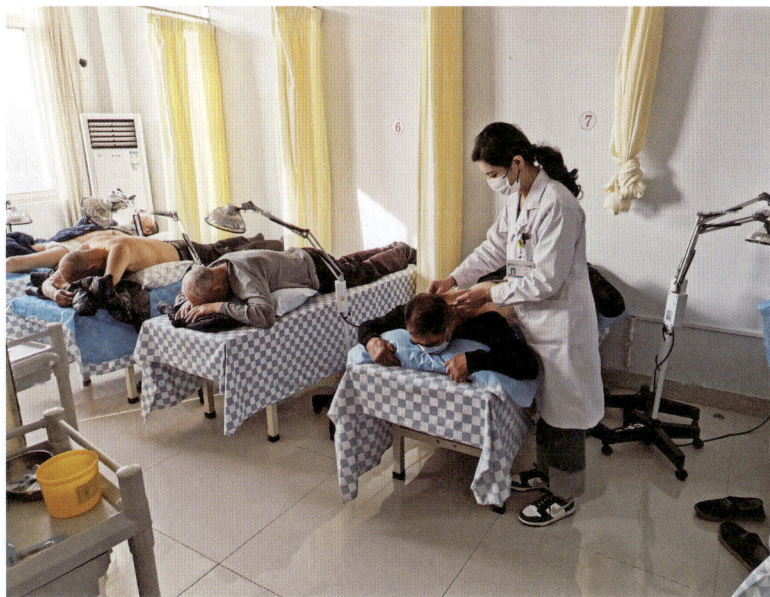

弥河中心卫生院中医药康复大厅

（二）提升镇级中医服务供给能力

全市基层医疗机构全部设立"国医堂""中医馆"，全面建成中医康复科、老年病区，充分发挥中医适宜技术，针对老年人常见病、多发病开展艾灸、针灸、推拿、药膳等特色养生保健、医疗、康复服务。

（三）加强村级中医服务网络建设

发挥中医"简便验廉"优势，全市 644 处村卫生室均能提供中医服务。推进"全民艾健康"行动，全市建成 315 处艾灸示范点，引导群众利用中医适宜技术防治慢性病、常见病、治未病，让老年患者感受家门口的中医服务。

下一步，将不断提高智慧化居家社区医养结合服务水平，推进全市医疗与养老资源优化衔接，推动医养结合事业发展再上新台阶。

以政策促创新　以服务优供给
不断推进医养结合示范走向深入

山东省青岛市黄岛区

摘　要

山东省青岛市黄岛区是山东省首批医养结合示范区，以政策促创新，以服务优供给，不断推进医养结合示范走向深入。加强规划引领及政策配套，对医养结合机构进行建设补助，鼓励基层创新，打造集中供养、两院融合、社区嵌入、居家兜底四种医养结合模式，开展家庭医生签约、长期护理、互联网＋护理等服务，注重产业发展，医养结合服务供给更加多元。

青岛市黄岛区是山东省首批医养结合示范区，60周岁以上老年人27.5万人，占户籍人口的19.9%。全区共有养老机构32家，养老床位4 886张，其中24家通过内设医疗机构实现医养结合，8家通过与医疗机构签订合作协议实现医养结合，护理型养老床位占比达90%。7家二级以上公立医疗机构全部设置老年病科，38家公立综合医疗机构、基层卫生机构、康复机构全部完成老年友善医疗机构创建。

一、注重规划引领，加强政策配套

一是将医养结合工作纳入规划体系。将医养结合工作分别纳入黄岛区《卫生健康事业发展"十四五"规划》《医养健康产业发展"十四五"规划》《医疗卫生设施布局规划（2017—2035年）》，从事业发展、产业配套、设施保障等方面，进行安排部署。二是出台鼓励配套政策。先后出台《关于加快推进养老服务业发展的意见》《关于加快推进社区居家养老服务的实施意见》《关于提升养老机构服务水平的实施意见》《关于进一步深化医养结合工作的实施意见》等一系列针对性强、操作性强的政策文件，有力发挥了宏观指导和政策引导作用。三是加强资金奖补力度。医养结合机构除享受国家省市土地供应、税费减免等优惠政策外，还享受建设补助、运营补助等扶持政策，新建、改建医养结合机构给予每张床位14 400元、7 200元补助，对收治半失能或失能老年人的，每人每月给予350元补助。

二、注重典型引路，加强基层创新

打造医养结合四种模式。一是"集中供养"模式。以中康颐养护理院为代表，提供"吃、住、医、养、乐"全方位服务，创新开发"爱邻里"智慧医养＋慢病管理平台，中央电视台、人民日报等国家、省级主流媒体进行专题报道。二是"两院融合"模式。以首康壹家老年护养院为代表，养老机构与医疗机构在同一个院内，实行"一单通、两优先、三实行"的服务机制，实现资源互补、深度融合。三是"社区嵌入"模式。区内6家企业连锁化运营105处居家社区养老服务中心、218处服务驿站，直接从业人员超过2 000人，提供居家医养结合服务超过480万人次。四是"居家兜底"模式。以"红衣天使"服务队、"蓝丝带"服务队为代表，实施入户巡诊、健康查体、居家照料等服务，累计开展上门服务4 300余人次。

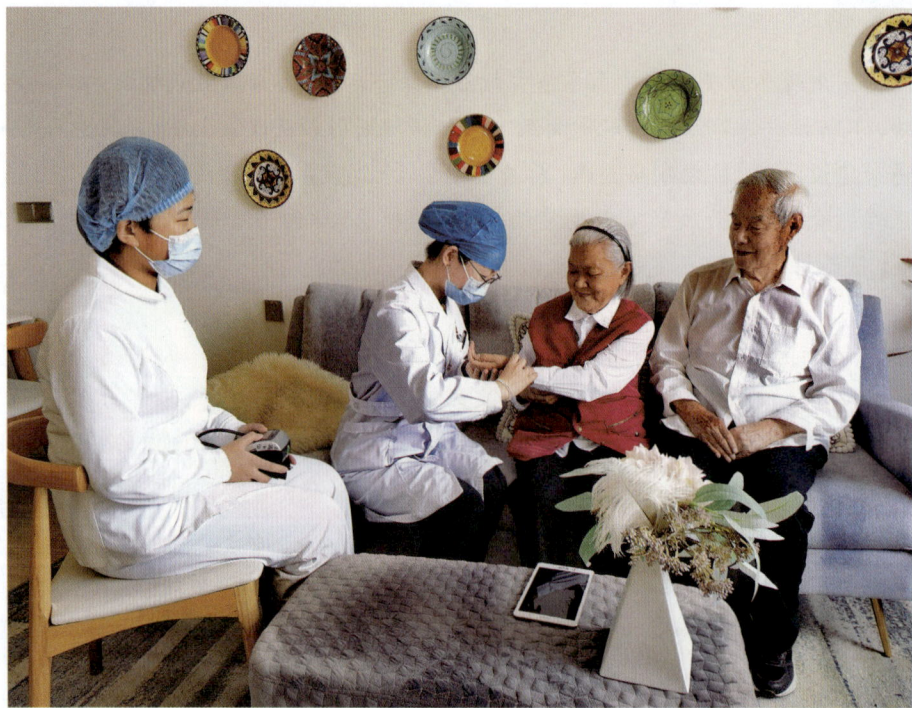

中康颐养护理院日常慢性病及健康管理服务

三、注重医疗保障，加强老年健康服务

一是不断夯实家庭医生签约服务基础。在国家基本药物目录内遴选出复方利血平片等7种药品免费发放。65岁以上老年人家庭医生签约达到13.8万人，签约服务覆盖率达到73.1%，健康管理率达到75.3%。二是发挥长期护理保险兜底保障作用。黄岛区签约定点护理服务机构115家，全面开展院护、家护、巡护，在床失能失智人员6 100余人，年均支出保

险经费 7 950 万元。三是创新实施"互联网＋护理服务"。采取"政府搭台、企业唱戏"方式，由企业搭建"康鸿医护"平台，实现在家点手机，优质护士即可上门服务。截至 2023 年底，平台注册护士 2 300 余名，注册用户 24 900 余人，开展护理服务需求评估 55 000 余次，完成订单 11 000 余单。四是开通健康服务热线服务老年人就医。针对年轻人外出务工、老年群体在农村独居现象，以区人民医院健共体为主体，设置健康指挥调度服务中心，公布服务热线电话，打造集精准导诊就医、协调双向转诊、电话预约回访于一体的 24 小时一站式健康服务平台，有效提升群众健康获得感。

四、注重产业支撑，加强多元服务供给

一是集聚一批医养项目。借首届、第二届博鳌亚洲论坛全球健康论坛大会先后在黄岛区召开的优势，发展医养健康项目，全区在建项目 50 多个，总投资额达 1 500 亿元。二是打造医养领军企业。中康国际获评工信部等三部委国家智慧健康养老示范企业，在健康管理、体检中心连锁、社区居家智慧养老等领域精耕细作，"防治养一体化"模式已覆盖山东、河北、安徽、江苏、浙江等 13 个省 30 余个地区，服务百姓 600 余万。三是建立国企发展平台。设立区级国有健康平台公司，业务板块已涵盖医院建设、医养融合、康复护理、非急救转运等领域，运营资产达 60 多亿元，其打造的"96120"非急救转运平台已覆盖青岛、临沂等山东省内 11 个城市。

强基织网　聚势赋能　构建覆盖全域的医养新格局

山东省济南市槐荫区

摘　要

山东省济南市槐荫区委、区政府按照国家、省、市卫生健康委关于"医养结合"的决策部署，牢牢把握以人民为中心的发展思想，坚持政府主导、部门联动、社会参与、资源共享，构建起医中有养、养中有医、多层联动的医疗康养新格局。

第七次人口普查结果显示，槐荫区常住总人口 67.5 万人，其中 60 岁及以上人口 11.6 万人，占总人口的 17.2%。为解决医与养的深度融合，槐荫区政府坚持从顶层发力，完善配套制度，优化保障政策，广泛聚合区域内丰富的医疗资源，深度结合"医""养"机构布局特点，因地制宜，强力推进，探索形成"政府主导、多维发展、续航赋能"的医养结合服务模式。经过不断打造建设，医养结合实现全域覆盖，可供百姓选择的模式更加多样。政府主导的远程诊疗、家庭医生签约、双向转诊等新的医疗模式也逐步走进百姓生活当中，老年人的幸福感和获得感大幅提升。

一、强化政府主导，提升医养结合发展环境

（一）规划先行，完善顶层设计

成立由区长任组长的医养结合工作领导小组，建立联席会议制度，解决工作推进过程中的困难和问题。将医养结合工作纳入全区经济社会发展规划、卫生事业发展规划和政府年度工作任务。在国土空间总体规划编制中，统筹推进养老机构和医疗机构的统一规划，实现养老机构和医疗机构融合布局，同时做好医养结合机构用地的规划保障。

（二）政策支持，搭建"四梁八柱"

相继出台了《槐荫区建设省级医养结合示范先行区工作方案》《槐荫区建设国际医疗康养名城的实施意见》《济南市槐荫区人民政府关于推进健康槐荫行动的实施意见》《槐荫区医养结合高质量发展创新引领区项目实施方案》等政策，为医养结合发展提供政策支撑和保

障。印发《关于进一步做好医疗机构申请设立养老机构许可工作的通知》(济槐卫计〔2018〕17 号)，推行医养结合机构"一个窗口"办理，实行并联审批和"两证合一"，为医养结合机构和康养产业落地槐荫打造高质量营商环境。

（三）财政投入，夯实平台基础

2018 年起，每年财政投入 80 万元，用于扶持签约服务、特色项目建设，截至 2023 年底，已累计投入 300 余万元。2022 年，全区安排各类医疗、养老保障资金达 1 209.02 万元，保障医养结合机构建设稳步推进。全面落实 60 岁及以上老年人每人每年 130 元家庭医生签约服务费，为全区 13 类特殊人群提供每人 393 元家庭医生签约服务包。严格执行医养结合机构行政事业性收费优惠、小微企业财税优惠和水电气热价格优惠等扶持政策。

二、推动多维发展，构建医养结合立体模式

（一）机构医养专业化

医养结合机构设置医务室、护理院等，为入住老年人提供专业服务，养老服务机构则分别与基层卫生服务机构，二、三级甲等医疗机构签订医养合作协议，根据机构入住老人医养需求，定期安排相应科室医务人员开展诊疗、康复、心理疏导等医疗服务。同时，根据医养结合机构的建设规模、服务水平、运营管理等指标开展星级评定，以给予不同需求的老年人更多选择。

（二）社区医养结合机构化

大力推进街道综合养老服务中心、日间照料中心、幸福院医养一体化发展，各街道因地制宜，做到了多样化呈现。全区共有 3 家社区卫生服务机构与街道综合养老服务中心一体化建设；7 家综合养老服务中心引入具有医疗资质的第三方运营；6 家小型医养结合机构参与街道综合养老服务中心的运营。目前在营的 43 家日间照料中心、40 家幸福院，覆盖全域并全部实现机构化发展。

（三）居家医养多样化

打造区级智慧康养平台，研发居民服务端——"慧医护槐"小程序，提供健康宣教、专家说医养、专病管理等医养健康全过程智慧化服务。组建 180 个家庭医生团队，保证了全区家庭医生签约服务率达 85%，老年人健康管理率 71%，两项数据均超过全市平均水平。全区 39 家医疗机构和护理院与第三方互联网信息平台签约，打通医疗护理服务的"最后一公里"。

三、实施续航赋能，形成医养结合坚强支撑

（一）培养专业人才

建立槐荫区医养结合教育培训基地，配备示训专家和专业示训员。面向区直部门、街道办事处、基层卫生服务机构、养老机构，开展不同专题培训与学习交流活动和轮训进修，全方位提升全区医养队伍专业化水平。建立护理员、示教实训、健康辅导员 3 个培（示）训基地，通过选树评优、业务培训、带教宣传等多种形式，规范队伍建设。近两年累计培训业务骨干超 5 000 人次，各机构服务质量逐年上升。

（二）完善医疗服务

辖区除特殊专科医院外所有医院均开通老年人绿色就医通道；指导全区 4 家综合公立医疗机构和 1 家私立医疗机构设立老年医学科，公立综合医疗机构设置比例为 100%；全区 28 家基层卫生服务中心、一级医院、护理院，老年友善医疗机构创建达标率 100%。与医养结合机构签约建立医养联合体的二、三级医疗机构，落实双向转诊，保障患病老人及时住院治疗。

（三）培树医养产业

在全市建立由企业和政府负责人共同担任链长的"链长制"，依靠健康数据科技企业，助推医养健康"产业链"稳健发展。借助济南国际医学中心这个主阵地，吸引医疗康养产业集聚发展、集群发展、集约发展。截至 2023 年底，签约引进健康医疗大数据类、高端医疗类、医疗器械类项目 30 个以上，济南国际医学中心已签约落地项目 240 多个，不断为医养结合赋能增效。

织密三级服务网　探索医养新路径

河南省焦作市武陟县

摘　要

　　河南省焦作市武陟县围绕建设县、乡、村三级医养结合服务网络,建立保障机制,创新服务模式,持续发力、久久为功,初步形成了"医中有养、养中有医、协同发展"的格局,有效满足了全县人民多层次的养老就医需求。

　　武陟县位于河南省西北部,与省会郑州隔河相望。县域面积 805 平方千米,辖 15 个乡镇街道 347 个行政村,总人口 74 万,其中 60 岁以上老人达 12.5 万。近年来,武陟县以创建医养结合示范县为引领,建立了"政府主导、卫健牵头、部门联动、社会参与"的工作机制,全面建设"一院两区"的医养结合服务机构(即在所有养老院均设立医疗和养老两个功能区),全力打造县、乡、村三级医养结合服务体系。截至 2023 年 12 月 31 日,全县共有医养结合机构或服务站点 193 家。

一、建立三项保障机制

(一)建立强有力的组织保障机制

　　成立由县委书记、县长任组长的医养结合建设工作领导小组,制定《武陟县深入推进医养结合发展的实施意见》等文件,做到了工作机制顺畅、政策落实有力、工作推进有序。定期召开县政府工作交办会议,实行"周交办、周通报,月考核、月排名"制度,建立推进台账,确保医养结合各项工作有部署、有检查、有落实、有考核。

(二)落实多渠道的资金保障机制

　　用好专项资金,争取国开行专项贷款 1.9 亿元、专项债 1.38 亿元,投入医养体系建设。用好县财政资金,县财政对入住医养中心的特困人员按每人每月 2 600 元的标准发放补贴;对农村慈善幸福院按照每年每单位 2 万元的标准发放运营补贴。用好乡村自筹资金,将农村集体土地流转、资源盘活的部分收益固定用于慈善幸福院,每年乡村自筹资金达 300 余万元。

（三）完善全方位的推进保障机制

高标准谋划项目，先后引进两家优质的养老服务公司，与县第二人民医院进行融合协作发展；加快推进社区养老服务设施与卫生、文化、体育等公共服务设施适老化改造，社区公共场所适老设施"无障碍化"率达100%。高质量实施项目，充分利用现有养老机构、医疗机构等资源，按照统一标牌标识、统一功能配置、统一设施配备"三统一"，持续抓好医养中心建设。高水平建设队伍，将老年医学、康复、护理专业人才队伍建设纳入卫生健康人才发展规划，累计培训各类医养人才5 500余名。

二、打造三级医养体系

（一）打造县级龙头基地

高标准建设集医疗、养老、康复为一体的"一个中心两个基地"（即医养一体化示范中心、中医惠民康养基地和精神卫生托养基地），共设置医养床位1 948张，满足城区居民和周边群众高水平的医养结合服务需求，示范引领区域和乡镇医养结合机构高质量发展。

（二）做强乡级示范支撑

建成15个乡镇医养中心示范点，并建设大虹桥医养中心、圪垱店医养中心等4个区域医养中心，共设置医养床位868张，为农村群众提供全方位的医养结合服务。

（三）织密村级基层网络

建成168个农村慈善幸福院、18个社区老年人日间照料中心，直接服务老人4 400余名，辐射惠及老人4.6万余名，解决村民就近医养需求，打通医养结合服务"最后一公里"。

三、创新三种服务模式

（一）创新签约式服务模式

实行医疗机构与养老机构分区划片"网格化"签约，通过在养老机构设置"卫生服务工作站"等方式，实现医疗与养老"嵌入式"发展。目前，全县共有276支家庭医生团队，建档服务65岁以上老年人82 840人，签约服务覆盖率达100%。同时，持续完善双向转诊绿色通道等制度，推动基本诊疗服务逐步下沉到基层。目前，全县213家基层医疗机构与各自辖区养老机构全部签订《医疗机构与养老机构合作协议书》。

（二）创新精准式服务模式

县乡医养中心为入住老人提供中医药服务、开展功能锻炼和功能恢复服务、量身定制健康餐服务，对需特殊照顾的独居老人实行居家服务，一日三餐专人派送，护士每天上门护理，有效解决生活养护问题。同时，为巩固脱贫攻坚成果，为失能失智等困难群众集中提供医养结合服务，有效织密了"脱贫人口兜底网"，真正实现了"医养一个人、幸福一家人、解放一群人、小康路上不落一个人"的目标。

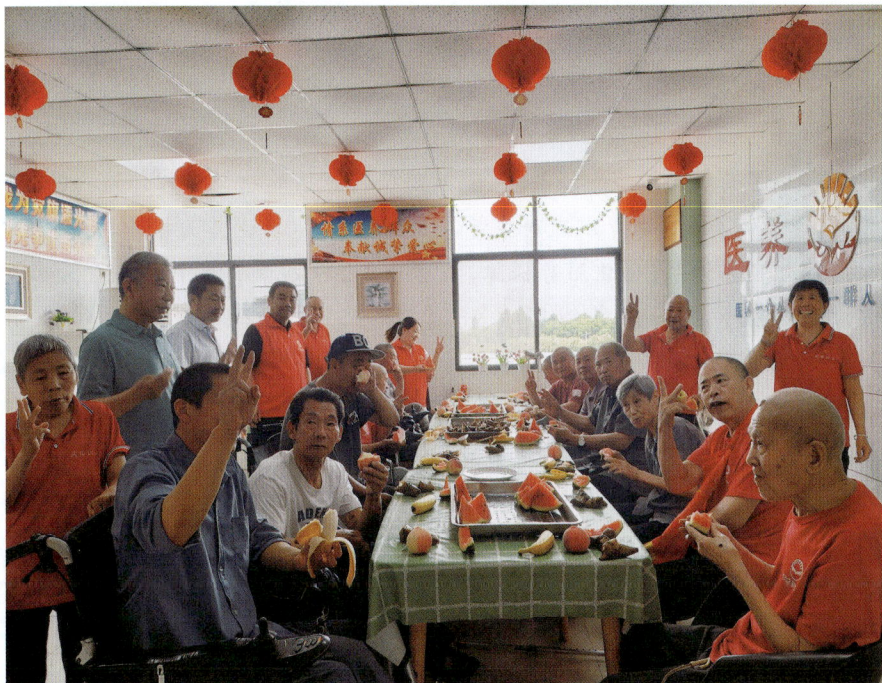

入住老人欢度佳节

（三）创新智慧式服务模式

建立"线上""线下"相结合的智慧式居家和社区医养结合服务网络，推广使用居家医养智能设备，实现医养结合机构对老年人的"可视化"远程监护、健康咨询、预约诊疗、康复指导、关怀照料等服务，形成全过程管理、全天候响应、全方位服务的智慧医养综合服务体系。目前，全县已建成2个智慧式医养结合示范中心。

武陟县推进医养结合发展的实践，提升了群众幸福感，有效满足老年人多层次、多样化养老需求，实现了"老有所养、病有所医、失能有护"；实现了多方共赢，既解决了部分养老院功能单一，入住率不高的问题，又增加了基层医疗机构、村卫生室等服务功能，推动居家、社区和机构养老协同高质量发展。

因地制宜　多形态推进医养结合发展

河南省南阳市方城县

摘　要

　　近年来,河南省南阳市方城县委、县政府坚持把医养结合工作作为推进市域副中心城市建设的重要举措,以政府主导,社会参与,市场运作为根本,通过统筹发展布局、建强服务体系、优化服务保障,探索出"医中办养""养中办医""医养协作"的全新工作模式。截至 2023 年 10 月,已建成县级医养结合机构 5 家、乡镇(街道)医养结合服务中心 16 家、社区日间照料中心 18 家,医养结合床位达到 1 826 张,从业人员 568 人,累计收住老年人 2 560 人次。

　　方城县位于河南省西南部、南阳盆地东北缘,是南阳的"北大门",总面积 2 542 平方千米,辖 15 个乡镇 4 个街道,人口 120 万,老年人口 16.8 万人。医养健康产业是方城县大力发展的新兴产业,医药制造是方城工业三大主导产业之一,中药材种植成为重点发展的特色农业之一,是全国基层中医药工作先进单位。方城县在医养结合工作中,以两个医疗集团为枢纽、乡村医疗机构为主力、民营医院为辅助,提认识、转理念、强观念、促医养,全面提升基层群众健康养老服务水平,为加快建设市域副中心城市提供了坚实可靠保证。

一、统筹发展布局,聚强工作合力

(一)加强组织领导

　　成立了县委、县政府主要领导任组长、各主管领导任副组长的县医养结合工作领导小组,出台了《关于进一步加强医养结合工作的实施意见》《推广"全链式"医养结合模式实施方案》,明确成员单位工作职责,构建资源共享、定位明确、分工协作、系统连续的健康养老服务体系和服务机制,有效推动机构、社区、居家医养结合服务全面协调发展。

(二)明确发展目标

　　以建立高效运行"全链式"医养结合服务体系为目标,制订县域医养结合中长期发展目标、规划。确定老年人家庭医生签约率达到 85%、65 岁以上老年人健康管理率≥70%、中医药健康管理率≥80%、老年人服务满意度≥85%，满足老年人的日常照护服务需求。

（三）科学规划布局

将医养结合工作纳入全县"十四五"发展规划，合理布局医疗卫生和养老服务资源。在城区老年人集中居住区域按比例规划医养结合机构建设用地，新建小区和旧城改造小区将医养结合设施优先纳入公建配套方案同步规划、同步建设、同步验收、同步交付使用。

二、建强服务体系，同步融合发展

（一）建强县级医养结合中心

在县医院、中医院、老年公寓、托养中心等医疗养老机构，设置医疗养护床位，组建医养结合服务团队，建设医养结合中心，重点收养高龄、空巢、重病和生活不能自理的困难老人。老年公寓、托养中心分别与城关卫生院、公安医院签订合作服务协议，由合作医院组建医护团队长期入驻，为老龄群体提供健康医疗服务。

（二）整合乡镇医疗养老资源

通过优势互补、"嵌入式"融合方式，分类整合不能单独承担医养结合任务卫生院、敬老院资源。如清河镇卫生院病房闲置多、敬老院基础条件较差，在卫生院相对独立区域改造完善养老服务设施，设置养老专区，将敬老院整体搬迁至卫生院，以"医中办养"模式开展工作；袁店回族乡卫生院病房床位不足，新建敬老院设施齐全，腾出敬老院部分楼层供卫生院使用，以"养中办医"模式开展工作；杨集镇卫生院利用与镇敬老院相邻的地缘优势，在镇卫生院医养结合专用床位 30 张的基础上，积极探索医养结合专区＋敬老院的"医养协作"模式。

（三）打造村级医养阵地

投资 450 万元在中心城区建设 18 个社区日间照料中心，配备厨房、餐厅、浴室、卫生间等设施，组建由家庭医生、康复、护理、养老、家政等人员组成的健康养老服务团队，为老年人提供健康养老服务。为入住村"幸福大院"的老人、五保、低保、残疾、60 岁以上老人定期提供医疗、医药、康复等健康服务，实现"医防康护养助"一体化服务。

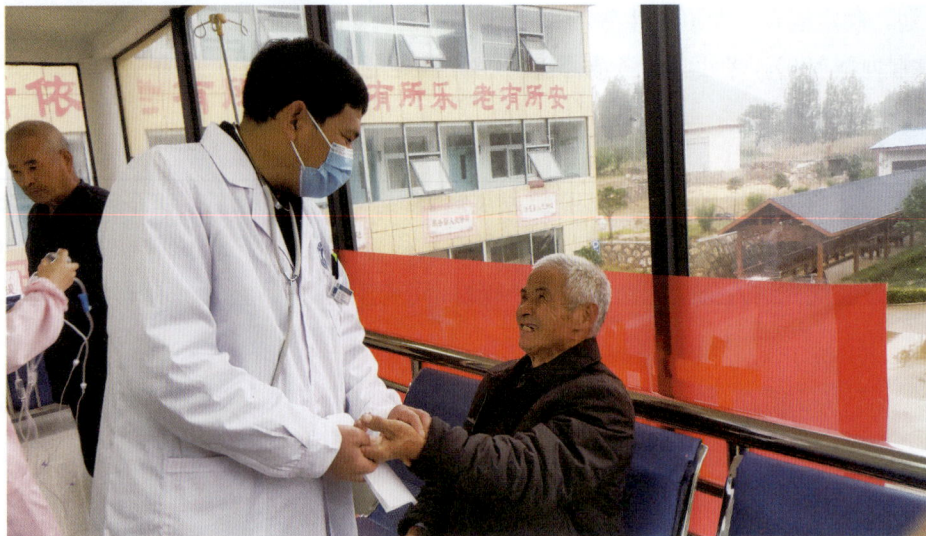

对入住医养结合机构的老年人提供医疗服务

三、整合要素资源，优化服务保障

（一）加大资金投入

投入专项资金 800 余万元，改扩建乡镇卫生院和敬老院养老设施。引导七峰中医院、康益德医养中心、益康养老院等 5 家民营医养结合机构投资 4 000 余万元，设置床位 670 张，每张床位由县财政补助 1 500 元，同时在用水、用电、用气方面按照居民生活类价格给予保障。

（二）夯实人才支撑

县第一、第二医疗集团全面负责医养结合机构的业务指导、人员培训，定期组织对集团内成员单位医护人员开展老年病预防治疗等培训。采取"走出去"与"请进来"的模式，邀请郑大五附院、郑州心血管病医院专家现场讲学、带教 15 次，选送集团内 45 名医护骨干到河南省人民医院、南阳市中心医院等三级甲等医院进修。同时，组织县内各科专家，每月到各乡镇卫生院开展医疗技能培训、带教查房。已为乡村培训康复护理人员 500 余人次，输送专业技术人才 270 人。

（三）强化安全监管

各医养结合机构成立安全生产工作领导小组，明确安全责任任务、夯实安全生产主体责任，增强机构工作人员、入住老人安全观念，全面消除火灾隐患。组织消防、市场监管、卫生健康等部门，强力开展安全生产隐患排查，提高安全生产规范化管理水平。

（四）强化督考问效

由县医养结合工作领导小组主导，联合卫生健康、民政、市场监管、消防等部门成立督导考核组，定期对全县医养结合机构进行考核。依据平时督导、指标完成等情况确定医养结合机构、责任单位年度考核等次，考核结果与医养结合机构补贴奖励挂钩、同步计入责任单位在全县绩效考评得分。已开展督导考核5次，协调解决项目推进、管理服务等方面问题45个。

积极推行"两院一体"模式　托起最美"夕阳红"

河南省南阳市卧龙区

摘　要

近年来，河南省南阳市卧龙区委、区政府为做好辖区群众健康养老必答题，积极强化工作措施，促进医养结合机构提质、扩面、增效，并积极探索建立以乡镇卫生院敬老院一体化特色医养品牌为点，"医疗集团＋乡镇（街道）医养服务中心＋村（社区）医养服务站＋家庭"全链式为线的多层次、全方位医养结合服务体系，托起卧龙老人"最美夕阳红"。

卧龙区辖 19 个乡镇街道（景区）293 个村（社区），根据第七次人口普查数据，全区常住人口 86.67 万人，60 岁以上老年人 14.38 万人，占比 16.6%，老龄化问题明显。近年来，卧龙区委区政府认真落实积极应对人口老龄化国家战略，着眼"以医助养、以养促医"，积极探索创新，实施"两院一体"医养结合模式；被河南省列为第一批"全链式医养结合"模式推广应用单位，着力打造全链式医养结合服务体系，优化了服务供给方式和供给能力。

一、强化顶层设计、高位推动，推动医养事业高速发展

做好规划引领。将医养结合工作纳入全区经济社会发展"十四五"规划，连年写入政府工作报告，列为全区重点民生实事。健全工作机制。成立"三级书记抓养老"的健康养老服务体系建设指挥部，建立由区主要领导为组长的医养结合工作领导小组和联席会议制度，形成职责明晰、协同配合、齐抓共管的工作格局。加强保障措施。先后出台《卧龙区深化医养结合促进健康养老发展实施方案》《卧龙区老年健康服务体系建设实施方案》等文件，明确土地供应、财政补贴、税费减免等优惠政策。强化督导监管。区效能服务中心联合相关部门成立督导考核组，对医养结合机构服务管理、社会效能及服务对象满意度等指标进行考核，推动"全链式"医养结合服务体系高质量建设。

二、探索引领、勇于践行、创新实施"两院一体"医养模式

创新管理机制。2020 年卧龙区聚焦农村特困群体，创新实施"两院一体"医养新模式，出台《卧龙区卫生院敬老院一体化服务工作实施方案》《卧龙区试点乡镇敬老院人财物移交乡镇卫生院工作方案》，三个试点敬老院人、财、物整建制移交卫生院管理调度，组建医养结合服务中心，卫生院院长兼任医养中心负责人。2023 年 10 月，在总结完善 3 个试点经验的基础上，出台《卧龙区卫生院敬老院一体化服务实施方案》，新增 5 个乡镇推广"两院一体"医养结合模式。强化兜底保障前提下，开展社会化经营。强化财政保障。"两院一体"试点阶段，投入财政资金 260 余万元，重点进行适老化改造，完善消防设施、增加生活辅具。"两院一体"推广阶段，一体化每年 5 万元的运营经费、集中供养特困老人每人每月增加 500 元的医养护理费、按比例配备的工作人员工资，均列入区财政预算。深化服务内涵。组建医、护、康、养团队，实现医疗、护理、康复、养老资源无缝对接，聚焦入住老年人的需求，遵循兼顾集体和照顾个别的原则，参考老年人体检、评估结果和个人基本需求两个维度提供涵盖日常照护、医疗健康、预防保健、健康教育、文体娱乐等"医防康养护住"方面全人全流程、全方位的一站式健康养老服务。

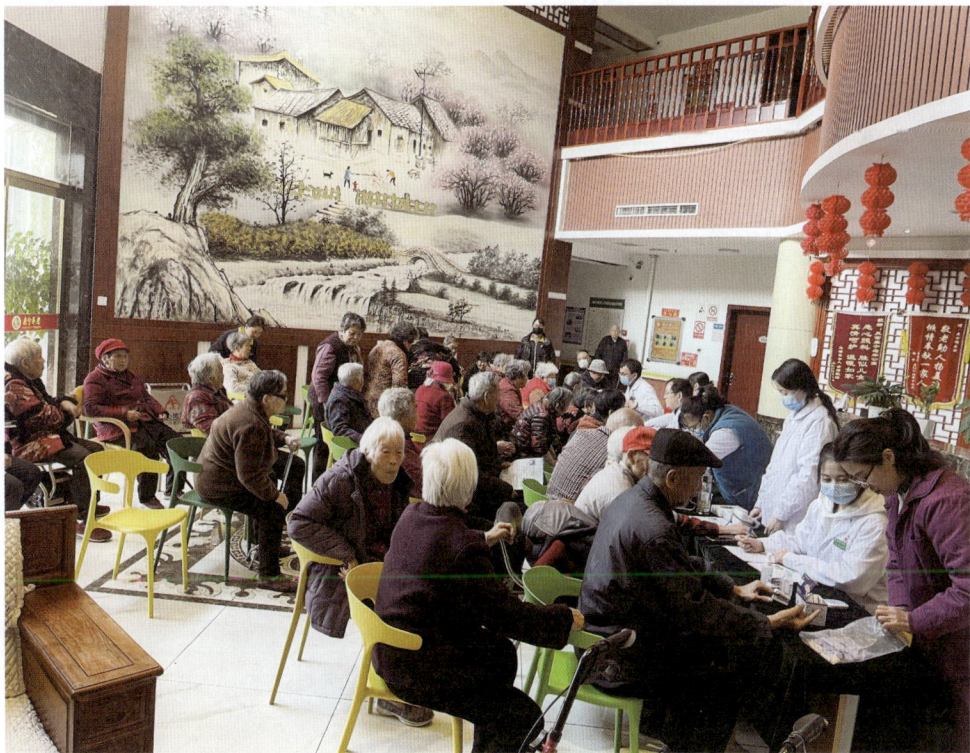

专家到康宁养老院开展健康咨询服务

三、龙头带动、整合资源，构建全链式医养结合服务体系

医疗集团牵头引领。卧龙区医疗健康集团牵头单位市一院成立医养结合管理办公室，对各医养结合机构开展业务指导、质控评价、督导考核、人员培训等工作。多模式组建乡镇街道医养结合服务中心。除"两院一体"模式外，还有"医中办养"模式（武侯街道第二社区卫生服务中心等）、养老机构增加医疗服务的"养中办医"模式（独山康宁养老院等）、养老机构委托社区卫生服务中心管理的"托管运营"模式（卧龙岗综合养老服务中心等）、社区卫生服务中心与街道养老机构合作签约服务的"医养协作"模式（车站街道第一社区卫生服务中心等）。建立村级医养结合服务站。按照就近方便原则，医疗机构与村幸福大院或社区日间照料中心签约提供医疗保障，开展"医疗服务＋日间托养＋居家养老"的复合型医养结合服务，满足不同层次老人的多方面需求。目前，村卫生所（室）与幸福大院签约 12 家，医疗机构与日间照料中心签约 57 家。延伸居家健康养老服务。整合医疗健康、基本公共卫生、养老服务、家政等资源，制定健康养老服务基础包和个性化差异包，以医养结合服务机构为依托、智慧化平台和热线为纽带，按需向居家老人派单开展"六助"服务，打通医养结合服务"最后一公里"。

全区 120 家养老机构全部实现与医疗机构签约。医养结合机构 18 家，"两院一体"机构 8 家，并形成了医疗集团总牵头，集团农村合作单位、城区合作单位和城区协作单位具体负责的 3 类完整的医养结合服务链条，全面提升了医养结合工作水平。卧龙区今后将继续以老年人健康服务需求为导向，进一步加强领导、强化措施、完善机制，探索创新、务实开拓，努力实现健康养老服务从"有"到"优"的转变，托起卧龙老人最美"夕阳红"。

多层次医养结合服务　让幸福养老有"医"靠

河南省商丘市永城市

摘　要

　　河南省商丘市永城市委、市政府将医养结合作为支柱产业进行重点培育，出台多项政策，强化基础设施配套，改善软硬件环境。通过养中办医、医中办养、医养签约、居家诊疗等服务模式创新，提升智能水平，加强质量监管。全市已初步建立起以居家为基础、社区为依托、机构为补充、医养相结合的老年健康养老服务体系，医养结合服务体系日臻完善，服务水平大幅提升，老年人医养结合服务需求得到有效满足。

　　永城市地处豫鲁苏皖四省接合部，总面积 2 020 平方千米。2022 年末，全市 60 岁及以上人口 22.38 万人，65 岁及以上人口 19.21 万人，分别占常住人口的 17.80%、15.25%，已进入中度老龄化社会。永城市委、市政府高度重视医养结合工作，成立医养结合工作领导小组，出台《永城市深化医养结合促进健康养老发展的意见》等一系列文件，完善交通、市政等基础设施配套保障政策，推动医养结合机构规范化、专业化发展。

一、顶层推动，高站位垒实"防火墙"

　　永城市成立了出政府主要领导任组长，卫生健康、民政等 10 多个部门负责同志为成员的医养结合工作领导小组，实行联席办公制度，统筹解决医养结合工作实施中的难点堵点等问题，建立健全卫生健康与相关部门间常态化沟通协调机制，形成党委政府牵头、卫生健康部门协调、相关部门配合、全社会参与的强大医养结合工作合力，为医养结合工作顺利开展保驾护航。

二、规划拉动，高起点谋划"导航图"

　　坚持把医养结合作为改善民生的重要内容，纳入《永城市国民经济和社会发展第十四个五年规划和二〇三五年远景目标纲要》，明确打造"豫鲁苏皖交界地区知名的医养结合健康养老基地、豫东一流的医养结合示范市（县）"两大战略定位，构建布局合理、特色鲜明的"一心引领、两翼联动、多点支撑"的医养结合产业发展格局。

三、政策撬动，高精度筑牢"保护屏"

市委、市政府把医养结合作为健康养老的支柱产业进行重点培育，出台《永城市深化医养结合促进健康养老发展的意见》等文件，积极落实医养结合机构费用减免、医保、审批登记、人员培养、职称评定等政策，强化交通、市政等基础设施配套保障政策，着力改善医养结合发展的软硬件环境。

四、服务带动，高标准织密"脉络网"

一是创新服务模式。围绕满足多样化医养需求，积极创新"四种模式"。养中办医。养老机构设立医务室，常驻专业医护人员，随时可以为老人进行诊疗。2020 年永城市中心敬老院，高标准建设了永城中医药新院，推广中医药适宜技术产品和服务，为有需求的老人进行康复训练。医中办养。推动医疗机构实现"医＋护＋养"的无缝衔接。2018 年永城市人民医院建设该市第一个医养结合项目——永城市老年病医院及老年康复公寓，累计投资 1.09 亿元，现已服务老年人 3 000 余人，公寓居家老年人入住率 92% 以上，入住失能、失智老人占比 65% 以上。医养签约。鼓励养老机构与周边医疗卫生机构按照"方便可及、互惠互利"的原则开展多种形式的签约合作。由协议医疗机构定期提供上门巡诊、体检、健康教育等医疗服务。2023 年 2 月，永城市人民政府与郑州大学第五附属医院举行医养结合项目暨永城分院签约揭牌仪式，共同提升永城人民的幸福指数和健康水平。居家诊疗。积极推广、实施乡镇卫生院、养老院"两院一体"融合发展，推动乡镇卫生院与敬老院、村卫生室与农村幸福院毗邻建设，基本满足农村老年人健康养老服务需求。永城市中心医院老年养护中心医养结合项目，总投资 1 亿元，建筑面积 12 500 平方米，辐射 30 平方千米，利用养老智慧平台和远程诊疗，为辖区居家的失能、半失能老人及慢性病患者提供医学诊断、疾病防治、健康保健、康复治疗及养老服务。二是提升智能水平。实施数字赋能，积极发展"互联网＋"养老服务。市政府筹措资金 4 000 余万元建成全民健康信息平台、医养结合质控平台，实现市、乡、村三级全民健康信息网全覆盖。支持医养结合机构推广智慧养老服务模式，建立以"呼叫救助、居家照料、健康服务、档案管理"为中心的智能居家养老服务网络，实现数据互联、信息共享、智能服务。三是注重质量监管。成立河南省医养结合质量控制中心永城分中心，指导机构坚持"居住、休养、保健、康复并重"服务方向，以质量求生存。组织卫生健康、民政等部门定期进行服务质量检查评估，发现问题实行跟踪问效，及时查处侵害老年人权益的违法行为，打造医养结合服务品质工程。

全市医养结合机构床位使用率达到 80% 以上；90% 以上的养老机构均设置了医务室。4 家二级及以上医疗卫生机构被命名为"河南省老年友善医疗机构"，28 家基层医疗卫生机构被命名为"商丘市老年友善基层医疗机构"，公立老年友善基层医疗机构达标率 100%；二级以上公立综合性医院开设老年医学科的比例达到 100%；医疗机构普遍建立了老年人挂号、就医绿色通道；医疗卫生机构与养老机构签约达到 69 对，实现了签约服务全覆盖；3 个社区（村）被命名为"全国老年友好型社区"，2 个社区（村）被命名为"河南省老年友好型社区"。

统筹部门合力　推动医养无缝衔接

河南省洛阳市宜阳县

摘　要

　　近年来，河南省洛阳市宜阳县委、县政府将医养结合纳入民生实事，建立"政府主导、卫健牵头、部门协调、财政兜底"协作机制。统筹发改、财政、民政、卫生健康等部门政策、资金、资源优势，建立相互衔接、互为支撑的医养结合政策保障体系和发展机制，依托县中医院北城区院区建立医养中心和民政示范养老中心，在三院建立集预防保健、医养中心、老年医院为一体建立资源共享、服务连续医养结合服务体系，通过"同床转换"、签约服务等形式，实现医养无缝衔接。

　　宜阳县位于洛阳西南，总人口 70 万。常住人口 57.61 万，60 岁、65 岁以上人口分别占比 18.47%、13.45%。县委、县政府将医养结合列入民生实事、纳入重点目标管理，坚持顶层设计和高位推动，强化部门统筹，优化服务供给结构和供给方式，以居家社区签约服务、家庭病床为基础，强化机构建设与管理，实施医养"同床转换"，构建资源共享、定位明确、分工协作、系统连续的健康养老服务体系和服务机制，为老年人提供包括生活照料、健康教育、预防保健、疾病诊治、康复护理、长期照护、安宁疗护等公平可及、综合连续的健康养老服务，切实提高老年人获得感、幸福感和安全感。

一、党政重视，部门协同

　　深化医药卫生体制改革和促进养老服务发展，相继印发《关于加快推进医养结合发展的实施意见》《宜阳县促进医疗卫生与养老服务相结合实施意见》《"十四五"健康老龄化规划》等文件。成立以县长为组长的医养结合工作领导小组，建立联席会议制度，确立了政府主导、部门协作、齐抓共管的医养结合工作机制。把医养结合服务能力提升列入民生实事，重点督察，强力推进。

二、政策支持，推动有力

一是统筹发改、财政、民政、卫生健康等部门政策，大力支持开展医养结合服务。争取中央预算或专项债券资金 1.7 亿元，支持县中医院、县人民医院医养中心建设和三院老年医院建设。争取福彩公益金 1 277 万元支持县医院、中医院、三院医养结合机构建设。投资 2 100 万元，加强乡镇卫生院建设，提升"互联网 + 医疗"等医养结合服务设施。二是统筹民政、卫生健康等部门政策，采用县中医院与县养老服务中心联建，中医院管理的方式建设 1 160 张床位医养结合中心，实现优势互补、医养无缝衔接。三是统筹土地、卫生健康等部门政策，加强医养结合机构建设发展用地保障，利用中医院搬迁，在原中医院旧址建成县老年医院。四是统筹卫生健康、民政和财政资金，投资 1 700 万元，在县三院建立覆盖区域内医疗机构、社区（乡镇）医疗卫生机构、养老机构、家庭的一体化智慧健康养老服务与管理平台。通过"互联网 +"信息化设备链接，有效推进居家医养结合服务，促进优质医疗健康、生活照料服务资源的共享、便利可及。五是加强医保、民政、卫生健康等部门协同，建立"同床转换"机制，实现医养无缝衔接。六是对验收合格的医养结合机构和健康养老床位，市县两级拨付专项资金予以建设补贴与运营补贴。七是建立社会办养老机构消防建设或改造提升补贴制度，社会办养老机构按要求建设消防设施并取得消防验收合格手续后，消防安全改造产生费用的 30% 由县政府给予资助。八是经认定为非营利组织的社会办医养结合机构，对非营利性收入免征企业所得税，对其自用的房产、土地、享受小微企业等财税优惠政策。

三、固本强基，优化提升

一是严格落实家庭医生签约服务。对签约人群实行网格化分类管理，落实基本公共卫生项目、签约服务，针对高龄、失能、失智以及高血压、糖尿病等慢性病重点人群，建立差异化服务包，优先签约、优先服务。2023 年，为 6.78 万名 65 岁以上老人开展上门巡诊、健康管理，系统管理率达 87.2%，为 15 236 名居家失能、高龄、残疾等行动不便或确有困难老人提供医养结合服务。在 4 个社区开展老年人心理关爱项目试点，依托三院老年医院为全县 1 256 名失能老人上门综合评估。在试点的基础上，2023 年对"洛医家"进行扩面提质，建立家庭病床 142 张。二是加强医养结合机构建设。2019 年以来，建成宜阳县第三人民医院（医养结合中心）、中医院北城区医养中心，总床位 420 张。对宜阳县第二人民医院、仁安医院进行房屋改建，购置设备，再造工程，成立老年护理中心。在三乡镇西村建立汉山养老基地并开设医疗机构，通过公办民营方式为中昊社区养老中心提供医养结合服务。宜阳县第三人民医院按老年医院标准对中医院原址进行改扩建，于 2023 年 5 月建成并投入使用，床位 300 张。推动医养结合提质升级，开展二级甲等、三级甲等和星级机构创建工作。三是建立医、养机构协作机制。为强化养老与医疗机构有机衔接，强力推进医疗卫生机构与养老机构签约合作、巡诊服务、双向转诊、远程诊疗服务，努力做到"医、养"双赢。目前，医疗机构与全县 274 家养老机构（幸福院、乐养居等）签订服务协议，开展上门巡诊、健康体检和综合评估，做好 24 小时健康保障。医疗机构与养老机构签约合作率达到 100%。四是开展友善机构创建，改善老年人生活体验。深化老年友善医疗机构建设，老年友善医疗机构区域覆盖率达 90% 以上。县财政先后投资 600 余万元，对公共场所、失能家庭进行适老化、无障碍改造。兴宜街道水么头社区通过国家老年友好型社区验收。

创建以来，医养结合机构床位达到 1 350 张，床位入住率达 85% 以上。家庭病床、安宁疗护、同床转换得到患者及家属广泛好评。下一步，将进一步加强机构居家社区医养结合服务，特别是居家社区服务，脚踏实地，深入调研，着力解决老人"急难愁盼"问题。

固本强基提质效　共同缔造新篇章

湖北省武汉市江汉区

摘　要

湖北省武汉市江汉区针对老年群体医养结合服务需求，发动全区社区卫生服务中心医护力量，采用提供上门服务、社区巡诊、对口就医、接续服务、联合互助等形式，通过加强激励监督、调研评估、宣传推广，逐步打造以"居家和社区为主体、机构为补充、家庭医生签约为抓手、信息化建设为依托"的医养结合服务体系，让老年人真正实现"老有所养、老有所医"。

江汉区辖区面积 28.29 平方千米，常住人口 64.79 万，其中 60 岁以上人口占比 19.75%，人口密度高，老年群体医养结合服务需求较大。近年来，该区大力推进现代化卓越城区建设，围绕全生命周期健康管理和服务，不断增加高质量医养结合服务供给。从顶层设计着手，坚持政策、规划为导向，以推进养老服务业综合改革为抓手，积极构建社区、居家、机构"三位一体"的"立体"医养结合服务网络，医养结合服务供给能力、功能水平持续提升。

一、精心谋篇布局，完善顶层设计

（一）规划布局有精度

该区将医养结合工作纳入《江汉区国民经济和社会发展第十四个五年规划和二〇三五年远景目标纲要》，谋划养老服务综合体，为医养结合设施预留发展空间。出台《江汉区养老服务高质量发展三年行动计划（2021—2023）》，指明养老事业一体化发展路径。

（二）构建体系有深度

"十四五"时期，打造以"居家和社区为主体、机构为补充、家庭医生签约为抓手、信息化建设为依托"的医养结合服务体系。积极打造覆盖"床、护、助、餐、医、康"的全链条、全周期、全要素的居家（普惠）养老服务供给体系。目前，唐家墩社区卫生服务中心作为试点，已开展"日常照料＋康复训练＋医疗通道＋安宁疗护"相结合的一条龙式服务，建立"家医应急服务中心"。

二、创新工作模式，优化服务效能

（一）深化共同缔造，打造医养结合服务"零距离"

积极推动一刻钟便民生活圈、十分钟医疗急救圈以及全龄友好城区建设，坚持以美好环境与幸福生活共同缔造为牵引，将医养结合服务逐步向社区和家门口延伸发展。逐步建立社区嵌入式养老服务中心（站）78个、800平方米以上综合性养老服务中心11个。依托105个家庭医生团队，联合社区网格员、养老"微网点"工作人员，建立上门"突击队"，让共建共享成为社区新风尚。建立社区嵌入式养老服务中心（站）78个、小区23个、综合性养老服务中心6个巡诊点，定期开展"一站式"接诊服务。探索"上门"服务模式，全面梳理上门医疗服务清单，重点突出特色服务、康复服务、护理指导，有针对性地分类细化服务范围。充分整合资源，建立多方协同的"区、街道、社区"三级老年心理关爱体系，将老年人心理关爱融入日常，开通心理咨询服务热线、精神心理服务机构绿色通道，针对临界、高危以及重点人群开展干预。正在逐步探索与社区、养老中心定期举办各类活动、老年人信息共享、高效开展康复、心理服务等模式。

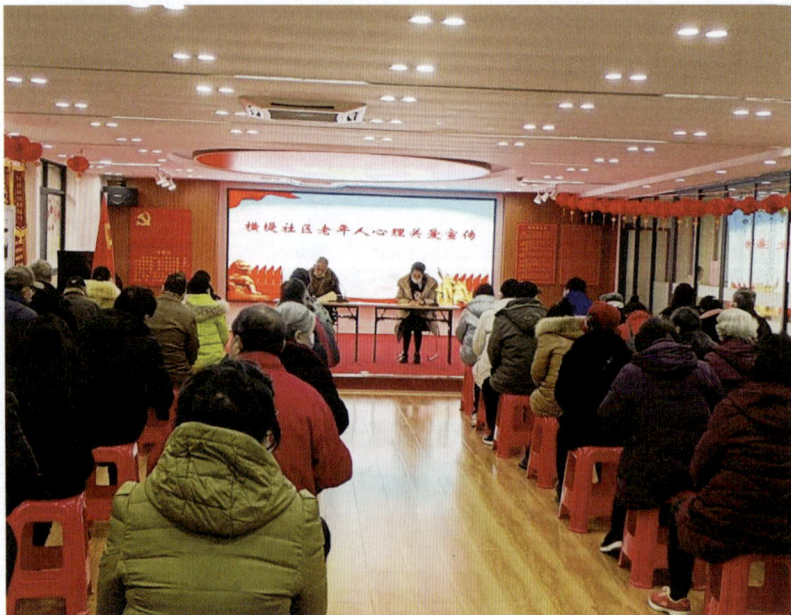

社区老年人心理关爱健康讲座现场

（二）深化医疗服务，打造医养结合质效"百分百"

聚焦医疗机构与养老机构相融合，支持养老机构内部设置医疗机构，为新建的社区卫生服务中心配建医养结合床位。目前全区有 15 家养老机构、养老床位 3 923 张。医养结合机构 6 家。辖区内二级及以上综合医院均设置老年病科，民族、汉兴社区卫生服务中心已建成医养融合康复服务中心。区级医院牵头与区民政局签订"医养融合"战略合作框架协议，各社区卫生服务中心与辖区各养老院签订老年人对口就医协议，签约服务率达 100%。积极补充机构养老短板，为在养老机构入住的老年人建立健康档案，分级分类提供免费问诊、咨询、体检服务，开通绿色转诊通道，出现问题时，通过区级"家医应急服务中心"及时转诊至医联体上级医院。为居民提供居家—社区—机构接续式医养结合服务，失能、半失能老人入住医养结合机构，进行医疗、护理全方位服务，经评估情况稍好后，根据老年人意愿转为居家或社区服务。

三、强化宣传扩影响，注重监督提实效

（一）以考核促提升，激发内生动力

用制度管人、流程管事、文化管心，建立监管长效机制，医养结合机构、社区卫生服务中心内部制定奖优罚劣的绩效考核方案，建立监督考核机制，社区卫生服务中心的医、养人员打通使用。区卫生健康局实地评价工作开展情况。机构综合评价结果以多劳多得的形式发放绩效工资。让每名职工了解工作标准，熟悉操作系统，内部形成比学赶超的氛围，用绩效提高内生动力。推动医养结合机构"敢做事、能做事"的文化氛围。

（二）深化健康宣传，推广有益经验

面向全区老年人开展医疗需求调研、健康状况评估，紧紧围绕老年人的健康需求，拓展医疗服务内容。将专业化的居家、社区养老服务新理念和实践经验传递给居民。充分利用基本公共卫生服务作为社区居民建立信任关系的切入点，基本公共卫生与基本医疗相互促进。挖掘典型案例和有益探索，进行复制推广，以实例宣传服务理念，引导老年人做自己健康的第一责任人。

上下同步强保障 统筹推进优机制

湖北省宜昌市枝江市

摘　要

近年来,湖北省宜昌市枝江市从"上下、点面、内外"三维度着手,积极打造以市中医医院医养中心为龙头,横向协同民营医养结合机构,纵向带动基层卫生院、福利院的医养组织架构,以"关注生命、服务健康全过程、全方位"为理念,以"中医深度介入、医养无缝衔接"为特色,为老人营造贴心、顺心、安心的乐养之所。

枝江市现有 60 岁以上人口 13.28 万人,占总人口的 28.48%;80 岁以上人口 1.7 万人,占总人口的 3.7%。全市设置养老床位 4 628 张,日间照料养老服务中心(站)170 个,现有医养结合机构 20 家。

一、坚持"上下"同步,强化要素保障

(一)高位一体推进

将医养结合工作纳入"十四五"规划,制定出台《枝江市加快推进医养结合发展工作方案》,对枝江市医养结合模式、工作措施、政策保障及重点项目等作出具体部署,并将医养结合工作纳入市委重点督办任务定期督办。

(二)部门高效联动

统筹各部门职能,引导社会力量参与,构建政府主导、部门协作、社会参与、多位一体的发展格局。卫生健康、民政、财政等成员单位对照部门职责认真梳理、各司其职、定期研究,切实做到政策上支持、工作上配合、信息上共享,以强大的同心合力确保工作落实。

(三)资金持续保障

先后投资 2.1 亿元,完成市社会福利院迁建、新建枝江市中医医院医养中心,投资 1 050 万元为农村福利院完成内设医务室建设,实现农村福利院"平安工程""冬暖工程"全覆盖。

持续做好枝江市康养项目资金投入，2023 年落实床位补贴、运营补贴及医疗机构签约服务等相关资金 78.6 万元。

二、坚持"内外"兼修，优化体制机制

（一）强化融合发展

市级医疗机构设置不低于 20 张床位的老年医学科，8 个镇级卫生院设置老年护理床位 193 张。利用宜昌市医养结合服务信息系统平台，为医养规范转换提供技术支撑，助力个性化、精准化医养结合服务质效。市中医医院医养中心开展安宁疗护病区试点探索，结合试点情况研究制定政策措施，推进全域安宁疗护标准化建设。

（二）强化队伍建设

发挥示范机构引领作用，积极组织市人民医院、市中医医院等机构工作人员参加国家医养结合服务质量提升行动培训班及老年医学人才培训。市职教中心（宜昌市第二技工学校）开设养老护理员培训班，通过理论学习、实操等方式，提升医养结合机构人员素质，增强为老服务能力，更好满足老年人多元化健康养老服务需求。2021 年以来参训人员共计 50 余人。

（三）强化特色养老

注重"弘扬中医文化，传承孝老美德"，坚持"有病及时专业救治，无病中医特色康养"，发挥中医药在老年人预防保健、医疗、康复等方面的特色作用，提供中医特色的"医护康养终、食住教乐动"全方位健康服务，在不同时节为有需要的老人提供三伏灸、养生膏方，达到未病先防、未老先养的目的。

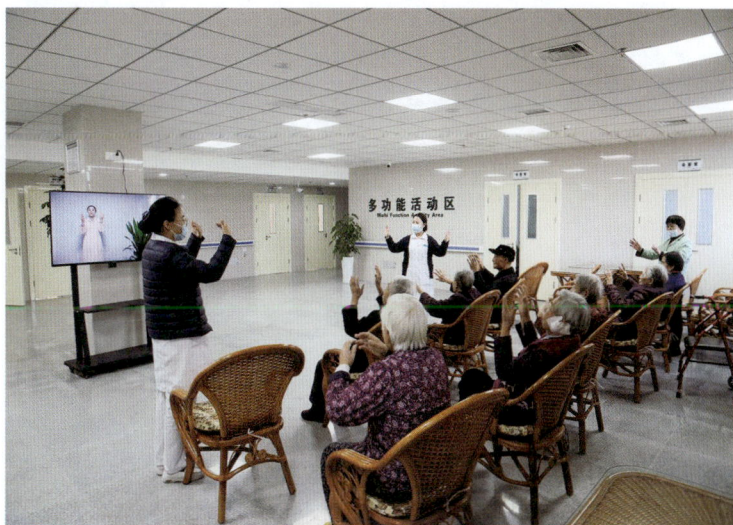

医护人员带领老年人练习手指操

三、坚持"点面"结合，统筹整体推进

（一）"医中办养"重点突破

历时 4 年建成了集医养结合、中医养生为一体的枝江市医养中心，打造医生、护士、护理员三位一体的"医、护、理"服务模式，为失能半失能老人提供暖心、贴心的照护服务，开设 3 个医养结合专区 88 张床位，医养护理床位常年处于饱和状态。组建家庭医生团队 100 支，对高龄、失能老年人按约定协议开展健康体检和每月一次上门随访。

（二）"养中办医"全域推进

强化农村福利院与市级医院合作联动，全市 10 家农村福利院均与市级医疗机构建立急诊急救绿色通道；依托农村福利院内设医务室，打造"两室合一""长期驻点""定期巡诊"医养结合服务新模式，为老年人提供医疗、健康管理、护理、安宁疗护等系列服务。

（三）"医养融合"规范引领

统一功能服务区设置、医疗生活设施配备、医养结合服务团队建设等管理标准，强化医养全过程监管，让医疗护理工作在家属监督下运行，确保家人实时掌握老人动态，提升老人和家属的获得感、满意度。强化老年医学科、康复科和治未病科多科室深度融合协作，实现医养"换模式不换床位"的无缝衔接，有效规避了送医风险、节省就医时间。

扎实推进医养结合　实现养老有"医"靠

湖北省咸宁市咸安区

摘　要

　　湖北省咸宁市咸安区坚持党政主导、部门联动、社会参与、资源共享，积极探索医养结合服务新机制，推出了"医办养、养融医、签约医、医入户"四种模式，积极探索实施以公立医院为依托办医养工作，推行养老机构医疗服务全覆盖，让老人真实享受到"小病不出门、大病送医院、康养在机构"的医养多层次服务。此外，该区持续开展大学生村医培养，村卫生室基本实现"一村一名大学生村医"全覆盖，家庭医生队伍得到不断充实，服务能力不断提升，全面打造"居家医养、医护巡诊"模式，进一步打造咸安区"养老有'医'靠"服务品牌。

　　截至 2023 年底，咸安区 60 岁以上常住老年人口 12.48 万，其中失能、半失能老年人约 2 536 人，约占老年总人口数的 2.03%。为聚力破解病患老人养老难、失能老人照护难、居家养老不便、养老床位不足等难题，近年来，该区认真贯彻落实国家、省、市相关文件精神，坚持政府主导、部门联动、社会参与、资源共享，探索形成了区、镇、村三级公立医疗机构齐发力，公办、公建民营、民办三种所有制形式同发展，机构养老、居家养老、社区养老三种养老模式相协调的医养结合服务格局，实践中推出四种医养结合服务模式，促进医养结合工作高效开展。

一、"四个强化"筑牢医养工作保障

（一）强化组织领导

　　咸安区委、区政府站位咸宁打造武汉都市圈自然生态公园城市战略大局，积极探索开展以公立医院为依托办医养工作，区委书记、区长亲自挂帅，多次召开专题会议研究，多次开展现场调研推进。卫生健康、民政、市场监管等多部门不断优化简化医养结合机构审批流程，对养老机构内设的医疗机构从行政审批改为备案管理制；公立医疗机构举办养老机构的，业务范围变更登记增加养老服务等内容，并在民政部门进行养老机构备案。

（二）强化政策引领

印发了《关于进一步推进医养结合发展的实施方案》等政策性文件，在医养结合服务基础、服务方式、队伍建设、政策供给、服务监管等方面，为全区推进医养结合工作提供政策遵循和有力指导。

（三）强化资金支持

通过新建、改建、改造、资源共享等方式，夯实医养基础条件。全区先后投入建设资金8 600余万元，启动咸安区中医医院医养中心、市第一人民医院医养中心2个医养结合项目，并对大幕乡卫生院、汀泗中心卫生院等10余家基层医疗机构的富余房屋进行改造，打造示范性医养结合机构。为提升区、镇、村三级公办医疗机构基础设施水平，实施卫生补短板项目，经费共计6亿余元。

（四）强化人才支撑

近年来，该区积极组织开展"一家一护"家庭养老服务技能培训，2022年以来培养护理人才1 975人，并定期开展线上培训，持续巩固提升。同时，在全区初、高中毕业班加大招生宣传力度，推介护理、中医药、康复治疗等与大健康产业发展息息相关专业的情况。2023年，咸宁职教（集团）学校护理专业和湖北健康职业学院护理康养专业招生人数逾千人。

二、"四种模式"构建医养结合服务体系

（一）"医办养"品牌化

2022年，通过深入研究分析，立足实际，全区启动公立医院办养老试点工作，实现"医中有养"。依托公立医院的富余资源为入住老人提供日常生活照料和医疗健康服务，解决了机构养老的老年人就医不便的问题。目前全区已有区、乡（镇）、村（居）三级10家公立医疗机构开办了养老服务，共设置医养床位623张，现已建成运营6家，2023年全年累计收住老人200余人次，提供日间照护服务近千人次。

（二）"养融医"体系化

推动"养中有医"，鼓励支持大型养老机构内设医疗机构，为入住老人提供一般诊疗服务，同时与相关医疗机构建立转诊通道，让"楼上养老、楼下就医、大病急病及时转诊"成为现实。已有九重锦养老院、博德老年人养护中心等6家民营养老机构内设医疗机构、设置床位1 279张。

(三)"签约医"精准化

积极引导公立医疗机构就近与周边未内设医疗机构的养老机构签订医养合作协议,由医护人员上门为入住老人提供医疗服务,并为老人开通预约就诊绿色通道和及时转诊服务。全区11家未内设医疗机构的养老机构均与就近公立医疗机构签订了医养合作协议。

(四)"医入户"普惠化

针对居家养老人群,全区组建了219支由全科医生、护士、公共卫生医师、村医组成的家庭医生团队,以基本公共卫生服务项目为基础提供健康服务,重点针对失能、半失能、慢性病等老人提供健康教育、康复护理、心理支持等服务,全面打造"居家医养、医护巡诊"模式,2023年签约服务6万余名65岁以上老年人。城区3个社区卫生服务中心还启动了居家养老签约医疗服务试点,2023年共为1 000余名失能、半失能老人提供每月2次上门巡诊服务。该区还积极开展"一村一名大学生村医配备行动",全区130个村卫生室基本实现了"一村一名大学生村医"全覆盖。

下一步,咸安区将持续构建养老、孝老、敬老政策体系和社会环境,推进医疗卫生和养老服务深度融合,不断提升医养结合服务质效,扩大服务范围,助推养老有"医"靠,助力养老变"享"老。

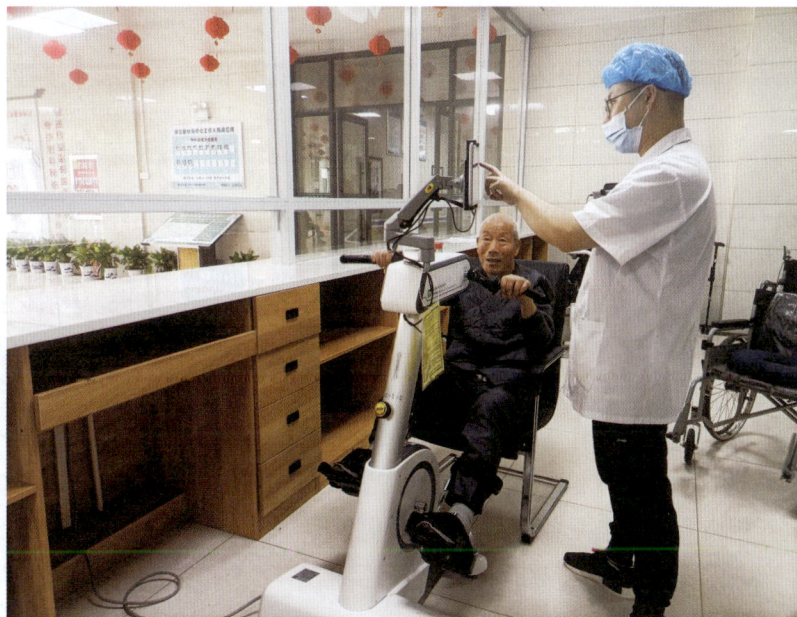

咸安区大幕乡卫生院樱花谷康养中心开展康复服务

多维探索医养结合路径　让养老有"医"靠

湖南省长沙市长沙县

摘　要

近年来，湖南省长沙市长沙县探索出"养中嵌医、医中融养、医养签约、智慧医养、社会兴办"的"5＋1"医养联动模式，结合"健康宣教、疾病诊疗、预防保健、康复护理、安宁疗护"服务体系，实现了让养老有"医"靠。

长沙县又称"星沙"，县域总面积 1 756 平方千米，辖 18 个镇（街道）。位居全国"百强县"前五，连续 16 年获评"中国最具幸福感城市（县级）"。总人口 142.75 万，60 岁及以上老年人 18.36 万，占比 12.86%；65 岁及以上老年人 13.3 万，占比 9.31%；空巢或独居老人 1.8 万，失能半失能老年人 1 379 人。近年来，长沙县初步构建了居家社区机构相协调、医养康养相结合、智慧医养居家医疗相结合的医养结合服务体系，为推进医养结合服务事业新高地奠定了坚实基础。

一、高位统筹，部门联合，促医养事业提质

一是规划引领。将医养结合工作作为重点中心工作持之以恒推进，体系化推动县域医养结合工作。二是组织领导。成立长沙县老龄健康（医养结合）工作专项组，由县长担任组长、分管卫生健康工作副县长担任常务副组长；建立部门联席会议制度，多次召开部门协调会，明确县域老龄健康、医养结合事业工作总体思路、工作目标。三是政策扶持。将"老有颐养"写入《长沙县建设共同富裕示范区行动方案》，明确指出要构建居家和社区机构相协调、医养和康养相结合的养老服务体系，为群众提供多样化、多层次"点单式"智慧医养结合服务；出台《长沙县深入推进医养结合服务发展实施方案》《加强智慧医养试点居家医疗服务工作方案》，打造智慧医养星沙模式。

二、多元探索，改革联动，促医养供给提档

一是以医嵌养模式，将卫生院嵌入敬老院，解决入住老人"有养无医"困境。二是以医

融养模式，成立邻睦家智慧颐养院，为高龄、重病、失能老者提供全天候康复护理医养结合服务。三是智慧医养模式，通过"点单式"居家医疗服务，探索农村医养结合发展路径。四是医养签约模式，全县养老机构与医疗卫生机构达成签约合作协议 53 对，医养签约合作全覆盖。五是社会兴办模式，引入社会办医养结合机构，将护理型床位补贴向社会办医养结合机构倾斜。创建省级老年友善医疗机构 5 家，市级 36 家，推进医养结合设施同质化配置。

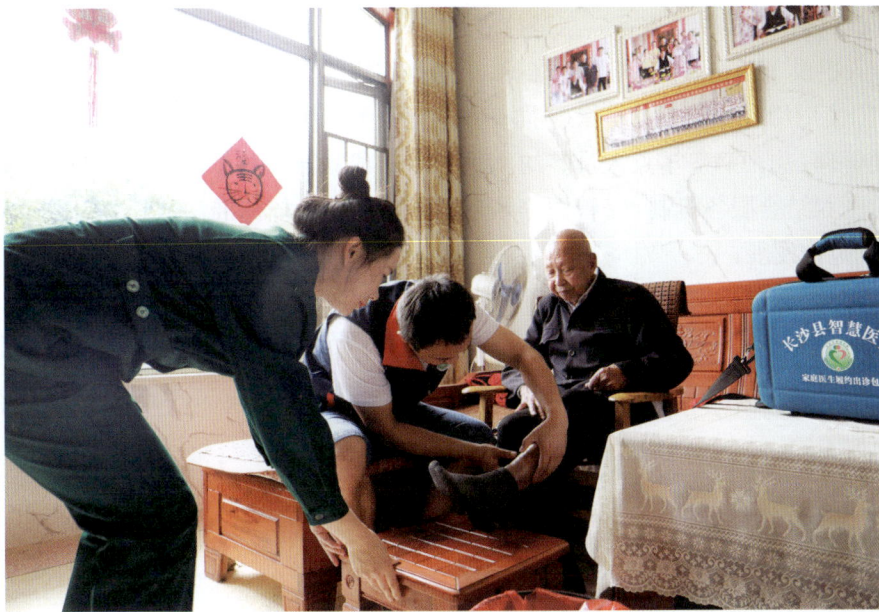

长沙县智慧医养上门服务

三、制度联通，促医养供给提标

县级加大资金投入，真金白银助推医康养体结合设施提标。县级福彩公益金 70% 以上用于养老服务和医养结合事业发展，重点支持社区居家医养结合服务网络、专业化医养结合服务机构、服务能力提升等内容，构建"县—乡—村"医养供给保障网络。一是打造县级核心。以县级医院为核心，辐射周边多元需求。通过双向转诊平台、远程医疗平台，做到全县检验检查结果互认互享。投入 24.4 亿元三级人民医院即将开诊。二是健全乡级网络。打造长龙邻睦家智慧医养结合示范中心，面积 6.5 万平方米，设计床位 786 张；选址浔龙河生态艺术小镇提质医养结合"果园模式"阵地，项目总用地面积 6 695.72 平方米，总建筑面积 1.1 万平方米，按照"大综合，小养老"的模式进行设计，共设计床位 100 张，其中老年医院专科床位 50 张，老年养护床位 50 张；23 家基层医疗卫生机构以"医防融合"为医养结合服务切入点，进行"六病同防"，逐步形成"四高共管、六病同防"的慢性病防控模式。三是打造村级阵地。向重点单位、区域投放 40 个智慧健康亭，让老年人实现家门口 30 分钟内"自助"

完成 12 大项、36 小项人体常规指标检测；打造 23 个智慧社区健身中心，每天运营时长 15 小时，每月收费 25 元，有力打通全民健身与全民健康的"最后一公里"。

四、科技赋能，创新联盟，促医养结合服务提升

一是实施精准服务。开发"医养结合智能服务平台"，依托全县 225 个家庭医生团队，有组织、有计划地为全县 65 岁以上老年人建立健康档案 13.82 万份，免费为每位老年人提供一次健康体检、两次医养结合服务。二是打造便捷化服务。全县铺开智慧医养"星沙模式"，为居家老年人提供上门伤口护理、导管维护、中医药健康等 241 项服务。截至 2023 年底，提供"点单式"上门服务 8 500 例次。三是推动专业化服务。推进医养深度融合，对老年人进行健康分类管理，患两病等重点人员签约率达 72%。成立县级智慧医养结合服务管理中心，建立智慧医养结合服务机制，完善医养结合服务培训与考核标准，推进县域医养结合服务专业化、规范化发展。

全县推进医养结合　中医加持为老服务

湖南省郴州市桂阳县

摘　要

　　湖南省郴州市桂阳县委、县政府将医养结合工作作为重大民生工程来抓,坚持高位推动、顶层设计,政策支持、政企协同,资源整合、中医加持,智慧赋能、暖心服务,致力于解决全县 90% 以上的普通居民健康养老问题,打造了"高位推动、全域覆盖、政企协同、中医特色、智慧赋能"的医养结合模式。

　　桂阳县位于湖南省南部,辖 22 个乡镇(街道),总人口 90.1 万,常住人口 71.23 万。截至 2022 年底,全县 60 周岁及以上老年人口达 12.72 万。近年来,桂阳县委、县政府聚焦老有所养、老有所依,将医养结合工作作为重大民生工程来抓,坚持高位推动、整县推进,通过顶层设计建立健全推进机制、服务机制、监管机制、投入机制,政企协同、资源整合、中医加持、智慧赋能,致力于解决全县 90% 以上的普通居民健康养老问题,打造了"高位推动、全域覆盖、政企协同、中医特色、智慧赋能"的医养结合模式。

一、党政重视、政企协同,顶层设计健全工作机制

(一)"县级＋乡村"联动,健全组织架构

　　成立由县委书记、县长任双组长的县医养结合工作领导小组,建立联席会议制度,定期调度会商;建立以县中医医院为龙头、县城专业医养结合机构为骨干、乡镇(街道)综合医养中心、村(社区)医养结合服务站为基础的四级医养结合服务网络,形成了"县级统筹、部门(机构)协同、镇村齐抓"的高效工作体系。

(二)"标准＋制度"规范,完善监管机制

　　把医养结合发展纳入全县经济社会发展规划、卫生和养老事业发展规划,制定居家养老服务规范、机构医养结合服务规范 2 个地方标准,出台医养结合机构管理办法、医养结合机构考核办法 2 套管理制度,形成由县卫生健康局牵头、民政局等部门配合的协同监管机

制,有效促进了医养结合机构规范发展、健康运行。

(三)"国资＋民资"协同,拓展投入渠道

把医养结合发展经费列入县财政预算,并明确 55% 以上的福彩公益金用于养老事业。2022 年以来,县财政统筹卫生健康、民政、城投等部门资金 2 235 万元,专项用于支持医养事业。同时,积极落实养老产业扶持政策,支持民间资本兴办医养结合机构。2023 年,县财政奖补 320 万元,撬动社会资本 1.56 亿元,兴建了 3 家民办医养结合机构。截至 2023 年底,全县有各类医养结合机构 5 家,机构养老 1 020 人。

二、全域覆盖、龙头带动,平台融合强化服务配套

(一)"三个中心＋三个平台",全方位融合服务

以县中医医院为龙头,成立健康医疗大数据中心、中医药健康服务中心、中医药健康服务培训中心等三个中心,建立慢病管理平台、远程会诊和移动查房平台、智能上门服务平台等三个平台,作为全县基本养老服务体系的支撑和配套,提供治未病、疗慢病、促康复、抗衰老服务,并面向全县服务、指导、会诊、查房和培训。

(二)"两院一体＋家庭医生",全覆盖个性服务

以乡镇医院与养老院融合发展为切入点,实施"9073"工程,叠加家庭医生与医养结合服务,提供个性化养老服务。即,对 90% 居家和 7% 社区养老的老年人,根据不同需求、不同类型,采取社区卫生机构服务和家庭医生签约服务、智慧医养"点单服务"等形式,分层分类设计个性化的服务包;针对 3% 入住机构养老的老年人,通过"两院一体"、养老院内设医务室或与其签约合作的医疗机构,开展一张病床"两种身份"和"嵌入式"健康养老、医疗体检、巡诊、随访、转诊等服务。目前,全县老年人家庭医生签约率 100%,健康管理率 80%;养老机构与医疗机构签约率 100%。

(三)"八项套餐＋失能补助",全天候暖心服务

围绕老人康养需求,设置医疗、养老、康复、文化生活、日间照料、健康管理、上门服务、绿色通道等 8 个方面的服务内容,制定出台相关规范性文件及服务标准,全天候维护老人健康、保障生命安全。同时,县财政对入住养老机构的老人,按失能程度分别给予每月 100 元、300 元、500 元的补助。

三、中医加持、智慧赋能，品牌引领拓展医养空间

（一）"中医科 + 中医馆"，精塑中医医养品牌

依托县中医医院优质资源，将中医元素植入医养结合项目，着力推动中医药健康服务进社区、进乡村、进家庭，全县 3 家二级及以上综合医院均开设中医科，22 个乡镇卫生院全部设立中医馆，90% 以上的村卫生室能开展中医康复服务。2022 年以来，全县组织中医药技术培训近 2 000 人次，提供中医特色医养结合服务 26.59 万人次。

（二）"远程诊疗 + 平台点单"，培育智慧医养品牌

重点以县中医医院数字化平台为枢纽，采用新一代远程会诊和移动查房系统连接中南大学湘雅医院，由大专家定期坐诊会诊、每周查房。搭建湘雅医院开发的国家重大研发计划课题——"湖南省医养结合智能服务平台"，面向全县所有医疗机构和养老机构开放，并在县中医医院及乡镇卫生院设立二级平台，实行"线上点单、医护上门"，推动优质医养结合服务资源进乡村、进社区、进家庭，构建了 15 分钟服务圈，让老年人足不出户就能及时获得医疗健康、生活照料等服务。

（三）"资源整合 + 示范创建"，打造乡村医养精品

整合资源盘活闲置资产，统筹乡镇卫生院与乡镇敬老院、村卫生室与农村幸福院（日间照料中心）共同规划、毗邻建设、协同管理，形成日间照料和医疗康复一体化服务。截至 2023 年底，全县已创建黄沙坪街道、方元镇等 6 个医养结合示范镇（街道）和鹿峰街道南苑社区、仁义镇五美村等 20 个医养结合示范村（社区），通过以点带面有力促进了乡村两级医养结合服务的精准开展。

转型升级　错位发展　助推医养结合工作蝶变

湖南省株洲市石峰区

摘　要

　　湖南省株洲市石峰区致力于走好医养结合品牌化、专业化、特色化道路，全力打造机构医养"医康护养一体化"、社区医养"共建共享多元化"、居家医养"科技智能数字化"，逐步形成了"健康教育、预防保健、疾病诊治、康复护理、长期照护、安宁疗护"全方位全周期的服务网络，全区已形成"医中有养、养中有医、医养协作、居家医养"服务模式，构建起医养结合的大格局。

　　株洲市石峰区辖7个街道、1个镇，59个社区和9个村，常住人口34万，石峰区是"一五""二五"时期国家重点布局的老工业区，随着老工业人陆续退休，加之企业搬迁带来的青壮劳动力外出务工，石峰区人口老龄化日益突显，60岁以上人口5.52万，占16.27%。石峰区内共有9家二级及以上医疗机构（其中6家为医养结合机构），86家养老机构和日间照料中心，2 094张医养结合床位。

一、坚持高位高标推进，推动医养结合服务体系实现新构建

　　以区主要领导为指挥长，卫生健康、民政、财政等38个部门参与，高位组建医养结合工作领导小组，出台《株洲市石峰区进一步推进医养结合发展行动方案》《关于开展社区医养结合能力提升行动的通知》等文件，高标准统筹推进医养结合工作。同时，财政投入1 200余万元作为基础建设资金，引导撬动社会资本投资医养结合产业。充分结合辖区厂矿医院多、企业移交资产多等特点，编制深化医改实施方案等区域发展规划，通过规划引领，科学推动厂矿医院转型升级、闲置资产盘活提质为养老阵地，4家原厂矿企业职工医院成功转型为医养结合机构，原选矿小学、株冶物业活动用房等资产，提质改造成5个街道养老服务中心和53个养老驿站。

二、坚持一院一品发展，推动医养结合服务效能实现大提升

（一）"一体化"做强机构医养

按照"医养康护一体化"的思路，石峰区因地制宜，依据各医疗机构资源特色、医疗水平和市场需求，积极引导各医疗机构明确功能定位，突出特色优势，实现错位发展，推动形成了特色鲜明的"一院一品"格局。株洲市康复医院打造了"安宁疗护"、医养康复品牌，株洲智成医院推出了失智医养特色服务，株洲海福祥老年病医院突出了重症护理亮点，株洲清水塘医院发挥了综合医院优势。

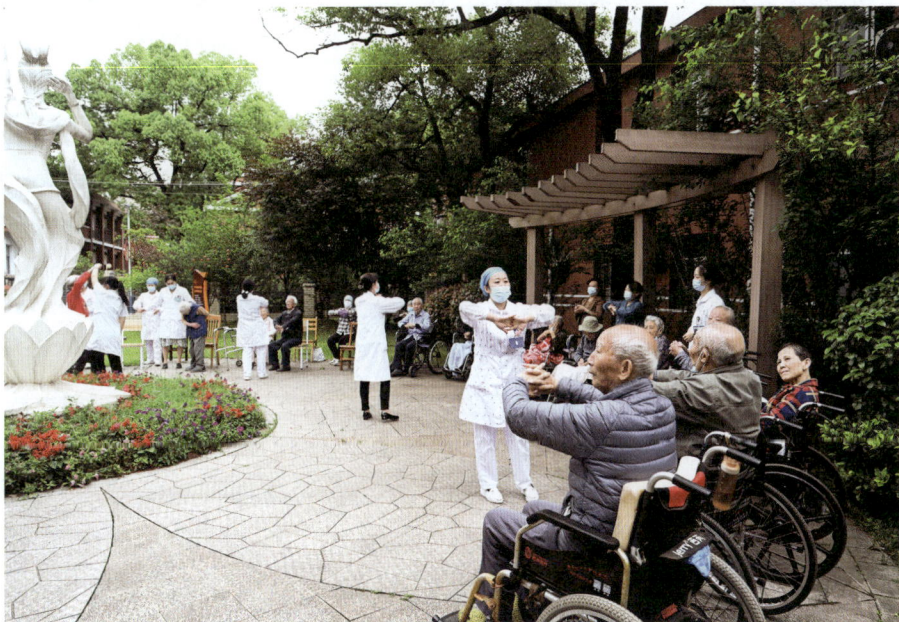

康复医院组织院内老年人开展健身活动

（二）"多元化"打造社区医养

深入推进家庭医生签约服务，积极开展家庭病床服务，探索"互联网＋护理"模式，全面推广"患者下单、护士上门"的点单式服务；落实健康管理制度，全面推进60岁及以上老年人个人健康档案建立工作。持续开展全国示范性老年友好型社区创建，持续推动国家试点老年人心理关爱项目，持续建设老年友善医疗机构。

（三）"数字化"探索居家医养

大力引进数字化平台企业，探索数字化智慧医养结合服务。打造智慧医养结合服务频道，传统节目变身智慧医养平台，让更多医养结合服务项目实现电视上点单、家门口享受。

打造凤凰谷智慧康养示范点，依托毫米波高精度雷达技术，整合"健康云"平台、智能感知设备、适老化服务项目，构建数字化医养体系，实现老年人时时精准监护。

三、坚持全心全意服务，推动医养结合服务质量实现再升级

（一）以宣促教，培养健康习惯

实施老年健康教育促进计划，线上线下同步推进医养宣传进家入户。线上推动医生进驻313个网格居民联络群，打造"健康石峰"网上专栏，开展"健康大讲堂"等在线专题讲座，线下组建老年健康志愿服务队，携手网格员开展"敲门"行动、老年健康周和世界糖尿病日宣传等活动，切实提升老年人健康意识，营造有利于老年人健康的良好社会氛围。

（二）以联促享，提升医疗服务

按照"三中心一下沉"（影像远程诊疗中心、检验共享中心、联合病房中心、推动优质资源下沉）的思路，搭建市级医疗资源与基层医疗需求的通道，以省直中医院、市二医院为龙头，联动7家二级医院、8家社区卫生服务中心，推动市级专家下沉坐诊，让老年人按一级医疗机构的费用，家门口享受市级专家的服务，切实解决群众就医不便、就医贵等难题。

（三）以宁促护，强化人文关怀

从优化入住环境、提供舒适照护、提升医护质量、营造安宁氛围、提供心理支持等方面着手，推行"五全照护"模式，着力提升安宁疗护服务质量，增加患者舒适度，服务好生命最后一公里。探索开展安宁疗护医疗费用按床日付费试点，有效减轻了老年患者经济负担。

下一阶段，石峰区将持续推动社区医养结合能力建设，进一步完善基础设施，整合医养资源，提升医养结合服务质量，发挥中医药作用，加强人才队伍建设。聚焦"医""养""康""中""智"等重点领域，加快培育医养产业发展新优势，推进医养结合产业化。

"三个强化"促推医养结合质效提升

湖南省益阳市赫山区

摘　要

湖南省益阳市赫山区坚持政府主导、民生为本、立足实际、因地制宜,将医养结合工作纳入经济社会发展整体规划,以满足健康养老需求为核心,以提高老年人健康水平、实现健康老龄化为目标,从顶层设计、健康管理、服务水平等方面入手,强化机制建设、有机融合、能力培养,医养体系不断完善,服务架构逐渐成熟,健康养老平衡发展,形成了管理有制度、操作有规章、流程有标准的规范化服务模式。

赫山区位于湘中偏北,辖区常住人口 70.49 万,65 岁及以上常住老年人 11.94 万,占总人口的 16.94%,已进入中度老龄化社会。区委、区政府从满足老年人多层次、多样化的健康养老服务需求出发,扎实推进医、康、养、护深度融合,医养结合工作初显成效。

一、强化机制建设,保障水平明显提升

(一)坚持规划引领

区委、区政府将医养结合纳入"十四五"经济社会发展整体规划、卫生健康规划和医疗机构设置规划。出台《关于加快推进医疗卫生与养老服务相结合的实施意见》《关于开展社区医养结合能力三年提升行动的通知》等规范性文件,明确医养结合中长期发展目标。

(二)坚持高位推进

成立以区委书记为组长,区人民政府区长为副组长,卫生健康、民政、发改、财政、医保、人社、公安等部门主要负责人参与的赫山区扎实推进医养结合工作领导小组,明确各部门职责。区委、区政府主要负责人不定期开展调研督导,每季度主持召开一次联席会议,了解工作进展。根据综合考评结果,每年召开一次高规格的工作会议,评优警劣。

（三）坚持投入到位

在区财力相当紧张的情况下，对医养结合工作给予高看厚爱，区政府建立了逐年递增的投入保障机制，近3年来区级投入医养结合工作经费5 800余万元，争取中央省级财政项目资金3 260万元，彩票公益金10%用于开展医养结合工作。

二、强化有机融合，覆盖水平明显提升

（一）科学谋划布局

将医养结合与深化医改、乡村振兴相结合，最大限度地激发和凝聚社会合力，形成政府主导、部门联动、上下互通的协调推进机制。探索符合实际的改革路径，采取因地制宜"毗邻建"，引入社会力量"助力建"，多家机构"联合建"，政府出资建房、民营机构运营"政府建"的办法，打造了区精神病医院医养中心、区福利中心、岳家桥镇医养综合服务中心等一批医养结合示范机构。目前，全区有医养结合机构27家，其中公办6家、民办21家，床位5 708张。覆盖17个乡镇（街道）。

（二）发展民营机构

加大政府购买服务力度，落实税费优惠政策，对医养结合机构其营利性收入免征企业所得税，对单位自用的房产、土地，按规定享受房产税、土地使用税优惠。鼓励和引导社会资本以独资、合资、合作、联营等形式发展医养结合机构，区养老社会福利中心实行公建民营，运营良好。"爱龄居照护"通过"线上下单＋线下体验"，将医养结合服务嵌入到社区，成为全市居家和社区养老服务的样板。

（三）切实为民减负

实施"两病"门诊用药管理，区乡两级医疗机构实行高血压、糖尿病"两病"门诊用药同质化管理。"两病"门诊用药由医共体牵头单位之一的区中医医院集中带量采购，统一配送、统一结算，解决了"两病"用药难的问题。现在，已列入高血压门诊用药指导目录22个品种，共计38个品规；糖尿病门诊用药指导目录12个品种，共计27个品规，减轻了老年人的用药负担，高血压患者规范管理率为92.46%，糖尿病患者规范管理率为89.81%，医疗机构累计减免老年人就医费用380多万元。

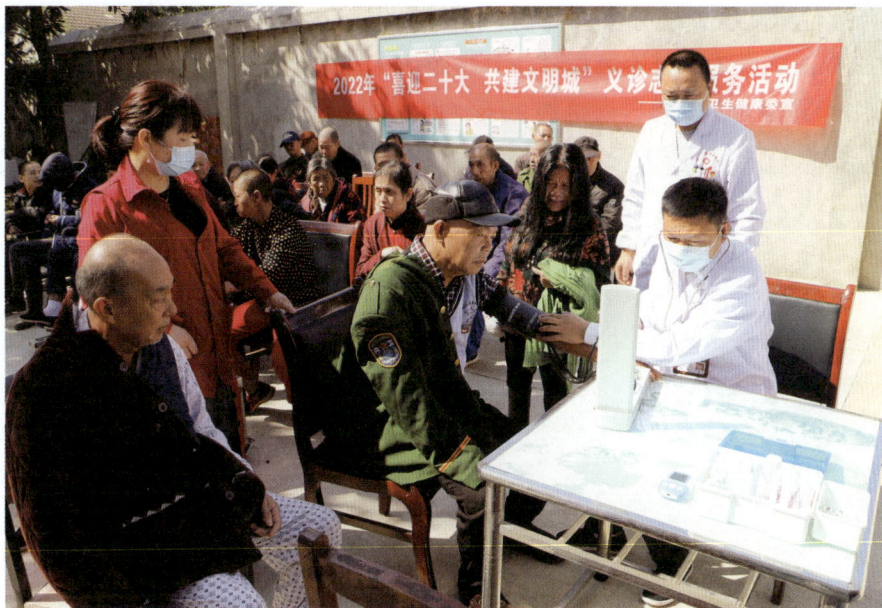

医生为敬老院老人开展老年健康服务

三、强化能力培养，服务水平明显提升

（一）做强机构医养

在全区 27 家养老机构或开设医院、或设立医务室、或派驻医务人员为入住老年人提供医疗服务；或与就近医疗机构签订合作协议，定期对老年人开展健康检查。先行探索精神病人医养结合康复模式，筹资 5 600 余万元建设区精神病医院医养中心，设立老年心理咨询室，开设医养床位 500 张。搭建起养老机构与医疗机构的信息共享平台，实行"住院床位"和"养老床位"科学转换。岳家桥中心卫生院改扩建业务用房 6 000 平方米，新增医养床位 200 张，开设安宁疗护科，建成集医疗保健、康复养护、老年宣传教育为一体的医教养中心。

（二）做实社区医养

全区建有 63 个社区日间照料中心，62 个行政村建有农村互助养老服务设施。按照方便就近的原则，街道社区卫生服务中心和村卫生室建立巡诊机制，为入住老年人提供常见病诊治、合理用药指导和老年人健康管理服务，打造了 15 分钟医养结合服务圈，让老年人在家门口就能享受专业的养老服务。同时，做优老年友好环境。创建全国老年友好型社区 3 个，改造老旧小区 24 个，在市中心医院家属区等 20 个老旧小区新增养老服务设施。

（三）做细居家医养

全区 17 个基层医疗卫生机构均建有中医馆，开展全科转岗培训、中医适宜技术培训，将 10 项治疗性康复项目纳入基本医疗保险支付范围。两家二级以上综合医院均开设老年医学科，区中医院设置中医治未病科。公立医疗机构均开设老年人挂号、就医绿色通道。全区建成省市两级老年友善医疗机构 20 家，创建率达 95.20%。实施失能失智老年人预防干预项目，注重老年人心理关爱和家庭医生签约，2023 年度 65 岁及以上老年人健康管理率达 70.62%，老年人家庭医生签约服务 11.92 万人（次）。

（四）做精团队医养

加强老年照护人才队伍建设，与益阳医专、市卫校合作，培养老年医学、康复、护理、健康管理等医养结合适用型人才。每年定向选配 50 多名大中专毕业生到医养结合机构就业。组织志愿者到村（社区）开展为老服务活动，关爱他们的身体、心理、生活等情况，提升老年人医养结合服务质量。

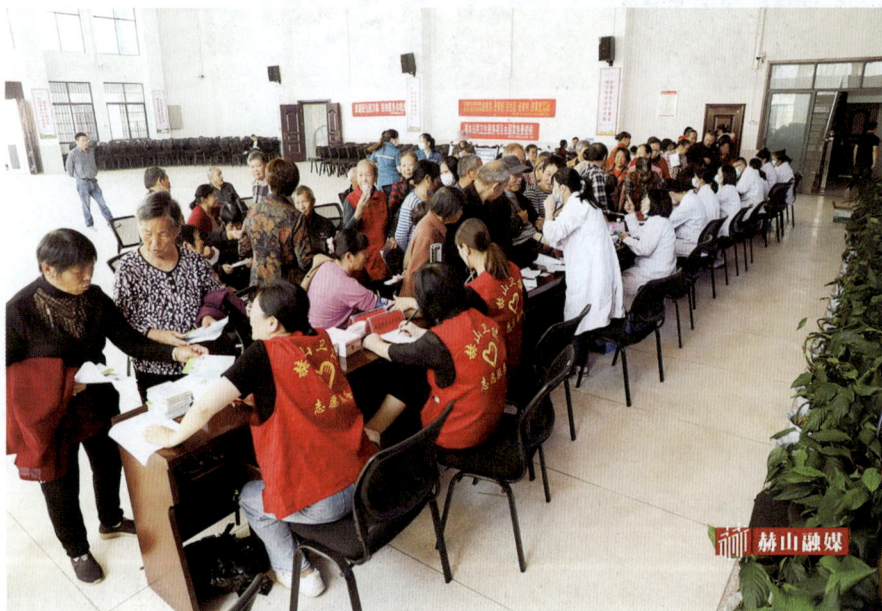

医疗志愿服务队开展老年义诊服务

强化医养结合能力建设　打造幸福健康养老文化

广东省深圳市罗湖区

摘　要

广东省深圳市罗湖区着力加强机构、社区、居家医养结合能力建设，为辖区长者提供全方位、立体化、高品质的健康养老服务。在机构医养结合方面，形成了"医中有养""养中有医""医养共建"的三种发展模式，为入住机构的长者提供方便可及的医疗和生活照料服务；在社区医养结合方面，通过加强社区医养融合服务中心建设、发展城市社区嵌入式综合服务体以及完善社康中心老年健康服务项目，打造一批社区医养结合服务样板，以点带面，以面带全，覆盖社区所有长者；在居家医养结合方面，推出"整合照护服务""防跌倒工程""千手兰计划"等特色服务，打造"牵手共进　共享健康"的幸福养老文化。

罗湖区是深圳经济特区最早开发的城区，根据第七次全国人口普查数据，全区常住人口114.38万人，其中60岁及以上人口为9.80万人，占8.57%；65岁及以上人口为6.25万人，占5.47%。近年来，罗湖区深入贯彻落实积极应对人口老龄化国家战略，以开展示范创建为引领、完善服务体系为核心、创新健康服务为重点、提升服务质量为抓手，全力构建"医、养、康、护"一体化健康养老服务体系，推进医养结合高质量发展。

一、强化机构建设，提升医养结合服务能力

（一）医中有养

2014年8月，罗湖区成立以公办养老机构入住的老人为主要服务对象的老年病专科医院——"区医养融合老年病医院"。医院现有以养为主床位964张，以医为主床位102张；同时承接区民政事务中心老年人护理及膳食服务项目，为中心老年人提供医疗、保健、康复、膳食、护理及生活照料一体化的医养结合服务，实现养老服务水平、膳食服务质量、医康养护衔接能力"三提升"。

（二）养中有医

加快康馨养老院建设，推进罗湖区中医院托管康馨养老院200张床位，打造中医特色医养结合"院中院模式"，提高养老机构老年人中医健康养老生活品质。整合区人民医院、区中医院、区医养融合老年病医院、康馨养老院组成老年健康专科联盟，建成国家级重点专科——老年病科，形成集"医养护"为一体的医养结合新名片。

（三）医养共建

鼓励支持社会力量投入医养结合项目。黄贝岭社区股份公司自筹资金2 000多万元，建起楼高11层的养护中心，1~3楼设社康中心、长者日间照料中心，4~11楼设失智失能老人病房和亲情公寓，实现医、养、康、护有机结合。"医"的方面，由社康医护人员提供医疗健康服务；"养"的方面，由颐养院开展居家养老、日间照料、短期托养、长期照料4项养老服务；"康"的方面，引入康复理疗服务；"护"的方面，强化院内护士的医疗和养老护理能力。

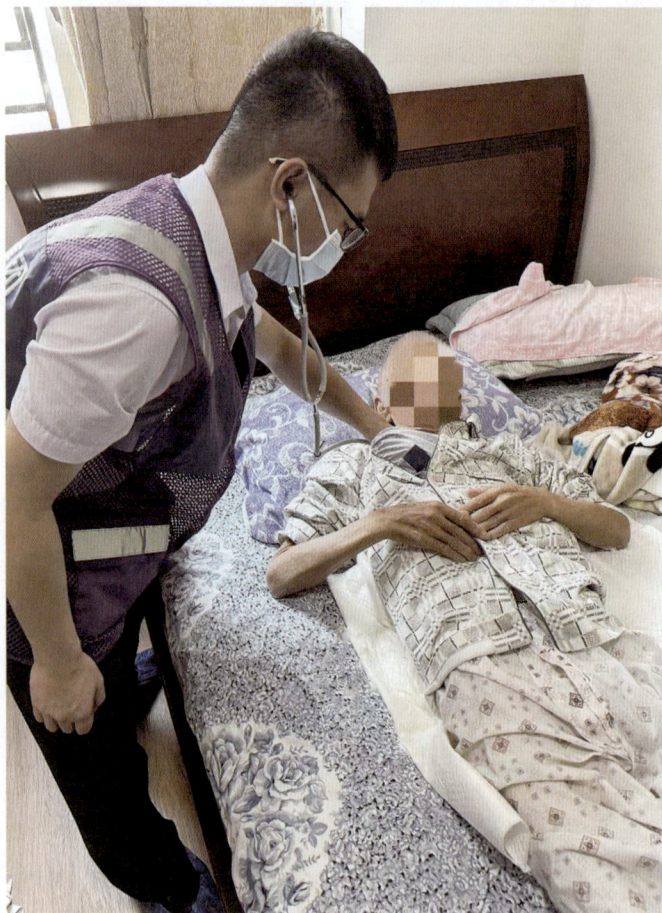

整合照护上门服务

二、打造社区样板，发展医养结合服务模式

（一）加强社区医养融合服务中心建设

将建设社区医养融合服务中心纳入区"卫生健康事业发展'十四五'规划"和年度重点工作。2023年3月，黄贝岭社区整合颐养院、社康中心、日照服务中心、长者饭堂等资源，建成"社区医养融合服务中心"，为社区长者提供机构养老、健康体检、慢性病管理、家庭病床等综合性健康养老服务。东晓社区医院加挂"东晓社区医养融合服务中心"牌子，在106张床位中开设医养融合床位30张。

（二）发展城市社区嵌入式综合服务体

在有城市更新、棚改、招拍挂和土地整备等城市建设项目的社区配建老年人综合服务体，将原本分散在社区的社康中心、长者日间照料中心、文化活动室、图书馆等公共服务设施一体规划、整体升级，建成渔邨、水贝、金岭等3个集"医疗＋养老＋文化＋教育"为一体，"物理上毗邻建设""功能上有效衔接""服务上整合升级"三融合发展的老年人综合服务中心。

（三）完善社康中心老年健康服务项目

2022年12月，罗湖区将老年人慢性病管理和心理健康关爱、老年疾病诊疗和安宁疗护、老年人健康管理等服务项目整合升级，成立区老年健康服务指导中心，统筹开展老年人心理关爱、安宁疗护、失能失智防控、综合评估、营养改善、口腔健康促进以及高龄老人健康关爱等服务，每年服务辖区长者5万余人次。

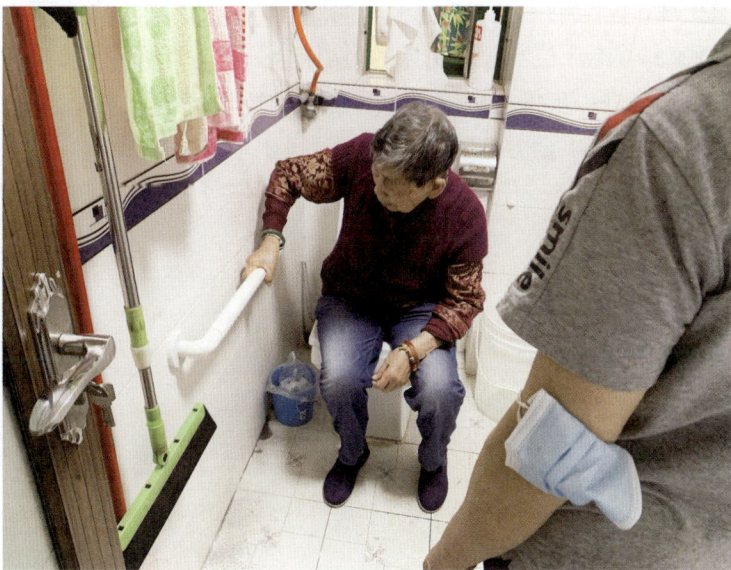

开展"老年人防跌倒工程"

三、聚焦居家服务，提高健康养老服务质量

（一）深入开展整合照护服务

2020年1月，罗湖区开展老年人整合照护服务体系建设试点工作，为辖区长者提供患病期治疗、康复期护理、稳定期生活照料以及安宁疗护等一体化整合照护服务。2022年5月，罗湖医院集团上线整合照护智能服务平台。居民通过手机下单，居家就能接受医疗和生活照护服务。2023年12月，罗湖区牵头制定深圳市地方标准《老年人整合照护服务规范》，为老年人整合照护的服务原则、服务机构和人员要求、服务流程、服务内容等提供了依据。截至2023年12月，罗湖医院集团共上门提供健康照护、生活照护、精神照护等服务4 603人次。

（二）大力实施"防跌倒工程"

2016年8月，罗湖区推出"老年人防跌倒工程"项目，免费为65岁及以上老年人在居家住所安装防跌倒扶手、赠送防滑垫和小夜灯，开展防跌倒健康教育，有效降低老年人跌倒风险，防止出现严重后果。项目开展以来，共为辖区2 363户有需求的长者家庭免费安装防跌倒设施。

（三）全面推进"千手兰计划"

开展失能、失智、半失能、孤寡、空巢及计划生育特殊家庭老年人等"千手兰家庭"居家养老服务对象摸底调查，了解困难老年人群体基本情况及健康需求。在社康中心建立"千手兰驿站"，服务周边社区长者。推出"千手兰医养结合服务包"，为1 896户"千手兰家庭"老年人提供居家护理、生活照护、医疗康复、长期照护、心理健康、家庭病床和安宁疗护等7类上门服务，实现家庭养老床位与家庭病床的"两床合一"，共开展服务2 456人次。

2024年，罗湖区将进一步推进医养行业管理机构协作，完善"两床合一"制度建设，加强医养结合复合型人才培养，全力打造"老有颐养"民生幸福标杆城区。

资源整合　政策扶持
全力推进"家门口"医养结合走深走实

广东省佛山市顺德区

摘　要

广东省佛山市顺德区面对人口老龄化率高和失能失智老年人数多的严峻形势，坚持以"政府引导、机构参与，创新机制、整合资源，保障基本、普惠服务"为原则，高位统筹推进全区医养结合工作，充分整合、优化基层医疗卫生资源和养老资源，积极破除机构申办障碍壁垒，加大政策和财政扶持力度，改、扩建一批基层医疗卫生机构为医养结合服务中心，不断丰富完善医养结合服务内涵，形成了多模式、多层次、多机制的医养结合服务新格局，走出具有顺德特色的医养结合"有规模""有品牌""有标准""有保障""有特色"之路。

佛山市顺德区位于珠三角腹地，面积 806 平方千米，下辖 10 个镇(街道)。截至 2022 年底，60 岁以上户籍老人 27.45 万，老龄化率 16.90%。辖区现有医养结合机构 22 家，床位总数为 4 892 张，机构工作人员数 1 840 人。成功创建全国示范性老年友好型社区 3 个、市级老年友好型社区 31 个，老年友善医疗机构 34 家，100% 的二级及以上综合性医院(含中医院)设置老年医学科。顺德区自 2019 年起，立足区情禀赋和实际，持续加强领导统筹谋划，加入政策和财政扶持、积极链接各方资源、注重服务质量提升，形成了主体多元、形式多样、布局合理、管理规范、满足多层次需求的医养结合服务体系。

一、高位推动，实现工作统筹"一盘棋"

(一)党委政府重视

区委、区政府主要领导亲自挂帅推进医养结合工作，将其列为"一把手"工程，2023 年 1 月区委书记专门率领区领导、部门及各镇街一把手到均安镇医养结合服务中心召开现场会议，先后 6 次在区委常委会专题部署创建医养结合示范区工作。医养结合被纳入《顺德区国民经济和社会发展第十四个五年规划和 2035 年远景目标纲要》《顺德区卫生健康事业发展"十四五"规划》以及医疗卫生体制改革重要内容,连续 3 次写入政府工作报告,2 次入选"十大民生实事"。

(二)制度体系完善

印发《顺德区加快推进医养结合工作高质量发展行动方案》《顺德区创建全国医养结合示范区工作方案》《顺德区医疗机构设立医养结合流程(第一版)》等一系列保障工作推进的纲领性、指导性文件;建立包含区委编办等 17 个部门为成员单位的工作联席会议制度,精选 49 名专家成立顺德区医养结合专家库,着力打造医养结合高质量发展示范标杆。

(三)绩效监管到位

明确全区医养结合 2023—2025 年工作规划,将医养结合工作纳入对镇(街道)和区属部门的年度绩效考核,每年按照规划步骤制定当年度工作绩效目标,建立季度通报和年终考评机制,确保全区医养结合服务能力加速提升,逐步实现 10 个镇(街道)公办医养结合机构全覆盖。

二、敢于创新,实现政策和财政支持的"双突破"

(一)破除申办壁垒

多次召开全区医养结合工作联席会议,卫生健康、民政、编办、自然资源、消防、市场监督等部门紧密磋商、充分论证,攻克了法人业务范围、执业许可、用地审批、消防验收等登记备案工作中遇到的障碍。制定出台了医疗机构举办养老服务机构备案细则与流程、养老机构设置医疗机构流程、新建医养结合机构一站式办理流程、优化简化消防审批手续等。

(二)医保新政支撑

积极争取上级医保部门支持,深入开展基层调研,推动市医保局修订《佛山市基本医疗保险家庭病床管理办法》,增加医养结合机构可作为提供家庭病床服务的地点,增加家庭病床收治病种(11 种增加至 14 种,特别是增加了长期卧床需治疗者情形),提高日结算标准(按照顾需求评定等级逐级提高)。截至 2023 年底,全区共有 6 家医养结合机构开设家庭病床,家庭病床总建床数 243 张。

(三)财政创新支持

出台医养结合的补助政策,设置床位建设补贴、运营资助补贴、一次性"创星"补贴、新设医养结合机构一次性补贴等,近 3 年累计补助医养结合机构约 1 250 万元。将公办养老机构从业人员津贴与养老护理员职业资格证等级和医师、药剂师、康复理疗师、执业护理资格证等医疗服务资质能力挂钩,最高可发放 1 800 元 /(人·月)的长期津贴和 30 000 元的一次性就业津贴。近 3 年发放符合条件的公办养老机构从业津贴约 1 600 万元。

三、聚合资源,实现服务体系的"三多格局"

以提升基层医疗卫生机构医养结合服务能力为重点,盘活资源"花小钱办实事",链接资源引多方投入,开展公办公营、民办民营、公办医营、民办医营、医办医营、国资举办等多种经营方式,形成了"两院一体""医办养""养办医""嵌入式""毗邻式"等多种举办模式,塑造了兜底保障、普惠非营利、高端营利等多元服务业态,建立了机构自行提供、就近医院签约协作、三级医院分区包片等多层医疗保障圈,筑起了多样化经营、多模式举办、多层次保障的医养结合工作全新大格局。一是基层医疗机构举办。均安等镇(街)社区卫生服务机构利用现有资源,内部改、扩建一批社区医养结合服务设施。二是国资投入举办。广东顺德控股集团建立顺控健骏医院,为失能失智人和双老家庭提供一站式的医养结合康养服务。三是社会力量兴办。善耆养老院、康孝园等单位依托内设护理院,将原有养老床位改造为正式的医养结合床位。四是社会力量与社区卫生服务站合办。乐从镇九如城养老中心租用沙滘社区卫生服务站用房,又向服务站购买医疗服务,构建沙滘医养融合中心。五是公立医院举办。佛山市顺德区伦教医院、勒流医院在医院内新建或改建医养结合大楼,打造医养一体的综合服务体系。六是"两院"融合举办。均安镇养老院和社区卫生站一体化建设,一体化服务管理,整体交由均安健共体托管运营;大良等 7 个镇(街)健共体在养老院里或附近设置医疗服务站点,将医疗卫生服务和养老服务深度融合。七是养老机构增设举办。大良街道凤城敬老院等 5 家养老机构增设医务室或护理站,目前全区养老机构 100% 有医疗机构服务覆盖。

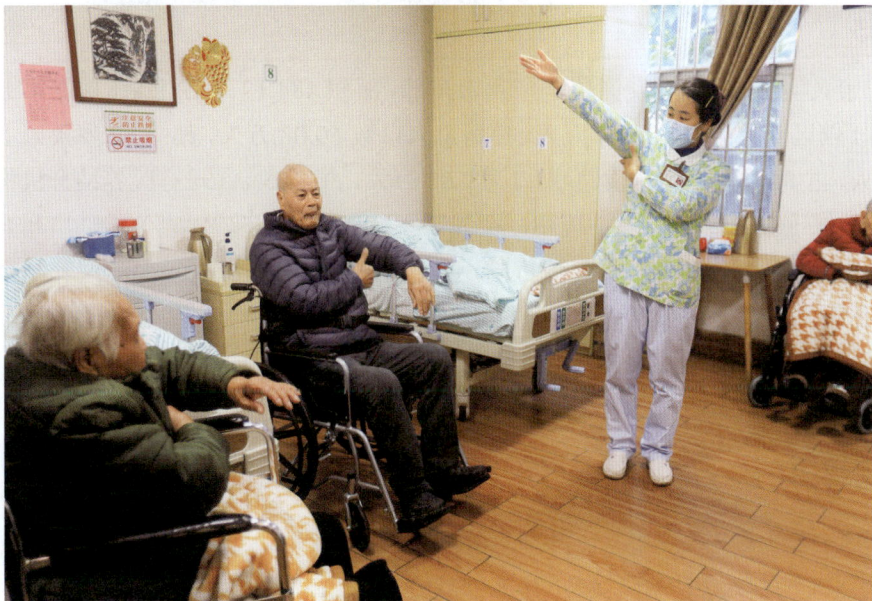

佛山市顺德区均安社区卫生服务站内提供医养结合服务

整合资源筑骨 精耕服务为魂
构建医养结合服务体系

广东省广州市黄埔区

摘 要

广东省广州市黄埔区充分借助广州开发区资源优势,通过不断强化政策支撑与资源投入,持续提升医疗机构为老服务能力,全面拓展规范化精细化的社区老年健康医养结合服务,促进体系建设和服务取得明显成效:一是政府主导部门协同有力,高标准规划建设成果丰硕,社区医院项目陆续落成,康养适老装备产业逐步发展,智慧康养设备得到深化运用,医养结合、智慧康养高质量发展体系骨健筋强。二是政策支撑资源投入有力,筑巢引凤成效突显,公立民营相协调、高端普惠相补充的立体式发展态优势显。三是精准聚焦锐意开拓有力,广东岭南养生谷"医养教融合"服务模式、红山街社区卫生中心闭环式社区医养整合照护服务的"红山模式"均具显著特色,精耕社区居家、重点人群服务项目,多型服务模式体康魂实。

广州市黄埔区、广州开发区位于广州市东部,面积 484.17 平方千米,根据第七次人口普查数据,辖区常住人口 126.44 万人,户籍总人口数 60.03 万人,其中 60 岁及以上人口为 10.63 万人,占 8.41%,65 岁及以上人口为 7.03 万人,占 5.56%。现有医养结合机构 13 家;51 家基层医疗服务机构,14 家护理站。黄埔区坚持以民为本理念,充分借助广州开发区资源优势,不断完善医养结合工作保障机制,强化政策支撑与资源投入保障医养结合服务深入衔接,积极发展多元化医养结合服务模式,持续提升医疗机构为老服务能力,全面拓展规范化精细化的社区老年健康医养结合服务,体系建设和服务成效突显。

一、政府主导部门协同有力,智慧康养体系骨健筋强

(一)强化规划引领

区委、区政府高位谋划,高质量制定区民生发展规划和卫生健康、民政事业专项发展规

划，将医养结合纳入总体部署。高标准规划新建社区卫生服务中心，原则上独立用地面积3 000~4 000平方米，建筑面积10 000平方米以上，设置约100张床位，目前在建2项、规划2项。

（二）强化协同监管

充分发挥并不断巩固联席会议机制作用，协力高效推动医养结合工作措施落地落实，构建医养结合质量提升评价与常态化督导机制，辖区2家医养结合机构获评"广东省医养结合示范机构"，老年友善医疗机构创建率达91%，6家二级以上医院设有老年医学科，覆盖率超66.7%。

（三）强化基层网络

建立完善三级公共卫生委员会，在老年健康知识宣传、公共卫生服务组织、老年友好社区氛围营造等方面发挥积极作用，实现三年连创三个"全国示范性老年友好型社区"。全区13家医养结合机构可为老年群众提供充足的、多元化的医养结合床位，8家机构设置安宁疗护病区，51家基层医疗机构、14家护理站、17个颐康中心、157个颐康站等组成立体化服务网络为老年人提供全方位养老、医疗健康服务。

（四）强化产业互动

着力推动康养适老装备产业发展，成功举办智慧康养（适老）装备产业发展大会和创新设计大赛，多渠道为智慧康养设备生产企业和医养结合机构智慧系统运用达成协作赋能。

二、政策支撑资源投入有力，立体协调发展态优势显

（一）用好政策支撑保障项目引进建设

几年来区政府着力筑巢引凤，在用地、财税等政策方面支持重大项目引进和民营企业发展，泰康粤园康养社区、市第二老人院、市东升老年康复医院等医养龙头均落户辖区，公立区老人院、公建民营萝岗福利院养老机构实力展现，促进区域立体化医养结合服务体系初步形成。

（二）加大财政投入保障惠民政策落实

区财政保障广州市养老机构资助、社区居家养老补贴、长期护理险等惠民政策落地落实，对公建民营的萝岗福利院按每个床位给予1万元补助。深入推进"南粤家政"技能人才培养项目，年开展培训3 000余人次、兑现职业技能提升补贴50余万元。

（三）强化要素建设保障服务能力提升

依托广州开发区医院和黄埔区中医医院成立2个医疗集团，采用集约式一体化管理模式构建基层首诊、分级诊疗和双向转诊的就医秩序，与基层医疗机构建立双向转诊、人才培

训协作机制,提高机构对慢性病、高龄、残疾等老年人居家医疗服务水平。开发"黄埔区社区卫生服务信息云系统"整合基本公共卫生服务功能模块,为老年人健康服务提供强大的信息化支撑。利用穗港协作医联体"金牌培优计划"和省老年医学人才培训项目加大专科人才培养工作力度,2 年来培训老年、全科医师 23 名、护士 25 名,建立了 248 人的老年人照护需求综合评估人员库。

三、精准聚焦锐意开拓有力,多型服务模式体康魂实

(一)整合优势资源创新服务模式

各机构精准聚焦人口老龄化和老年人健康服务需求,结合自身优势,锐意进取积极创新特色健康服务模式。广东岭南养生谷依托大学校园教育资源优势形成极具特色的"医养教融合"服务模式,红山街社区卫生中心倾心打造居家—社区—机构"三位一体"闭环式社区医养整合照护服务的"红山模式"。泰康粤园医院和红山街社区卫生中心入选国家第二批老龄健康医养结合远程协同服务试点机构。

(二)聚焦民生需求深耕基础服务

16 个社区卫生服务中心 1 个镇卫生院开展"一中心一品牌"特色服务能力建设,认真实施老年人健康管理、医养结合服务、中医药健康管理服务等基本公共卫生项目,落实规范化、精细化的重点人群、社区居家医养结合服务,实现老年健康管理率、失能老年人医养结合服务率等主要任务指标一年上一个台阶,2023 年分别达到 68.24% 和 91.28%。

(三)把握发展脉搏开拓服务视野

各基层机构积极开展老年人心理健康、脑健康、安宁疗护等项目试点并取得积极成效。组织岭南养生谷优质医疗资源嵌入社区开展医养结合服务探索,助力医养结合机构管家式医疗健康服务向社区延伸,被列入区"百县千镇万村高质量发展工程"重点典型培育清单。

聚焦医养结合　完善健康养老服务体系

广东省江门市新会区

摘　要

近年来,广东省江门市新会区以建设国家级医养结合试点单位为契机,围绕老年人的健康需求,逐步形成"居家为基础,社区为依托,机构为补充,医养相结合"的健康养老服务体系,推进医养融合高质量发展,体系建设和服务成效突显,使老年人老有所养,老有所"享"。深入推进医养结合发展,将养老服务与现代医疗有机结合,以机构养老的实际管理和服务需求为出发点,加入医疗功能模块,实现"养"中有"医"。

江门市新会区地处珠三角西南部,面积 1 354.71 平方千米,管辖 11 个镇(街)。至 2023 年 12 月全区户籍人口 76.34 万,60 周岁及以上老年人 19.13 万人,占户籍人口的 25.06%。截至 2023 年 12 月,全区一级及以上医疗机构 16 家,养老机构有 27 间,社区居家养老服务站 180 间(含农村幸福院),共有各类养老床位 7 034 张(其中:医养结合养老机构 6 间,医疗床位 663 张,养老床位 1 926 张)。

一、打造养老服务机构矩阵,力促医养结合优质发展

区委、区政府主要领导主持召开推进医养结合专题工作会议,研究贯彻落实国家关于推进医养结合发展工作部署,印发《新会区深入推进医养结合高质量发展实施方案(试行)》,成立工作领导小组,制订实施方案,坚持多维度、立体化、同向发力,着力推动医养结合工作高质量发展。一是高起点建设公立医院托老养老机构。区养老中心以区中医院医疗服务管理为支撑,提供专业的医疗、照护和健康指导,为入住长者提供急病救治、慢性病管理、健康管理、康复锻炼、心理调适、乐养服务、"互联网+"健康监测服务等,实现"护老与医疗结合",让入住老年人无事养老、有事医疗、急病救治,确保入住老人"小病不出门,大病不出园",家属放心、长者安心。打造集颐养、护理、医疗、康复、科研、教学为一体多功能综合性护老养老服务体系。该中心被国家卫生健康委确定为第二批老龄健康医养结合远程协同服务试点机构,依托智慧养老技术对老年人进行连续实时健康监测,让老年人在医养结合

机构即可获得远程医疗、慢性病管理等便利服务。二是大力扶持民办医养结合机构。财政大力扶持民办医养结合机构，落实运营和新增床位补助。给予民办医养结合的养老机构享受运营补贴（按每人每年1 200元补助，补助5年）；属公益性民办养老机构的，按每张床位5 000元标准一次性补助。为老年人提供多层次、多样化的健康养老服务。三是培育军队离退休干部医养结合示范点。依托区养老中心培育区军队离退休干部医养结合示范点。为新会区军队离退休干部提供"互联网＋"健康监测、干预、教育等智慧养老、居家养老服务，高质量提升军休干部晚年生活。四是积极推进老年友善医疗机构建设。围绕老年人在居住环境、日常出行、健康服务、养老服务、社会参与、精神文化生活等方面的需要，不断提升社区服务能力和水平。优化老年人就医流程，提供老年友善服务，全面落实老年人医疗优待政策，做实做细老年人就医便利服务各项工作。

二、坚持政策兜底，着力打造普惠型养老服务体系

坚持多措并举，出台优惠政策，着力减轻养老负担，确保老年人安享晚年。一是实施优惠政策康佑高龄老年人。实行区内户籍年满90周岁以上的老人免费医疗优惠政策。2022年，将"实施银龄安康行动，关心关爱老年人"纳入区十大民生实事。保障对象从户籍人口扩展到常住人口。二是政府购买服务，推行居家养老服务。通过政府购买服务，向农村散居五保户、城镇"三无"人员、低保对象中60岁以上且不能自理等8类特殊群体提供上门服务。三是政府帮扶，提供居家医疗服务。推进"互联网＋医疗健康""互联网＋护理服务"，将高龄、重病、失能以及计划生育特殊家庭等中行动不便60岁以上老年人纳入家庭病床，提供医疗保健、康复护理、健康管理等全程服务。

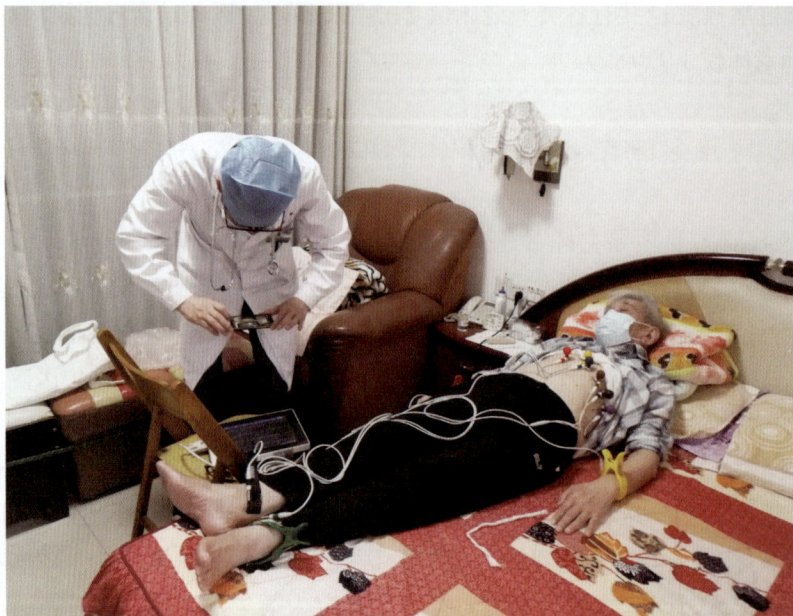

提供居家医疗服务

三、着力推进医养深度结合，提供多元化服务元素

一是推进家庭医生签约服务。依托居家养老助残服务"平安通"平台、村（社区）各类服务和信息网络平台，建立医养护一体化家庭医生签约服务体系，推进基层医疗卫生机构与老年人家庭建立签约服务关系，全区建立家庭医生团队154个，为老人提供全方位、个性化基本医疗、公共卫生、健康管理和急诊、转诊等医疗保障。二是推进中医药健康养老服务。积极构建中医药"治未病"健康防线，加强中医药健康养生养老文化宣传，倡导老年人开展中医养老生活方式，做好65岁以上老年人中医药健康管理。三是推动医疗机构全程立体化服务。全区医疗机构落实老年医疗服务优待政策，开设就医绿色通道，提供"一站式"或"全程陪护式"便利。免费为65岁以上常住居民提供健康管理服务，组织医务人员作为志愿者定期为老年人开展义诊活动。各镇卫生院与镇社会福利服务中心签协议，为老年人提供健康管理等服务，确保老年人能够得到及时、有效的医疗救治。

四、培训先行，助力医养结合高素质人才队伍建设

一是开展常态化职业岗位培训和专项职业能力培训。组织养老护理员参加继续教育及"南粤家政"养老服务专项职业能力培训，提升养老护理员技能水平。2021—2023年，累计培训2 325人次。二是加强医养结合专业人员培训。组织69名医护人员参加各级举办的医养结合人才能力提升培训，进一步提高为老年人健康服务能力。区养老中心发挥"南粤家政"基层服务示范站、广东省"南粤家政"养老护理职业技能培训机构作用，开展养老护理职业技能培训，2023年培训护理员192人次。

建机制 强基础 抓服务 保障荔乡长者晚年无忧

广西壮族自治区钦州市灵山县

摘 要

广西壮族自治区钦州市灵山县将医养结合工作纳入国民经济社会发展规划，健全多部门参与的医养结合工作机制，持续加大资金投入完善医疗养老基础设施，为医养结合机构量身定做服务形式，组建居家养老服务团队，为荔乡长者提供养老照料、应急救助、康养保健等多样化服务。

钦州市灵山县地处广西南部，濒临北部湾，是泛北部湾经济区次中心以及钦州市副中心城市，先后荣获"中国荔枝之乡""中国奶水牛之乡"等称号。全县总面积 3 558 平方千米，辖 17 个镇 2 个街道，总人口 169.07 万，其中常住人口 122.08 万，60 岁及以上老年人 21.93 万人，占常住人口的 17.96%。近年来，灵山县将老年人健康作为建设健康灵山的重要组成部分，统筹协调全县资源和力量，健全医养结合工作机制，完善医疗养老基础设施，提升医养结合服务质量，为全县老年人提供多样化服务。

一、健全医养结合工作机制

灵山县将医养结合工作作为改善民生的重要内容，纳入国民经济社会发展规划和卫生健康服务"十四五"规划，建立县委、县政府统筹，卫生健康部门牵头，发改、民政等部门配合、全社会参与的医养结合工作机制。近年来，县主要领导不定期召开医养结合领导小组协调会，专门研究解决困扰医养结合发展的实际问题 13 件，并持续加大投入，共筹资 1.5 亿元建成了灵山县医养结合老年服务中心等一批县、镇级医养结合服务机构，推动 8 家镇（街道）敬老院升级转型为区域养老服务中心，建成 2 个农村养老服务联合体；成功培育了灵山县中医医院、灵山县博鸿颐养院、灵山荔海护理院 3 家优质医养结合机构。

二、完善医疗养老基础设施

灵山县加快推进医疗卫生资源与养老服务相结合，完善医疗养老基础设施建设，提高老年健康服务的承载力，努力搭建养老机构、基层医疗机构、村居养老阵地"三位一体"的医养结合服务网络，打造15分钟医养结合服务圈。2020年灵山县妇幼保健院实现整体搬迁并成功申报全区首家县级三级妇幼保健院。2023年，灵山县人民医院成功评为三级甲等综合医院；灵山县中医医院成功评为全区首家县级三级甲等中医医院。截至2023年5月，全县18家基层卫生院和389个政府办村卫生室全部实现标准化建设，100%的乡镇卫生院能够开展二级以下常规手术。全县共有养老机构24家、医养结合机构3家，18个镇（街道）全部拥有一家以上政府投资的养老机构，共有五保村和农村幸福院483个，养老床位5658张，每千名老人养老床位数达到26张。

三、提升医养结合服务质量

（一）为机构量身定做医养结合服务形式

灵山县将灵山县中医医院打造为全县首家开展养老服务的公立医院，灵山县博鸿颐养院建成首家公建民营医养结合老年养护中心，灵山县荔海护理院建成民办公助的养老护理基地。推动陆屋镇养老服务中心、旧州镇敬老院等一批镇级养老服务中心提供医养结合服务。建立医疗机构与养老机构双向转诊绿色通道，全县23家医疗机构与养老机构签订《医养服务协议》，免费为老人建立健康档案，开展慢性病综合干预、疾病诊疗，提供免费体检、医疗咨询、心理辅导等服务，实现医中有养、养中有医、医养结合。2023年，为入住养老机构的老年人提供医养结合服务1.8万人次。

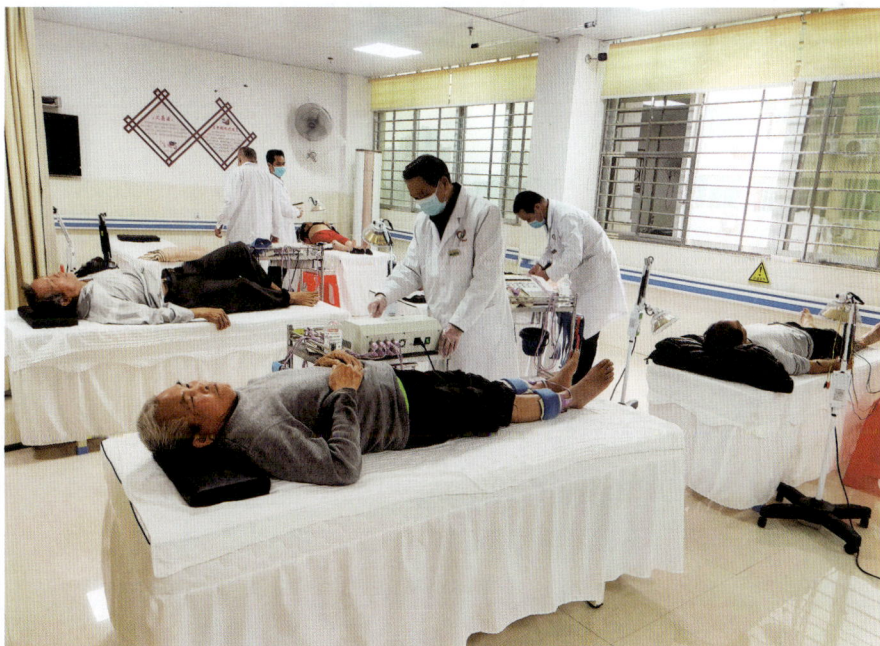

灵山县博鸿颐养院为入住老年人提供中医药服务

（二）组建居家养老服务团队提供多样化服务

以灵山县沙坪镇那琅村等 10 个村级居家养老服务中心为试点，以政府购买服务的形式为农村老年人提供定期探访、应急救助、健康保健等关爱服务。在农村幸福院基础上升级改造一批农村居家养老服务中心，设置日托照料室、阅览室、文娱室、康复室等，让农村老年人就近享受居家养老服务。建立"村（组）干部＋家庭医生"包保农村老年人群工作机制，推动居家健康养老无缝对接。全县建立家庭医生团队 327 个，共为 65 岁及以上常住居民签约达 9 万多人。建立由"村委＋村医＋社工"组成的农村留守老年人巡防队，定期通过电话或入户的方式对农村空巢、独居老人开展慰问访查、上门诊疗等服务。采取"政府补贴＋村集体经济＋社会资助"方式，建立"长者饭堂"，向老年群体提供就近便利、安全优质、价格优惠的助餐服务。

盘活机构资源　优化服务供给
助推医养结合全覆盖

广西壮族自治区南宁市良庆区

摘　要

　　广西壮族自治区南宁市良庆区自 2016 年被确定为南宁市第一批医养结合试点县（区）以来，紧紧依托五象新区和自贸试验区南宁片区的区位优势、资源优势和生态优势，提高服务资源产出，调动社会力量，积极推进医养结合项目建设，实施医养结合机构"医中有养""养中有医""嵌入式医养结合"三种模式，抓好医养结合服务"政府＋家庭""线上＋线下"两个加法，有效助推了医养融合发展，实现了全城区医养结合全覆盖，较好地满足了老年人多层次、多样化的健康养老服务需求。

　　南宁市良庆区总人口 58.76 万人，其中 60 岁以上常住人口约 5.98 万人。2016 年以来，良庆区统筹各方资源积极开展医养结合工作，全城区已建成既有医疗卫生资质、又具养老服务能力的医养结合机构 13 家、总床位数 4 875 张（其中养老床位 3 013 张、医疗床位 1 862 张），共计投入医养结合经费 1 000 多万元。

一、三种模式并进，养老机构实现医养结合全覆盖

（一）实施"医中有养"模式

　　支持地理位置优越、业务用房富余的医疗机构设立养老床位，为入住老人提供医、康、养、护等一体化医养结合服务。如辖区内的玉洞医院将院内部分床位改造成养老床位，养老业务于 2018 年开业后，短短几个月，床位利用率就达 60%，前海人寿南宁医院通过设立幸福之家康养社区，总床位达 500 多张，已成为良庆区一张靓丽的"医养结合名片"。良庆区实现"医中有养"的医疗机构共 5 家。

（二）实施"养中有医"模式

支持有条件的养老机构设置医务室、护理院等医疗机构，重点开展面向老年人的康复治疗及护理服务。如辖区内重阳老年公寓内设了南宁重阳护理院，设置医疗床位80张。良庆区实现"养中有医"的机构共有5家。

（三）实施"嵌入式医养结合"模式

支持公办基层医疗机构与没有条件开设医疗业务的养老机构进行合作，如辖区内的前进社区卫生服务中心、玉龙社区卫生服务中心、那马镇卫生院分别在前进社区老年人日间照料中心、快乐家庭养老中心、五星家庭养老中心派驻设置医务室、护理站，将医疗服务"嵌入"养老机构，较好地解决了小型养老机构在医疗方面的短板。

良庆区还积极发动虽设置医疗卫生机构但尚不能满足入住老年人医疗卫生服务需求的养老机构与周边大医院签约合作，确保入住老人能够得到急诊急救绿色通道、双向转诊等全方位的服务。

二、"政府＋家庭"互补，居家社区实现医养结合服务全覆盖

（一）"互联网＋护理服务"将医养结合服务送上门

推动医疗机构入驻南宁市云医院互联网＋护理服务平台，以"线上申请、线下服务"的模式，为出院患者或罹患疾病且行动不便的老年人等特殊人群上门提供医疗护理等医养结合服务。辖区内已有五象医院、蟠龙西社区卫生服务中心等5个医疗机构开设"互联网＋护理服务"，使老年人足不出户就能享受到与医院内同质化的专业护理服务。

（二）"长护险"让居家老人"老有所护"

稳步推进长期护理保险制度试点建设，引进护理连锁机构为居家社区老年人提供上门生活照料、医疗护理服务，符合条件的失能老人能够按规定享受长期护理保险待遇。良庆区内现有长护险定点上门护理服务机构2家，较好地减轻了失能老人家庭的长期照护负担。

（三）政府购买服务使居家养老更实惠

政府通过购买服务的方式，为符合条件的老年人提供生活照料、健康管理、精神慰藉、生活代办等居家上门服务。2023年，良庆区完成居家养老购买服务签约368人，按照40元/时的养老服务经费标准，每人每年可享受960~1 920元不等的政府购买居家养老服务补助。

良庆区还积极鼓励辖区内的医疗机构开展老年人居家医疗服务，不断夯实社区医养结合服务基础，提升居家养老的医疗卫生服务水平。

三、"线上+线下"联动，长者服务实现智慧医养全覆盖

（一）依托卫生健康信息系统，智慧医养结合服务延伸至基层

指导基层医疗机构依托卫生健康综合管理信息系统，对老年人健康实施数字化管理，特别是重点关注长期慢性病的老年人群体，开展老年常见病的筛查干预和健康指导，预防老年慢性病的发生发展，推动老年疾病预防关口前移。组建了一批家庭医生团队，优先签约65岁及以上老年人，方便老年人就近就便获得慢性病随访、用药咨询、康复护理等综合服务。

（二）建设民政养老平台，智慧养老服务推广至社会

通过居家养老服务系统，对政府购买居家养老服务的流程监管和医养资金结算；通过公益性床位轮候申请系统，将良庆区公益性养老床位纳入统一轮候管理，保障基本养老服务对象的优先入住权益；通过养老机构综合信息系统，对良庆区养老机构统一进行信息化管理，促进医养结合服务转型升级，提高服务质量。

（三）引进大型医养综合体，智慧医养产业多点布局

依托五象新区和自贸试验区南宁片区的区位优势、政策优势，良庆区引进医养结合体企业落地，通过采用智能医疗、智能护理、智能家居等设施设备和智能管理系统对老人进行智能化照顾，打造高端智慧医养结合品牌，满足了不同人群的健康养老需求。

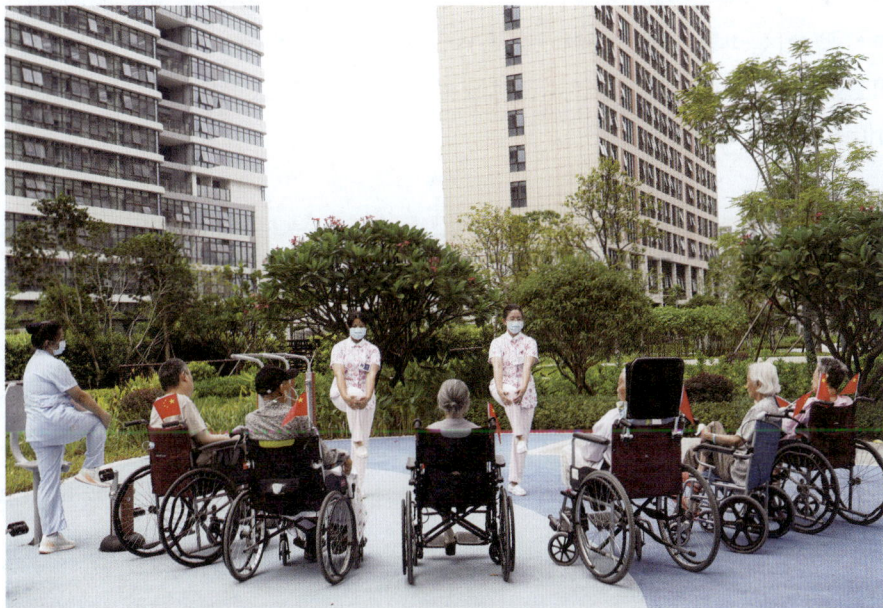

护理员带领老年人做康复运动训练

依托瑶医药资源 开展医养结合工作

广西壮族自治区来宾市金秀瑶族自治县

摘 要

广西壮族自治区来宾市金秀瑶族自治县依托宝贵的瑶医药资源，不断强化医养结合机构和医疗机构服务力度，面向村委（社区）推广瑶医药适宜技术，组织实施居家巡诊，为确有需要的老年人设置家庭药箱，上门为高龄老人提供医养结合服务，为老年人提供便利可及的医养结合服务，推动传统医养向旅游、康养拓展。

金秀瑶族自治县位于广西中部偏东的大瑶山区，被称为"中国瑶医药之乡"。全县总面积 2 468 平方千米，辖 3 镇 7 乡，总人口 15.6 万人，60 岁及以上老年人 29 268 人，高龄及失能老人 4 343 人。县内有 131 家医疗机构（包括 3 家县级医疗机构、11 家乡镇卫生院、75 个村卫生室、42 家瑶医医药特色诊所），9 家养老机构，3 家医养结合机构，建成 2 栋康养楼；有 2 个自治区级社区医养结合服务项目，1 个广西壮瑶医药医养结合示范基地，1 个全国示范性老年友好型社区，4 家广西中药材示范基地。金秀县依托宝贵的瑶医药资源，强化医养结合机构和医疗机构服务力度，健全县乡村服务网格，为老年人提供便利可及的医养结合服务，推动传统医养向旅游、康养拓展。

一、突出民族医药特色，打造瑶医药医养结合基地

金秀县有瑶医医院和头排镇中心卫生院两家医养结合机构，均建有专业化特色化康养楼，依托瑶医肿瘤科、瑶医糖尿病科、瑶医针灸推拿科、瑶医脑病科等科室力量和专业医护团队，为肿瘤、糖尿病、风湿痹症及失能、半失能老年人提供深度的健康治疗、康复训练、日常照护服务。瑶医医院康养楼累计服务老年人年均 3 500 多人次。头排镇中心卫生院是自治区级社区医养结合服务项目建设点，已建成 1 栋康养楼，陆续为周边乡镇老年人提供康养服务。

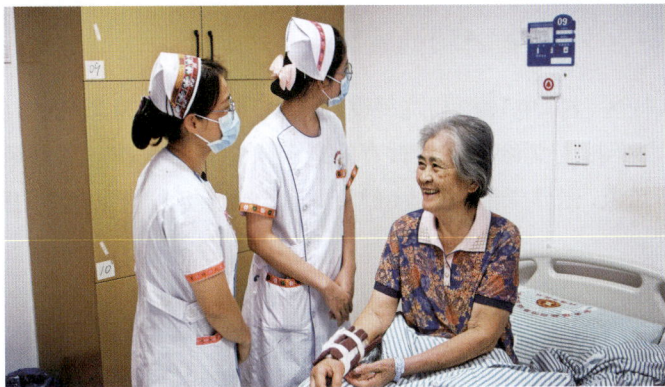

为入院养老老人提供康养服务

全县 11 家卫生院全部开设瑶医馆,并就近与 9 家养老机构签约协议,75 个村卫生室常年提供瑶医药服务。金秀镇民乐社区引入"瑶医瑶药一条街",共有 38 个特色药铺,老年人只需步行 10 分钟左右,即可享受特色瑶医药服务。

二、筑牢底层服务网格,提供便利可及医养结合服务

(一)组建遍及城乡的专业化人员队伍

由 2 691 名网格员、112 位乡村医生、261 位民间草医及公立医疗机构人员、组成为老志愿服务队伍,由网格员动态摸底,医生团队上门,为老年人提供健康咨询、健康体检、药品配送、家庭药箱等医疗卫生服务。全县 4 343 名高龄、失能老年人获得多对一服务,解决了后顾之忧。金秀县福利院桐木分院与镇卫生院进行合作,每周请医生到福利院为老人开展医疗诊治,指导福利院的护理员通过特色瑶药外敷、泡浴等方法,帮助老人们康复。

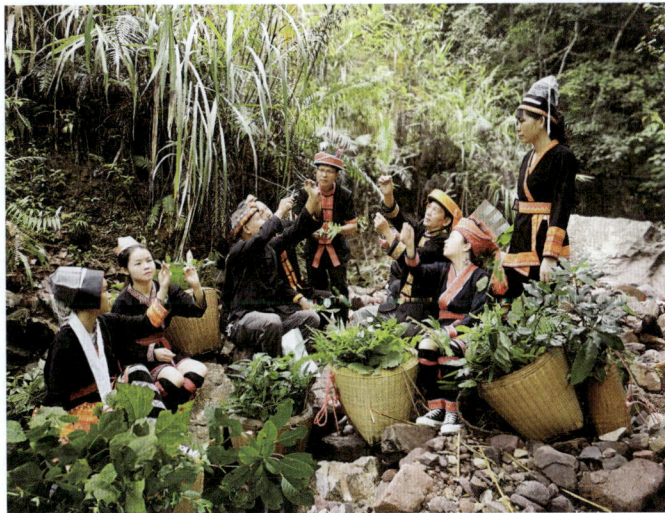

瑶医药研究所团队实地传授交流瑶医药知识

（二）开展常态化义诊服务和健康宣传

医疗机构深入社区、村（屯）、福利院每季度至少开展一次"为老服务"健康义诊，每年义诊次数达 100 次，每年接受义诊及健康教育的老年人达 2 万人次。瑶医药协会与社区老年人互相交流瑶医药知识，倡导少油、少盐，健康饮食，让老年人掌握简单的医药知识，养成健康生活方式。

（三）完善养老信息服务平台

对老年人健康养老信息进行采集、处理、存储、分析和提供服务，推动居家养老服务平台和全民健康信息平台信息共享，实现老年人尤其是孤寡老人、空巢老人与村委（社区）、服务机构的有效对接，方便老年人及时获得紧急、必要帮助。

三、实施"旅游＋医疗＋养老"，传统医养向旅游、康养拓展

发挥自然风光优势，融合旅游、医疗、养老资源，打造集旅游休闲、瑶医药保健和养老服务于一体的旅游、康养胜地。建设瑶医医院瑶医药特色康养中心、盘王谷酒店、金秀大饭店三家旅居养老示范基地，设置旅居养老居住床位 1 507 张；结合乡村旅游，打造瑶岭天下、圣堂闲居等"休闲＋养老"民宿床位 1 513 张；各基地、酒店、民宿康养设施齐全，均能提供药浴、药茶、药膳等服务，为旅居休闲养生老年人提供优质服务。

中医适宜技术助推医养结合服务

海南省三亚市吉阳区

摘 要

海南省三亚市吉阳区委、区政府高度重视医养结合工作，以健康吉阳为引领，立足实际，积极落实老龄健康优待政策，通过引进"银发精英"、中医院托管养老服务中心等具体措施发展中医特色的医养结合服务，聚力提升全区老年人的获得感、幸福感、安全感。

吉阳区位于海南省三亚市中东部，是三亚主城区东大门，辖区总面积 372 平方千米，属于热带海洋性季风气候，年均气温 25.4℃，独特的气候条件和优良生态环境特别适合老年人居住和慢性病患者康养。据三亚统计年鉴，2022 年吉阳区户籍人口 241 184 人，60 岁以上人口 21 820 人，60 周岁及以上老年人占户籍人口比例为 9.05%，较上年增长 0.45%。"候鸟"老年人规模较大，每年来吉阳区过冬的候鸟老人有近 5 万人。

一、加强顶层设计，强化政策引领

吉阳区人民政府印发了《三亚市吉阳区推进区村卫生服务一体化管理实施方案的通知》，将医养结合工作作为改善民生的重要内容纳入当地经济社会发展规划。同时将医养结合工作列入区政府重大为民小实事项目，由分管副区长亲自挂牌督战，制定、印发《吉阳区 2023 年基本公共卫生服务项目（老年健康与医养结合服务）管理实施方案》，重点为辖区 65 岁及以上老人提供医养结合服务，对失能老年人由家庭医生提供上门健康评估与健康服务，提升"医养结合"服务水平。

二、中医药服务赋能，激发医养新活力

吉阳区人民政府印发了《三亚市吉阳区医疗卫生系统 2018 年"银发精英"汇聚计划招聘方案》，区卫生健康委通过公开招聘的方式引进中医"银发精英"，平均每年投入专项经费 71 万元用于"银发精英"的工资待遇及福利保障，现有 3 名"银发精英"服务于基层医疗机构。

中医"银发精英"充分发挥传帮带的优势，发扬体质辨识、针灸推拿、拔罐督灸、药膳调理等中医特色服务和传统疗法，推广中医药适宜技术产品和服务，增强社区中医药医养结合服务能力，充分发挥中医药在健康养老中的优势和作用。

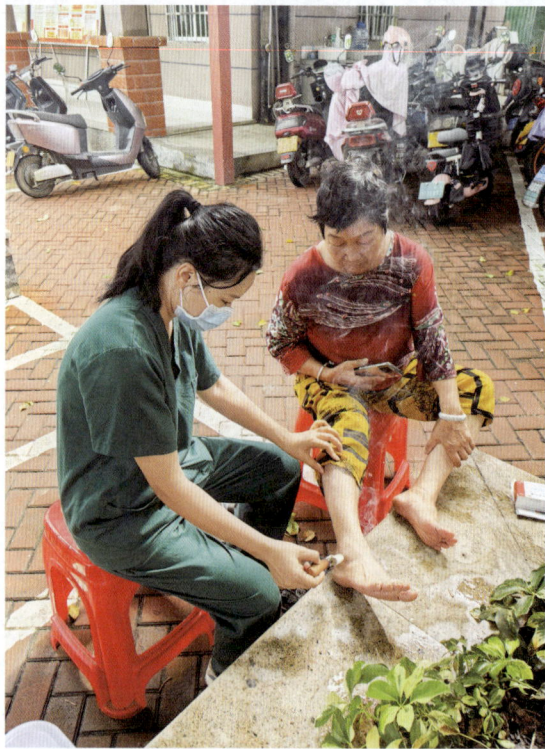

医务人员在村委会为老人提供中医理疗服务

以三亚市中医院作为牵头医院，指导并扶持各基层医疗机构加强中医药适宜技术推广，推动中医药预防保健、医疗、康复向基层延伸。2021年，三亚市中医院托管三亚市养老服务中心，依托市中医院强大的医疗保障体系和中医药资源优势，养老服务中心为省内外老龄长者提供融合"两院一体"中医特色的医养结合服务模式，将"养老"和"中医治未病"理念相融合，集中医诊疗、护理、康复、安宁为一体有序衔接的服务体系，开展药膳、针灸、耳穴、灸疗、罐疗、痧疗、推拿等30余项中医养生服务项目，为老人提供全方位、专业化的医养结合服务，以满足老人不同层次的身心健康及养老需求。

三、一体化服务管理，延伸医养结合服务

吉阳区实施区村卫生服务一体化服务，11家村卫生室与辖区卫生院为同一法人，对村卫生室实行统一规划布局、统一标准建设、统一药械集中采购供应、统一医保结算、统一考核管理。由卫生院派驻医生、护士、公共卫生人员到所属村卫生室开展基本医疗、中医适宜技术服务和公共卫生服务（含医养结合服务），逐步建成以卫生院为主体、村级派出机构为

补充的新型村级卫生服务体系。运用互联网等技术开展医疗、养老服务，能够为老年人提供针对性、便捷性的医养结合服务，积极开展助老志愿服务，开展面向医养结合机构的志愿服务。

在医疗就医方面，有效打通群众就医"最后一公里"，构建"15分钟城市健康服务圈，30分钟乡村健康服务圈"的就医格局。辖区一级及以上公立医疗机构已落实老年人就医绿色通道全覆盖，均已配齐轮椅、配备老花镜，设置无障碍通道，在门急诊导诊台安排专人负责，为老年人提供线下预约就诊服务。安排志愿者为行动不便的老人提供专人送医，专人陪同检验检查、专人陪同取药等服务。

吉阳区通过强化基层医疗机构运用中医适宜技术服务为老年人提供多层次、多样化的健康养老服务。现有2家"两证齐全"的医养结合机构、1家公办养老机构、15家日间照料中心，6家公立医疗机构开展中医适宜技术服务、老年健康与医养结合服务。全区公办养老机构与医疗机构建立合作关系达到100%。2019年3月至2023年12月，通过全国公开招聘的方式引进3名副主任以上职称的中医"银发精英"，共诊治12.47万人次，传帮带培育年轻中医适宜技术人才35人次。2023年为辖区常住老年人提供医养结合服务20 531人，服务率达70%。中医药服务赋能，不断推进医康养结合服务。

多元化服务推进医养结合

海南省海口市美兰区

摘 要

海南省海口市美兰区委、区政府高度重视老龄事业,将老龄工作重点任务发展纳入经济社会发展规划,将养老机构有养有医、社区医养融合服务、老年健康体检进社区作为工作重点,建立以养老机构为依托,社区为主体,以老龄人群为服务对象,以医院为载体、专业医师和护理团队为基础的"为老服务"网络。

美兰区辖区 9 个街道、4 个镇,总人口 87.27 万人,60 岁及以上老年人 21.41 万多人,占总人口数 14.03%。美兰区民办养老机构、敬老院等共有养老床位 1 585 张,其中护理型床位 1 387 张,占比 87.5%,养老机构或与医疗机构签订了医疗服务协议或设立独立医疗室(中心)。2009 年开展社区居家养老服务试点工作,2018 年在深入推进社区居家养老服务工作的基础上,又积极在社区开展国家医养结合试点工作。

一、建立养老机构有医有养服务体系

美兰区三江镇敬老院设置 120 张床位,集中供养失能特困人群,养老服务团队因受到条件限制,对于日常的医疗需求、康复训练、慢性病管理、健康体检、安宁关爱等方面,还需分派到院外不同组织机构进行负责,长者们有医疗需要时总是转诊于各大医院进行救治,来回运转,给长者们造成极大不便。同时,院内临终老人无法为他们实施安宁疗护服务。为了打破敬老院无"医"的历史状态,美兰区三江医院在敬老院成立了医养结合服务中心,由专业医生、护士、护理员等组成医护团队,以建立长者健康档案为入手,建立评估体系,对入住老人进行全面评估,根据评估的结果,为老年人确定日常护理等级提供依据,开展包括一般检查、血常规、尿常规、肝功能、血液生化、腹部 B 超、心电图、胸部 X 线检查及传染病三项等在内的健康体检,打造长者自理能力等级医疗服务体系,极大地增加了老年人的安全感,降低养老护理员的心理压力。

承"生命不息、关爱不止"的理念,以爱心、耐心、细心对待每一位院内临终老年人,加强心理疏导,解除他们躯体痛苦及精神上不适的心理状态,提供 24 小时的安宁疗护服务,并强调医疗服务的连续性,让他们时时感到护士就在身边,随叫随到,尽量让其免受心理恐惧和身体、精神的痛苦。对于清醒的临终患者,医疗团队在充分与患者家属沟通并取得同意及支持下,告知实情,告诉他们想知道的病情,让其接纳病情,选择符合自己意愿的决策,为离开做好准备,让他们充分表达意愿,心情平和地告别,让他们从容面对死亡,合理安排自己剩余的时间,为生命增加内容,同时安排家属能够全程参与其中,陪伴患者最后的时光,让患者身体舒适,让他们的生命带着尊严和幸福谢幕。

二、打造典型,促进社区医养融合服务

2023 年,美兰区共计投入 143 万元用于 25 家日间照料中心运营管理,利用社区日间照料开展医疗、健康咨询、健康检查、疾病诊治和护理、大病康复等服务,2023 年共举行活动约 337 场次,月均服务 4 478 人次。

美兰区打造约 3 000 平方米的新安大社区综合服务场所,其中一半的面积用于为老服务,设置了休息室、餐饮室、乒乓球室、阅览书画室、养老孵化基地等,采用军地共建的方式重点打造了康复理疗室,安装 5G + 智慧康养设备,让社区老年人能够就近享受到便捷的智慧康养服务,在家门口就可以进行血糖、体脂、血脂、血压、尿液分析等,现场采集信息还可以传输至基本公共卫生服务系统,基层医疗机构根据老年人信息开展家庭医生签约服务。

作为海南省民政厅大社区综合服务中心示范点的主要配套设施之一,美兰区流水坡社区设有接待办公区、日间照护区、长者饭堂、助浴区、颐乐活动区,重点突出打造了长者健康管理中心,配置自助健康一体机、多功能康复理疗床、脉冲治疗仪、红外线理疗仪、艾灸仪等康养设备,为社区居民提供体检、理疗、健康指导等多项康复保健服务,康养服务区域面积约 970 平方米,以"健康、活力、温暖、快乐"的服务理念,积极探索"医养融合"和"虚拟养老",让辖区老年人享受到社区提供的优质服务,构建了以生活照料、医疗保健、文化娱乐、精神慰藉、法律援助、应急救助"六位一体"的康养服务体系。

三、推进老年健康体验进社区

在美兰区新时代文明实践中心配套了美兰区健康体验馆,馆内的智慧医养结合平台网络信息服务系统和智能穿戴、智能感应、远程监控等电子信息服务设备,动态掌握了老人生理指标及活动情况,通过手机紧急呼叫等方式,引入专业服务与志愿服务,为辖区内孤寡老人等特困人群提供助医、助食、助浴等智慧医养结合服务,引用信息化技术支持,建立服务程序、管理要求、服务质量监管与控制平台,通过信息化"菜单"式智慧服务,老年人或老年人家属可在手机程序选择医养结合服务,系统根据老年人需求提供家庭居家医养结合服务,医疗机构也能对老年人开展认知障碍评估、自理能力评估、失能程度评估等。社区居民通过馆内的舌诊、面诊等自助体验仪体验传统中医的"望闻问切",在中华医药微博馆专区展示了包括白术、龙胆、黄芪等中华传统药材,帮助社区居民了解更多的中医知识。与海口市

"120"急救中心、海口市红十字会共同孵化社区急救科普基地,2023年开展了健康讲座、公益大讲堂等6场,社区居民可通过急救科普培训,提升家庭应对突发事件的能力,最大可能挽救社区居民的生命。

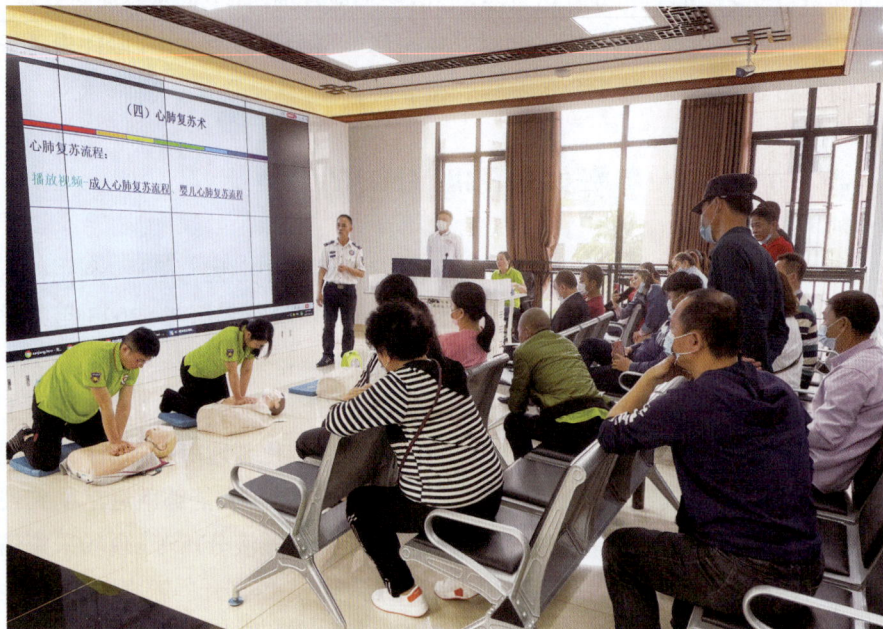

美兰区健康体验馆开展急救科普培训

深入实施反哺计划　推动城乡医养结合深度融合

重庆市渝北区

摘　要

近年来，重庆市渝北区加强系统谋划，坚持城乡统筹，强化保障支撑，突出示范引领，以满足老年人健康养老多层次需求为目标，通过狠抓政策、经费、人才"三保障"，夯实医养结合发展基础；通过有效整合资源，以"组团式"帮扶实施城乡"医疗反哺"计划、以"全覆盖"兜底落实普惠利民、以"场景式"参与体现人文关怀，进一步延伸医养结合服务触角，健全医养结合服务网络；通过打造标杆、试点先行、数据赋能，进一步提升医养结合服务质效。

渝北区地处重庆主城北大门，辖区面积 1 452 平方千米，常住人口 158 万人，60 岁以上老年人口 27.96 万人，占比 17.6%，人口老龄化形势严峻。全区医疗机构 940 家，住院床位 7 014 张；养老服务机构 321 家，养老床位 9 126 张；217 个家庭医生团队，医养结合机构 7 家、医养结合床位 1 407 张。区政府将医养结合列入重点民生实事，高站位推动、高水平规划，构建起以区人民医院等区级医院为引领，以护理院、老年医学科为支撑，以镇卫生院、社区卫生服务中心为基础的老年健康三级服务网络。打造"医中有养、养中有医、医养协作、居家医养"等多种模式，形成覆盖城乡、功能多元的医养结合服务体系，实现医疗与养老全方位融合、全人群覆盖。

一、强化保障，夯实医养结合发展基础

（一）强化顶层设计，完善政策体系

将医养结合纳入全区"十四五"规划和二〇三五年远景目标纲要，出台用地保障、税费减免等扶持保障措施。对养老服务中心（站），分别给予不超过 30 万元 / 年、8 万元 / 年的运营补贴。养老机构水电气按居民生活类价格执行，天然气初装费降低 30%。

（二）强化经费保障，加大资金投入

投入 40 亿元用于医院项目建设，近 3 年使用社会福利事业彩票公益金 1.07 亿元用于康养服务，医养结合服务累计投入 1 731 万元。推行长期护理保险，累计兑现护理费 535 万元。

（三）强化人才保障，提升服务品质

组织举办各级老年医学、医养结合人才培训，医养结合专业人员增至 317 人。设立养老服务实训基地 5 个，开展专项培训、技能大赛 1 万人次。29 家学校开设健康养老服务等相关专业。

二、优化资源，健全医养结合服务网络

（一）"组团式"帮扶，突出均衡发展

实施城乡"医疗反哺"计划，设立 4 000 万元"双资金池"，在基层医疗卫生机构打造慢性病管理、妇幼健康、中医养生、特色专科四个部，由区级医院牵头对其开展全方位帮扶。2023 年 125 名"县聘乡用"人员全脱产下沉，填补基层技术空白 166 项，让老人就近享受到优质医疗服务。

（二）"全覆盖"兜底，突出普惠利民

立足"共同富裕路上，一个不能掉队"目标，建成公办公营的老年康养中心，对全区 100 余名失能特困老人按照 5 700 元 /（人·月）实施财政全额保障。对介助、介护社会老人的床位费及护理费实行 20%~30% 优惠减免，降低家庭支出，让更多老人走进专业机构，享受高质量的医养结合服务。引进多家高端品牌养老企业，积极支持巴蜀医院等面向大众化发展，满足不同层次老年人群康养需求。

（三）"场景式"参与，突出人文关怀

实施"亲情聚宝盆"制度，鼓励亲人探视获取积分兑换服务、减免费用。321 个养老服务机构与学校、企事业单位合作共建，定期开展学雷锋等志愿服务，听老人讲过去的故事、给老人讲今天的时事。全区建有 72 个老年教学点，开设声乐、养生等课程，让老人在安享晚年的同时实现自我价值。

三、深化典范，提升医养结合服务质效

一是打造标杆。投入 2 000 万元，将悦来老年康养中心打造为"医养护"一体化康养中心，做好"智慧养老、人文养老、健康养老"三篇文章，以"一站式"服务解决老年人看病难、看病贵问题。二是试点先行。创新"医+养+科技"三位一体智慧健康养老服务体系，开发

智慧养老 APP，一键呼叫、快速应答，为居家高龄、失能老人提供康养服务。三是数据赋能。深化"互联网＋医疗""互联网＋养老"建设，搭建全区智慧养老云平台，建成远程会诊、影像等 6 大区域医疗中心，增设网络问诊、AI 辅助诊疗等功能。增配智能床枕、定位报警卡等设备，高效预警处置跌倒、坠床等意外情况，以信息化手段提升服务质效。

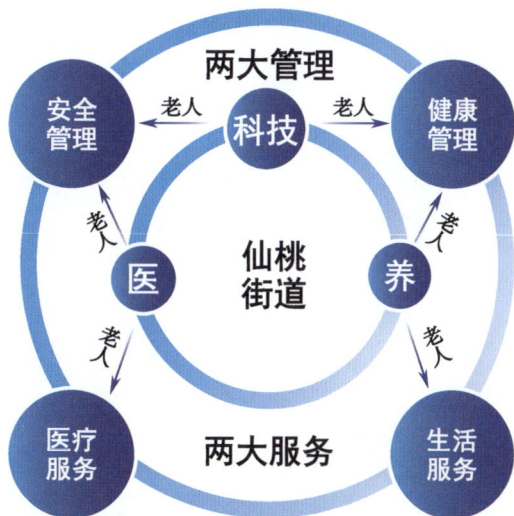

渝北区仙桃街道智慧健康养老服务体系

通过不懈努力，渝北区医养结合工作取得显著成效。一是服务体系更完善。出台《关于深入推进医养结合发展的实施意见》等文件 20 余个，卫生健康、民政、医保等部门各司其职，形成党政主导、部门联动、社会参与的良好局面。二是服务网络更健全。依托辖区医疗、养老机构，打造多种医养结合模式。8 家医疗机构设置家庭病床，21 家基层医疗机构均能为居家老人提供上门巡诊服务。建有慢性病康养理疗站 35 个、家庭养老床位 200 张、配备健康服务车 36 台、转诊快车 175 台。三是服务水平更加优质。创建老年友善医疗机构 24 家，创建率达 95.6%。3 家二级及以上综合性公立医院设立老年医学科比例达 100%。医疗机构与 59 家养老机构签约覆盖率达 100%。自 2020 年，累计提供医养结合服务 39.57 万人次，2023 年老年人健康管理服务率达 70% 以上。下一步将继续优化医养资源布局、提升医养结合服务水平、打造特色品牌，更好地满足老年人日益增长的健康服务需求。

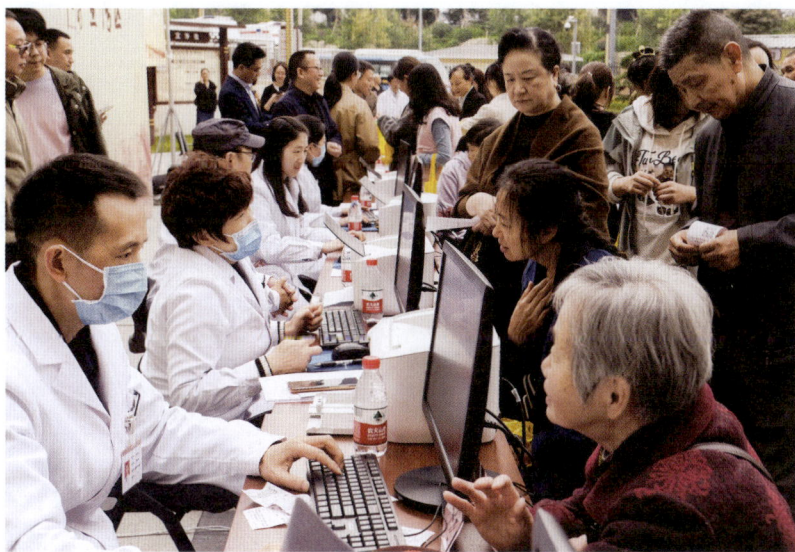

渝北区中医院医务人员到社区开展义诊

"五位一体"打造医养结合服务体系

重庆市九龙坡区

摘 要

重庆市九龙坡区努力构建"基本养老、预防保健、疾病诊治、康复护理、安宁疗护"五位一体的医养结合服务体系。围绕"养中有医、医中有养、协同医养、居家医养"四种医养结合模式,实现"一镇两院、一街道两中心、一社区两站点"的功能布局全覆盖;打造"互联网＋护理"智慧养老平台,构建基层健康网格治理体系,提升老年人健康服务效能;在公立医院、专业公共卫生机构、医养结合机构打造安宁疗护示范点。

九龙坡辖区面积 432 平方千米,下辖 9 个街道 4 个镇,常住人口 153 万,其中 65 岁及以上老年人约 19.68 万人,占常住人口的 14.49%,已进入中度老龄化阶段。有社区养老中心(站)等养老设施 196 个,医疗卫生机构 840 个。近年来,九龙坡区构建了"基本养老、预防保健、疾病诊治、康复护理、安宁疗护"五位一体的医养结合服务体系。

一、兜底线、促普惠,夯实基本养老基础

(一)强化顶层设计

成立以区政府主要领导为组长,相关部门为成员单位的医养结合工作领导小组,定期研究调度医养结合工作。将医养结合纳入区"十四五"规划,制定《九龙坡区关于普惠型养老服务机构认定办法(试行)》《九龙坡区老年人综合评估与照护标准(试行)》《九龙坡区医养结合服务管理规范(试行)》等 6 项工作制度。

(二)强化政策扶持

出台《"一老一小"整体解决方案》《关于加强新时代老龄工作实施方案》《深入推进医养结合发展的实施方案》《社区养老服务设施建设及运营管理办法》等文件,将养老机构、医养结合机构纳入统一安排,通过部门联动机制,协调解决水电气优惠、房租减免等问题。2 年

来，持续对养老机构、医疗机构减免各类税额、发放相关补贴费用 1 亿多元，促进老年健康与医养结合发展。同时精简优化审批程序，主动上门靠前服务，企业落地运营提质提速。

（三）强化设施建设

围绕"养中有医、医中有养、协同医养、居家医养"四种医养结合模式，打造居家养老服务、社区医养结合、安宁疗护示范点等 16 个。发展养老机构、社区养老中心（站）等养老设施共 196 家，医疗机构 840 家，医、养服务设施实现了"一镇两院（卫生院、养老院）、一街道两中心（卫生服务中心、养老中心）、一社区两站点（卫生站、养老站）"的功能布局全覆盖。

二、病有医、防有质，提升健康服务水平

（一）着力提升预防保健服务能力

推进老年人健康关口前移，建立老年健康危险因素干预、疾病早发现早诊断、失能预防三级预防体系，将"老年综合评估"纳入老年健康与医养结合服务项目，分级分类落实家庭医生签约服务老年人群 18.5 万人。持续实施老年人照顾服务计划，开展失能老人助医服务 2 000 人次，打造"银龄健康之家"25 处。

（二）着力提升疾病诊治服务质量

建立院士专家工作室 2 个、国医大师工作室 1 个。依托"九龙坡云医院"，实现远程会诊、双向转诊等智慧化医疗服务，在全区 6 家公立医院设立区域远程医疗中心、11 家基层医疗机构以及 47 家村卫生室设立基层云诊室，年服务约 96.4 万人次。指导 11 家医疗机构设置老年病科、17 家医院成功创建老年友善机构。

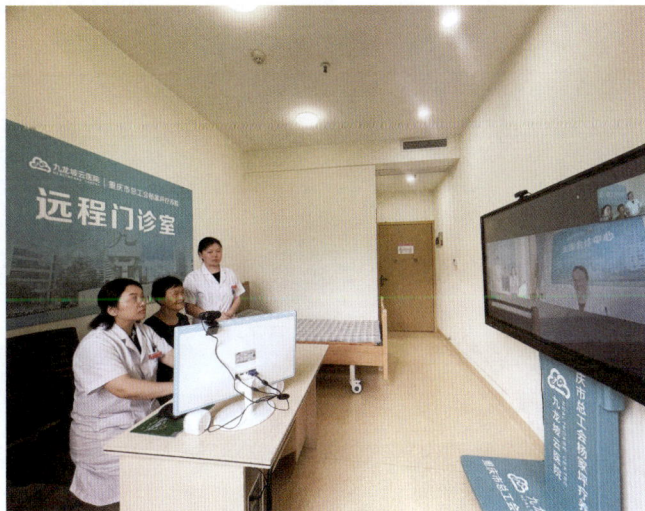

养老机构开展远程医疗

（三）着力提升康复护理服务水平

建立"互联网＋护理"智慧养老平台，为失能、半失能老人提供上门服务 5 000 余人次。全区开设康复诊疗专业的医疗机构 36 家，公立基层医疗机构开展中医康养服务达 100%，设置家庭养老照护床位、护理型养老床位 3 980 张，占养老床位总数的 60.3%。10 家医养结合机构全部纳入医保定点范围，6 家养老机构开展长期护理保险制度试点。

三、少痛苦、有尊严，提高安宁疗护质量

（一）突出示范引领

开展试点，建立以公立医院、基层医疗卫生机构、医养结合机构的试点服务体系，打造 6 个安宁疗护示范点，设置床位 80 张，配备独立的关怀室、告别室等功能区，营造良好的老年友善氛围。

（二）突出管理规范

把安宁疗护纳入专科发展，设置独立的病区，制定明确的准入标准、服务规范、实践指南，邀请国内知名专家来区开展安宁疗护实践交流活动，提升医务人员的专业技能。

（三）突出群众满意

打造"康爱家园"等志愿者服务品牌，通过优质服务、科普宣传等形式开展生命教育。试点以来，累计为 500 余名临终患者提供安宁疗护服务，患者及家属满意度达 100%。

拓展"大健康产业"发展视野
提升"三能"助推医养结合

重庆市巴南区

摘　要

重庆市巴南区位于重庆中心城区南部，拥有"国家战略性新兴产业集群""国家高新区""国家工业旅游示范基地""国家创新型产业集群"4张国家名片，亦是"中国温泉之乡""中国优秀旅游城区""首批国民休闲旅游胜地""全国康复辅助器具产业示范区"。近年来，巴南区拓展"大健康"视野，依托医养、康养、医旅等多产业融合发展的优势，建立形成了多元化服务、多维度保障的医养结合健康服务体系，有效满足老年人多样化的健康养老服务需求。

巴南区是重庆生态之城、人文之城的重要组成部分，经济总量突破千亿元。常住人口117.88万人（第七次全国人口普查数据），60岁及以上老年人占比21.83%，65岁及以上老年人占比16.61%。现有医养结合机构15家，每千人住院床位6.85张，每千名老人养老床位45.2张。巴南区始终将积极老龄观、健康老龄化理念融入经济社会发展全过程，把医养结合工作纳入《重庆市巴南区促进大健康产业高质量发展三年行动实施方案（2022—2024年）》，努力建设最具特色的"医、康、养、产、研"链条。

一、强化医养结合保障，适配发展内能

一是坚持高位推动。党委政府高度重视，成立由区政府区长任组长、分管负责同志任副组长、相关部门主要负责同志任成员的医养结合工作领导小组，出台《重庆市巴南区创建全国医养结合示范区工作方案》等多项配套措施，将医养结合纳入《国民经济与社会发展第十四个五年规划和2035年远景目标纲要》，并写入政府年度工作重点和重大民生实事统筹推进。二是优化健康产业布局。高标准编制《提档升级健康养老产业计划》，推进"居家社区机构相协调、医养康养相结合"的养老服务体系建设，以康复辅助器具产业第二批国家综合创新试点地区为契机，打造全国知名、西部领先的康复辅助器具示范基地，加快形成企业

集聚、技术研发、成果转化、产品制造、推广应用的康复辅具产业链和"互联网＋"的智慧养老新业态。三是强化政策保障。加大财税和福利彩票公益金支持力度，2021—2023 年累计减免医养结合机构"六税两费"342 万元，80% 以上福彩公益金用于医养结合工作。建立养老服务领域"双随机、一公开"机制及多部门协同监管机制。将医疗养老用地规划纳入国土空间规划，社会福利用地出让底价按基准地价 70% 确定。实施养老机构内设诊所等机构备案管理、二级及以下医疗机构设置审批与执业登记"两证合一"，医养结合机构审批登记流程得到进一步简化。

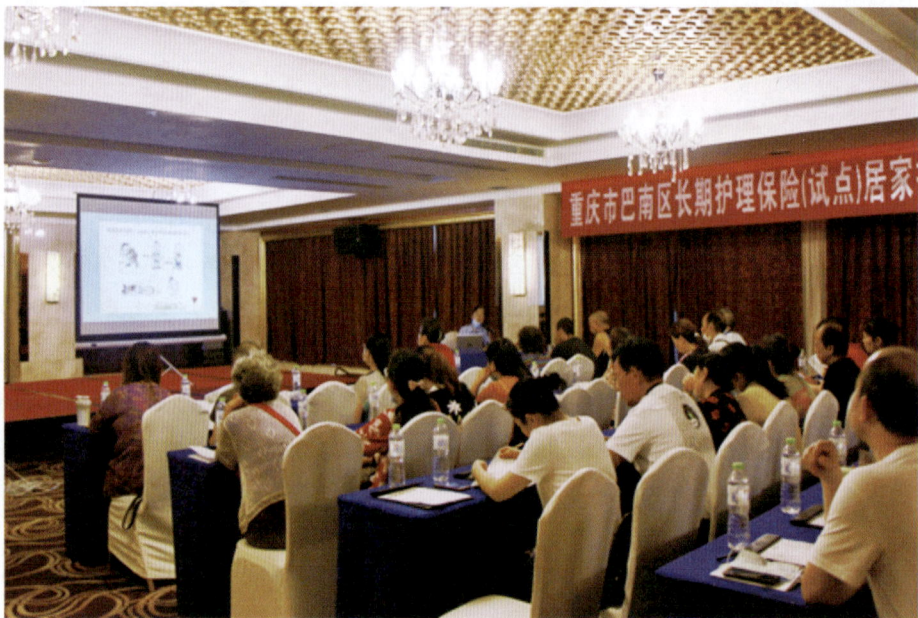

重庆市巴南区长期护理保险（试点）推进会

二、扩大康养资源优势，积蓄发展势能

一是丰富医养资源。重庆市第一社会福利院、重庆市第二社会福利院、重庆市儿童福利院 3 家市级大型康养机构落户巴南区，整合重塑康复康养、安宁疗护优势专业，提升区域医养结合服务品质，全力提升辐射带动能力。截至 2023 年底，巴南区已拥有"五叶"养老服务机构 1 家，"五星级""四星级"养老服务机构 4 家，"两证"齐全的医养结合机构 15 家，30 张以上医疗床位机构、300 张以上养老床位机构、500 张以上养老床位机构分别达 10 家、5 家、4 家。二是推进长期护理保险试点。出台失能评估管理办法等 10 项标准化制度，建成全流程标准化制度体系，为重庆市扩大试点提供全套实操演练教程。将 12 家符合条件的医养结合机构纳入城乡基本医疗保险定点范围。深入实施长期护理保险试点，8 家医养结合机构纳入试点机构，长期护理保险覆盖参保人数 28 万人，累计发放护理补贴 6 028.5 万元，缓解失能人员"一人失能、全家失衡"困境。建立"长护险智慧管理系统"，优化长期护理保险评

估全过程管理。探索失能人员居家上门护理，引进居家护理上市公司 1 家，培育护理机构 22 家、从业人员 500 人。三是发力银发经济。助力辅助器具创新成果转化和产业落地，丰富"医养""康养"产品供给，满足老年人多样化需求。引进康复辅助企业 22 家，协议产值突破 18 亿元。全区注册医疗器械及康复辅助器具生产、销售企业 87 家，拉动投资近 20 亿元。

三、夯实医养结合基础，提升发展动能

一是机构医养互融更深。建立"医""养"握手机制，推动机构医养由"增量"向"提质"转变，医疗机构、养老机构签约合作率达 100%，公立医疗机构全部建成老年友善医疗机构，二级以上公立综合医院全部设置老年医学科。岗位任职、职称评聘向医养结合机构医务人员倾斜，引导医务人员从事医养结合服务，医养结合机构现有卫生专业技术人员 448 人，中高级职称占比达 19%，机构护理、康复、养老服务能力得到广泛提升。二是社区医养质效更实，各级财政安排资金 1.3 亿元，建成全国示范性老年友好型社区 3 个，打造适老友好社区、认知障碍照护专区、老年人心理关爱点各 2 个，推进社区嵌入式养老服务工作。强化兜底保障，为有需要的老年人提供上门及长处方服务，规范服务率 70.26%。三是延伸服务活力更强。打造农村养老服务综合体，83% 的农村幸福院与村卫生室毗邻。线下服务耦合区域 2 家互联网医院、1 家互联网护理门诊，以"互联网 +"串联老年人医、养、护需求。6 家公立医疗机构实施安宁疗护试点，衔接全生命周期健康服务最后一环。

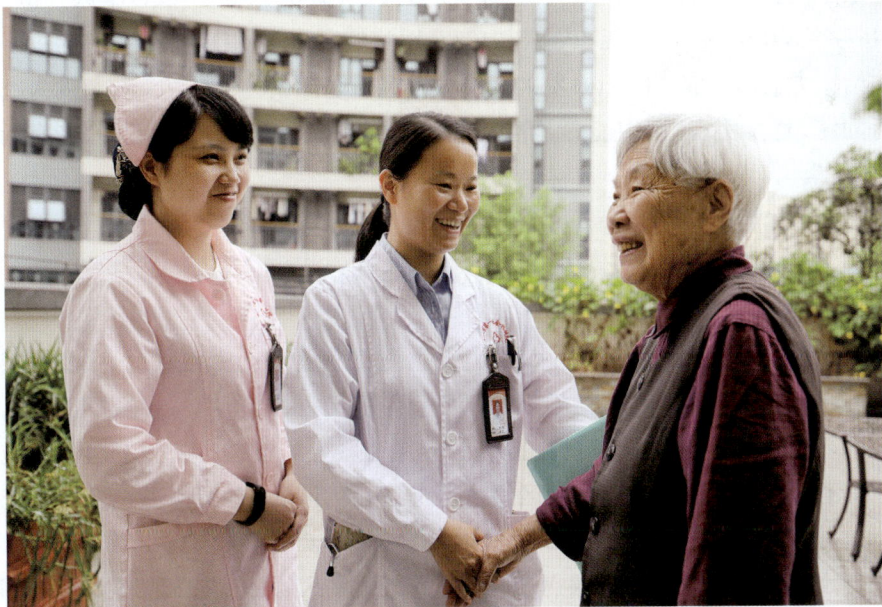

重庆市第一社会福利院医生、驻区护士与休养老人交流

着力构建"三级管理、标准赋能、多方联动"的医养结合服务模式

四川省成都市成华区

摘　要

四川省成都市成华区将医养结合纳入全区经济社会发展总规，出台相应政策文件，通过打造医养示范单位、创建示范基地、强化人才培养等举措，建立健全"政策、标准、供给、服务"四位一体体系，构建起"公立＋社区＋社会"的三级医养结合服务体系，推动医养结合服务融合增效。

成华区是成都市主城区面积最大的城区，常住人口 138 万，60 岁及以上人口占 22.52%，65 岁以上老年人中失能、半失能、失智达 13%，医疗健康需求和生活照料需求叠加，医养结合服务供给压力突出。成华区积极妥善解决医疗机构"养"的空间不大、养老机构"医"的保障不够等问题，逐步实现"医中能养、养中能医"，让越来越多的老年人不仅"老有所依"，更能"老有所医"。

一、聚焦现实痛点，构建"三级"医养结合服务体系破难题

整合民政、人社、卫生健康、医保、市场监管、建设等部门的横向联系，明晰医养结合机构服务性质、主体、对象和范围，扩大长期护理保险待遇保障的范围，鼓励医务人员、志愿者到机构服务，强化从业人员技能培训，提升医养结合服务质量。实施养老服务设施攻坚行动，构建"以区属公立医院为龙头、社区卫生服务中心为网底、社会医养结合服务资源为补充"的三级医养结合服务体系，包含 7 家医养结合机构、42 家养老服务组织、8 处社区医养综合体、105 处日照中心、47 处助餐点位、30 个养老机构、7 家长期护理保险上门服务机构。投入 3.6 亿元新建区属中医医院新院区，投入 4.5 亿元建成投用 9 家社区卫生服务中心，有效实现老人"离家近、价格低、具有医疗及生活保障"的"筑底"需求。

二、聚焦行业难点，制定"标准"规范促发展

探索具有区域特色的服务标准、科研机制、培训基地、医养系统、服务角色、政策联动、服务模式、交流平台、服务体系及医养产业的"十个亮点"，总结经验，形成了一套可复制可操作的"成华标准"，梳理形成《成华区医养领域基本公共服务事项清单》，用清单标准指导医养结合服务"怎么干"、业绩"如何评"。承担的"四川省老年居家护理服务规范"研究项目已结题。牵头制定全省《失能老人健康管理服务规范》《医养结合机构服务标准》《医养结合服务质量评价标准》及成都市《失能照护需求综合评估标准》，已发布施行。建成国家首批医疗护理员专项能力培训实践基地、教育部健康养老大数据应用创新中心智慧医养应用示范基地、全国老年医学人才培训项目省级培训基地、四川省老龄健康发展中心医养孵化基地等，打造区域医养基地标杆。与成都医学院、四川护理职业学院建立"产教研融合基地"，成立"成华区区域医养联盟"，省内外53家医养联合单位签约入盟，发挥各自优势和成熟管理经验。截至2023年，累计开展全国老年医学人才培训、四川省医养结合服务管理人才培训等各类培训108期，培训学员8 000余人次。

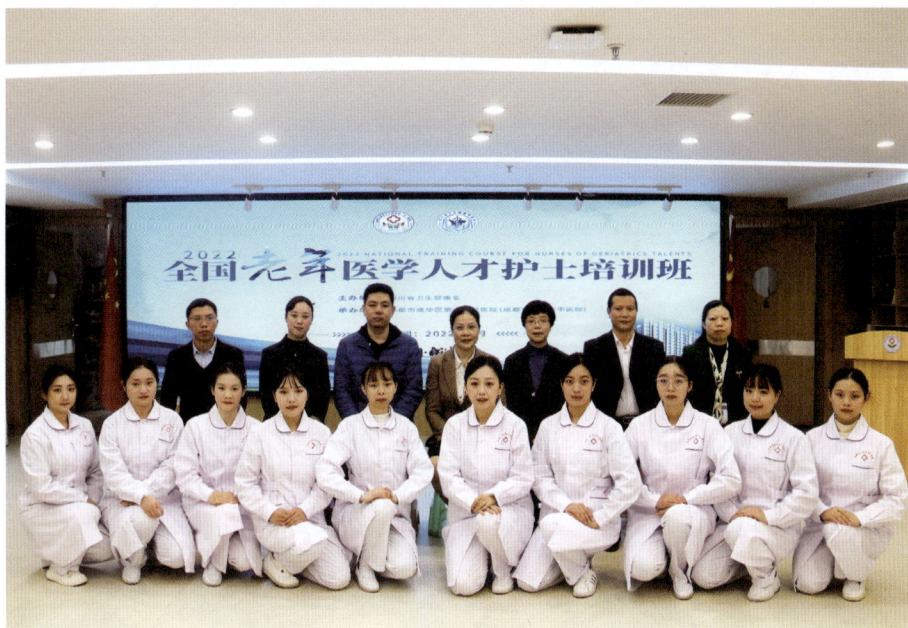

强化技能培训，提升医养结合服务质量

三、聚焦民生热点，多方"联动"整合服务提品质

采取"示范引领＋全域联动"模式，以区属中医院为示范，试点医养结合机构"分区管理、动态转换"服务机制，提供从"基础医疗＋急症处理"到"基础护理＋专科护理"，到"慢

病康复＋精神抚慰",到"生活照护＋文娱支持",再到"长期照护＋安宁疗护"的连续性医养结合服务,形成"多病共管、营养介入、安宁支持、长护参与、中西结合"的医养结合服务模式,促进医疗、养老动态管理服务的无缝衔接,对有医养需求的老年人"全人、全程"管护。引入西南地区最大规模康复专科医院力量,共建医养联合项目,大型品牌企业的入驻,布局医养结合服务连锁经营产业。将护理站吸纳进社区党建共建圈,形成以上门照护服务为特色的社区医养结合业态,推动养老服务品质化。发展智慧医养、智慧养老、智慧助老等"互联网＋"医养结合服务,自主研发"现代社区数字医养综合服务平台",为社区服务对象提供包括健康敲门行动、特困户评估、残疾人指导、长期护理保险及养老服务综合体服务等,让老年人足不出户即可享受到安全便捷的上门护理服务。以社区卫生服务中心为主体,整合社区微型养老机构、日间照料中心等资源,做优做实家庭医生签约服务,2023 年,累计为65 岁以上老年人签约 13.08 万名、建立健康档案 15.8 万名、提供免费健康体检服务 10.81 万名、开展失能老年人健康评估 6 229 人。

以"三个聚焦"为抓手
促进医养结合服务便民利民惠民

四川省成都市锦江区

摘　要

近年来，四川省成都市锦江区将医养结合工作纳入深化医药卫生体制改革和促进养老服务发展的总体部署，秉持"以养促医、以医助养"工作主线，以"医疗、医保、医药、医养、医惠"的联动改革为抓手，立足"医疗、医保、医药"领域的联动改革稳步推进"医疗联合体"建设，在此基础上，推进"医养、医惠"的探索改革逐步构建"医养结合体"及"医惠共同体"，不断提升医养结合服务质效，创新探索新时代特大城市中心城区医养结合锦江路径。

锦江区地处成都市主城区东南部，因"濯锦之江"而得名，辖区面积 60.99 平方千米，辖 11 个街道 76 个社区，常住人口 90.29 万，其中 60 岁以上占比 17.95%、65 岁以上占比 12.97%。近年来，着眼"调结构，促结合，优服务"不断推进"医疗联合体、医养结合体、医惠共同体"建设，高质量构建"结构良、结合深、服务优"的医养结合体系，创新探索新时代特大城市中心城区医养结合锦江路径。

一、聚焦"调结构"，高标准建设"医疗联合体"

（一）"精心谋划"建强医疗服务网底

构建以成都市第二人民医院为龙头、成都锦欣沙河堡医院等辖区优势医院为骨干、社区卫生服务中心为依托的"1＋4＋14"网格化城市医联体，建立老年人就医挂号绿色通道和"双向转诊"机制。建设 28 家老年友善医疗机构，二级及以上综合医院设置老年医学科达 100%，支持 20 家二级及以下医疗机构开展老年医疗、康复和医养结合服务。建成 9 家示范中医馆和 17 个中医角，打造"刁本恕全国名老中医药专家传承工作站"等 6 个中医名医馆，在 15 个社区卫生服务中心（站）试点开展高血压和 2 型糖尿病患者中医药健康管理工作。

（二）"精益求精"破解医保服务难题

一是优化医保经办。打造 10 家医保工作服务站（点），8 个"无差别办件窗口"，开通 724 家定点医药机构医保电子凭证结算。二是强化异地结算。推动门诊、住院费用跨省结算，全区定点医药机构异地联网结算开通率 100%。三是推进长期护理保险试点。将 12 家医养结合机构纳入长期护理保险定点机构，把中度失能二、三级的经济困难老年人纳入长期护理保险保障范围，提供生活类照料、非治疗性照护等服务，累计支付金额 9 000 余万元，惠及 7 万余人次。

（三）"精打细算"提升医药服务质效

一是做好服务"加法"。鼓励便民药店与社区卫生服务机构开展合作，就近为老年人群提供公共卫生知识宣传、购药用药指导、健康体检预约、药品器械配送等医养结合服务。二是做好成本"减法"。持续压实医疗机构药品耗材集中带量采购、使用责任，2023 年实现集采药品价格平均降幅 52%，其中常用药阿托伐他汀降幅 83%。三是做好创新"乘法"。鼓励辖区医疗机构和医药企业聚焦医养需求研发食药产品，打造药膳餐厅。四是做好监管"除法"。开展涉老用品专项检查，加大药品、保健品、医疗器械等宣传使用整治力度，护航"银发"生命及财产安全。

二、聚焦"促结合"，高品质建设"医养结合体"

（一）居家医养"更安心"

区级财政累计投入 3 亿元，为 6.4 万名老人购买助医、助餐、助洁等医养结合服务，投入 260 万元，为 2 456 户特殊困难老年人家庭实施居家适老化改造，实现"应改尽改"。实施家庭照护床位建设，惠及 600 户特殊困难老人。全覆盖开展"健康敲门行动"，为 1 600 余名失能老人提供"三个一"免费健康服务。

（二）社区医养"更丰富"

整合卫生健康、医保、民政服务内容，设立"一站式"医养结合服务窗口。依托"智慧锦江"运行管理平台，完善老年电子健康信息，按照红黄绿"三色"标准建立老年人分类分级管理台账，实施"一人一档"管理。投运社区养老服务综合体 6 个，老年人助餐点 55 个，社区日间照料机构实现 76 个社区全覆盖。

（三）机构医养"更专业"

积极探索"国有＋民营"多元投资机制和"社区＋民营"运营模式，引进优质机构，支持医养结合服务机构连锁化、专业化、规模化经营，近 5 年先后兑付医养结合机构一次性建设补贴 1 291.9 万元、床位补贴 965.52 万元,撬动社会投资 1.5 亿元,建成医养结合机构、养老机构 20 个,总床位 3 975 张(医疗床位 895 张、护理型床位 1 994 张)。

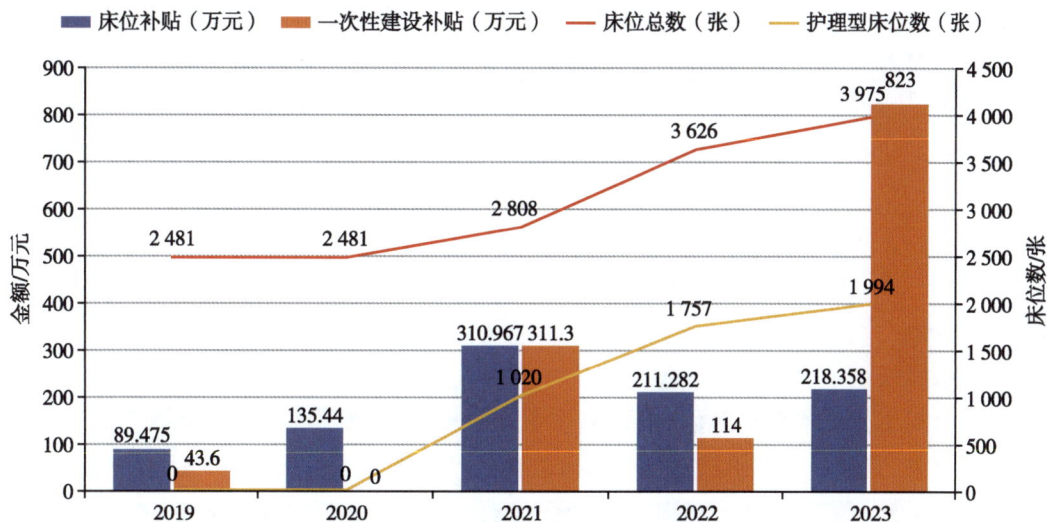

2019—2023 年锦江区医养财政补贴与床位数情况

三、聚焦"优服务",高效能建设"医惠共同体"

(一)构建"五个一"便民服务机制

以社保数据为基础推动老年人一年仅需"一次认证",结果在卫生健康、民政、人社、公安等跨部门使用实现"一认多证",整合 63 项公共服务实现社保卡"一卡通用",开通"锦江支付码"实现线上线下消费"一码通付",创新一体化政务服务平台涉老服务事项"一网通办"。

(二)创新"春熙券"医养消费体系

发挥"春熙券"撬动社会投资、拉动社会消费、打折惠民作用,依托"春熙空间"将医养结合机构、社区日照中心、老年人助餐点、社区卫生服务中心、"春熙券"合作企业等纳入定点服务机构,丰富医养结合服务内容,构建良性循环的医养结合服务生态圈。2023 年,为 6.7 万名老年人发放"春熙券"积分 3 343 万元。

(三)探索"科技+"智慧医养模式

联合西南交通大学老龄科学研究院共建"锦江区老龄数智社会实验室",归纳分析医养数据信息。开展老年人智能手机送教活动 50 场次、老年人社区公益课程 80 班次。推行互联网"线上就诊",为老年患者提供分时段预约诊疗、在线咨询、就诊提醒、结果查询等线上服务。

下一步,锦江区将以本次医养结合示范区创建为契机,坚持"系统谋划、五医联动、产业强基、科技赋能",促进医疗卫生与养老服务高效衔接,推动医养结合事业产业协调发展。

聚焦需求、整合资源、多点发力　让"养老"变"享老"

四川省广安市岳池县

摘　要

四川省广安市岳池县委县政府整合多方资源，创新政策举措，以"机制＋保障"为支撑点，构建全县医养结合服务总体架构；以"服务＋监管"为着力点，提升医养结合服务能力；以"创新＋发展"为突破点，打造多元医养结合服务模式，逐步建立以居家为基础、社区为依托、机构为补充、医养相结合的老年健康服务体系并取得初步成效，基本建成养老孝老敬老政策体系和社会环境。

岳池县地处四川省东部，辖区面积 1 479 平方千米，辖 23 个镇、2 个乡、2 个街道，406 个村、63 个社区，总人口 116 万、常住人口 74.2 万。其中 60 岁及以上人口 20.47 万人，占常住人口的 27.59%；65 岁及以上人口 16.24 万人，占常住人口的 21.89%。全县医养结合机构 13 家，医养结合服务床位 1 795 张，老年友善医疗机构 45 家，九龙街道五里牌社区、自生社区入选全国示范性老年友好型社区。

一、以"机制＋保障"为支撑点，全力打造医养"指挥中枢"

高度重视，高位规划。成立县委、县政府分管领导任组长，卫生健康、民政等部门主要负责人为成员的创建全国医养结合示范县工作领导小组，负责创建工作顶层设计、统筹协调、整体推进、督促落实，并将推进全域医养结合纳入岳池"十四五"发展规划、纳入县政府工作报告、纳入重大民生工程、纳入绩效评价体系整体推进、督促落实，出台发展规划等 17 个医养结合相关文件，全面构建起全县医养结合发展体系。

政策有力，保障有效。县卫生健康局、县民政局联合印发《关于做好医养结合机构审批登记工作的通知》，优化审批备案程序，兴办的 13 家医养结合机构全部做到"建好即备案"。统筹项目资金和福彩公益金 3 100 万元用于医养结合机构建设，对医养结合机构实行免征税费。为保障医养结合项目用地需求，以不到市场价 1/4 的起拍价，挂牌出让社会福利用地。

二、以"服务+监管"为着力点,勤力激活医养"末梢神经"

搭建融合服务平台。全县 27 家基层医疗机构与辖区 48 家养老机构签订合作协议,2 家三级综合医院与辖区医养结合机构签约合作。顾县镇、白庙镇等 5 个乡镇卫生院在辖区敬老院设立医务室,24 小时提供应急服务,畅通双向转诊渠道。建设信息化一体平台,县级医疗机构与基层医疗机构医院信息系统(HIS)、实验室信息管理系统(LIS)、影像存储与传输系统(PACS)、健康管理云平台系统等信息系统进行整合,实现信息共享及互联互通、结果互认,数字赋能老年人健康"防治管"全程一体化管理。

落实心理关爱服务。县人民医院精神科与社区严重精神障碍管理人员共同组建专业心理咨询团队,开设心理咨询热线,免费为有需求的老年人提供心理咨询;在社区卫生服务中心设置认知功能测试室、康复训练室、团体活动室等,通过积分兑换奖品等形式,鼓励老年人特别是"空巢老人""失独老人"积极参与社会活动,改善老年人心身健康。

强化医养结合服务监管。岳池县卫生健康局印发《加强医养结合机构服务管理的通知》等文件,明确医养结合服务内容、服务要求、服务流程等具体标准和规范,将医养结合服务质量评价纳入县域医养结合机构目标考核。由卫生健康、民政部门组建联合督导组,对医养结合机构服务质量、安全生产等工作开展联合监管,促进医养结合健康持续发展。

三、以"创新+发展"为突破点,悉力舒活医养"血脉经络"

推行"建管"三模式。一是"公办公管"。对公办医养结合服务机构落实床位建设补贴 1 万元/张、落实运营补贴 50~300 元/(月•人)。二是"公建民营"。投入 1 500 万元,建成 4 个医养结合服务中心。紧抓"同城+融圈"契机,3 家公立医疗机构与重庆知名养老服务公司建立战略合作关系。三是"共建共管"。民政部门统筹资金 1.07 亿元,建设岳池养老服务中心,建成 4 个综合为老服务中心。建成后,分别交付县中医医院、基层医疗机构运营管理。

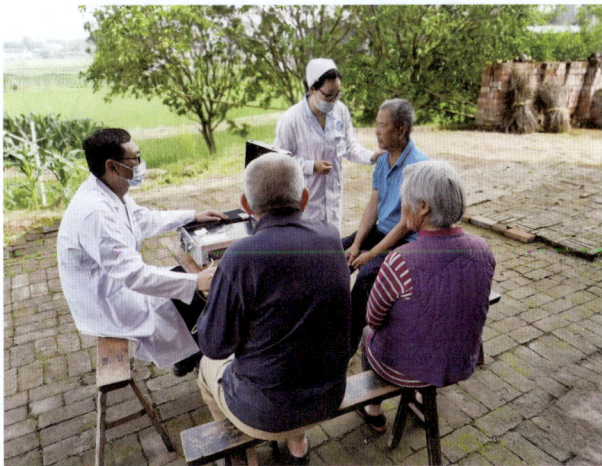

为老年人提供居家上门医疗服务

拓展"医养"产业链。利用顾县镇连片种植的中药材为特色景观,开发"药养、药游、药膳"主题的岳池羊山养心谷(省级中医药健康旅游示范基地),精心打造中医馆、养生馆、熏蒸馆,打好"中医 + 康养 + 旅游"组合拳,建成集中医药养生度假、中医药文化展示、中医药健康体验为一体的康养旅游区域。

打通"医防"服务圈。打造慢性病管理服务圈,岳池县卫生健康局印发《岳池县医防融合共同体建设实施方案(试行)》,制订全方位、全周期、精细化、特色化慢性病健康管理模式,着力提升老年人生活质量。同时,由县医防融合办牵头构建"1 + 1 + N"服务体系,以家庭医生签约服务为载体,组建"专科医生 + 全科医生 + 公共卫生人员"的医防融合队伍,通过"行走的医院"为老年人提供上门医疗卫生服务,开展日常健康生活指导、健康随访等服务,有效构建快递式医养结合服务圈,打通服务辖区群众"最后一公里"。

三个聚焦打造优质均衡高效医养体系

四川省德阳市什邡市

摘要

为应对老龄化速度快、高龄程度重等难题，四川省德阳市什邡市突出优质均衡高效，抓实基础、经费、质量三大保障，整合机构、人才、市场三类资源，做好专业、特殊、心理三类服务，全面强化医养结合服务供给。

四川省德阳市什邡市现有常住人口 40.8 万，65 周岁及以上老年人占比高达 21.54%。针对市内老龄化程度高、医疗与养老服务相对分散等问题，2018 年什邡市启动医养结合工作，成立以市长为组长、多部门负责人共同参与的专项工作领导小组，印发《什邡市医养结合工作实施方案》，将医养结合工作纳入全市经济社会发展规划，逐步探索医养、康养、安宁疗护多元模式。

一、聚焦体系建设，抓实三大保障

（一）夯实基础保障，壮大公立激活民营

坚持公立、民营医养结合机构"两手抓"，一方面，着力提升医疗机构基础设施质量。投入 99 755 万元，打造什邡市人民医院医疗综合服务楼及康疗照护中心，2024 年投用后增加 500 余张床位，可容纳 500 余名老人及失能老人。投入 8 000 余万元，在什邡岷德烧伤医院新建床位 450 余张。另一方面，着力提供医养结合优惠政策。适当放宽医养结合机构准入门槛，开展养老服务法人注册开辟快速流程，落实医养结合机构运营税收等优惠政策，吸引民营机构开展医养结合服务。截至 2023 年 12 月，辖区内 5 家机构被确定为德阳市医养结合"示范单位"。

（二）落实经费保障，精准补贴降本增效

给予乡镇卫生院和市级公立医疗机构每个床位每天 280 元、320 元的医保报销补贴，用于终末期舒缓治疗等医养结合服务。落实民营医疗机构政策补贴，每张养老床位给予

11 000 元进行一次性建设补贴、每月给予 50 元运营补贴。全市推行医养结合工作以来，累计投入资金 4 000 万元。

（三）做实质量保障，规范标准统一质效

创新设立医养结合服务质量控制中心，抽调卫生健康、疾控、各医疗机构工作人员实体化运行，制定全市老年疾病预防、治疗、康复、医养结合规范及标准，从规章制度、诊疗规范和技术规程等方面对新建医养结合机构进行技术指导，确保城乡同质同效。截至 2023 年12 月，全市 24 家医养结合机构未发生一起医疗事故，有效保障了入住老人生命健康安全。

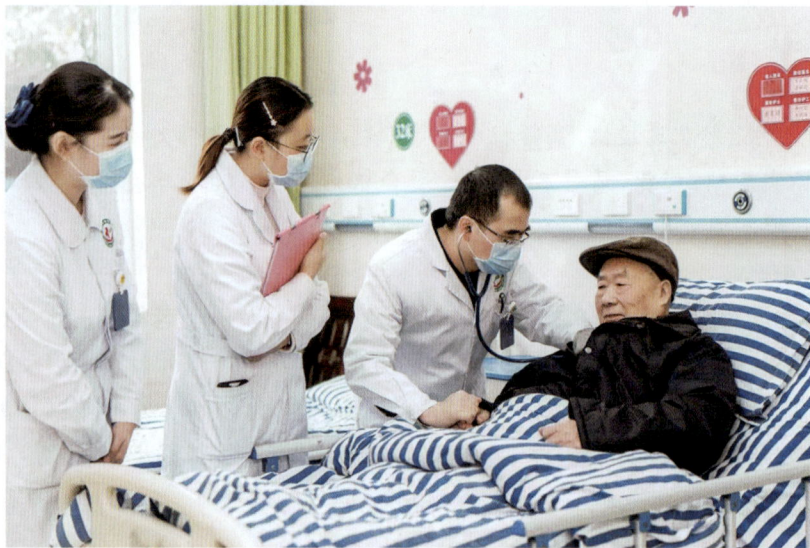

为入住老人提供规范医疗服务

二、聚焦持续发展，整合三类资源

（一）打造医养共同体，推动医疗资源下沉

结合全市医共体建设，以老年医院（什邡市第四人民医院）为龙头、综合医院老年医学科为支撑、基层医疗卫生单位为网底，打造"医养共同体"。全市 20 家敬老院（福利院）与辖区医疗机构全覆盖签订医养结合服务协议，推动优质医疗资源充分下沉各医养结合机构，实现危重患者有所医、轻症患者有所养。

（二）培育人才一体化，健全专业队伍体系

将老年医学、康复、护理人才作为急需紧缺人才纳入培训规划，鼓励医养结合服务机构参与人才培养全过程，明确要求新进护工必须完成老年人照料、健康知识普及等培训课程后上岗。截至 2023 年 12 月，全市共有医养结合从业人员 1 142 人，通过线上、线下培训 2 000 余人次。

（三）整合资源多元性，拓展市场发展空间

依托京什合作，加入全国中医药名医故里文化传播与国际产业联合体，发展中医药医养，促进医养结合服务与旅游、食品等产业融合发展，打造蓉北康养胜地。投入 30.75 亿元，整体打造蓥华山旅游康养板块，与绵竹、彭州等地共建龙门之巅国际旅游度假区。一期新建康养公寓 4.4 万平方米、温泉酒店 2.4 万平方米，道地川芎、中药茶饮、中药香包等特色产品广受欢迎，全链条满足老年群体各领域的消费需求。

三、聚焦群众需求，做好三项服务

（一）满足共性需求，专业服务有高度

打造市人民医院医疗综合服务楼、康疗照护中心，启动中医医院迁建，全力做强支撑。建立消毒供应中心、区域心电中心、医学影像中心，二级以上医疗机构设立老年相关医学科、康复医学科和绿色通道，促进城乡医养同质。开展专项改造，全市省级老年友善医院建成比例达 86%，三级以上医院建成省级老年友善医院比例达 100%，老年群体随访满意度为 99.3%。

（二）满足个性需求，特需服务有准度

开展家庭病床试点工作，组建家庭病床服务团队 6 个，为需要长期卧床照护患者提供急需家庭医疗服务。截至 2023 年 12 月，累计开展服务 340 人次。组建家庭医生团队，纵深开展失能老人"健康敲门行动"。截至 2023 年 12 月，全市共有家庭医生团队 118 支，为 4 000 余名有基础疾病、缺照料、有住养需求的老人，按需提供差异化服务包。建成基层健康驿站，完善居家随访、就医康复、照护关怀等全闭环服务。

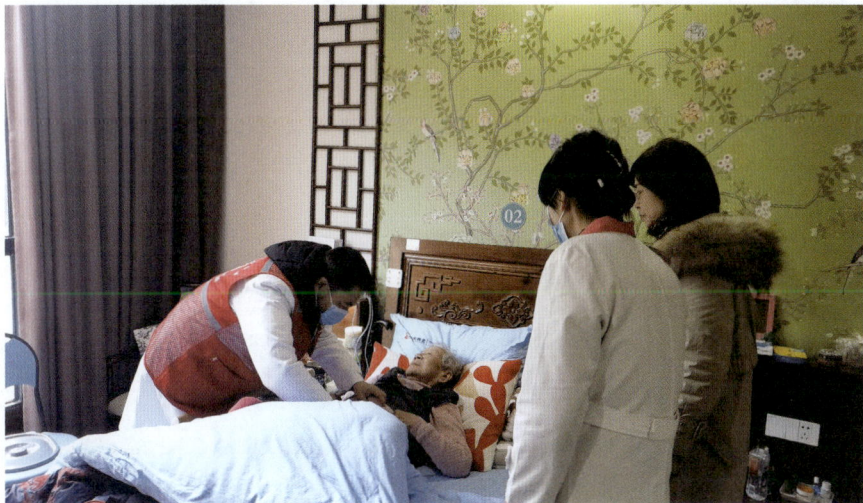

家庭病床服务团队上门巡诊

（三）满足心理需求，暖心服务有温度

扎实开展老年人心理关爱行动，创新"5+1"老年人健康工作法（建立一套机制、搭建一个平台、组建一批团队、完成一次培训、梳理一套清单和畅通绿色通道），解决失能、留守老人等其他特殊困难群体就医照护难题，探索形成行之有效的服务机制和管理模式。

搭建就医"便民桥"　铺就养老"幸福路"

四川省达州市宣汉县

摘　要

四川省达州市宣汉县立足发展实际、配套系列政策、强化基础保障，着力搭建老有"医"靠"便民桥"，铺就医有"养"老"幸福路"，全面打通医养结合"最后一公里"。"医疗＋老年教育＋养老"产业一体化发展，"治疗＋工疗"老年精神病患者康复全方位服务，"信息跑路＋医护上门"社区居家养老无缝化衔接，成为创建全国医养结合示范县"宣汉样板"。

宣汉县辖 37 个乡镇（街道）、423 个村（社区）。全县 60 岁及以上人口 206 165 人，占 21.61%，其中：65 岁及以上人口 169 647 人，占 17.78%。人口老龄化趋势越来越明显。近三年来，宣汉县牢牢把握医养结合发展大势，紧紧围绕创建"全国医养结合示范县"总体目标，厚植发展优势，拓宽发展渠道，强化发展保障，全力推动医养结合发展走深走实、落地见效。截至 2023 年，全县建成医养结合机构 21 家（其中双证齐全 6 家，嵌入式 15 家），床位 3 297 张（其中医疗床位 365 张，占比 11%），医养融合发展成为"健康养老"的重要途径。

一、党政重视，强化发展保障

（一）高站位引领推进

县委、县政府高位统筹、全面部署，科学应对人口老龄化，严格落实《国务院关于推进医疗卫生与养老服务相结合指导意见的通知》《四川省创建全国医养结合示范省实施方案》等战略决策，将医养结合纳入"十四五"发展规划。成立以县长任组长的创建工作领导小组，建立医养结合联席会议制度，定期研究医养结合工作，形成政府主导、部门联动、上下互通的医养结合协同推进机制。

（二）高标准配套政策

出台《宣汉县创建全国医养结合示范县工作方案》《宣汉县医疗卫生与养老服务相结合

发展规划（2021—2025 年）》，强化医养结合服务机构土地供应，严格审批程序，优化办事流程，加大支持保障。出台《宣汉县医疗卫生机构薪酬制度改革工作方案》，大力推进人事薪酬制度改革，公立医养结合机构开展养老服务收入扣除成本，提取各项基金后，主要用于人员奖励。确保从事养老服务人员的工资不低于同类人员工资水平。制定《安宁疗护、家庭病床服务按床日付费改革试点方案》，建立家庭病床和安宁疗护服务管理制度，全县 15 家医疗机构参与试点，接受安宁疗护 10 例、家庭病床服务 13 例；10 项治疗性康复项目纳入医保支付范围；"两病"门诊用药保障政策全面落实，全县"两病"患者用药率 70%。落实老年人就医费用减免优待政策，三年来累计减免 157 万元。

二、固本强基，厚植发展优势

（一）医养基础更扎实

全县 17 家公立敬老院全部设立医务室，落实医务人员入驻；其余养老服务机构分别与就近医疗机构建立巡诊机制，打通养老机构就医最后一公里。建成老年友善医疗机构 55 家，创建率 97.8%。全县二级以上综合医院全面开设老年病科，定期为老年人开展理疗及康复训练。

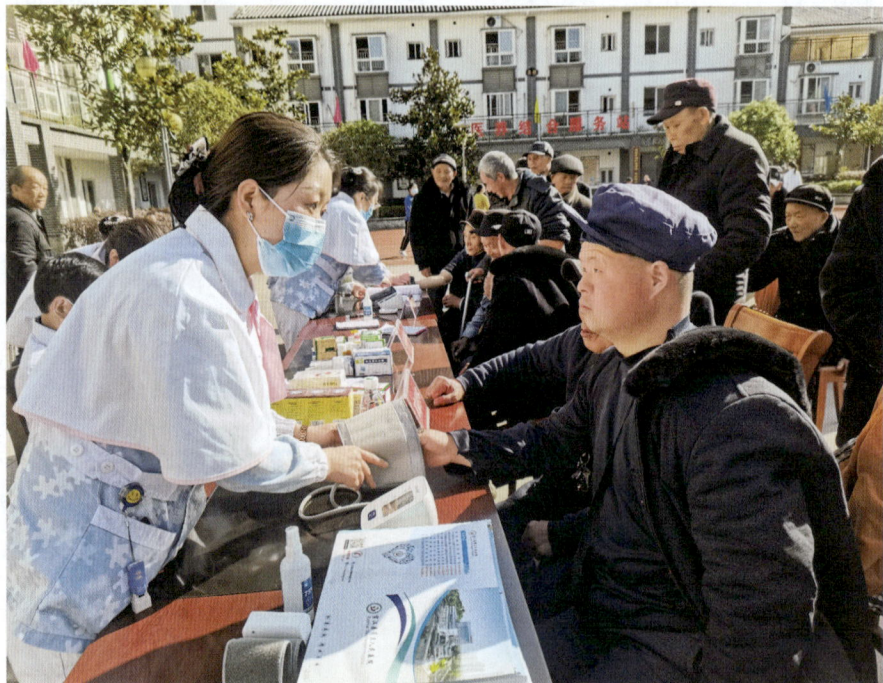

医务人员为老年人开展健康咨询服务

（二）医养护理更舒心

县人民医院成立造口治疗中心，开展居家失能老年患者延续护理7 155人次。县第三人民医院组建南丁格尔志愿服务队，为卧床老年患者提供居家延续护理服务。

（三）居家医养有保障

全县388个家庭医生团队按照"网格化＋包保责任制"管理要求，分片负责辖区65岁以上老年人健康管理工作，落实红、黄、绿三色管理制度，为老年人发放常备药品、健康知识宣传单及就医联系明白卡，开展日常巡诊，保障居家老年人病有所医。

三、推进有力，拓宽发展渠道

（一）以"医疗＋老年教育＋养老"发展医养产业

将原君塘中心校闲置校区改建为医教养中心，融入老年教育特色，与四川文理学院、宣汉职中建立合作关系，将医教养中心作为学生的实训基地。县老年大学、县老年人协会定期到医教养中心开展书画、文艺演出、健康知识普及等活动，形成"医疗、康复、护理、养老及老年教育"为一体的服务模式，解决失能老年人医养结合服务需求。全县建成医教养中心2家，在建1家。

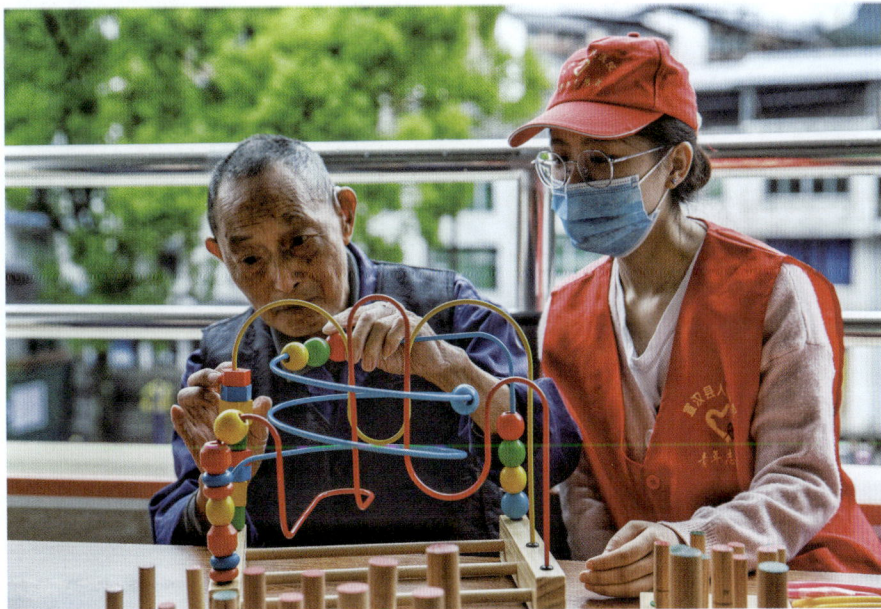

志愿者为老年人进行益智训练

（二）以"信息跑路＋医护上门"夯实社区服务

东乡街道湖山社区利用互联网技术对独居、空巢老人开展生命体征监测、滞留跌倒报警等服务。天生镇仙桥社区搭建钉钉智能化平台，对空巢留守老人开展"平安问候"活动，对未回复信息的空巢留守老人及时派医护人员上门服务，防范意外发生。天生镇仙桥社区、东乡街道湖山社区成功创建为全国示范性老年友好型社区。

（三）以"治疗＋工疗"推进老年精神病患者康复服务

一体化建设县精神病医院与县特困人员精神康复院，实现"住院床位"和"养老床位"科学转换。与玩具厂合作开展来料加工"手工"作业，设置老年精神病患者康复农场，引导患者参与适度农作物生产，通过技能培训促进身心康复。

近年来，宣汉县积极争取省市县各级财政资金 2.7 亿元，用于推进医养结合工作，特别是投入 4 500 万元建设的宣汉县失能老年人照护中心（新建床位 300 张）极大满足了失能、半失能老年人的医养结合服务需求。全县 21 家医养结合机构服务 9 000 余名老年人，服务满意率 100%。对居家老年人开展医养结合及健康敲门行动，累计服务 65 岁及以上老年人 10.18 万人，服务失能老年人 14 640 人次。失能老年人服务覆盖率 100%，老年人服务满意率 100%。

"三新"驱动"医＋养＋康"融合发展

四川省广元市朝天区

摘 要

近年来,四川省广元市朝天区不断强化规划、政策、创新、示范"四个引领",坚持"医＋养＋康"融合发展,聚焦服务供给,打造医养结合"新标杆";聚焦品牌建设,打造医养结合"新气象";聚焦产业融合,打造医养结合"新生态",实现医疗、养老和康复保健合三为一,推动医养结合养老事业长足发展。

四川省广元市朝天区辖 12 个乡镇 139 个村(社区),全区总人口 21 万,65 周岁以上 28 306 人,80 周岁以上 4 854 人。65 岁以上失能老年人 1 916 人,其中,完全不能自理 278 人。为提高老龄人口健康养老质量,朝天区依托丰富的生态旅游资源和养生文化,形成医疗、养老、康复、健康管理、养生旅游、中药膳食"六位一体"模式。全区 65 岁以上老年人家庭医生签约服务覆盖率 100%,对 904 名失能老年人实施"健康敲门行动"。2022 年,朝天区人均预期期望寿命 81.02 岁。

一、聚焦服务供给,打造医养结合"新标杆"

一是统筹推进医养结合,将医养发展规划纳入朝天经济社会发展总体规划、区域卫生规划和健康朝天 2030 规划纲要规划,建立有力有效的发展领导机制和工作机制,结合该区实际研究制定了《"健康朝天 2030"规划纲要》《朝天区医养结合产业发展总体规划》《朝天区医养结合试点工作实施方案》等文件,聘请专业团队编写《朝天区康养战略规划》,为全区医养结合体系化建设奠定了坚实基础。二是出台了《朝天区加快推进医养结合工作的实施方案》,支持有条件的养老机构按照规定和标准开办(或内设)医疗机构,养老机构内设医疗机构纳入统一管理,在资格认定、职称评定、技术准入和评先评优等方面,与其他医疗机构享有同等待遇。养老机构内设医疗机构符合条件的,可纳入基本医疗保险定点医疗机构协议管理范围。三是从招商引资政策、资金、土地、税收等方面予以优惠,营造更加宽松平等的准入环境和安全放心的消费环境,并积极探索借鉴医养结合工作先进县区的好经验好做法,为扎实推进医养结合工作打好基础。

二、聚焦品牌建设，打造医养结合"新气象"

一是优化医养结合机构审批环境，加强医养结合服务品牌建设，支持专业组织连锁化、规模化、品牌化建设和运营医养结合服务设施。二是引进社会资本3.8亿，与省级医疗机构共建三级专科康养医院——广元曾家山老年病专科医院，医院占地999亩，由医养、保养（健康管理）、疗养、食养、动养、静养、文养、温泉、森林、农场、旅游、培训以及现代科技（干细胞）等元素组成。三是以康养医院为龙头，打造"曾家山国际康养旅游度假区"，形成以"康养、医养、疗养"为主要特色的生态康养品牌。

三、聚焦产业融合，打造医养结合"新生态"

一是提升发展生态康养旅游和运动健身产业。依托曾家山康养旅游资源，以"生态、美食、医药、运动、文化"五养为主题，启动"多彩曾家山、运动曾家山、医养曾家山、文化曾家山、乡愁曾家山、口福曾家山"建设，促进"医养康管旅食"大健康融合发展。二是着力振兴发展中药产业。立足朝天特色，大力发展中医药养生保健，探索建立医疗机构与养老机构之间的医养协作机制，将中医药治未病理念、中医药养生保健、中医药康复医疗融入健康养老全过程。实施中医药服务能力提升行动，积极开展老年人慢性病风险评估，以及生活方式、危险因素、干预技术和方法研究，普及中医药健康养生知识、健康理念和方法，培养老年人健康科学的生活方式。三是培育发展健康管理产业。朝天区投入资金1 000万余元建成朝天区全民健康信息应用平台，基层医疗卫生单位通过健康一体机等开展居民健康体检服

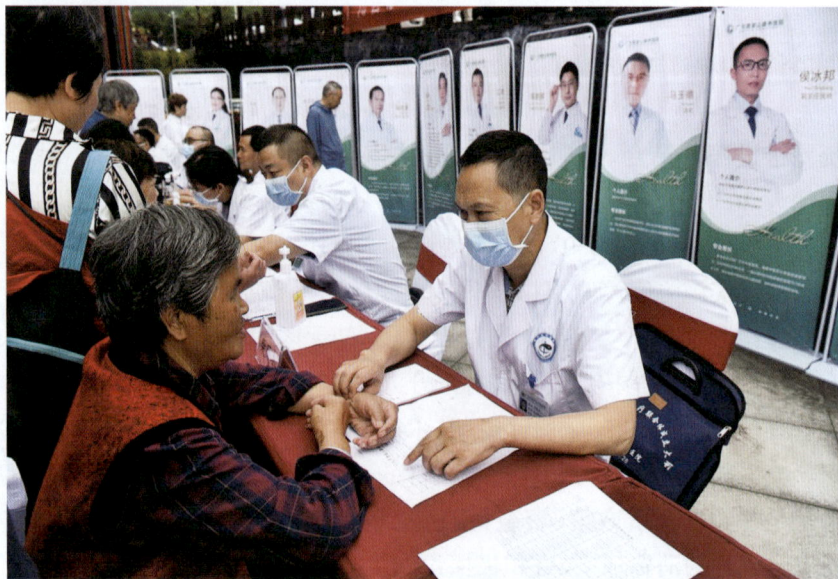

医护人员为老年人开展义诊服务

务。建立区域健康大数据中心,依托共享接口、协同服务对接各类医疗卫生业务,实现一体化数据管理服务。目前,全区229家医疗卫生单位(含村卫生室)已接入应用平台,建立电子健康档案18.6万份。全区建成1个健康养老需求评估中心,31个医养结合服务机构(医疗机构17个+养老机构14个),40个老年活动阵地(15个日间照料中心+25个村级老年活动中心),126个上门医疗卫生服务村卫生室,构建起全域医养结合布局服务体系。

三穗县探索农村医养结合路径

贵州省黔东南苗族侗族自治州三穗县

摘　要

　　为加快推动贵州省黔东南苗族侗族自治州三穗县医养结合服务体系建设，打破三穗县零医养结合机构的现状。在县委、县政府主导下，县卫生健康、民政、发改等部门通力协作，采取"公建、公营、民助"的模式，先后投入了 9 000 余万元，建成了集医疗、养老、康复为一体的黔东（三穗）医疗健康养老服务中心，并以此为基础，初步建立了覆盖县、乡、村，涵盖"机构、社区、居家"养老为一体的医养结合服务体系。积极争取社会慈善资金、公益彩票基金等，用于老年护理、助餐等补助，确保其"公益"性质，真正做到让利、让惠于民。

　　三穗县位于贵州省东部，是国家明确的"老少边穷"地区，社会经济发展相对滞后。根据第七次人口普查数据，三穗县常住人口中 60 岁以上老年人占 18.32%，其中 65 岁及以上老年人占 14%，均高于全州、全省和全国水平。三穗县进入了人口老龄化快速发展阶段，面临着未富先老的严峻形势。

一、强化组织领导，部门协作有力

　　三穗县认真贯彻落实国家《关于推进医疗卫生与养老服务相结合指导意见的通知》等文件精神，将医养结合工作融入深化医药卫生体制改革和促进养老服务发展总体部署，并纳入县级"十三五""十四五"规划统筹推进。成立以县委、县政府主要领导为组长、常务副县长及分管副县长为副组长，县卫生健康、民政、财政等部门为成员的全国医养结合示范县创建工作领导小组，先后出台《关于全面加快三穗县医疗卫生健康事业高质量发展的实施意见》《三穗县"十四五"民政事业发展及养老体系建设规划》《三穗县组建紧密型县域医疗卫生共同体工作实施方案（试行）》等文件，进一步明确医养结合事业发展方向和改革目标。

二、完善制度保障，增强服务能力

严格落实医师区域注册制度，选派医疗机构人员到医养结合机构执业。建立医养结合机构医务人员进修轮训机制，定期组织开展和参加医养结合专业培训，并按照《贵州省卫生系列专业技术职务任职资格申报评审条件（试行）》规定，在职称评定和继续教育等方面优先考虑医养结合医务人员，不断提升业务能力。截至 2023 年底，共有 96 名医护人员在县医养中心等 3 家医养结合机构执业，其中 4 人取得高级职称、17 人取得中级职称。同时，组建城乡医养融合志愿服务队，为各级医疗养老服务机构开展志愿诊疗服务，定期举办医养融合志愿队伍培训班，明确志愿服务成效可以在职称评定中作为加分参考因素，鼓励各类医疗人才投身志愿服务。2022 年以来，共设立志愿诊疗服务站 90 余个，累计开展诊疗服务培训 20 余场次、1 200 余人次，开展志愿服务 560 余次，覆盖城乡老年人 15 200 余人。

三、强化资源统筹，加快体系建设

三穗县积极探索"医疗、医防、医养"三医融合发展的新路径，"建立一个医养中心、推进三院融合、做好五项医养服务"的"一三五"医养结合养老模式，打造优质高效养老服务。

（一）"一"即"黔东（三穗）医疗健康养老服务中心"

该中心设立养老照护、老年病、老年康复、治未病四大医养学科中心，引进数字减影血管造影等 80 余种设备，推出中医康养理疗项目 40 余种，实现了养老机构与医疗机构双融合。优化社会养老收费机制，实现综合收费最低 2 300 元每月，有效缓解老人家庭经济压力。截至 2023 年 12 月 31 日，三穗医养中心共有专业技术人员 91 人，中高级专业技术人员 23 人，开放医养结合床位 200 余张，先后有 372 名失能、半失能老年人入住，共开展老年心血管造影、心脏支架等手术 1 100 余台次，提供专业健康管理 12 862 余人次、专业康复治疗 2 140 余人次。

（二）"三"即"三院融合"

将医共体总医院、养老院（敬老院）、乡镇卫生院"三院"医养资源纳入统一调度管理，允许医养物资相互流转调配，构建起以社区和农村居家养老为主，城镇机构养老为辅的"机构＋社区＋家庭"多元医养体系，实现了优质资源合理流动、全域共享。

（三）"五"即"五项医养服务"

创新开展"家庭医生签约、老年人中医药健康管理、县乡村养老培训、失能老人入户评估服务、乡村巡回诊疗"五项医养服务，优化"医疗＋康复＋护理＋生活照料＋社工娱乐＋健康管理"的"6＋"服务内容，满足老年人个性化、差异化、多样化的医养服务需求，由单一的"养"向"医＋康＋养"的多元化转变。截至 2023 年底，全县共为 16 718 名 65 岁及以上老人提供中医药健康管理服务，老年人中医药健康管理率达 72.11%；累计完成辖区内 623 名失能老年人评估，并上门开展医养结合服务；共计派出医护、后勤保障人员等 68 批次，义诊群众 2 856 人次。

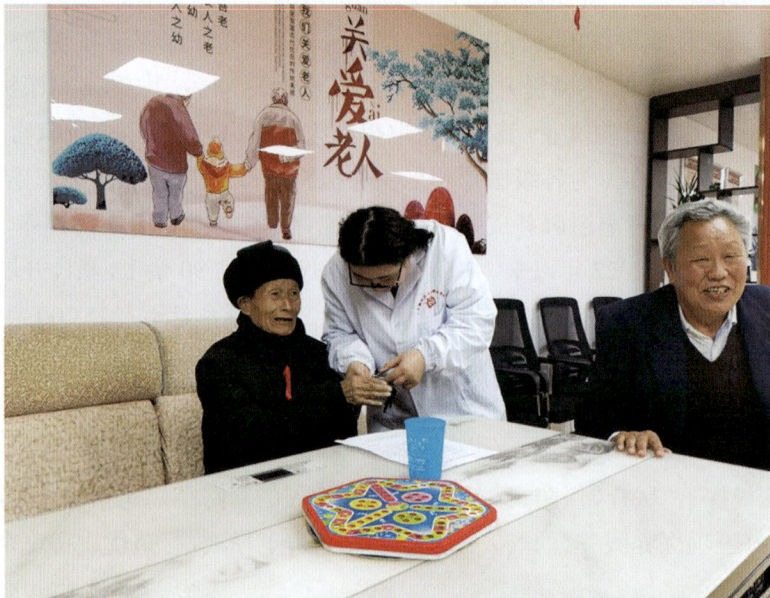

武笔街道彩虹社区老年人日间照料中心提供助洁服

紧盯"康养"定位　构建医养体系

贵州省黔西南布依族苗族自治州兴义市

摘　要

贵州省黔西南布依族苗族自治州兴义市紧紧围绕"康养胜地、人文兴义"城市定位,以"五坚持五强化"为抓手,全面推进兴义市医养融合发展,构建了政府主导、部门联动、社会参与、资源共享的工作格局,形成了居家社区机构相协调、医养康养相结合的养老服务体系和健康支撑体系。

兴义市地处黔、滇、桂三省(区)接合部,是黔西南州州府所在地,全市占地面积2 911平方千米,辖37个乡镇(街道),根据第七次人口普查数据,辖区常住人口100.4万人,其中65岁以上老年人11.8万人,占常住人口的11.8%。辖区内现有4家三级甲等医院,各级各类医疗卫生机构1 062个,养老机构17个,医养结合机构5个。近年来,兴义市紧紧围绕"康养胜地、人文兴义"城市定位,从满足老年人多样化的健康养老需求出发,以"五坚持五强化"为抓手,不断创新、融合、提升,全面推进兴义市医养融合发展,构建了政府主导、部门联动、社会参与、资源共享的工作格局,形成了居家社区机构相协调、医养康养相结合的养老服务体系和健康支撑体系。

一、坚持高位推动,强化政策保障

始终把医养结合作为一项重要事项纳入市委、市政府议事日程,将发展老龄产业、推进医养结合工作纳入市委深改委工作要点、兴义市"十四五"规划纲要,研究制定了《兴义市建立完善老年健康服务体系实施方案》《兴义市推进医养结合工作实施方案(试行)》《兴义市积极应对人口老龄化重点联系城市工作实施方案》等系列文件,形成了以分管副市长牵头抓总,卫生健康、民政、人社等部门齐抓共管的工作格局,为深入推进医养结合提供政策保障。

二、坚持资源整合,强化基础建设

始终把夯实基础作为医养结合的着力点,不断完善县乡村三级医疗卫生和养老服务体系。先后投建兴义市人民医院门诊楼、急诊综合楼及市中医院等项目，完成 25 个乡镇卫生院规范化建设和 12 个街道社区卫生服务站建设，新建或改扩建村卫生室 206 个，完善 37 个乡镇（街道）卫生院中医馆建设。投入 1 496 万元建成 18 个老年人日间照料中心、77 个农村互助幸福院，投入 280 万元建设了兴义市阳光集团灵素医院嵌入式医养结合机构。2023 年，获批彩票公益金 590 万元，其中 495 万元用于养老机构及医养结合机构提升改造项目，用于养老和医养结合的资金占比达 83.9%。县乡村三级医疗卫生机构和养老机构服务体系得到了完善，老年居住生活环境进一步优化，营造了浓烈的爱老敬老助老氛围，有力推动老龄事业实现高质量发展。支持社会力量兴办医养结合机构。根据老年人健康养老需求，通过市场化运作方式，鼓励支持社会力量开办具有医疗卫生、养老服务资质和能力的医养结合机构，以安佳坪东颐养园为代表的医养结合机构以智慧养老信息化平台将医养结合服务、社区居家养老服务、人才培养相融合发展。

三、坚持能力提升，强化支撑体系

聚焦老年人健康养老最紧迫的问题，落实老年人医疗服务优待政策，优化老年人就医流程，辖区内共有 93 家医疗机构开通了老年人就医绿色通道，有效缓解老年人"就医难"问题。全市 40 家公立医疗卫生机构创建为老年友善医疗卫生机构，创建比例 100%。增加老年健康服务供给，推进老年医学科建设，全市共有 10 家二级及以上综合性医院设立老年医学科，设置比例达 90%。全市共有 12 家基层医疗卫生机构与辖区内养老机构签订医养结合服务协议，3 家民营医养结合机构均与 3 甲医疗机构签约医联体协议，实现公立养老机构医养签约服务全覆盖。以实施国家基本公共卫生服务项目为载体，加强老年人健康管理，推进家庭医生签约服务，全市共组建家庭医生团队 248 个，65 岁以上老年人建档率 95.68%，规范健康管理服务率 63.73%，中医药健康管理率 68.16%。认真开展失能老年人"健康敲门行动"，2023 年为 2 563 名 65 岁及以上失能老年人提供"三个一"免费健康服务。

四、坚持人才优先，强化队伍建设

大力实施"引才、育才、用才"工程，将老年医学、康复、护理人才作为急需紧缺人才纳入全市卫生重点人才五年倍增行动计划。近年来共引进高层次医学人才 79 人、农村订单定向免费医学毕业生 39 人、招聘各类医务人员 182 人。同时，建立医养服务人才常态化培训机制，以基层骨干医师进修和乡村医生常见病诊疗等基础知识培训为重点，加强基层医生岗位培训，切实提升医养护理服务整体质量和水平，近年来共培训医务人员 2 114 人次。

五、坚持试点建设，强化服务保障

积极争取各类试点示范建设，发挥示范引领作用，以点带面，推动全市康养产业高质量发展。黔西南州被列入国家第二批扩大长期护理保险制度试点城市,兴义市作为贵州首个开展长期护理保险工作试点的城市,紧密结合地方实际,全面排查全市失能参保职工信息,与单位或职工家属精准确认失能职工生活状况,研判是否符合申请条件。并构建了以居家为基础、定点机构为重点的照护方式,明确长期护理保险由医保经办机构经办,政府购买服务委托商业保险公司承办,为失能老人提供专业照护服务。目前,兴义市所有基本医疗保险参保人员已全部纳入长期护理保险参保对象,已开展上门服务累计总人数 2 815 人,累计服务次数 35 735 人次,全市已有重度失能人员 2 127 人享受长期护理保险,享受待遇2 345.28 万元,有效地减轻了失能人员家庭压力。同时,为进一步增加居家老年人医养结合服务供给,满足老年人个性化、差异化、多样化、多层次的居家医养结合服务需求,加快推进居家老年人医养结合服务体系建设。兴义市从 2022 年在城区先行开展居家老年人医养结合服务试点工作,针对 65 岁以上老年人,重点对有居家医疗服务需求且行动不便的高龄或失能老年人,慢性病、疾病康复期或终末期、出院后仍需医疗服务的老年患者等提供相关医疗服务。每年为老年人提供 1 次健康管理服务,包括生活方式和健康状况评估、体格检查、辅助检查和健康指导。目前,兴义市老年人居家医养结合服务实现了城区全覆盖。

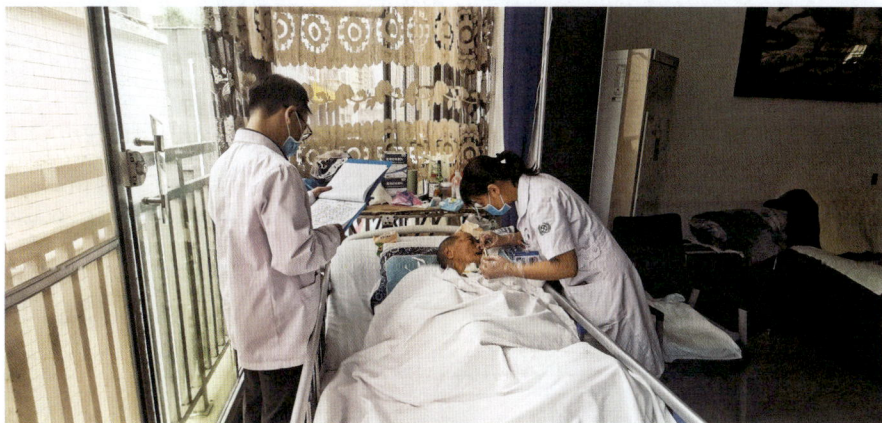

医务人员为居家失能老年人进行更换鼻饲管

医养结合"五步棋" 健康养老"有医靠"

云南省红河哈尼族彝族自治州开远市

摘 要

为积极应对人口老龄化，云南省红河哈尼族彝族自治州开远市持续优化老年健康和养老服务供给，推动医养有机衔接，坚持把医养结合作为"大健康"服务的重要板块，持续推动医疗健康与养老服务深度融合，通过下好医养结合"五步棋"，走出了"全域性布局、差异化定位、专科化发展、全方位服务"的医养结合发展路径，人民群众幸福健康指数不断提升。

开远市位于云南省东南部，总人口 32.4 万人，60 周岁以上老年人占全市总人口的 17.7%。自然条件优越，年均气温 20.3℃，人均公园绿地面积 15.97 平方米；医疗资源富集，有医疗机构 171 个，其中三级医院 3 个，医养结合机构 8 个，18 个医疗机构创建为云南省老年友善医疗机构，全市二级及以上公立综合性医院均设立老年医学科。

一、下好"规划棋"，全域布局建机制

一是"一盘棋"高位推动。坚持党政主要领导一同谋划，分管领导一线推动、25 个部门协同联动、联席会议共商共议，强化组织保障全力解决养老难点堵点问题。二是"一揽子"政策支撑。出台《开远市关于深入推进医养结合发展的实施方案》等系列文件，实施医养结合费用减免、税收优惠、投融资服务等 5 项惠企政策，按照"非禁即入"原则精简审批流程，大力支持社会力量兴办医养结合机构，鼓励公建民营、民办公助深度合作。三是"一系列"资金投入。整合福彩资金、民政事业专项资金、市级配套资金等各类资金，鼓励带动社会资本加大对医养工程项目的投入力度。

二、下好"先手棋"，错位发展塑品牌

一是坚持错位竞争。为避免县域内低水平同质化竞争，开远市开辟了面向高、中、低收入人群和特殊人群的不同服务平台。凤凰谷生命养护中心坚持高品质定位，建筑面积 13.5 万

平方米、规划床位 2 000 张;"解化幸福夕阳关爱中心"着重关爱老年肿瘤患者;针对有术后康复和腰腿痛护理等需求的老人,在骨科医院增设养老中心等,以市场化、差异化为老年人提供精细服务。二是探索多样化供给。抓住国有企业改革中企业剥离办社会职能的契机,构建了"公建民营""民建民营""公建公营"等多种医养结合机构运营方式,以群众需求为导向不断完善供给体系。

三、下好"人才棋",产教融合破难题

一是大力推进医校共建。充分发挥健康养老产业优势,依托红河卫生职业学院人才资源,与红河卫生职业学院共建"健康产业学院",通过"医校共建 + 产教融合"模式培养医养专业人才,三年来已有 250 名学生顺利完成学业服务社会。二是全面促进产教融合。与云南红河技师学院联合开办老年健康与养老护理知识技能培训班,面向医养结合机构管理人员、护理员开展技能培训,进一步夯实医养产业发展人才保障根基,已开办培训班 10 期 550人次。2021 年以来先后为各医养结合机构输送健康产业紧缺人才 800 余人。

四、下好"服务棋",共享医养新生活

一是服务延伸至社区。开展老年居家医疗服务试点,组织凤凰谷生命养护中心等 5 家医疗机构深入社区"送医上门",为高龄、失能老年人,慢性病等老年患者提供"菜单式"医疗服务,不断提升医养结合服务覆盖面。二是新型医养进农村。整合农村闲置学校、村"两委"用房等资源,与各乡镇卫生院形成协调联动,实施了人庄中和营区域性养老中心、小龙

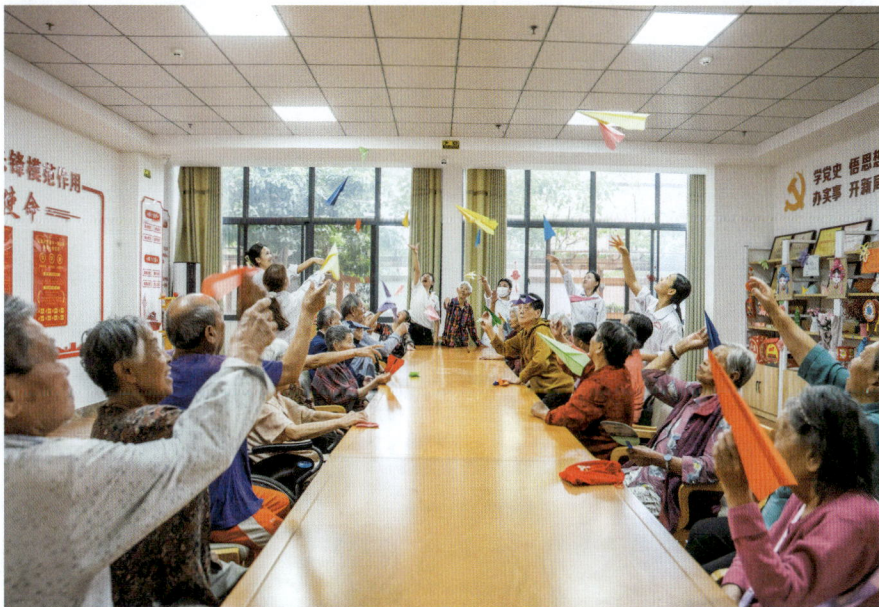

医务人员与老年人开展活动

潭敬老院等一批民生项目，同时依托中国人民解放军联勤保障部队第九二六医院、开远市人民医院2个紧密型医共体，以及中医、康复等4个专科联盟专家团队积极深入基层，提供体检、康复、护理、巡诊等服务，实现"以医助养"，着力解决农村老年人的健康养老问题。三是关爱帮扶到个人。全面提高高龄补贴，由市级财政每年预算400余万元，为辖区户籍70岁以上老人发放补助。2021年起持续开展孤寡老人"一户一策、一人一帮、每日联系"关爱行动，为失能低收入老人提供上门助餐、助洗、助浴、助医、助学、助乐、助行、助购、助安、助急等"十助"服务。

五、下好"延链棋"，转型升级强产业

一是持续优化功能布局。推动医疗资源优化整合和功能调整，建成开远是全骨科医院、明德老年病医院等医护型养老服务机构，延伸全市医养产业链。二是推动转型升级提质。利用国有企业改制后剥离出来的闲置医疗资源开展养老服务，推动国企医院转型升级。先后建成开远解化厂医院"解化幸福夕阳关爱中心"、开远明威医院"福缘老年公寓"等医养阵地，让濒于关门的企业医院重新焕发生机。三是探索公建民营破题。以朋阳敬老中心作为全国公办养老机构改革试点契机，探索由政府提供土地建盖房屋、民营企业负责运营管理、政府每年给予一定的运营补助的公建民营模式，有效破解机构建设成本高、回收周期长等难题。

创新医养新模式　绘就医养新格局

云南省楚雄彝族自治州元谋县

摘　要

云南省楚雄彝族自治州元谋县委、县政府勇于创新，积极探索医养结合、融合新模式，打破传统医疗和养老分离状态，在医疗卫生项目建设过程中同步规划"养"的项目，在养老项目中配套"医"的资源，促进医疗卫生资源与养老服务的有效对接，推动医、康、养、护深度融合发展，初步构建"以居家为基础、社区为依托、机构为支撑、医养康养相结合"的服务体系。

近年来，元谋县强化政府主导，部门配合，整合资源，积极探索医养结合模式，鼓励社会资本投入兴办医养型养老服务机构，落实优待政策，强化基础设施建设，加强人才队伍培养，推进老年医学科建设，开展老年健康服务，加快推进医疗卫生与养老服务相结合。全县共建成各级各类养老机构40个，医养结合机构2个，服务床位达到1 404张，每千名老人拥有42张供养床位。

一、打造社区试点，探索医养结合"新模式"

2019年4月，元谋县以元马镇大沟社区为试点，整合民政养老和卫生医疗资源，将由政府主导的社区养老机构交由镇卫生院托管，并签署合作协议，成立元谋县首个公立医院全面托管的医养中心，2023年11月移交县中医医院托管。医养中心根据入住老人的健康情况，采取医疗和养老两种入院路径，相互转换，进行托老、养老管理，分类、分级建立健康档案，制订护理流程，对托养老人进行精细化管理。医养中心打破原养老院管理机制，改善居住环境及就医条件，参考医疗机构常规护理及床位费标准，制定自费入住收费标准，为自费入住人员和季节性康养人员提供医养结合服务。医养中心设置使用床位60张，现有住养老人34人，配备护理及后勤管理人员5人，县中医医院指定1名副院长负责主抓推进医养中心工作，1名负责人具体管理日常工作。县中医医院为医养中心开通预约就诊绿色通道，为入住老年人提供健康管理、基本医疗、急诊急救、中医养生保健、康复治疗、健康教育宣讲、慢性病常规监测等服务。医养中心内设大沟卫生室，常驻2名医务人员为老人提供基本公共卫生服务，与县中医医院相互补充完善对老年人的医疗健康服务。

二、整合资源，组建医疗养老"联合体"

在医疗卫生项目建设过程中同步规划"养"的项目，在养老项目中配套"医"的资源，形成以元谋县中（彝）医医院为载体，逐步托管民政和残联投资建设的老年人护理院和残疾人托养中心。两个中心共设置床位 240 张，目前配备专业医护人员 17 人。把中医诊疗、中医治未病、中医药养生保健、中医药康复医疗融入健康养老康复全过程。残疾人托养中心开设精神科，分为临床心理病区和重性精神病区，自科室成立以来共接诊心理、精神残疾患者5 052 人次，收治 416 人次。中心配备各种康复治疗仪、训练仪等设备 45 台（套），结合中医药适宜技术，帮助残疾病患进行康复治疗训练共 320 人。县中医医院根据制定的《元谋县老年护理院运营实施方案》，正在对建成的老年人护理院进行装修改造工作，设置康复理疗区、集中供养区、康养区，将老年护理、中医康复和医疗养老有机结合，提升元谋县社会养老、医养、康养和中医药服务能力。

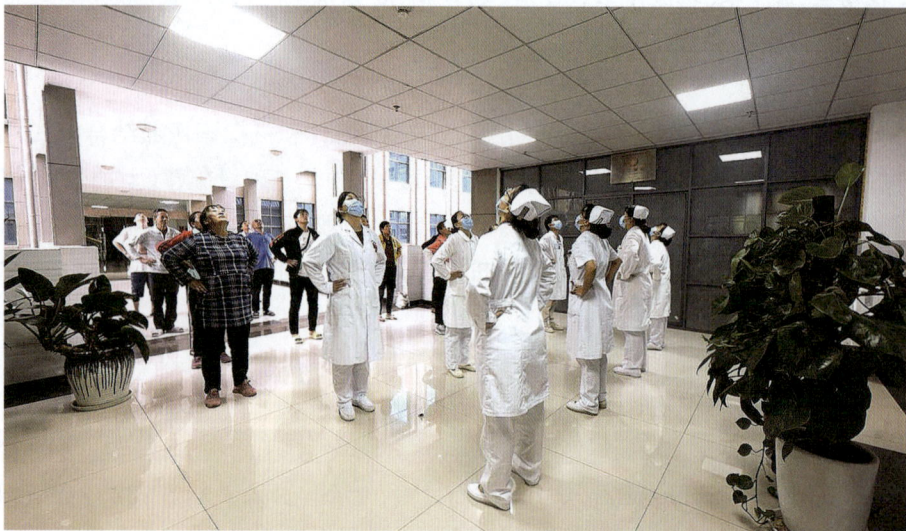

医务人员带领老年人做康复保健操

三、借助地区优势，打造文旅康养新气象

依托元谋厚重的历史文化资源、得天独厚的暖冬气候和果蔬产业，充分利用元谋县第一人民医院优质医疗资源、凤凰山丰富的温泉资源及全民健身中心资源，积极争取与国内知名康养企业合作，通过以医疗、体检、康复、保健、休闲、养生大健康产业，加大对养老基地、幸福公寓园、休闲养老养生综合体等康养项目招商力度，及时补充公立康养机构短板。目前已建成凤凰山颐养中心等一批社会养老服务机构。颐养中心与县中医医院签订合作服

务协议，积极打造健康自理型活力公馆、居家养老服务中心、康乐服务中心为一体，集休闲养生、老年护理、文化娱乐的高端养老养生服务中心。该中心开放床位 380 张，2017 年运营至今累计接待四川、昆明、山东等地短期体验及康养老年人约 39 000 人次，近 1 年来接待老年人 5 200 人次，现入住有老人 120 人。医、养、旅、居等功能于一体的文旅康养综合体初步形成。

元谋县医养结合工作取得了阶段性成效，但对照广大人民群众的期望，还存在一定差距。下一步，将立足新发展阶段，贯彻新发展理念，构建新发展格局，全面抓好医养结合试点先行、示范带动，充分发挥入选全国医养结合示范县的示范引领作用，带动和促进医养结合机构不断改进和完善为老服务的软硬件建设，按照"医中有养、养中有医、医养结合"的发展思路，持续探索乡镇卫生院、敬老院"两院一体"，医院和养老机构合作的医疗养老联合体等模式，积极构建康养、养老、康复、医护、安宁疗护服务相衔接的服务体系。

优化有效供给服务 助力区域医养结合蓬勃发展

云南省昆明市盘龙区

摘 要

云南省昆明盘龙区坚持把推进医养结合作为新旧动能转换的重要抓手,健全"党委领导、政府主导、部门协同、完善保障"工作机制,形成"医中有养、养中有医、公卫助养、居家颐养、智慧促养"医养结合新格局,因地制宜持续优化"三体一式"医养深度融合的有效服务供给模式,不断推进医养结合工作走深走实,用真情服务托起"幸福盘龙梦"。

近年来,昆明市盘龙区委、区政府围绕实施积极应对人口老龄化国家战略,构建部门联动、业务推动、试点带动的服务供给体系,推进医养结合"三体一式"模式深入发展,不断健全完善居家养老和社区机构养老相协调,医养结合服务、康养乐居相结合的健康养老服务供给体系,将医养结合服务送到老年人的身边、家边、周边,用温暖守护最美"夕阳红"。

一、建机制,强统筹,为医养结合工作提供制度支撑

(一)健全组织架构,坚持顶层设计与需求导向相结合

成立书记、区长任双组长的医养结合工作领导小组,定期划重点、厘责任、列清单,研究和解决工作中遇到的困难和问题,高点定位、高位推进医养结合工作。4家医养结合单位成为省级医养结合示范机构和优质服务单位。

(二)完善政策支撑,坚持政策推动与协同发展相结合

坚持政策推动与协同发展相结合,完善医养结合及健康产业规划、医疗保障、土地保障、财政税收、行政许可、投资融资等有关政策措施。

(三)落实扶持政策,坚持补贴补助与减税降费相结合

将试点工作经费、医养结合服务体系建设项目经费纳入财政预算,以财政资金撬动社

会资本，为医养结合注入"源头活水"。

（四）加大宣传力度，打造健康养老品牌

营造全社会参与养老、尊老爱老的良好氛围。打造"盘龙银雁杯"活动品牌，传递健康养老、快乐生活的理念。

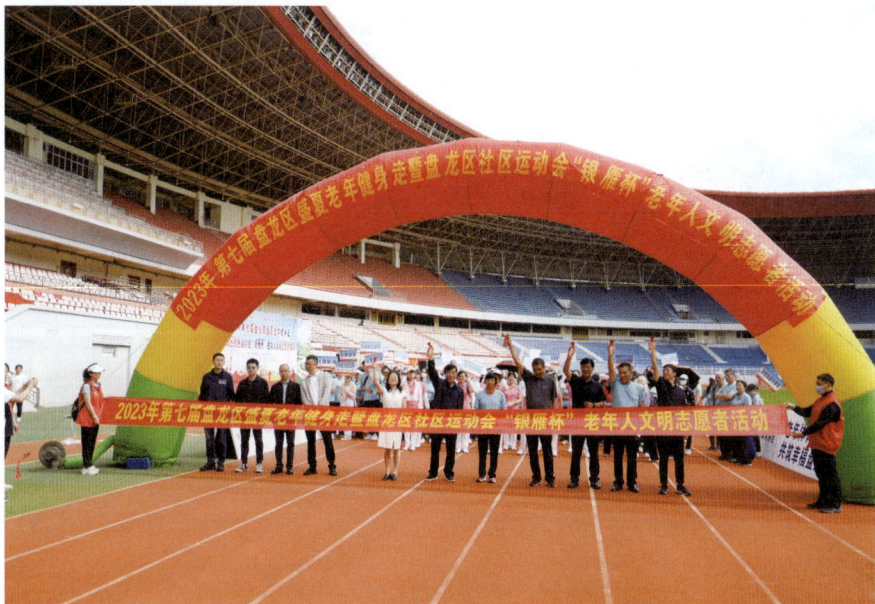

开展"盘龙银雁杯"活动传递健康养老理念

二、抓融合，促协同，推动健康养老产业"三体"医养结合模式加快发展

（一）实施"养老机构＋医疗机构协作体"聚焦跨界共融

区卫生健康局、区民政局建立联合协商机制，探索养老机构、基层卫生医疗机构"两院一体"新模式，做到机构共建、资源共享、服务融合，实现由"单一医疗""单一养老"向"医养一体"转变。

（二）推进"医疗机构＋养老机构共同体"提供样板示范

支持综合性医院向康复、护理和养老服务延伸，全区二级及以上医院设置老年医学科，发展昆明市第二人民医院、官房康复医院、联盟街道社区卫生服务中心、昆明悦海怡养中心等6家医养结合机构，为失能半失能老年人提供治疗期住院、康复期护理、稳定期生活照料以及安宁疗护一站式的健康和养老服务。

（三）创新"党建引领，医养结合机构服务，社会参与的'1＋1＋x'联合体"提供健康养老新选择

依托世博片区、茨坝生物小镇片区、双龙康养片区得天独厚的生态环境及气候条件，将"医养、康养、旅养、药养、食养"结合的发展理念深度融入片区发展，整合辖区企业、医疗、养老等资源，集中连片打造医养健康产业集群。依托社区大党委建立党建结对共建机制，引导爱心企业主动参与辖区爱老、护老、敬老活动，培育"党建＋旅居医康养"服务品牌、形成东华旅居医康养项目等产业聚集效应。

三、聚焦普惠共享，办优居家医养，打通"家庭医生团队＋居家养老嵌入式"医养结合"最后一公里"

（一）推广长期护理保险试点模式，办优居家医养

以"国家慢性非传染性疾病综合防控示范区"为载体，定期组织卫生健康宣讲团成员以及有关医学专家深入社区、乡村，开展健康义诊、健康讲座。鼓励引导医疗机构为失能老人提供居家医养结合服务。2023年全区共有11家长期护理保险定点机构护理居家老年人16 187人次，发放长期护理资金2 983.022 7万元。

（二）优化家庭医生签约模式，服务提质增效

让家庭医生成为老年群体"健康守门人"。目前，共有街道（镇）卫生院7家、社区卫生服务机构65家开展家庭医生签约服务，建成431个家庭医生团队，2023年，65岁以上老年人家庭医生签约94 564人，履约率99.84%。

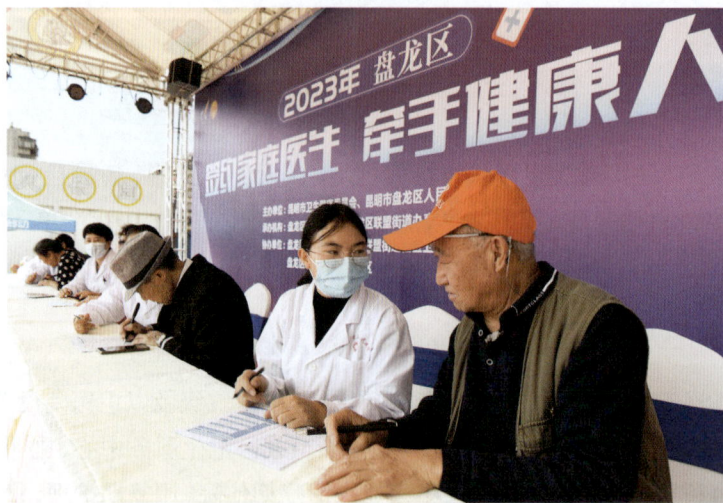

优化签约服务全面落实"五保障、四优先、四重点"

（三）深化居家和社区养老服务改革试点模式，提升社区居家健康养老服务质量

依托 28 个社区居家养老服务中心、34 个老年人"幸福食堂"、区级健康智慧养老服务平台，推广"居家医养、医护巡诊"，"社区医养、智慧服务"，"团队履约、医养进家"，"线上点单、线下上门"等多种服务模式，全面开展中医助老行动。区级财政每年投入 200 余万元，为特困老人提供居家健康养老服务。通过适老化"小改造"，自 2022 年以来免费为 500 户经过适老化改造对象开展家庭养老床位建设，2023 年 23 家居家上门养老服务企业（组织），为 1 966 名老年人提供专业居家健康养老上门服务。

盘龙区积极探索医养结合有效途径，探寻医养康养深度融合方式，推动区域康养服务蓬勃发展。但仍存在供给不足、要素保障不够等问题。今后根据新发展阶段的新要求，因地制宜补齐短板、加强弱项，把创新发展构建医养康养供给保障机制，完善多元化社会保障机制，完善医养康养融合支持政策等措施纳入构建新发展格局中统筹谋划和推进，坚持"近期和远期结合、文旅和区域融合、医养和产业整合、内力和外力聚合"的多样化、可持续的发展方式，全力推动区域医康养产业迈向高质量发展新航道。

多维发力 多点融合
以需求带动供给增进老年人福祉

陕西省渭南市临渭区

摘 要

近年来,陕西省渭南市临渭区大力发展以大健康为主的银发经济,坚持把打造全国老年友好型城市作为优化产业空间布局、提升产业发展层次的重大战略,以建设全域美好生活示范区为目标,大力发展银发产业,统筹医疗卫生和养老服务资源,推动医疗卫生和养老服务相互衔接、有机结合。加快综合医院为老能力提升,将建设老年医学科、推动医养结合纳入公立医院考核,推广老年人健康咨询、在线问诊、远程会诊等特色服务。抢抓银发产业发展机遇,充分发挥生态、景观、食药、文化资源优势,以需求带动供给,打造"医、养、康、护、游"为一体的医养新业态,初步形成"双核三片两环多点"大健康产业空间布局。

临渭区历史底蕴深厚、生态宜游,是渭南市政治、经济、文化中心,也是全国居家和社区养老服务改革试点城市之一。区辖 6 个街道、14 个镇,63 个社区、281 个行政村,面积 1 264 平方千米,常住人口 72.3 万,其中 60 岁以上老人 16.3 万、占总人口的 22.48%,65 岁以上老人 11.2 万,占总人口 15.48%。全区空巢老人 6 502 人,其中城镇空巢老人 850 人、农村空巢老人 5 652 人、失能老人 2 441 人、半失能老人 3 943 人。临渭区坚持把打造全国老年友好型城市作为优化产业空间布局、提升产业发展层次的重大战略,以建设全域美好生活示范区为目标,大力发展银发产业,积极探索医养结合模式。

一、坚持高位推动,强化高效落实"硬支撑"

(一)加强组织领导

成立以书记、区长为"双组长"的示范创建领导小组,印发实施方案,明确任务分工,区委常委会、临渭区政府常务会议定期听取工作进展、研究推进措施、协调解决问题。建立以分管领导为总召集人，卫生健康、民政、人社、住建等 27 个部门参与的联席会议制度，及时掌握进度，按季开展评估，适时组织培训，推动形成齐抓共管、整体推进的工作格局。

（二）突出规划引领

编成《银发产业发展规划》，印发《"十四五"卫生健康发展规划》《公共卫生体系布局规划》，制定《关于建立完善临渭区老年健康服务体系的实施意见》《医养结合服务质量提升行动的实施方案》《老年友好型城市实施方案》，以高质量规划助推高质量创建。

（三）强化投入保障

围绕建设区域卫生健康中心，大力实施基层医疗服务能力提升工程，总投资 7.5 亿元的中医院整体搬迁项目建成运行，美好生活示范区康复康养中心即将投用、可新增床位 900 张。抢抓全国第四批居家和社区养老服务改革试点机遇，建成区级中心敬老院 1 个、日间照料中心 57 个、改造提升农村互助幸福院 232 个，区镇村三级老年健康养老服务体系实现全覆盖。

二、优化资源整合，激发医养结合"新活力"

通过政府推动、机构探索、社会协作等方式，统筹医疗卫生和养老服务资源，推动医疗卫生和养老服务相互衔接、有机结合。

（一）打造医养结合健康支撑体系

加快综合医院为老能力提升，将建设老年医学科、推动医养结合纳入公立医院考核，推广老年人健康咨询、在线问诊、远程会诊等特色服务，为老年人提供全方位、多渠道医疗保障。充分发挥区级医院上联下带作用，建立公立医院、养老机构一体联动机制，建成医养结合机构 9 家，配备医养床位 1 766 张，公立医院与养老机构签约率达到 100%。零距离就医、微负担养老、专业化康复、全程化护理、个性化宣教、多元化活动、人性化关怀七位一体"杜桥养老模式"在全国推广。

（二）推动基层医养结合服务深度融合

拓展社区养老服务功能，按照"试点先行、分步实施，梯次推进、全面覆盖"的思路，综合利用社区现有资源，全面嵌入医养结合服务功能，解放街道陕西路社区、站南街道四号社区获评全国示范性老年友好型社区，杜桥医养中心被授予全国"敬老文明号"称号。组建家庭医生团队，65 岁以上老年人家庭医生签约率 67.2%，老年人健康管理率达 70% 以上。采取"政府引导＋个人出资＋企业让利"方式，推进老年人家庭适老化改造，对有改造意愿且经济困难的失能、残疾、高龄等老年人家庭做到应改尽改、应改全改，完成适老化改造 276 户。

（三）加大医养结合机构培育发展

坚持政府主导、社会参与、市场推动导向，按照"非禁即入"原则，全面开放养老服务市场，鼓励社会力量开办非营利性医养结合机构。实施医养结合机构服务能力提升行动，全面落实税费减免优惠政策，支持社会资本参与养老机构建设，培育专业服务能力强、综合效益明显、可持续发展的养老服务品牌。全区民办养老机构达17家、床位数1 928张。

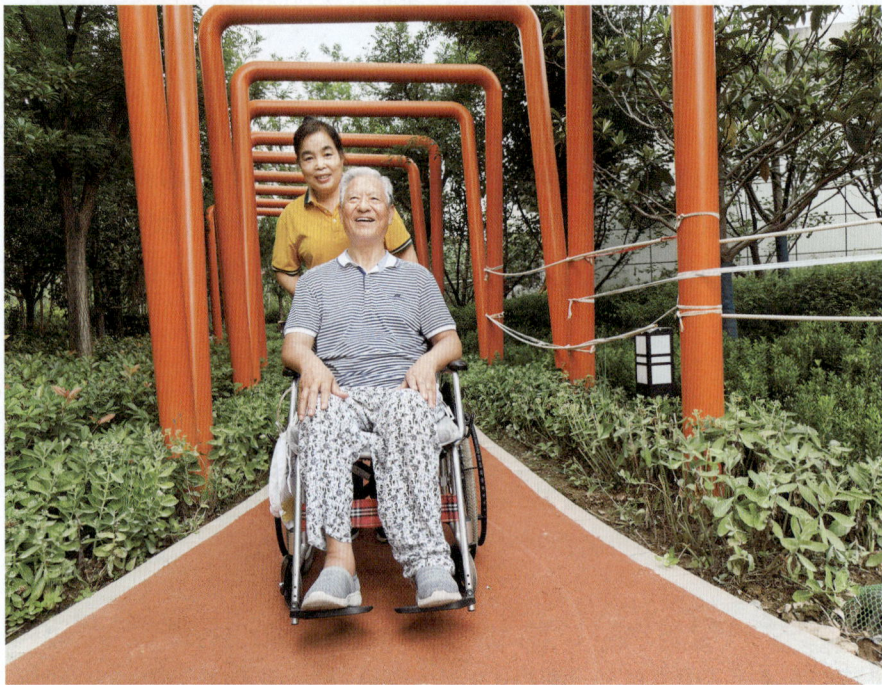

组织老年人开展户外活动

三、突出融合发展，构建新兴业态"全链条"

通过强外引内育主体，突出补链延链强链，深入推进健康养老产业"全链条"发展。

（一）大力发展银发产业

立足积极应对人口老龄化国家战略，抢抓银发产业发展机遇，充分发挥生态、景观、食药、文化资源优势，探索医疗、养老、保健、康复全链条发展模式，以需求带动供给，打造"医、养、康、护、游"为一体的医养新业态，初步形成"双核三片两环多点"大健康产业空间布局。

（二）用好中医药资源

将中医药文化融入健康养老全过程，紧紧抓住国家促进中医药传承创新发展和陕西做大做强"秦药"品牌的战略机遇，因地制宜、突出特色、全链推进，创新推动中医药医共体建设，建成标准化中医馆 36 个、中医阁 43 个，3 家中医馆被评为省级示范馆，区镇村三级中医药服务体系实现全覆盖，老年人中医药健康管理率达 70% 以上。

（三）强化人才要素支撑

开展卫生健康人才"强基"行动、养老服务人才"夯基"行动，与院校联办银发产业研究院，探索社会组织、行业协会、实训基地协同育人机制，完善老年健康职业资格认证制度，成功承办全省第六届养老护理技能大赛，16 人先后获得省先进个人和竞赛技术能手，从源头上丰富养老护理人才供应。

画好医养"同心圆" 勾绘敬老"孝爱图"

陕西省汉中市勉县

摘 要

为满足持续增长的健康养老服务需求,2019年全面启动了"医养在勉县"工作,重点突出组织领导、政策支持、人才引育、日常监管"四个到位";积极探索具有地方特色的医中有养、养中有医、医养互助、社区友好"四种模式";全面聚焦基础建设、服务网络、诊疗水平、示范创建"四项重点",强力推动养老服务和医疗资源有机融合、多元互补,打通健康养老"最后一公里"。

勉县位于陕西省南部、汉中盆地西端,总面积2 406平方千米,总人口42.9万人,其中常住人口34.5万人,60周岁以上老人9.89万人,占常住人口的28.66%,老年人口占比大、老龄化程度深。近年来,面对严峻的人口发展形势,勉县坚持把医养结合作为应对人口老龄化、加快构建老年友好型社会的重要载体,坚持政府主导、多元供给、链条延伸,初步构建起多层次、强支撑的医养结合服务体系。

一、突出"四个到位",织密医养结合"保障网"

(一)安排部署到位

成立了以县委、县政府主要领导任组长的勉县推进医养结合工作领导小组,把养老服务业发展纳入全县"十四五"规划、《健康勉县2030规划纲要》,印发了《"医养在勉县"中长期发展规划》和《关于深入推进医养结合发展的实施意见》,持续加大养老投入,提升托底保障能力。

(二)政策支持到位

全面加快互助式养老机构建设,"十四五"时期,概算投资2.32亿元,加快14个镇(街)综合养老服务中心建设。现已建成农村互助幸福院141个、日间照料中心38个,惠及县域内95%的老人。为医养结合机构落实水电气热、投资运营补贴等优惠政策,累计发放各类补贴7 088.6万元。

（三）人才培养到位

全县执业（助理）医师达 1 216 人、注册护士达 1 685 人，每千名常住人口拥有执业（助理）医师提升至 3.53 人。建立医养结合机构人员薪酬、职称评定等激励机制，不断提升医养结合机构队伍综合素养。

（四）日常监管到位

转发《汉中市医养结合机构行业标准》和《医疗卫生机构与养老服务机构签约合作服务指南》等文件，建立健全监管机制和服务质量评估体系，定期开展监督检查和评估工作。

二、探索"四种模式"，打好医养结合"组合拳"

（一）探索医中有养模式

支持条件成熟的医院配套建设养老院，勉县红十字医院投资 1.36 亿元，在医院内同步规划建设阳光老年公寓，设置床位 780 张，为老年群体提供健康管理、医疗护理、康复保健、健康教育、慢病托老、安宁疗护"六位一体"的服务。针对老人的身体、心理特征，开展适宜的"绕口令""手势舞""脑筋急转弯"等益智趣味活动 153 次；与卧床老人一对一互动 11 次；组织老人外出游玩 270 人次。

（二）探索养中有医模式

鼓励养老机构开办康复医院、护理医院等医疗机构，打造"养老＋康复"综合服务体。勉县福康老年公寓配套建成了定军山爱心医院，开设内科、中医科等 10 余个科室，并与勉县医院建立"医联体"，为入住老人提供优质高效的医疗服务。目前入住老人 317 人，其中半失能老人 125 人，失能老人 109 人，自理老人 83 人。定期为入住老人提供健康体检、日常照护及知识科普，2023 年组织入住老人过集体生日 6 次、96 人次。

（三）探索医养互助模式

在认真落实普惠性敬老、爱老政策的同时，对全县 6.6 万名 65 岁以上老年人优先提供家庭医生签约服务，一对一制定健康档案，每年开展健康体检，努力做到"慢病有管理、急病早发现、小病能处理、大病易转诊"。目前全县共建成各类医疗卫生机构 432 家、养老服务机构 190 家、医养结合机构 23 家，每千名人口医疗卫生机构床位达 8.17 张，每千名老人养老床位达 46 张。2023 年 65 岁以上老年人接受医养结合服务 1.4 万次，健康体检率达 98% 以上。

（四）探索社区友好模式

将日间照料中心和卫生室进行相邻规划、一体设计、统筹建设，周家山镇留旗营社区投资210万元,建成了集餐饮、就医、文体等多个功能为一体的日间照料服务中心,社区每年自筹资金14万元,为70岁以上老人每人每月发放20元饭票在老年餐厅免费就餐。

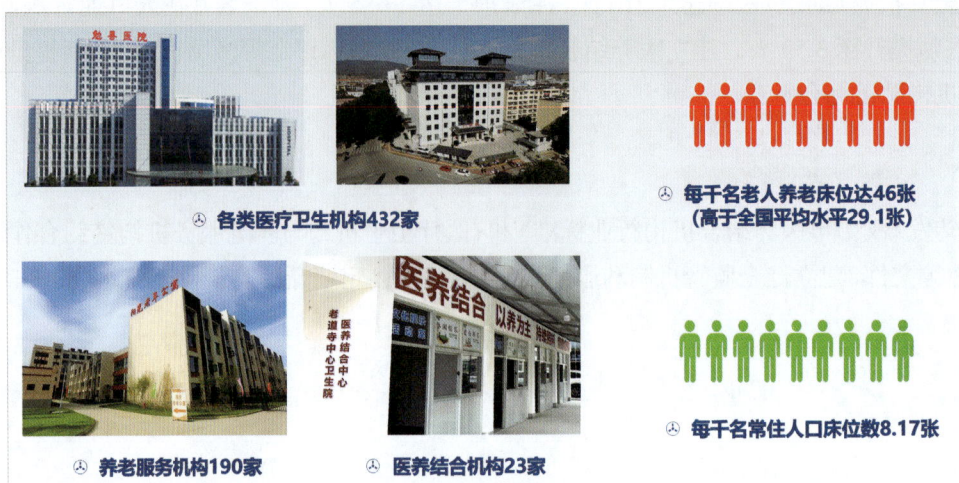

各类医疗卫生机构432家

每千名老人养老床位达46张
（高于全国平均水平29.1张）

养老服务机构190家

医养结合机构23家

每千名常住人口床位数8.17张

勉县医养结合开展情况

三、聚焦"四项重点",下活医养结合"一盘棋"

（一）完善医疗基础设施

投入资金11亿元,在县级层面实施了县医院、中医院、妇幼保健院迁建等重大项目,在镇级层面实施了18家乡镇卫生院改造提升等重点项目,在村级层面实施了198家标准化卫生室建设等惠民项目,持续改善医疗卫生基础条件。

（二）健全养老服务网络

对全县"散弱小"敬老院进行撤并整合。先后建成5所公办敬老院,集中供养农村特困人员794人。

（三）提升诊疗服务水平

县医院、中医院等3家公立医院被评为二级甲等医院,红十字医院、秦和医院等8家民营医院建成投用,镇、村卫生院（室）实现192个村全覆盖。

（四）扎实推进示范创建

强力推进省级医养结合服务中心建设,2023年周家山中心卫生院等5家医疗机构被认定为陕西省第二批医养结合服务中心。

拓展新模式 完善新体系 推动医养结合均衡发展

陕西省宝鸡市千阳县

摘 要

近年来，陕西省宝鸡市千阳县不断拓展医养结合新模式，以"医中有养"为示范，以"养中有医"为补充、以"居家养老"为基础，以"失能有保"为兜底，举全县之力，政府高点谋划，部门同频发力，找准工作节奏，把握重点环节，强力整合医疗、养老资源，不断完善工作体系、健全工作机制、创新工作模式，基本实现了"老有所医、老有所养"，已经初步构建了覆盖城镇、辐射基层的医养结合服务体系。

千阳县是关中平原西部新兴生态农业县，辖 7 镇 65 村 3 个社区，总面积 996.46 平方千米，总人口 13.4 万，60 岁及以上人口 22 878 人，占全县总人口数 17.07%。全县现有养老机构 2 所，其中中心敬老院和区域性敬老院各 1 所，县级医疗机构 3 所、镇卫生院 8 所、规范化村卫生室 70 所。

一、推行四种模式，构建医养结合新高地

（一）"医中有养"为示范

一是二级以上公立医院均设立了老年医学科。县人民医院 2021 年 6 月设立老年医学科，配置 6 名医生 10 名护士 3 名康复师，老年病床 48 张；县中医医院 2023 年 6 月设立老年医学科，配置医生 4 名护士 5 名，老年病床 20 张。二是县妇幼保健院设立医养结合部，配置床位 125 张，其中护理床位 52 张，累计收住老人 156 人次。三是推进镇（社区）医养结合服务能力提升。镇村利用撤并闲置的村小学校舍、闲置的办公用房等资源，累计改造或新建幸福互助院 60 个、新建社区日间照料中心 3 个，整合村级卫生室 43 个。

（二）"养中有医"为补充

落实国家卫生健康委印发的《医疗机构与养老服务机构签约合作服务指南（试行）》，按照方便就近、互惠互利原则，养老机构与医疗机构开展医养签约服务。县中医医院与县中

心敬老院结对签约，提供 11 个方面的医疗技术服务项目。张家塬镇中心卫生院与张家塬敬老院结对签约，提供 6 个方面的医护技术服务项目。协议签订两年多来，医疗机构向养老服务机构提供医疗服务 2 560 人次。

（三）"居家养老"为基础

依托镇中心卫生院、社区卫生服务中心和村卫生室，将居家 60 周岁以上老年人纳入家庭医生签约的重点人群，为居家老年人提供健康档案管理、健康教育、社区护理等基本医疗卫生服务。

（四）"失能有保"为兜底

为确保失能半失能等需要长期护理的老年人得到专业护理，积极实施失能老人评估与服务项目，实现了城乡居民参保全覆盖。

二、深化三项举措，形成高效发展新动能

（一）强化人员队伍建设

组织开展老年医学专科人才、安宁疗护人才和医养结合人才能力提升培训项目，加强医养结合运营管理、医疗服务人才队伍建设，不断扩充全县医养结合人才库规模，持续提升"为老"服务志愿者服务人数和能力。严格执行医养结合机构医务人员享有同等参加职称评定及继续教育政策，鼓励医务人员到医养结合机构执业，推动更多人才向医养结合聚集。

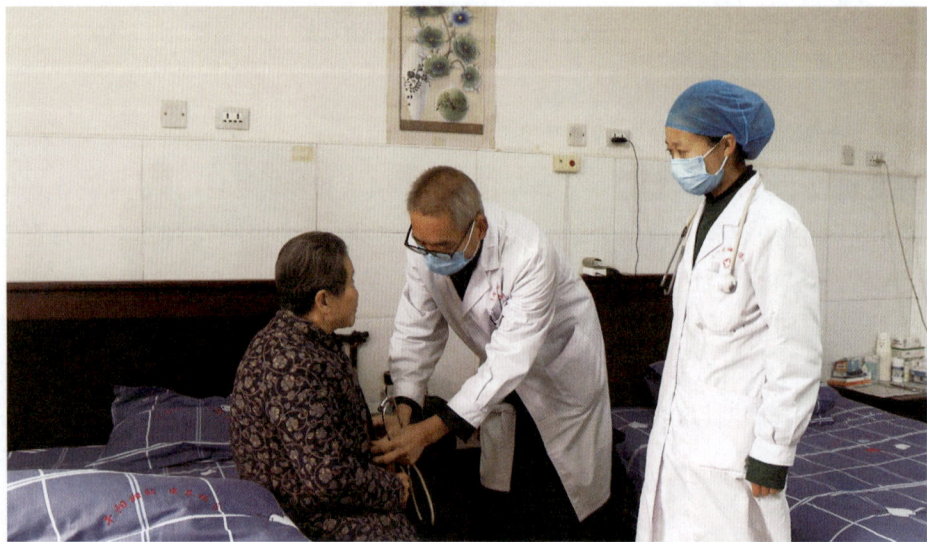

县妇保院医养结合部医护人员为入院老人诊疗疾病

（二）加大基础设施投入

投资 1.5 亿元，完成县人民医院整体迁建和县中医医院 A 区建设工程，县疾病预防控制中心综合检验楼建成投用，县域医养结合服务能力大幅提升。全面推进养老服务机构标准化、规范化建设，县中心敬老院、张家塬敬老院分别被评为全省四星和全市三星级养老机构。投资 550 余万元，购置完善县中心敬老院和张家塬敬老院设施设备，聚力打造全省最佳康养地。规划在县中医医院改建 2 800 平方米城区医养结合中心，在南寨镇新建东片区医养结合中心，努力构建形成千阳医养结合新模式和"城区、郊区、镇、村"四级全覆盖的医养结合网络体系。

（三）拓展专项行动内涵

深入开展"医卫进基层助力乡村振兴"行动，坚持每周下沉镇村开展服务，方便老年人就近享受优质医疗卫生服务，累计为老年人提供上门诊疗服务 1 200 余人次。助力平安型、便利型、美丽型、幸福型社区建设，探索开展安馨家园健康服务改革试点，由城区医疗卫生机构就近为进城群众提供基本医疗和公共卫生服务，增强老年人享受服务的便捷度和获得感。持续开展老年友好型社区创建活动，巩固提升城关镇西新区社区全国示范性城乡老年友好型社区服务能力，全方位、宽领域、多层次推动全县医养结合工作纵深发展。

三、发展专科特色，打造康养服务新高地

（一）积极构建中医特色服务体系

积极争取政策支持，在创建省级老年友善医疗机构过程中，充分发挥中医药资源优势，在县中医医院建立"康复理疗中心"，针对高龄人群，提供中医体质辨识、针灸推拿按摩、冬病夏治、慢性病康复、理疗护理、中医保健等服务，提升老年人中医药健康管理服务水平，全力打造千阳县医疗康养中心。

（二）纵深推进医养结合服务有效拓展

立足全县大局，整合全县资源，扩充县人民医院老年病床数量，在张家塬镇中心卫生院、草碧镇中心卫生院、南寨镇中心卫生院等基层医疗机构设置一定数量的康复、护理、安宁疗护病床和养老床位，因地制宜开展家庭病床服务，确保基层医养结合服务能力保障有序。

（三）加大中医康养文化宣传力度

深入农村、社区开展中医药文化科普巡讲，推出一批中医药历史文化解读、名家访谈等系列科普视频。在社区卫生服务中心、乡镇卫生院、社区居委会、乡村群众活动场所等，建设一批中医药健康文化知识角，帮助群众科普规范的中医药养生保健知识。

发挥优势　整合资源
构建"康乐荣养"医养结合服务模式

甘肃省兰州市城关区

摘　要

为积极应对老年群体日益增长的医疗与养老相叠加的服务需求，甘肃省兰州市城关区深入学习借鉴北京、深圳等地医养结合成功经验，结合自身实际情况，在城关区康乐医院搭建"医养结合、分类服务"模式，并在实践中不断摸索、不断尝试、不断完善，总结出"医生＋护士＋护理员"三职联动的工作模式，使各项服务分工明确、相互协作、责任到人，并相继打造医养结合托健中心、医养结合老年综合评估中心，开展家庭医生签约服务、安宁疗护试点等工作。

城关区总面积 220 平方千米，全区户籍人口 103.5 万人，常住人口 144.1 万人，其中 60 岁及以上老年户籍人口 23.86 万人、常住人口 28.48 万人，分别占全区户籍和常住总人口的 23.1% 和 19.8%。为深入推进城关区"医养结合"，更好地满足社区老年人群体多层次、多样化健康养老服务需求，城关区委、区政府以健康养老、安逸养老、快乐养老、荣尊养老为宗旨，总结经验、整合资源、挖掘潜力、提升能力，打造城关"康乐荣养"医养品牌。

一、健全养老服务体系，支撑政策措施落地生根

城关区委、区政府始终坚持把推动医疗卫生和养老服务融合发展作为积极应对人口老龄化的重要举措，相继制定出台《健康城关 2030 规划》《城关区虚拟养老院可持续发展工作方案》《城关区进一步加快养老服务业发展的实施方案》等，成立以政府主要领导为组长，发改、财政、人社、民政、卫生健康等多部门为成员的领导小组，建立部门联席会议制度。相关文件的出台从指导思想、基本原则、目标要求、主要任务、保障措施等方面做出明确规定，多层次、多维度、全方位统筹推动城关区智慧健康养老服务工作的全面发展。

二、构建康乐荣养模式，提升健康养老服务能力

以健康养老、安逸养老、快乐养老、荣尊养老为宗旨，先后投入专项试点经费 3 360 多万元，倾力打造城关"康乐荣养"医养品牌，全面增加社区居民在医疗、养老方面的获得感。对需要 24 小时照顾的失能半失能老人，依托康乐医院建立"全托照护＋健康养老＋业务指导"服务模式，实行无家人陪护养护照料，为老人特别是"三无"老人，提供医疗、养老、康复相结合的政府兜底式综合养老服务。针对轻度病症、白天需要照护的老人，依托社区卫生服务中心和日间照料中心，构建"白天机构管、晚上家人管的医疗服务＋日间托养＋居家养老"复合型服务机制，由托健中心提供日间托养、医疗康复、健康管理等一条龙照护，夜间由其监护人负责，转入居家养老模式。同时，依托社区卫生服务机构、社区老年人日间照料中心、佛慈大药房等资源，建成"一房两站"社区医养服务中心，实现服务入户到人，打通医疗养老惠民"最后一公里"。

三、建设智慧服务平台，引领健康养老工作拓展升华

城关区在区康乐医院启动"医养结合、分类服务"工作，在实践中总结出一套"医生＋护士＋护理员三职联动"的工作模式，即当托养老人疾病突发、加重需住院治疗时，即时转入"医"的模式，进入医疗服务流程，享受医疗保险政策，由医护人员进行及时有效、专业规范的医疗诊治和护理。当病情稳定后，以强大的专职护理员队伍和后勤保障队伍为基础，转为"养"的模式，建立健康档案，及时发现潜在患病、发病风险并积极干预。通过这种工作模式，使各项服务分工明确、相互协作、责任到人，为托养老人提供全天候、多方位、无缝隙的

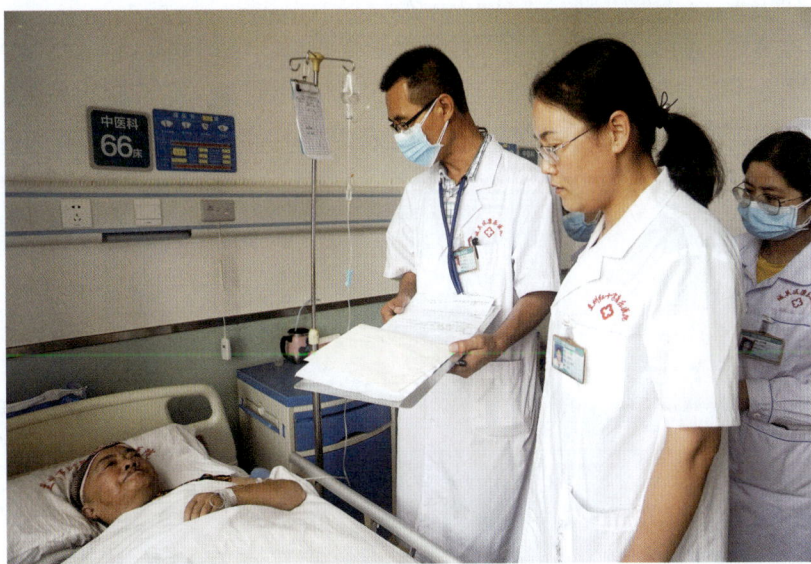

为老年人开展医疗服务

医疗保障及生活照顾服务。同时，研发全新的医养结合运行平台，将医疗行业通用的标准化 HIS 与康乐医院自行研发的信息化养老系统进行了无缝对接，实现"医"和"养"在信息化操作平台上的按需转换，提高医养按需转换和医保、养老费用一站式结算的工作效率；开发的"医养结合智能养老可视化系统及远程探望平台"已投入运行，全面实现托养老人与子女亲属全天候无障碍的视频互动。

四、加快医疗机构网底建设，全面拓展医养结合服务内涵

一是对原有社区卫生服务中心进行全面升级改造，组建以全科医生为核心，配置专科医师、康复师、药师、社区护士等为助手的一体化签约服务团队，并结合甘肃省老年健康信息服务系统，不定期上门为辖区老年人提供免费诊疗、健康体检、健康指导咨询服务和居民健康档案信息更新。截至 2023 年 12 月底，共组建 452 个医养护一体化签约服务团队，签约家庭医生 21.68 万人，重点人员签约覆盖率 76%。2023 年医养结合服务累计 134 067 人次，失能综合评估与健康指导 29 447 人次。

二是建成甘肃省医养结合老年综合评估中心，实现"分级评估、精准评估、分类服务"的目标。老年综合评估中心的建立为实施长期护理险提供客观的依据，同时也降低服务过程中的风险。截至 2023 年 12 月底，开展一级评估 413 人次，二级评估 420 人次，三级评估 675 人次，四级评估 724 人次；为辖区经济困难老人入户评估 485 人次，社区中心评估 96 人次。

三是为满足老年人治疗期住院、康复期护理、稳定期生活照料、安宁疗护一体化的健康和养老服务需求，安宁疗护中心设置病房、治疗室、谈心室、关怀室等功能区，配备家属告别亡者需要的基本设施，制定安宁疗护规章制度、服务流程等相关制度，为疾病终末期患者提供切实有效的减轻身心痛苦的诊疗、护理服务。共设置安宁疗护床位 10 张，病区自 2021 年下半年投入使用至今，共服务临终患者 15 人次。

城关区探索建立的"康乐荣养"智慧健康养老模式，是积极应对人口老龄化，构建养老、孝老、敬老社会环境，加快智慧健康养老产业发展的一项重要举措和重大民生工程。下一步将继续贯彻实施健康中国战略要求，努力构建覆盖全生命周期的老年健康服务体系。

探索医养结合模式　推动老年健康融合发展

甘肃省天水市秦州区

摘　要

近年来,甘肃省天水市秦州区从完善政策保障、建立健全工作机制、强化部门协作、积极探索多元医养结合模式入手,推进医疗与养老服务相结合工作,切实解决老有所医、老有所养问题。通过打造医养结合机构和街道综合养老服务中心,开展家庭医生签约服务、安宁疗护试点等工作,为全区老年人群体搭建方便快捷、品质优良、普惠实用的"医养结合"服务平台。

秦州区总面积 2 442 平方千米,辖 16 镇、420 个行政村,7 个街道办事处、48 个社区居委会,总人口 64.21 万人。现有卫生院 20 个(分院 4 个),村卫生室 420 个,除 20 个卫生院所在地未建村卫生室外,已建成标准化村卫生室 393 个;社区卫生服务中心 9 个,社区卫生服务站 20 个,区级民营医院 32 个,医养结合机构 1 个。为满足老年人养老服务需求,推进医疗卫生与养老服务融合发展,秦州区从完善政策保障、建立健全工作机制、强化部门协作、积极探索多元医养结合模式入手,推进医疗卫生与养老服务融合发展,全区敬老孝老氛围浓厚,老年人宜居环境改善,老年人权益得到保障。

一、完善政策保障,促进医养结合工作有序开展

区委、区政府坚持将医养结合工作纳入全区经济社会发展规划,探索推进全区医养结合融合发展模式,建立健全医养结合工作机制,10 部门联合印发《秦州区进一步推进医养结合发展实施方案》,明确部门分工,细化责任,实施居家医养结合全覆盖、社区医养结合双促建、医养结合机构改拓建、中医药医养康融合推进等四大行动,实现医疗卫生与养老服务的深度融合、有序发展。

二、加强健康管理,提升公共卫生为老服务水平

积极开展老年友善医疗机构创建工作,在医疗机构为 60 周岁以上就医的老年人开设就

医绿色通道,设立绿色通道服务标志,指定专人引导就医,进行优先诊疗或办理转诊手续等服务,免费提供担架、推车和轮椅等助老服务器具,有效落实优先就诊、优先检查、优先化验、优先交费、优先取药"五优先"的就医诊疗服务。开展公共卫生服务,为老年人健康管理、医养结合与失能老年人评估指导,连续4年拨付经费142.36万元,为老年人健康管理提供经费保障。努力做好老年人健康规范管理,每年对养老人员进行2次健康状况评估,制订个性化的健康规划,开展健康体检、健康咨询、指导合理用药等医疗服务。

三、探索老年健康服务模式,推进医养结合工作

(一)构建"智慧养老"平台

打造建设面积1 600平方米的以网上预约、线下服务,为老人提供就餐、就医、家政等需求服务的天水市智慧养老信息服务中心。开通965888养老服务专线,录入老年人基础信息290 177余条,加盟企业182家,设立服务网点298个,开展"线上线下"居家养老服务19.7万余单,涵盖11类230项服务事项,整合家庭、社区、养老机构、医疗机构、加盟企业等养老服务供需信息,发挥数据采集、服务监管、产业孵化、人才培养、适老化体验等功能,构建覆盖面广、功能完备、管理规范、服务精准的"一中心五联动"居家社区养老服务网络体系,用"互联网+智慧"赋能养老事业,让老年群体享受更有温度、更有品质、更具幸福感的养老服务。

(二)提升机构服务能力

秦州区老年护理院内设天水慈惠中医康复医院,现有实际医疗床位30张,有医生4名、护士6名。护理院占地面积4 500平方米,建筑面积7 300平方米,共有床位160张,设有标准间、多人间及套房。为丰富老年人生活开设养生保健、心理咨询疏导、戏曲、音乐歌舞、剪纸等文娱专题活动与讲座。同时开展老年人学习教育、心理辅导、人际关系交往疏导、风险预防教育、健康医疗、精神慰藉、法律援助、紧急救援、安宁疗护等服务内容。

(三)优化养老资源配置

居家养老与机构养老和社区(镇)卫生服务机构联合运行,依托社区卫生服务中心和日间照料中心,实行白天机构管、晚上家人管的"医疗服务+日间照料+居家养老"复合型服务机制。开展"集日间照料、康复保健、老年教育、文化娱乐、精神慰藉、生活关爱于一体"的医疗机构与社区老年人日间照料中心签约合作,实现医疗和养老资源紧密衔接、融合发展。已建成城市社区老年人日间照料中心35所,农村老年人日间照料中心(互助老人幸福院)197所,城乡社区老年人日间照料中心床位数达2 845张。

(四)开展中医特色服务

为充分发挥中医药在疾病康复中的重要作用,提高中医药康复服务能力和水平,制定

并印发《秦州区中医药康复服务能力提升工程实施方案（2021—2025 年）》。依托项目支持、单位自筹等方式在镇卫生院和社区卫生服务中心实施基层医疗机构中医综合服务区（中医馆）服务能力建设。全区共建成 26 个规范化中医馆，打造中医临床科室集中设置、多种中医药方法和手段综合使用、中医药文化氛围浓厚并相对有独立的中医药综合服务区，开展针刺、灸法、穴位敷贴、拔罐、刺血疗法、中药内服等多种中医特色传统疗法，有效缓解了居家养老的老年人各种慢性病临床症状，满足老年人健康生活需求。

优化健康养老服务体系 推动医养结合创新发展

甘肃省白银市白银区

摘 要

为应对老年群体日益增长的医疗服务需求和养老助老服务需要，甘肃省白银市白银区充分发挥15家区属医疗卫生机构、5所各类养老服务机构的优势，创建以同馨医养院（医办养机构）、白银市中西医结合医院（医办养机构）、市社会福利院（养办医机构）、区社会福利院（嵌入式养老机构）、银光养护院（民营养办医机构）为载体，形成"医养式""医康式""养护式""医保式"养老服务模式，强化医疗卫生与养老服务衔接，推进医养结合服务能力不断提高。

白银区现辖2乡3镇5个街道，共有45个行政村、54个社区，常住人口32.28万，其中60岁以上老人有6.3万人，老年人口占全区总人口的19.51%。为深入推进白银区"医养结合"服务体系建设，更好地满足辖区内老年人健康养老服务需求，白银区以同馨医养院、白银市中西医结合医院、市社会福利院、区社会福利院、银光养护院为载体，通过完善医疗卫生与养老服务结合、优化健康养老服务体系、推动医养深度融合、强化保障政策等多种措施。

一、完善政策措施，优化养老服务保障体系

区政府出台《白银区加快养老服务业的实施意见》《白银区关于加快推进医疗卫生与养老服务相结合的实施方案》，印发《白银市白银区人民政府关于印发白银区加快发展养老服务业的实施意见的通知》，推进医养结合服务资源整合，推动养老机构与医疗机构建设医养联合体，推进基层医疗卫生机构与社区居家养老服务有机结合，不断提高养老机构基本医疗、护理服务能力。制定《白银区医养结合实施方案》，印发《白银区促进健康服务业发展实施办法的通知》，从建立养老服务业融资政策、落实养老服务设施土地供应政策、完善税费减免政策、健全财政扶持政策、完善人才支持政策5个方面保障养老服务业健康发展。推进医养结合机构"放管服"改革，简化医养结合机构审批登记，实现让申办人一次办结。各医疗机构与养老机构建立双向转诊、远程医疗、协议委托等合作关系，建立老年人健康档案，

开通预约就诊绿色通道，为老年人就医提供优先优惠服务。通过不断完善医养结合的政策体系、服务体系，持续为老年人享受全流程、专业化的医养结合服务提供了标准、规范和有力保障。

二、强化医养融合，促进医养协同深度衔接

（一）推动医养结合机构覆盖基层，实现全面普惠

推广"医养式""医康式""养护式""医保式"全方位、多领域的养老服务模式，先后在各个医疗机构进行试点，促使医养结合从机构延伸到社区，持续扩大医养融合覆盖面。一是以白银同馨医养院为试点，打造"医养式"医疗品牌。医养院占地 31 307 平方米，设置床位 240 张，为老年人提供优质的"医疗＋养老"服务，目前入住老人 100 余人次。二是以白银区银光护养院为试点，打造"医康式"康复品牌，护养院开展医疗康复服务、舒缓治疗和安宁疗护，常年护养残疾人 12 人，服务辖区 1 万多名老年人和周边社区的 6 万居民。三是以白银区社会福利院和强湾乡卫生院为试点，打造"养护式"护理品牌。养老机构负责老人的传统生活护理，卫生院负责为老人提供医疗护理服务，实现医护保驾、安心养老的医养结合模式。白银区社会福利院与强湾乡卫生院成立了医养结合门诊，服务 100 余名老人。四是以人民路街道水川路社区日间照料中心为试点，打造"医保式"服务品牌。社区居委会完善社区健康养老的服务设施及环境，社区日间照料中心为老人提供助餐、助洁、日间照料等服务，社区卫生服务中心为老人提供医疗保健、健康教育等健康管理服务。

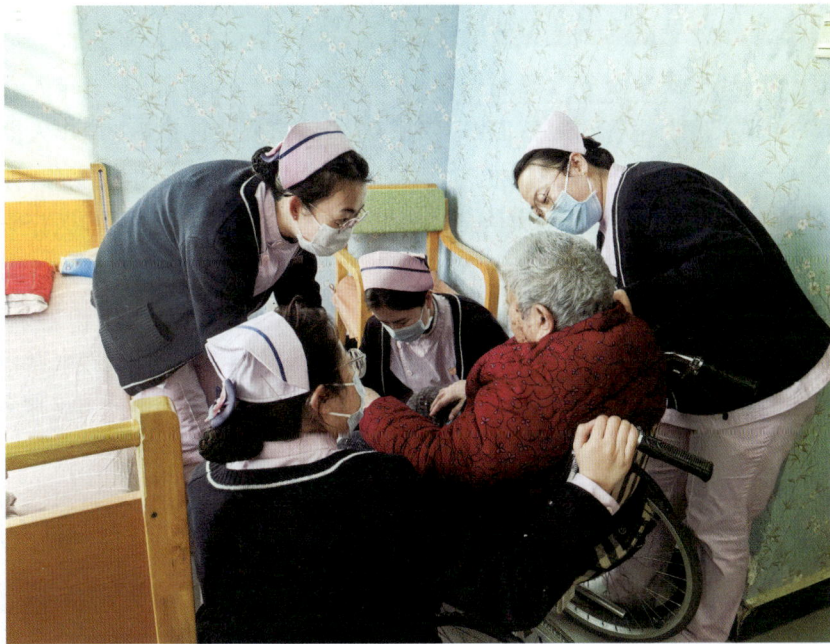

医养院工作人员为老人开展医疗康复服务

（二）依托生态优势，打造医养融合体

结合白银金沟河生态景观带的生态优势和健康养生产业发展优势，打造水川康养小镇概念，预计开放床位 2 200 张。康养中心以老年护理、康复养生、休闲娱乐为中心，在原水川卫生院的基础上建设，规划白银区中医康复医院建设项目，规模为 199 床康养型中医院，预算总投资 19 692.37 万元，主要建设内容包括中医药展览馆、康养理疗中心、门诊医技楼、住院部等。

三、聚焦服务质量，优化健康养老服务体系

（一）提供培训服务

搭建培训平台，定期开展各种形式健康教育讲座和大讲堂，针对老年人需求邀请医院专家每月开展慢性病防控、中医养生等健康知识宣传，家庭医生定期与老年人联系，为老年人开展"一对一"健康指导。2021 年 9 月，白银区卫生健康局委托白银同馨医养院编写《老年人意外伤害自助互救手册》，开展"老年人意外伤害自我救护能力提升培训班"。对 65 岁以上老年人进行老年人应用智能技术技能、突发疾病预防、应急知识及急救技能等方面知识技能集中培训 4 900 多人次。搭建咨询平台，针对老年人易产生孤独感、与子女的沟通相处等问题，邀请心理专家进行心理疏导，成立 3 个心灵家园，为失独老人提供全方位的健康关爱。

（二）构建医疗信息网络全覆盖服务

推进居家养老"健康全服务"，开通老年人看病就医的绿色通道，对老年人看病就医实行优先照顾；加强家庭医生签约服务工作，依托 99 个家庭医生团队，为老年人提供医疗护理、家庭病床、心理咨询等健康服务。推进"互联网＋健康养老"健康信息服务，充分利用现代化信息平台，建立老年人养老、健康信息档案，开通远程家庭健康监测和医疗服务。成立健康服务团队，对全区 65 岁及以上老年人健康管理，截至 2023 年 10 月底，65 周岁老年人建档共 45 800 人。

白银区通过推进医、养、护三者融合，建立"居家社区机构相协调、医养康养相结合的养老服务体系"，为广大老年人提供了专业规范、方便可及、综合连续的健康养老服务。

"四强化"完善服务体系　助推医养结合高质量发展

青海省西宁市城西区

摘　要

近年来，青海省西宁市城西区持续关注老年群体服务需求，聚焦解决老年人"医养"问题，采取强化政策支持，强化资源统筹、强化健康服务、强化工作流程"四强化"措施，加大区级和乡镇（街道）级医疗康复养老服务中心建设，不断完善医养结合服务体系，以优质医疗资源扩容为核心，助推医养结合高质量发展，实现医疗有保障、养老有依靠、健康有指导，不断满足老年人多样化医养结合健康需求。

根据第七次人口普查数据，城西区常住总人口 326 866 人，其中 60 岁以上老年人 49 601 人，占比 15.17%；65 岁以上老年人 34 081 人，占比 10.43%。辖区内有 1 家医疗康复养老服务中心、3 家镇办级综合养老服务中心和 10 家农村老年之家。全区共有养老床位 364 张，其中护理型床位 359 张，护理型床位占比达 98.6%。

一、强化政策支持，坚持高位推进

城西区认真贯彻落实国家卫生健康委《关于进一步推进医养结合发展的指导意见》等文件精神，建立完善党委统一领导，政府依法行政、部门密切配合、群团组织积极参与、上下协同联动的医养结合机制。及时调整城西区老龄工作委员会成员单位，区委区政府定期专题研究医养结合工作 2 次，开展调研 2 次。制定出台《城西区贯彻落实〈"十四五"国民健康规划〉实施方案》《城西区"十四五"推进养老事业发展和养老体系建设规划》《城西区关于支持引导服务业高质量发展若干措施（试行）》等相关配套文件，为发展医养结合工作提供政策保障。在《城西区关于支持引导服务业高质量发展若干措施（试行）》中明确"对入住人数超过总床位 50% 且入住人员服务协议不少于 1 年的机构，按投入使用的护理型床位给予每张 1 万元的一次性开办补助"。同时，投入 2.79 亿元建成西宁市医疗养老康复服务中心，由西宁市中医院运行，具备对辖区内的养老机构进行医疗、护理等方面的专业指导能力；投入 5 366 万元，建成通海路街道、虎台街道综合养老服务中心和彭家寨老年养护院 3 家镇办级综合养老服务中心和 10 家农村老年之家。

二、强化资源统筹，助力医养结合

针对困难、空巢、高龄老年人及重点优抚对象，加大政府购买养老服务力度，实现兜底保障。为全区 100 户困难、空巢、高龄老年人家庭进行了适老化改造；为 60 周岁以上"四类"老人和 80 周岁以上社会老年人实现在家就能享受医养结合服务，累计服务 5.6 万余人次；开展市级家庭养老照护床位试点工作，累计服务 1.4 万人次；实行城西区"夕阳红"居家养老服务项目，累计服务 7.9 万余人次。同时，通过公建民营的方式促进 3 家镇办级综合养老服务中心医养融合发展，在社区内设置"家庭式"爱老幸福驿站（每个驿站设置 8~15 张床位），全面构建居家社区机构相协调、医养康养相结合的养老服务体系，突出"医养康养相结合"养老模式，并在通海路镇办级综合养老服务中心实行"双证双营"模式，由医务人员负责为入住老年人 25 人进行日常健康监测。

三、强化健康服务，提升医养效能

全区总人口 32.69 万人（60 岁以上老年人 49 601 人，占比 15.17%；65 岁以上老年人 34 081 人，占比 10.43%），围绕完善服务体系、健全服务模式、扩展服务内容三个方面织密健康服务网络。建成尘肺病康复室、5 个慢病管理工作室，将 78 个家庭医生团队融入 146 个社区网格，在阳光华府设立"家医驿站"，将家庭医生签约服务与慢性病管理相结合，与精准开展医养结合服务相结合，老年人健康管理率 85.48%，慢性病规范管理率达 65%。对 31 765 名 65 岁以上老年人实行"红黄绿"分类管理。同时，发挥中医药在老年人治未病、重大疾病治疗、疾病康复中的重要作用，通过家庭医生"七进四送""中医馆进小区"等服务方式健康服务 4 000 余次，健康咨询 1.5 万余人次。同时，在西宁市医疗康复养老服务中心、西关大街社区卫生服务中心设置医养结合护理型床位 146 张，推动医疗、康复、护理、安宁疗护一体化服务，目前服务老人 56 人。

四、强化工作流程，规范医养监管

深入贯彻落实《关于进一步规范医疗机构与养老机构签约服务的通知》《关于开展医养结合机构服务质量提升行动方案的通知》等文件精神，加强养老机构与医疗机构业务协作机制，优化工作流程，与 12 家日间照料中心签订合作协议，通过"定期服务 + 个性化上门服务"的方式提供健康服务，累计服务 1 000 余人次。指导辖区医养结合机构开展服务质量提升行动，对护理人员不足、缺少心理干预等等查摆出的 6 条问题立行立改；每季度结合基本公共卫生服务工作联合健康教育所、卫生计生执法大队对医养结合医疗机构进行督导检查。同时，依托全国医养结合信息系统，定期开展医养结合机构信息及医养结合信息监测信息填报，及时掌握医养结合机构工作开展情况。

"预防、治疗、照护"相结合　提升老年生活质量

青海省海东市互助土族自治县

摘　要

青海省海东市互助土族自治县结合实际，围绕老年人健康保健、医疗救治和照护服务需求，协调全县"预防、治疗、照护"服务能力，提升老年人的生活质量。

互助土族自治县位于青海省东部、海东市北部，2022年底，户籍40.14万人，常住人口33.79万人，65岁及以上人口为3.8万人，占11.24%，老年健康服务需求不断扩大。结合实际，互助县坚持"党政主导、社会参与、全民关怀"工作方针，积极协调全县"预防、治疗、照护"服务能力，提升老年人的生活质量，稳步推进全县老龄工作高质量发展。

一、开展签约服务，注重老年预防保健

（一）营造健康养老社会氛围

全县各医疗卫生机构每年以"全国老年健康宣传周""敬老月"等主题活动为契机，广泛宣传普及健康科学知识，大力弘扬中华民族孝老、爱老、亲老传统美德，提升全社会对老龄健康的关注度。

（二）实施老年健康服务项目

结合国家基本公共卫生服务项目，严格落实基层医疗机构与居家老人签约服务制度，实行上门履约服务。2023年底，辖区内65岁以上常住老年人38 000人，接受中医药健康管理人数28 006人，老年人健康管理率73.7%。65岁以上老年人公共卫生服务对象30 400人，落实健康体检人数28 006人，体检率92.12%。2023年全县122个家庭医生团队与27 344名65岁以上常住老年人签订家庭医生服务协议，提供健康咨询、慢性病管理、上门医疗等服务。

二、改善就医环境，提供便利就医服务

（一）开展老年友善机构创建

全县有各类卫生医疗机构 433 所（医养结合机构 1 所），核定编制床位 1 517 张，千人占有床位 4.49 张。各医疗机构结合各自实际，坚持普遍性服务和个性化服务协同发展，积极完善无障碍设施，开通老年人就医绿色通道，设立雷锋志愿岗，为老年人创建温馨便利的就医环境。截至 2023 年底，县乡医疗卫生机构无障碍设施设置率达 100%。

（二）拓展老年疾病科室建设

县人民医院先后开展老年病科、老年康复科、老年内分泌科、老年心血管科建设和老年病房设置，开展老年病的规范化、精细化治疗；中医院加强老年医学科建设，建立康养护理中心，探索医养结合、"互联网＋护理"服务模式，提供护理延伸服务，成立由压疮、管路、中医、健康教育 4 个专科 20 名护理专业人才组成的护理服务团队，为行动不便或有居家护理需求的老年患者提供"手机一点、护士到家"的专业护理服务。全县 21 所乡镇卫生院中医馆实现全覆盖，92.5% 的村卫生室和全部的社区卫生服务站均能开展中医适宜技术，为广大老年患者提供了"简、便、验、廉"的中医药特色服务，共同推进全县医养结合工作高质量发展。

三、注重医养融合，提供贴心照护服务

（一）做强民营医养结合机构

青海恒生长者照护中心建成以老年医疗护理为重点、康复理疗为特色、安宁疗护为一体的恒生康复护理院，设置床位 30 张，与县内三家养老机构签订服务合作协议、与县人民医院建立医疗合作关系，建立医疗—康复护理双向转诊绿色通道。恒生康复护理院是一家典型的"医养结合型"民营医疗服务机构，致力于"医、康、养、护"综合服务能力提升。

（二）发挥中医康养特色服务

2023 年 4 月，县中医院建成并投用康养护理中心，业务用房面积 4 864 平方米，设置床位 80 张，依托医院中医药特色和医疗资源的优势，以中医治未病思想为核心，为老年人提供"生活照料＋医疗护理＋健康管理＋老年康复＋老年活动"五大模块服务，充分发挥中医药在治未病、慢性病管理、疾病治疗和康复中的独特优势，与互助县家政公司合作成立护理员培训基地，积极为健康养老服务人才增量提质，为广大老年群体提供多样化集中养老护理服务。

推动医、养、康深度融合　守护老人"幸福晚晴"

宁夏回族自治区石嘴山市大武口区

摘　要

　　近年来，宁夏回族自治区石嘴山市大武口区委、区政府，通过完善机制、夯实基础、精准服务，构建以居家为基础、社区为依托、机构为补充、城乡全覆盖、医养康融合的医养结合服务体系，实现"以医助养、以养带医"医养一体化发展，先后建成4家各具特色的医养结合机构，创建4个全国示范性老年友好型社区。

　　大武口区现有常住人口 29.83 万人，人均预期寿命 77.37 岁。其中 60 岁以上老年人 4.9 万人，占总人口的 16.43%；80 周岁以上老年人 0.83 万人，占老年人口 16.9%；失能半失能、空巢、60 岁以上享受低保、特困供养等老人共计 2.92 万人，占老年人口 59.59%。针对辖区城镇化程度高、老龄人口比例大、空巢老人多等地方现状，大武口区委、区政府坚持以人民为中心的发展思想，将发展医养结合、提升康养服务作为保障改善民生、增进人民福祉的重要内容，通过政府引导、社会参与，持续强化机制保障、强化体系建设、强化服务供给，不断满足多层次、多样化健康养老需求。

一、完善政策、加强协作，强化医养结合机制保障

　　区委、区政府高度重视，不断夯实为老服务基础，先后出台《大武口区养老服务体系"十四五"规划》《大武口区关于进一步推进医养结合发展的实施方案》《大武口区促进健康养老产业发展实施方案》等文件，形成党委政府统筹、卫生健康部门牵头、相关部门配合、全社会参与的医养结合工作机制。全面统筹卫生健康、民政、市场监管、应急、人社、税务等各方资源，为医养结合项目招引落地提供"店小二式"服务，落实床位补贴、房租及税收等优惠政策。持续开展医养结合机构医疗卫生服务提升行动，强化督导指导力度，全面提升医养结合机构食品安全、疾病防控、医疗卫生、养老服务质效。争资 12 亿建设宁夏卫生健康职业技术学院，开设护理、康复治疗、中医康复技术等专业，打造为老服务人才摇篮。

二、夯实基础、优化格局，强化医养结合体系建设

加大基础设施建设投入，通过医疗机构兴办养老院、养老院设立医疗机构、公立医院承接养老院等方式，先后建成公建民营、民办公助等医养结合机构 4 家，全天候提供专业化康复管理、安宁疗护、旅居养老等服务。争取区、市专项资金 700 万元，依托辖区现有医疗资源，建设 3 家医养结合服务能力提升示范项目。持续深入开展老年友善医疗机构、全国示范性老年友好型社区建设，2021 年以来，先后创建全国示范性老年友好型社区 4 家，老年友善医疗机构 22 家。协调自治区第五人民医院承接运营星海养老护理院开设门诊，支持朝阳医院转型为护理院，实现医养同步服务。有效整合各类资源，构建养老机构、基层医疗机构、村居养老阵地"三位一体"15 分钟社区医养结合服务圈，建成居家养老服务中心（站）51 个、社区老年人日间照料中心 14 个、农村老年饭桌 7 个，打造区域性养老服务中心 4 个，在 5 个社区开展嵌入式养老服务，城乡养老服务设施覆盖率分别达到 100% 和 72%，每千名老年人拥有机构养老床位有 68 张，护理型床位占比达 50%，养老机构、社区养老服务中心（站）与医疗机构签约服务率 100%。

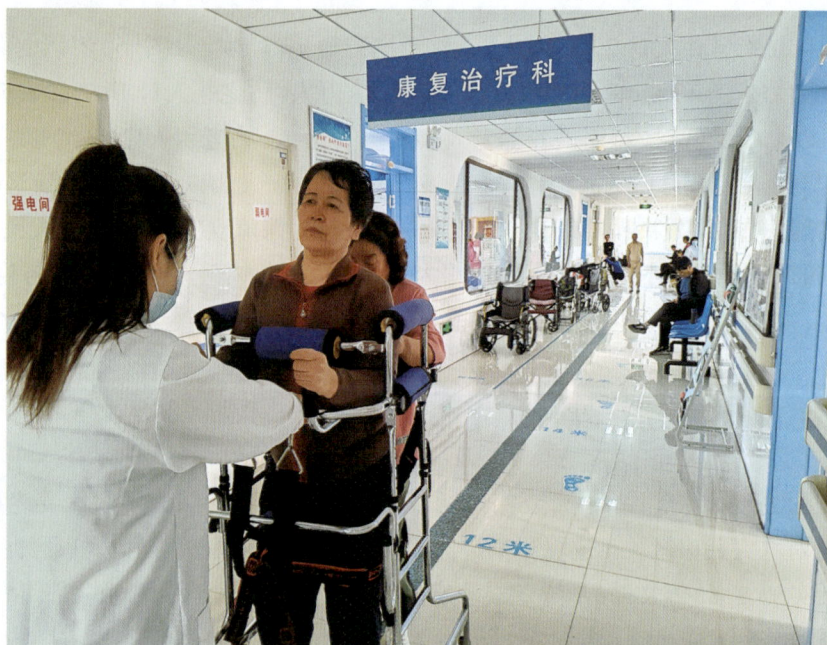

大武口区医养结合服务中心服务对象康复训练

三、聚焦需求、精准施策，强化医养结合服务供给

组建"全科＋专科"结合、医联体指导、专技人才配合的"1＋1＋1＋X"家庭医生团队 47 个，将医养结合服务延伸至周边社区和居民家庭，为长期患病、家庭经济困难的老人提供基

础诊疗、体征监测、健康管理、心理疏导、康复护理等服务。围绕"衰老等级、家庭状况、经济收入、健康因素、教育层次"等因素，探索建立地方老年人能力分级分层分类多维评估体系，全面掌握老年人日常生活、精神状态、认知感知状况，针对性精准开展康复理疗、居家护理、心理慰藉、医疗保健等医养结合服务。辖区现有 65 岁以上老年人 39 015 人，家庭医生签约率达 82.83%，健康管理率 74.31%，高血压、糖尿病等慢性病规范管理率均达 90% 以上。大力开展中药熏蒸、推拿按摩、艾灸理疗等老年养生保健项目，年均开展老年人免费健康体检、中医康复理疗服务 2 万余人。组建高效志愿服务队伍，成立基层老年协会 73 家，组建养老服务社会组织 12 个，构建社区服务中心、社会组织、居民群众三级联动的志愿为老服务体系，老年志愿者注册人数占老年人口的 12%。构建"互联网＋养老服务"模式，建设智慧养老线上平台，开通"12349"订餐、家政、生活照护服务热线，开展"定单式"养老服务，累计开展助医、助急等助老服务 68 万人次。

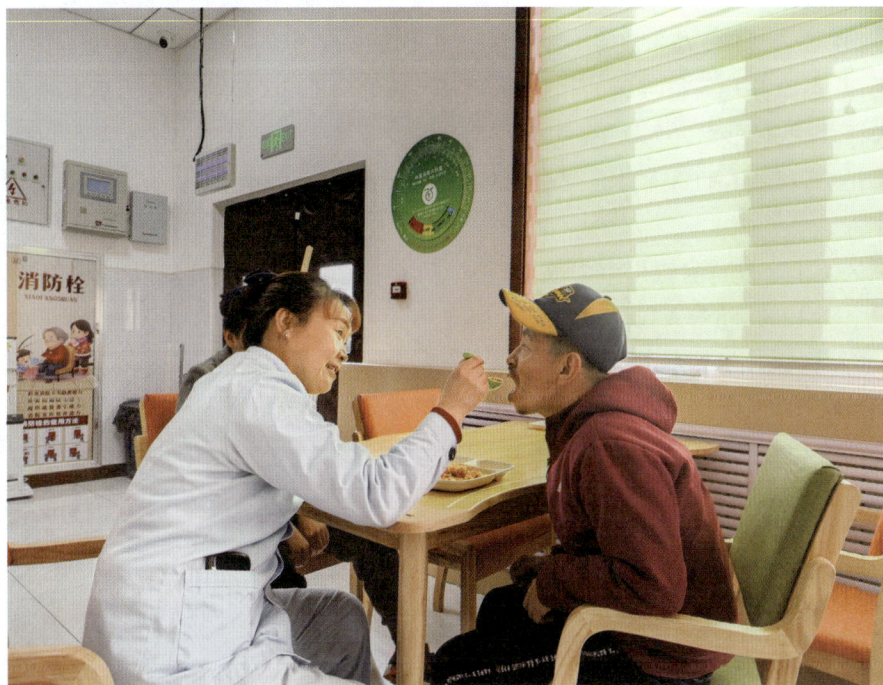

朝阳街道综合养老服务中心开展助餐服务

今后，大武口区将继续突出老年人多层次、多样化、个性化健康服务需求，不断提升为老服务能力和水平，全面推进大武口区健康养老产业高质量发展。

发挥医疗资源主体优势　助推医养结合落实落地

宁夏回族自治区银川市金凤区

摘　要

近年来，宁夏回族自治区银川市金凤区卫生健康局积极探索医养康养结合新模式，在医疗资源、居家服务、信息技术三个方面发力，不断强化老年健康与医疗卫生、养老服务政策衔接和工作统筹，构建"医疗＋养老"协作模式、"居家＋养老"嵌入模式、"互联网＋养老"智慧模式多元化医养结合服务体系，打造资源共享、优势互补、互利共赢的医养结合健康之路。

金凤区位于宁夏首府银川市中部，常住人口 64.4 万人，其中 60 岁以上人口占 12.58%、65 岁以上占 8.12%，随着人口老龄化持续加剧，高龄老人、空巢老人和失能老人的数量日益增加，虽然辖区医疗机构与养老机构资源较丰富，但仍存在发展不平衡、资源不匹配、服务不融合的现状，养老床位和护理床位"一床难求"现象比较突出，金凤区以此为切入点，优化盘活现有医疗和养老服务资源，借助医疗资源主体优势，通过多元化的服务参与，为老年人提供更加专业、便捷的养老服务。

一、优化"医疗＋养老"协作模式，发挥"守门员"作用

通过以点带面、示范引领，打造 5 家医养结合示范项目，发挥中医特色优势，厚植中医药内涵，开展"六位一体"化的服务，实现城乡居民医疗、养老便利可及。大力提升老年医疗服务能力建设，强化医疗机构老年医学科建设，在辖区二级以上公立综合医院设立老年医学科，设置比例达 100%，辖区老年友善医疗机构创建率及老年人就医绿色通道覆盖率均达 100%。充分挖掘辖区二级以上 13 家公立医院、49 家基层医疗机构、13 家民营医院医疗资源，在辖区养老机构内设置医务室、护理站（门诊部），配备基本医疗设备，选派专职医师、护理团队开展长期沉浸式服务，在做好老年人健康教育、预防保健、生活照料、精神慰藉的基础上，重点为入住老年人提供疾病诊治、大病康复、长期照护和安宁疗护等医疗护理服务，实现养老机构只强调单一养老服务向医养融合服务转变，让老有所养落到实处。

二、深耕"居家+养老"嵌入模式,发挥"服务员"作用

建立"分片包干、团队合作、责任到人"网格化管理工作机制,组建107支家医服务团队,对行动不便、失能失智的老年人、残疾人等确有需求的重点人群,提供上门治疗、随访管理、康复、护理等服务,切实将医疗卫生服务延伸至家庭社区,65岁以上失能老年人开展综合评估与健康指导,医养结合服务指导率为71.56%,老年人规范健康管理率达82.32%。2021年依托辖区社区医院、社区卫生服务中心和2家乡镇卫生院,开展家庭病床服务试点工作,组建医护人员为有需求的老年人提供查床诊疗、护理、换药、拆线、管道护理、褥疮护理指导等上门巡诊服务,累计服务2 809人次。下沉医疗卫生资源,与辖区34个城市社区老年活动中心、26个日间照料中心、37个居家养老服务站、13个农村幸福院、8家养老机构签订医养联盟合作协议,打造"15分钟养老服务圈",形成集日间照料、康复保健、健康教育、生活关爱于一体的省心、舒心、贴心的居家养老服务。

三、融合"互联网+养老"智慧模式,发挥"速递员"作用

发挥辖区"互联网+医疗健康"数字赋能优势,依托信息化平台开发APP和小程序,开展家庭医生网上签约和远程可视化诊疗服务,实现预约挂号、生活照料、家政保洁、报事报修、线上缴费等10余项打包服务,实现老年人线上点单、上门服务,切实让数据多"跑路",老年人少"跑路"。借助24小时"自助不打烊"智慧服务中心、健康云诊室、24小时自助药

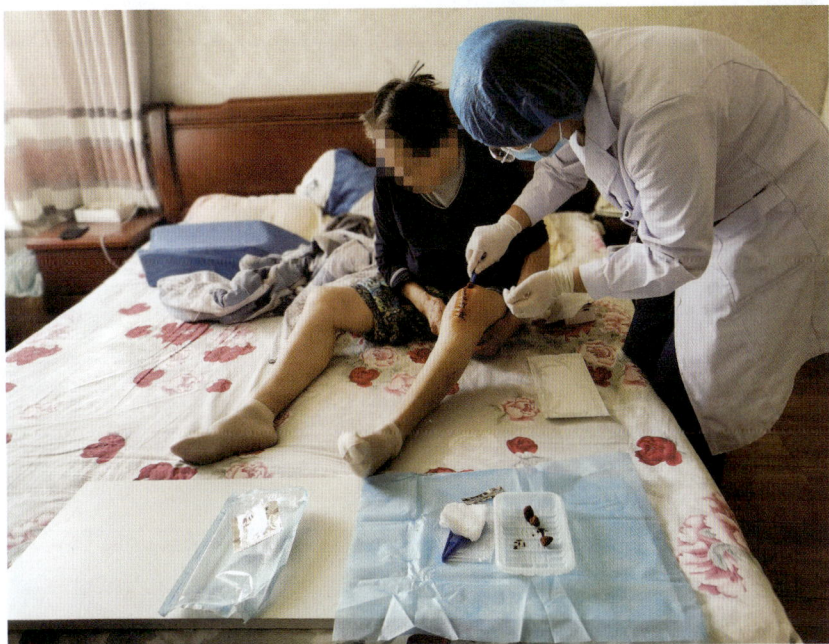

设立家庭病床服务

房、自助健康一体机等平台，打造未来社区、完整社区多元化健康服务场景，探索邻里互助养老模式，适时为老年人提供免费检测血脂、血氧、尿酸、心电等 12 大类 30 余项检查。针对失能失智、行动不便、空巢独居老年人等重点人群，配备防走失智能定位手环、一键呼叫"报警器"，24 小时关注老年人健康、确保老年人的健康状况得到及时关注和处理，做实智慧化助老服务，增强老年人安全感和便利性。

优化资源配置　助推医养一体化
打造医养结合服务闭环

新疆维吾尔自治区昌吉回族自治州昌吉市

摘　要

新疆维吾尔自治区昌吉回族自治州昌吉市积极应对人口老龄化态势,以政府为主体,整合多方资源力量,积极探索老年健康与医养结合服务工作,制定出台医养结合优惠政策,打通"养老机构办医疗"和"医疗机构办养老"的政策渠道,积极培育医养、康养产业发展,促进对老年人的健康管理和生活照护服务,实现老年人医疗、养老、保健一体化服务,将分散在医院、养老院、社区和家庭的医护康养服务整合,打造"15分钟"居家社区医疗养老服务圈,全面畅通健康养老"最后一公里",形成老年人提供全过程、多层次、多元化的健康养老服务体系。

昌吉市位于天山北麓、准噶尔盆地南缘,地处亚欧大陆中心,是昌吉回族自治州州府所在地。全市有汉族、回族、哈萨克族、维吾尔族等32个民族,总人口51.2万。60岁以上老年人89 825人,其中60~69岁48 630人,70~79岁老年人24 579人,空巢独居老年人23 235名、失能半失能老年人1 733人、失智老年人227人、残疾老年人1 830人。下辖8镇2乡6个街道办事处,辖区有2个国家级园区(昌吉高新技术产业开发区、昌吉国家农业高新技术产业示范区)。近年来,按照政府引导、多方参与、统筹规划的总体思路,围绕"宜居、宜业"的城市定位,昌吉市不断完善公共医疗服务的软硬件设施,将医养结合工作作为改善民生的重要内容纳入本地经济社会发展规划,纳入深化医药卫生体制改革和促进养老服务发展的总体部署,建立党委政府统筹、卫生健康、民政牵头、相关部门配合、全社会参与的医养结合工作机制。

一、优化顶层设计,统筹资源配置

昌吉市委、市政府高度重视老年健康服务及康养产业发展,提出加快建设特色康养医疗服务中心建设目标,将构建养老服务体系纳入"健康昌吉"战略部署。成立由市人民政府分管领导为组长，相关部门主要领导为成员的昌吉市康养产业发展领导小组，将康养产业发展工作领导责任、保障责任、管理责任、监督责任落实到位，形成统一高效工作机制。

积极引导社会力量兴办医养结合机构，加快形成覆盖城乡的机构医养、社区嵌入式、居家养护型结合等三个层面的康养服务网络，全面启动由社会力量参与的"医疗＋康复＋养老"三位一体医养结合建设工作。启动新疆康养示范城的前期基础设施建设，加快昌吉市社会福利产业园区建设，项目投资 2.87 亿元，占地面积 1 038 亩，已建成老年养护综合楼、优抚疗养院、厚德养护院、城北失能老人养护院等。实现医疗、护理、康复、安宁疗护和养老资源的有效配置。

二、推进政策供给，助推医养结合一体化

（一）以政策支撑为先导

积极探索推进"医中有养""医养协作""居家养老"等服务模式，先后制定实施《关于推进医疗卫生事业改革发展，加快健康昌吉建设的实施意见》《昌吉市居家和社区养老服务改革试点实施方案》《昌吉市政府购买居家和社区养老服务实施办法（试行）》等政策性文件。

（二）以优惠政策为保障

制定《全面放开养老服务市场提升养老服务质量的实施方案》，推出多项优惠政策，对获批开办康复医院的民办养老机构，床位达到 50 张以上的给予一次性奖励 20 万元；符合医保定点条件的，社保部门优先纳入城乡基本医疗保险定点范围；对二级以上综合医院（含中医医院）在养老机构设立医疗、康复等医疗服务场所，合作满 5 年的，给予一次性奖励 20 万元。

（三）以队伍建设筑基础

组织实施国家医养结合和老年医学人才能力提升项目，完成老年医学人才培训 44 人次；加强康养服务人才队伍建设和培养，鼓励支持符合条件的职业院校开设养老护理相关专业，与新疆农职院签订《养老护理人才培养协议》，开设老年服务与管理大专班，定向培养护理人才。在董景福乐护养院、厚德康养家园设立"校企合作"养老护理员实训基地。

三、形式互补，构筑医养结合服务闭环

（一）聚焦短板，紧盯服务群众健康"最后一公里"

发挥基层卫生服务网络作用，将全民健康体检、家庭医生服务、社区医养结合服务紧密衔接。每年为辖区老年人开展 1 次全民健康体检，由家庭医生与老年人签约，有针对性开展健康服务。由基层医疗卫生机构对辖区内 65 岁及以上老年人进行 6 个方面医养结合服务，为

高龄、失能、行动不便的老年人进行上门服务。将医共体牵头医院专科医生编入乡镇、社区家庭医生团队，组建覆盖市、乡、村三级医疗机构的家庭医生团队 134 个，以慢性病规范管理为突破口，推动市域优质医疗资源下沉。65 岁以上居家老人签约服务覆盖率达到 89.27%，健康管理率达 84.18%，每年各类医养结合服务量累计达到 158 862 人次，实现"小病在社区、大病到医院、康复回社区"的康养格局，形成"15 分钟"居家社区医疗养老服务圈。

（二）提升社区医养结合服务能力，推动老年友好型社会均衡发展

利用中央专项彩票公益金支持社会福利项目，提升社区医养结合能力，将宁边路社区卫生服务中心建成以宁边路街道为核心，辐射周边的自治区社区医养结合服务中心，为半失能、失能、高龄、残疾等老年人提供疾病诊治、康复护理等服务，满足了老年人的健康养老需求。开展昌吉市卫生健康委老年人心理关爱项目，为 1 101 名老年人提供项目服务。全市二级公立医疗机构设置老年病科，开放老年病床 30 张，20 家医疗机构开辟老年人就医绿色通道，18 家一级卫生医疗机构建成中医民族医综合诊疗区（中医民族医馆）。

（三）实行双向联合运营，医疗与养老紧密衔接

全市各医疗机构就近与辖区内的 7 家养老机构建立协作关系，签约率达 100%。养老机构的老年人生病后可以及时送达签约医院，病情稳定后返回养老院，在养老院接受后续的康复护理，有效利用医疗机构床位，减轻了患者经济负担，建立专业、非营利性的老年医养康复中心，实现医疗、康复、养老和护理等资源的有效利用和配置。

积极探索"以养办医、以医办养"医养结合模式

新疆维吾尔自治区克拉玛依市独山子区

摘　要

新疆维吾尔自治区克拉玛依市独山子区通过制定科学的工作制度、健全完善服务体系、创新推进服务模式等一系列措施，加快医养结合服务设施建设，推动为老服务和医养结合服务水平升级。

独山子区下辖 3 个街道，19 个社区，总人口约 8 万人，其中 60 周岁以上老年人约 1.2 万人，约占全区总人口数的 15%。近年来，随着独山子区逐步进入人口老龄化社会，亟需探索并形成符合独山子区区情的医养结合模式。

一、医养结合工作制度设计更加科学

区委、区政府高度重视独山子区医养结合工作，将其纳入经济社会发展规划、卫生事业发展规划中统筹谋划。制定并印发《独山子区老年健康服务体系建设实施方案》(克独卫〔2020〕42 号)，成立独山子区推进医养结合示范创建工作领导小组，定期召开医养结合领导小组联席会议，协调解决医养结合工作中的问题。更好地服务和保障辖区老年人医疗卫生和养老服务需求，做好了制度设计，营造了良好的政策环境。

二、医养结合服务体系不断健全完善

按照独山子区养老服务体系设计：身体能够自理的老人选择居家养老；健康状态不佳的老人选择社区养老，饮食和护理在老年人日间照料中心进行；失能失智、需要长期照护，而子女无暇照顾的老人选择机构养老。独山子区从养老机构、社区日间照料机构以及居家养老三个层面提供对各类老年群体的医疗服务保障，通过机构毗邻设置、签订服务协议、基层医疗机构为居家老年人提供家庭医生签约服务等方式，实现老年人健康医养全覆盖。

三、医养结合服务模式不断创新推进

(一)以养办医,优化养老机构的医疗服务内涵

一是以政府主导、社会参与、市场推动的养老服务业为导向,强化医疗卫生服务对养老服务的支撑作用,发挥公办养老机构"兜底线、保基本"作用,优先接收经济困难的失能、孤寡、残疾、高龄老年人,机构总床位414张,入住率达85%,其中护理型床位250张,占比60.39%;二是不断优化助医服务内容,建立转诊通道,让老年人得到及时安全的就医治疗;三是积极探索医养结合模式,引进一家二级民营医疗机构(渡洲中医医院),申报克拉玛依市首家"以养办医"结合型养老机构。

(二)以医办养,丰富医疗机构的养老服务内涵

民营医疗机构结合特长,拓展康养业务。壹昇堂中医院将中医特色与养老服务结合起来,开设25张养老床位,引导自理老人通过适量运动、针灸推拿、药膳调理等方式改善身体状况,畅通中医药服务基层群众的"最后一公里"。

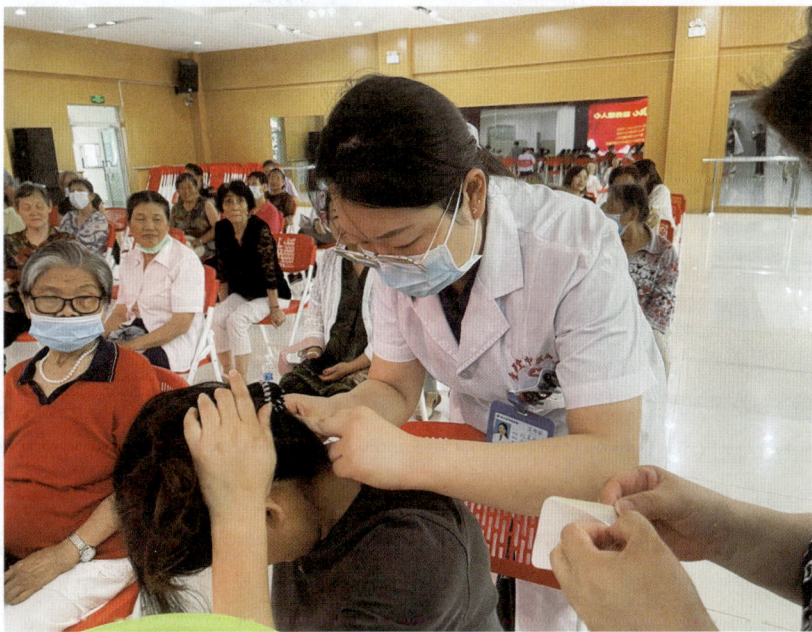

医护人员为老服务

(三)医养融合,家庭医生签约服务助力实现居家养老

街道卫生服务中心、社区卫生服务站为老年人提供签约服务,不断提高履约服务能力。对高龄、重病、失能、部分失能、计生特殊家庭老年人,开展家庭医生上门服务,有效扩大医

养结合服务空间。截至 2023 年底独山子区共组建 8 个家庭医生团队，65~79 岁老年人健康体检人数约 3 600 人，80 岁以上约 1 200 人，健康管理率约 69%，全区 65 岁以上家庭医生签约 6 000 人，签约率约 88%。

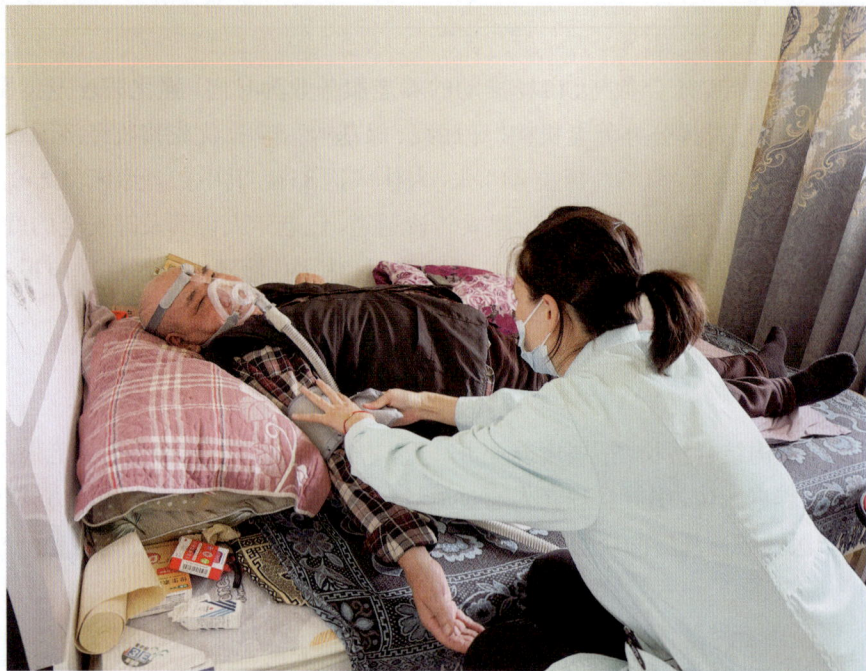

家庭医生入户服务

（四）以点带面，不断扩大为老服务覆盖面

一是按照"试点先行、分步实施，梯次推进、全面覆盖"的思路，综合利用社区资源，打造一批空间集约、就近便捷的日间照料服务中心，全面嵌入医养结合服务功能，逐步推进居家医养和社区医养结合服务。独山子区共有 19 家居家和社区养老服务站点（含在建工程 3 个，目前已完成竣工验收），其中街道养老服务中心 5 个，社区老年人日间照料站 14 个，分别与金山路街道社区卫生服务中心、西宁路街道社区卫生服务中心签订医养合作协议，提供上门医疗护理、健康管理、生活照料、精神慰藉、安宁疗护等服务，服务范围覆盖 19 个社区近万名老人。二是独山子区西宁路街道第十一社区作为克拉玛依市唯一获得全国示范性老年友好型社区荣誉称号的社区，该社区以城市基层党建与社区养老、居家养老工作相结合，创新推出"党建红 + 夕阳红"理念，打造"幸福夕阳"党建品牌项目，充分满足社区老年人多层次的养老需求。三是 2023 年西宁路街道社区卫生服务中心开展医养结合能力提升工程项目，自治区拨付 200 万元资金用于改造服务环境，合理划分健康小屋、健康体检中心等功能区域；用于医疗设备升级，提升康复诊疗水平；用于人才培训，共开展线上培训 11 人次、线下培训 45 人次；用于提供精细化的老年人医养结合服务，如：健康教育、预防保健、康复护理等。

近些年，随着独山子区人口老龄化问题的加剧，以及健康独山子战略的推动，康养产业迅速发展。旅游和康养相结合也为医养关系的发展带来了新方向。未来，独山子区将加快医养结合服务设施建设，推动为老服务和医养结合服务水平升级。同时，持续优化和完善医养结合模式，发展现代康养产业，以医疗服务为主线、健康旅游为动力、商务康养为延伸，发展现代护理与养老服务体系，打造"旅游＋医疗"康养服务新业态。

政策保障 社会协同 推进医养结合工作深入发展

新疆生产建设兵团第八师石河子市

摘要

新疆生产建设兵团第八师石河子市高度重视医养结合工作,及时出台优惠政策,鼓励社会资本投入运营;注重社会协同,健全养老体系,强化社区卫生服务,主动作为,积极开展家庭医生签约,不断改善老年的就医养老环境,逐步建成以居家为基础、社区为依托、机构为补充、医养相结合的多层次养老服务体系,更好满足了老年人多层次、多样化健康养老服务需求。

新疆生产建设兵团第八师石河子市(简称"师市")现有人口 76 万,其中 60 岁以上老年人 15.2 万,65 岁以上老年人 11.2 万。辖区内共有公立三级甲等综合医院 3 所,专科医院 3 所,一级综合医院 21 所,社区卫生服务中心、站、室 103 所;民营医院 10 所。

一、高度重视,政策推动有力

(一)出台政策强化保障

师市把医养结合工作纳入师市经济社会规划和养老服务发展总体部署,相继出台《关于全面放开养老服务市场提升养老服务质量的实施方案》《关于印发八师石河子市长期护理保险实施细则(试行)的通知》《八师石河子市深入推进医养结合发展的实施意见》等 9 个政策性文件,从强化医疗卫生与养老服务衔接、加大政府支持力度、优化保障政策、加强队伍建设等方面出台多项保障措施。

(二)鼓励社会资本参与

加强政府宏观管理,以优惠政策鼓励企业、社会资金进入养老服务业。鼓励和支持养老服务机构通过内设医疗机构或与周边医疗机构合作的模式,为入住老年人提供医疗卫生服务。截至 2023 年 12 月,具有运营养老机构 32 家,床位 5 622 张;民营养老机构 29 家,床位占比 90% 以上。

（三）落实相关优惠待遇

师市各医疗机构对 65 岁以上老年人看病就医实行优先照顾，在挂号、收费、取药、就医等醒目位置设立了"老年人优先"标志。根据需求增设老年养护床位，提高基层医疗机构康复、护理床位占比。按照《关于推进师市医疗卫生与养老服务相结合实施方案》要求，在床位补贴、土地划拨使用、医务人员配备、专项工作补贴等方面加大对民营养老机构给予政策支持，对公立医养结合机构给予同等的政策待遇。2022 年，师市拨付社会福利事业彩票公益金 468 万元，用于养老床位补贴。

二、社会协同，聚力康养发展

（一）注重医养布局

师市通过改建、扩建、租赁等方式，逐步建成天健养老院、八毛养老院等 6 家医养结合机构，银龄养老院等 26 家养老院都开设了医务室。实现"医疗为基础，产业为支撑，康养为重点"的发展格局，打造大型公立医院、团场医院为龙头，民营养老机构为补充，社区卫生服务站（社区日间照料站）、养老指挥调度中心和 2 333 999 智慧健康养老服务平台为支撑的三级网络服务体系。截至 2023 年 12 月，市区 5 个街道 57 个社区设有 14 个社区养老服务中心、24 个长者食堂，打造 15 分钟医疗卫生服务圈。师市二级以上医院均开设了老年康复科，天健养老院等 3 家医养结合机构开展了老年康复、安宁疗护等服务。

（二）重视健康教育

深入开展老年健康教育和健康知识普及，引导老年人形成科学健康的生活方式，将老年人"不得病、少得病"作为辖区医疗机构共同践行的根本目标。社区和社区卫生服务站为老年人开展养成良好的卫生习惯、科学的饮食习惯等方面教育引导。部分社区利用各类社交平台宣传普及健康知识和预防方法。有条件的老年协会和团体还自编自导涉及老年健康教育的小品、相声、快板、舞蹈等文艺节目，丰富老年人的健康生活。

（三）培养专业队伍

师市注重基层医护人员预防保健、疾病诊疗、康复护理、安宁疗护等综合连续全流程老年健康服务的技术培训。师市在全国志愿服务管理平台注册服务队伍 609 个，志愿者 9.4 万人。近三年来，共有 85 名执业医师、护士到养老机构执业。石河子大学、石河子卫生学校在临床、护理、康复等专业开设老年护理相关内容，为师市提供医养结合急需人才。

三、主动作为，服务优质高效

（一）发展社区卫生服务

师市社区卫生服务中心（站、室）医疗站点实现了全覆盖，充分发挥社区卫生服务网的作用，为老年人开展医疗卫生服务，对居家养老人员提供经常性的病理咨询、特殊照护。辖区内65岁以上老年人规范化健康管理率达84.4%。

（二）落实家庭医生签约

深化家庭医生签约服务，依托师市"智慧基层医生惠民工程"信息平台，将老年健康管理、慢性病随访管理纳入平台，实现居民诊疗、日常监测的全生命周期数据记录，通过平台分析，及时、准确向家庭医生推送居民健康预警信息，加强老年人健康指标监测，实现家庭医生精准服务。每年组织一次老年人免费体检。组建了家庭医生团队265个，签约45.65万人，对6.7万名慢性病老年人适时进行健康管理，健康管理费用每人每年202元，老年人健康档案建档率为96%。2022年，师市人均寿命为79.8岁。

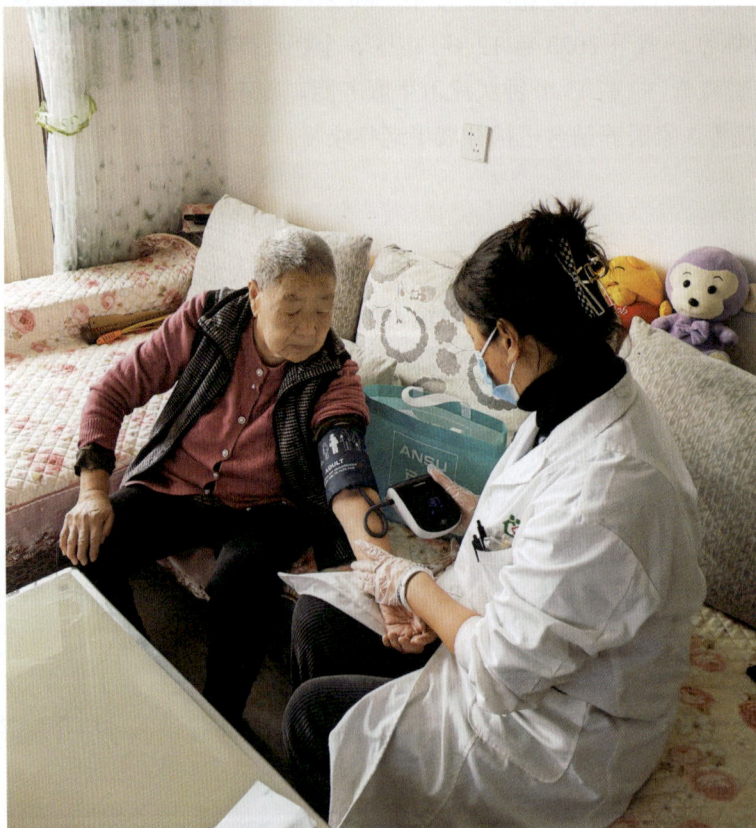

石河子镇卫生院医生定期为签约老人上门服务

（三）开展特色服务项目

针对老年人的身体状况、家庭状况、医疗情况等做好个性化服务，提供保健咨询和调理服务。普及中医药健康理念和知识，把中医适宜技术融入老年人医疗、护理、养生、康复等服务。截至2023年12月，师市共设置有中医馆（阁）45个。

（四）实现远程协同诊疗

发挥医共体作用，利用远程医疗网络和医共体总医院医疗资源优势，实现医养结合机构与医疗机构远程医疗、检查结果互认，确保老年人在团场医院享受三甲医院同等服务。

医养结合实现了资源共享、服务衔接，为广大老年人提供了专业规范、方便可及、综合连续的健康养老服务，改善了老年人养老就医环境，提升了老年人的幸福指数。

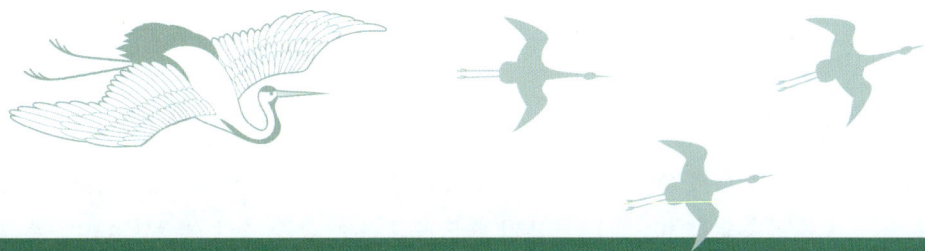

3 全国医养结合示范机构

以医助养　持续照料　创造人人向往的老年生活

乐成老年事业投资有限公司

摘　要

乐成老年事业投资有限公司是一家集生活照料、医疗、护理、康复于一体的连锁养老机构，通过自建社区医院医养结合模式的探索，构建了物理空间、服务团队、运营系统、服务体系、服务产品五个维度的结合，满足在院长辈 90% 以上的医疗服务需求，同时构建了"24 小时紧急呼叫在床边、医护在身边、社区医院在邻边、三级医院在周边"的医疗服务保障体系，切实做到了"慢病有管理、急病有措施、大病有通道"，使入住长辈的健康得到了保障，生活质量得到了提升。

乐成老年事业投资有限公司旗下的双井恭和苑是北京市首家民办营利性养老机构，首批医养结合试点机构，国家级服务业养老机构标准化试点单位，于 2012 年 10 月开始运营，地处东三环核心区域，建筑面积 27 699 平方米，276 间房，收住高龄自理、半自理、失能失智长辈，以单人居住或夫妻居住为主，2023 年平均入住率为 95%。2015 年乐成集团为满足机构长辈的医疗需求，自建了双井第二社区卫生服务中心，将"医"与"养"嫁接，通过"物理空间、服务团队、运营系统、服务产品、服务体系"五结合的模式，更好地为长辈提供医养结合服务。

一、利用平台优势，实现医养物理空间融合

在养老机构运营初期就意识到一个问题，长辈大多是多病共存，医养结合资源在医、需求在养，机构内设的医务室很难满足长辈对医疗的需求。双井恭和苑不断探索医养结合模式，建立了与双井恭和苑连廊相通的社区医院，住户只需要步行下楼，即可至医院就诊，为机构老人提供无缝衔接的医疗服务，实现了医养结合空间的融合。

二、深化团队合作，实现医养服务深度融合

养老机构与社区医院签订《医养结合服务协议》，通过派驻医护团队加社区医院的形式

为在院长辈提供医养结合服务。派驻医生 4 人、护士 8 人，执行 24 小时医护双值班，满足健康评估、日常巡诊、健康咨询、慢病管理、紧急救助、药品管理等需求。社区医院作为驻场医护的有力支撑，满足长辈门诊就医、专家会诊、健康体检、健康教育、中医康复、住院治疗、上级转诊等需求。每年到社区医院就诊近万人次，病房收住约 60 人次。构建了"24 小时紧急呼叫在床边、医护在身边、社区医院在邻边、三级医院在周边"的医疗服务保障体系，切实做到了"慢病有管理、急病有措施、大病有通道"。

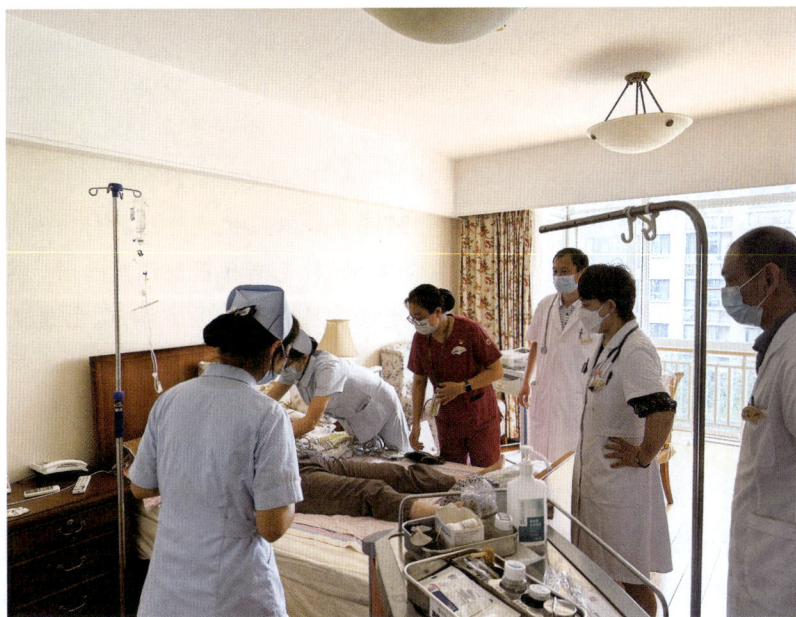

医疗养护团队为入住老人提供联合探访及康复治疗服务

三、运用信息化手段，让住户健康更有保障

机构自主研发智慧化养老运营管理系统，通过信息平台实现多学科专业联动，同时根据评估结果自动生成照护等级及对应的照护方案和计划。系统平台将医疗、养护、社工、餐饮、综合、财务等各条线的信息进行全面精细采集与记录，有效提升各专业条线横向协同效率，高效赋能为老服务。

服务产品融合医疗、养护、社工、餐饮、物业服务，医养结合作为服务产品中的基本服务内容，根据不同照护等级提供相对应的服务内容。在养护服务中及时发现医疗需求，医疗服务中强化养护服务能力，各团队互相协同，为长辈提供规范化、标准化、个性化照护服务，使长辈在医养结合的持续照料下，安全养老、健康享老。双井恭和苑的"以医助养、持续照料"服务模式打通了医疗机构、养老服务各个环节，以养老服务需求为核心，形成了一套"养、护、医、住、乐"整合式的服务体系。

多维干预方案结合　实现认知症照护特色

国投健康养老照料中心

摘　要

北京市西城区展览路国投健康养老照料中心以照护风险防护标准为基底、以认知症照护服务标准为特色，与三级综合医院、特色老年医院深度合作，制订服务规范和指导文件，完善标准化服务流程，建设多层次医疗保障体系，打造认知症特色专区，为长者提供包括认知障碍评估、个案管理、非药物干预、专区照护等系列服务，实现定期巡诊、随时预约、专家上门，满足老人一站式医养需求。

北京市西城区展览路国投健康养老照料中心（以下称"国投健康长者公寓"）是国家开发投资集团有限公司旗下三级子公司，紧邻北京市西二环，总建筑面积 3.39 万平方米，共设有 318 个房间，384 张床位。2018 年 3 月取得养老机构资质正式运营，现运营近 6 年，入住率近 80%。国投健康长者公寓按照老年人建筑设计标准和医疗机构标准改造，加强功能区域优化升级，丰富老人生活照护需求，内设 1 400 平方米医务室，利用"医养一体化"的服务模式，提供中西医门诊、康复理疗、专业护理、药品服务、医疗风险评估、慢性病管理、健康咨询、简易体检等多样化医疗服务，致力于失能失智长者服务的难点痛点，设立认知症特色专区，建设成为集医疗护理、康复保健、生活照料、特色康乐活动、健康膳食、认知症特色服务功能为一体的医养结合长者公寓，"医疗"与"养老"有效融合。

一、建立制度完善规范，提供标准化优质服务

公司以国家法律法规和行业标准为准绳，以照护风险防护标准为基底、认知症照护服务标准为特色，运用现代化企业管理制度，通过不断摸索实践，进行服务流程分析和优化，并制订服务规范和指导文件，建立培训指导机制和绩效考核机制；在服务提供、运营管理、评价改进 3 大类别，建立了 14 项二级模块，26 项服务标准；其中包括医疗、护理、康复等医疗服务制度 11 项，操作规范 50 项，卫生清洁、修饰、饮食起居等生活照料服务制度 17 项、操作规范 49 项。通过标准化制度，做到精细化管理、制度化管理，实现环境设施好，人员队伍强，内部管理全，信息管理精，服务效果优。

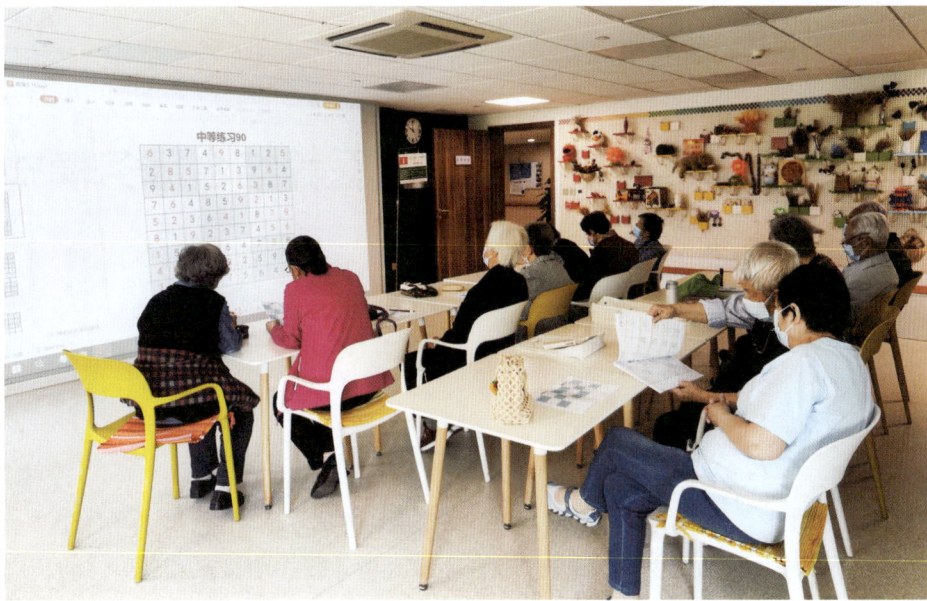

开展认知症非药物干预课程

二、以多样化方案打造认知症特色专区

打造认知症特色专区，为长者提供包括认知障碍评估、个案管理、非药物干预、专区照护等系列服务，承接北京市科委课题"失智长者照护空间建筑环境及智能化设施研究"。制订系统的失智照护非医疗干预体系，包括音乐疗法、触摸疗法、怀旧疗法、创作疗法等非药物干预课程，利用多感官刺激方式，为长者开展失智干预和康乐活动，开展"脑健康"筛查和干预工作和"每天 1 小时"志愿陪伴服务，及时了解入住长者的心理动态，帮助长者情绪疏导和心理支持干预，协助长者解决各类问题。

三、多措并举提高专业化服务水准

依托内设医务室开展专业化医护治疗服务，实施维持性治疗及护理、定期检测、生活方式干预等慢性病管理服务，同时提供吸痰、雾化吸入、口腔护理、压疮护理、留置尿管、造瘘口护理等专科护理操作；提供集体预防性康复训练服务和个性化一对一康复计划，同时开展磁疗、电疗、中医推拿等普惠式养生保健服务和中医特色服务项目。与三级综合医院、特色老年医院深度合作，建立长者就医绿色通道，常态主任医师巡诊查房，急救中心、急救站点驻场保障，实现定期巡诊、随时预约、专家上门，满足老人一站式医养需求。与行业领先高等院校、科研院所合作，对护理人员进行技术和学术指导，并研究老年相关疾病的干预机制。

社区嵌入式小微机构＋居家医养结合服务模式

北京市海淀区学院路优护万家养老照料中心

摘　要

优护万家医养机构从长者高龄、失能及多病共存的特点出发，发挥自身医、护、康、养团队优势，在二里庄小区建立"社区嵌入式医养结合小微机构"。机构以社区卫生站＋养老照料中心为主体，以社区驿站为延伸，以职业技能培训学校人才培养为服务保障的养老服务综合体。为辖区及周边社区居民提供社区医疗、集中养老、康养娱乐、老年餐桌、家庭医生及家庭养老床位等综合性、普惠性的医养服务，形成与常住人口、服务半径挂钩，城乡协同、全面覆盖的三级医疗养老服务网络。

"优护万家养老照料中心"位于老年人口密集的二里庄小区内，旨在打造"家门口的养老院"，让老年人不出社区，在"熟悉"的环境下延续晚年生活，养老照料中心设置长期照护床位70张，日间照料床位10张，配套建设康复区、助浴室、功能评估室、室外活动区、护理站等功能区域。依据长者身体状况、健康程度以及医养需求，组建了一支以养老为基础，医疗有效补充、护理全程参与的"三结合""多层次"医养结合型服务团队，保障老人对"医养"服务的需求。

一、精准定位、功能齐全，社区嵌入式医养机构作用突显

二里庄社区卫生服务站内设全科、内科、中医科、口腔科、检验科、医学影像科等专业科室，除为辖区内居民提供基本公共卫生服务及日常诊疗服务外，还为入住长者提供多学科查房、专家会诊、24小时应急响应、慢性病管理、康复理疗、管路护理、临床检验、临床检查、心理慰藉、安宁疗护等专业的医疗、护理保障。在优护万家医养机构多措并举、专业优质的照护下，辖区内及周边居民的生命质量及生活幸福感均得到了不同程度的提升。

2023年12月，机构在住长者68人，多为复杂性综合疾病、亚急性疾病后期、功能损伤、临终等中重度失能失智的护理型长者。开业至今已累计入住长者300余人，安宁疗护长者80余人，功能及术后康复长者25人，综合疾病延续护理长者100余人（含气管切开、呼吸机辅助呼吸、腹透、失智、多管路及造口护理长者）。

二、智慧医养、共建共享，医疗服务全面提质升级新格局

二里庄社区卫生服务站属于基层医疗机构，服务能力不足以覆盖辖区居民的全部诊疗服务，如危急重病的处理、专科疑难病症等。为此，二里庄社区卫生服务站与北京大学第三医院正式签订医联体合作协议书，在医联体的支持下，逐步实现标本送检、人才进修、双向转诊、远程会诊信息平台等工作，实现覆盖上级医院、社区医疗机构与养老机构之间的智慧医养服务网络。逐步形成了"基层首诊、双向转诊、急慢分治、上下联动"的就医新格局，极大缓解了机构入住长者及辖区居民就医难的问题。

三、全面照顾、个别关怀，医养结合为养老注入新活力

优护万家医养机构在为入住长者提供医养结合服务的同时，通过家庭医生、家庭养老床位等国家政策，辐射周边社区与近千名长者签订"家庭医生、家庭养老床位"协议，把服务区域延伸至长者家中、身边、床旁，开展慢性病管理、医护诊疗、康复指导、生活照护、助餐助浴、陪同代办等服务。平均每年为辖区开展社区居家服务 60 000 余人次，2023 年，提供居家上门服务共计 15 129 人次，助餐服务近 30 000 人次，社区活动 300 余场，参与活动 20 000 余人次。

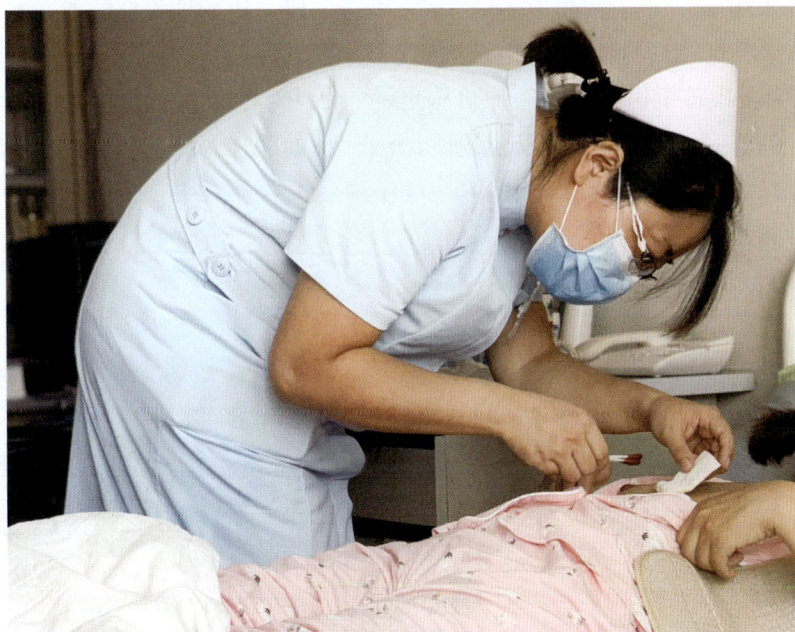

为辖区居民提供医养结合上门服务

优护万家医养机构通过多年的实践与积累，打造社区嵌入式医养结合机构，这是优护万家为民解困、为老谋福祉的初心与使命，未来将继续深化"机构居家化"和"居家专业化"医疗、养老的融合发展。

医养结合打通养老"最后一公里"

天津延安医院

摘 要

天津延安医院是 1998 年成立的医养结合型机构，推行以医疗照护、社会关怀、家庭支持等多层次、多样化医养服务。天津延安医院致力于"安宁疗护"事业，20 余年来服务安宁疗护老人 6 万余人。

天津延安医院成立于 1998 年，隶属于鹤童老年福利协会，是天津市首家面向老年人群体的民办非营利性一级甲等医疗机构。开设老年病科、临终关怀科、康复医学科等科室。医院本着"敬畏生命、热爱生命、关怀生命"的宗旨，成立伊始便设立临终关怀科，并致力于"安宁疗护"事业，自设立以来，累计接待安宁疗护老人 6 万余人。2001 年，天津延安医院被批准成为全市首批医保定点医疗机构之一，系中国心理卫生协会临终关怀事业委员会团体会员单位。天津延安医院以公益性、专业性、前瞻性为特色，打造天津市医养结合"新名片"。

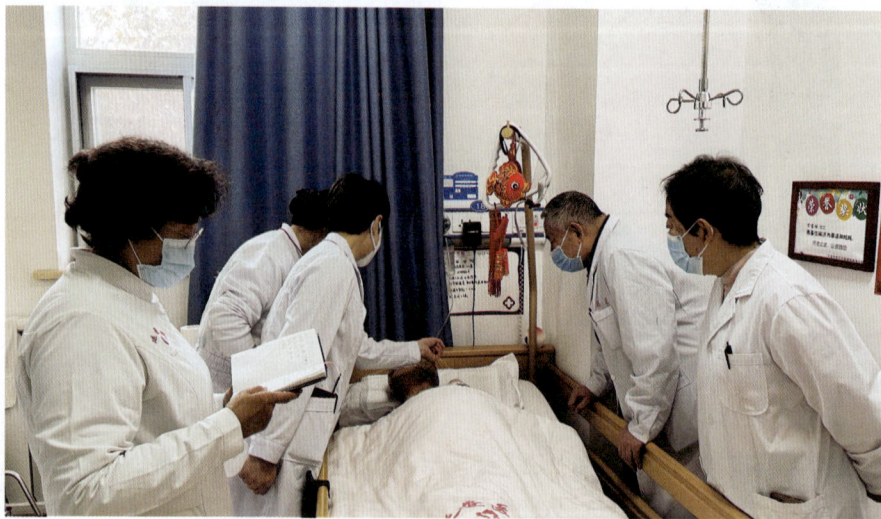

多学科专家综合查房

一、以刚性需求为导向的全链条标准体系建设

对标老年人的多层次的刚性需求，制订需求清单，提供以医疗照护、营养康复、社会关怀、家庭支持等多样化医养结合服务。同时，让机构服务辐射社区和居家，形成机构社区居家相协调，医养康养相融合的"六融合"服务体系。

六融合：一是医疗与养老相融合；二是康复与养老相融合；三是健康管理与养老相融合；四是心理健康服务与养老相融合；五是安宁疗护与养老相融合；六是中医特色与养老相融合。

二、以功能重塑为基础的全天候服务体系建设

天津延安医院改变以往单纯的医学诊断评估，而是以"医师医学诊断＋认知功能评估＋护理需求评估＋营养个案评估＋康复预期评估＋社工家庭评估"为出发点的全方位评估。

医生根据老人的情况制订相应的对症治疗、减轻痛苦、缓解疼痛、延缓生命的治疗方案；医疗护理针对老人的身体情况配合医生的治疗方案制订相应的护理计划，特别是很多来院的老人因长期卧床患有压疮，经过每天换药、翻身等重点护理，大部分老人的压疮都在院内得到治愈。营养专家为老人制订个性化营养膳食方案，根据不同老人的需求提供普食、半流食、流食、鼻饲匀浆膳，并且根据需要制订肠外营养处方。专业的生活护理团队为老人提供全天候的生活护理，保证老人生活干净、舒适。医疗社工针对老人特殊的心理需求使用语言疏导、音乐和熏香舒缓情绪。临终的患者面临死亡的不同心情医疗社工为其进行心理辅导；同时对临终患者的家属进行哀伤辅导。康复治疗团队对患者进行康复预期和能力评估制订专业的康复治疗计划。

三、以机构社区居家为要素的全方位医养内涵建设

延安医院创新建立以人为本的"管家式服务"工作机制，以机构为核心打造医养服务"总服务台"、社区居家"15分钟医养服务圈"。利用医养专业团队制订服务需求清单目录，涵盖生活照护、助医服务、供餐服务、康复服务、心理支持等，同时精准对接失能、失智等老年人的居家养老服务需求。

养老到河北　乐享"离京不离家"的幸福

三河市燕达金色年华健康养护中心

摘要

燕达国际健康城是集医、教、研、养、康为一体的大型康养综合体，其健康城内的河北燕达医院为大型三级甲等综合医院，燕达金色年华健康养护中心为养老板块。燕达国际健康城积极探索"医养结合的燕达模式"，将医疗和养护两大核心板块深度融合，推动实现养老机构、医疗机构和社会多方共赢，并在促进养老产业发展、疏解北京非首都功能、推进京津冀协同发展等方面发挥了积极作用。

燕达金色年华健康养护中心坐落于三河市燕郊开发区，总投资 100 亿元，总建筑面积 92 万平方米，设置养老床位 15 000 张，现有医疗卫生服务人员 1 871 人，养老服务人员 2 056 人，该养护中心于 2010 年底开始运营，截至 2023 年底，共入住 6 000 余人，其中 98% 为京籍长者。养护中心秉承"提高生活质量、保障健康安全、延长寿命"的服务宗旨，全程解决自理、介助介护、认知照护和舒缓疗护等不同养老养护需求，是全程化持续照护养老社区。

一、实践医养结合，先试为养老机构打样

（一）五大板块相互依托，成就医养结合的基础

早在 10 多年前，燕达的规划蓝图中就制订了"医养结合"模式。燕达国际健康城以一站式的健康服务，为广大健康养老倡导者提供医疗服务和养老服务业务。

（二）设施完善，服务创新，环境优美

燕达养护中心主营养老业务，实行分区居住，分级管理，设置了家居式和宾馆式养老居所；打造超过 60% 绿地的园林式园区环境；投入丰富的娱乐康体设施；开设老年大学、银行、超市等各种综合服务场所。

（三）三级医疗保障体系为健康保驾护航

每栋养护楼配置护士站，设保健医师，提供上门健康保健服务。园区内配备了燕达医院综合门诊，解决老人基本医疗需求、开展慢性病管理，在出现重大疾病时，全面快速对接燕达医院，赢取黄金救治时间。燕达医院是三级甲等综合医院，提供专业救治的同时，为老人开设免费体检、预防保健、疾病干预和出院回访等多项专业服务。由此构建了医养互融的三级医疗保障体系。

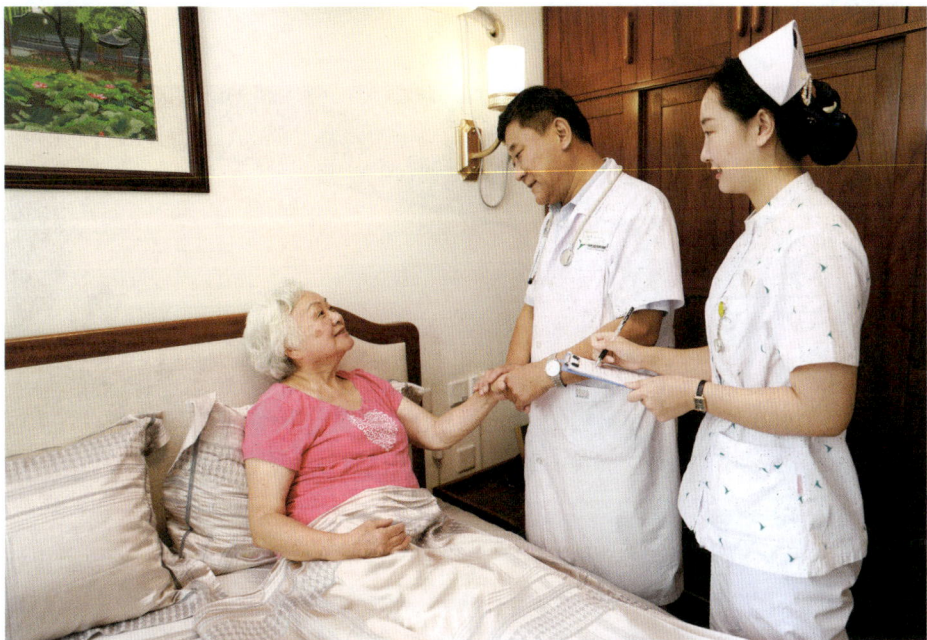

燕达养护中心保健医师上门服务

二、融入康复供给，医养康相结合模式变"被动"为"主动"

（一）融入康复服务，逐步探索出"燕达模式"

燕达在多年经营实践中，充分调动各方资源，积极参与养老服务体系建设，升级融入康复板块，于2018年推出了"医养康相结合"养老服务模式，兼顾服务对象的共性和个性，在为不同健康状况的老人提供不同服务项目的基础上，充分考虑到老年人健康状况的动态变化，设计具有可选择性的养老服务包，从而向全体老年人提供可以满足他们不同需求的整体解决方案。

（二）医养康相结合模式的内涵与意义

"燕达模式"以老年人生活照料服务为基础，加强疾病预防，有病及时医治，慢性病规范管理，急病到燕达医院进一步抢救诊治，后续康复训练等服务供给，同时增强对老人的健康宣教、健康管理、康复培训、精神慰藉、心理干预等服务措施，改变过去"以疾病为中心"的被动服务为"以健康为中心"的主动服务；为健康老年人提供活动、教育、养生、旅游和社会参与等有益身心健康的文化娱乐服务；积极打造拓展老人健康教育、技能培训，扩大老年人社会参与、促进自我实现的老年大学，充分发挥健康老年人的余热和帮扶作用，增进老年人身心健康与社会认同。

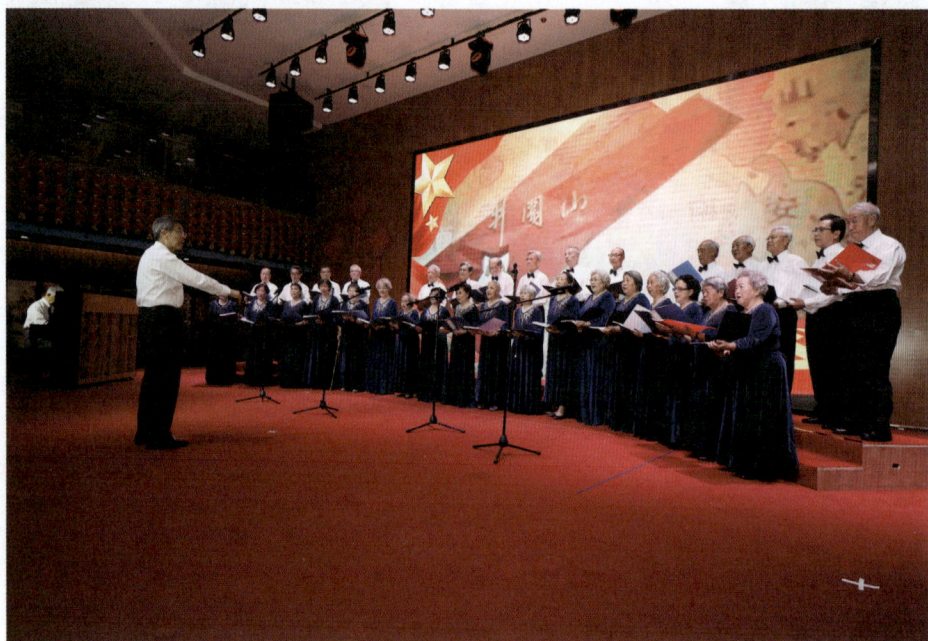

燕达养护中心老年大学合唱表演

擦亮医养结合品牌　构建品质化养老模式

巨鹿县福缘居老年医养中心

摘　要

巨鹿县福缘居老年医养中心是县级医院较早延伸医养布局的典型示范。坚守"三个尊严"初心，即"让入住的老人有尊严、让入住老人的子女有尊严、让机构的工作人员有尊严"，致力服务好失能半失能老人，着力老年人关爱体系建设。

2014年邢台市第九医院成立了福缘居老年医养中心，推出"医养一体"的医疗服务模式，该中心是集医疗护理、健康疗养、养老照护、康复治疗、安宁疗护服务、娱乐活动、居家护理服务、老年教育于一体的医养结合智慧养老中心，占地面积22亩，总建筑面积2.3万平方米，截至2023年底，管护人员共78人，入住老人共199人，2/3的老人享受护理险，自付643~1 157元。中心探索实行"一拖三"（堤村分中心、祥和园分中心、夕阳红分中心）人文关怀医养结合管理服务模式，通过"培训＋实践"培育医养复合型人才，用"幸福有您，关爱有我"的服务理念，把细心、耐心、热心变成一种亲情的体现。

一、医养结合以"医"当先

医疗方面依托于老年病科，住院医师每日带队查房，老人在需要治疗时，能第一时间得到专业的医疗服务；在病情稳定期，能及时回到养老机构，实现医养的"无缝对接"，健康有了保障，让各类情况不同的老年人都可以在这里安享晚年。医养中心对入住的老人做到生活照护家庭化，健康管理常规化，安全管理持续化，护理工作流程化，优质服务人性化。护士、护理员24小时值班，实行无陪护管理，全程专业服务。同时开展安宁疗护服务，最大限度减轻痛苦和不适症状，帮助患者舒适、安详、有尊严离世。

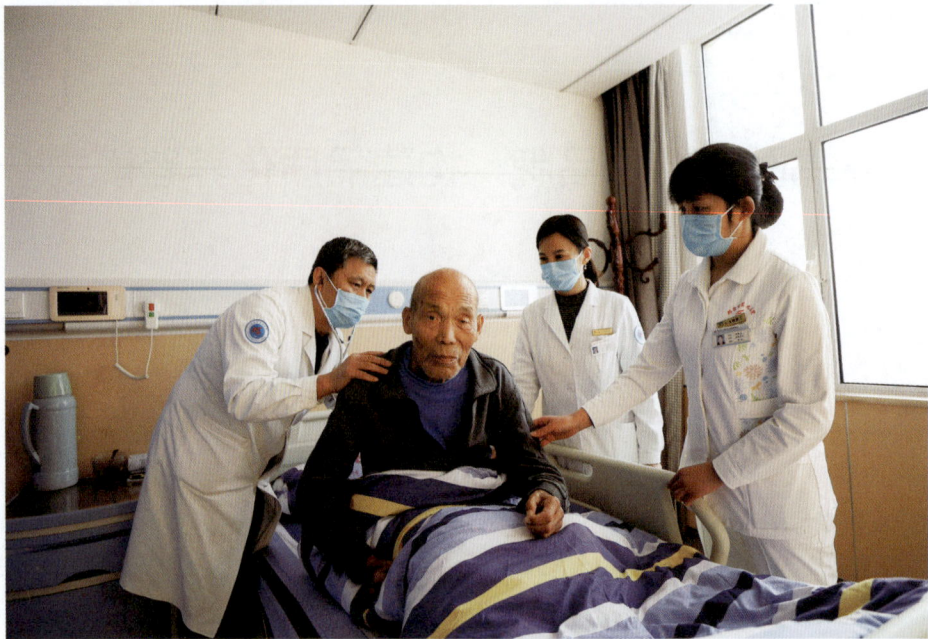

为入住老人日常查体

设立康复大厅，耗资100多万，采购器械20余台，由专业康复医生为入住老人做身体评估，针对不同老人的身体状况，进行康复计划指导，并陆续开展多种中医理疗项目。运用针灸＋红外线治疗老年性尿急尿频、尿潴留，敷贴治疗老年性便秘、失眠等难题，有效减轻了老年人的痛苦。为了减轻家庭的经济负担，康复大厅试行了"减一点、免一点"收费举措：收费较高的康复项目实行免费、收费中等的减半收费、收费低的全额收费，促进了家庭给老人康复治疗的积极性，减少了老年人致残的概率。

二、推广亲情服务模式

每周开展"孝老敬老"系列活动，截至2023年底，已累计服务3 600余人次，切实提升了院区工作人员的爱老、助老、敬老之情；成立巨鹿县老年大学分校，设立多种课程，让老人的生活更丰富；医养中心内设置书法室、手工室等，组织老人做保健操等多种娱乐活动；每月举办生日祝福会，每年春节、中秋节、重阳节等传统节日举办联欢庆祝活动；聘请专业的理发师为老人做头部护理、理发、剃须；组织社会志愿者定期免费为老人修脚，全方位提供家庭式服务；在院内培育种植艾草、药菊等中药材，收获后免费供入住老人使用。

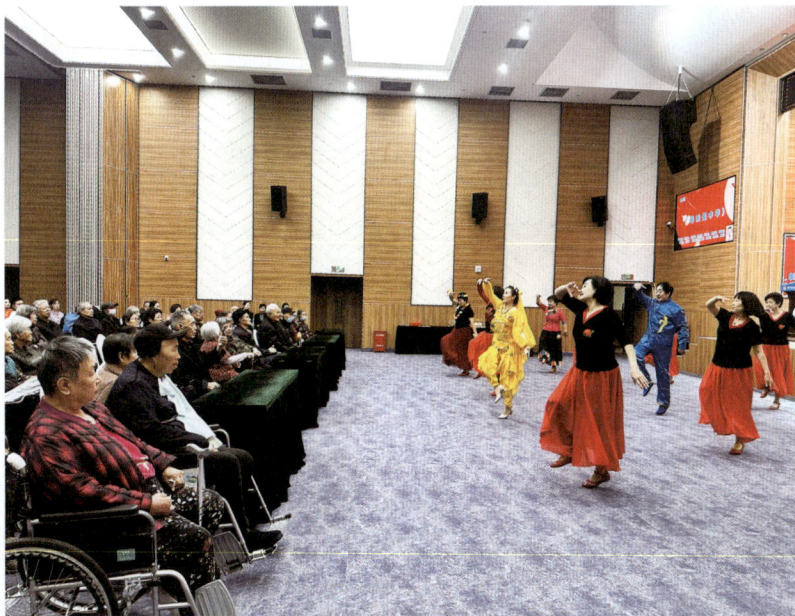

举办 2023 年元旦联欢活动

　　全方位守护老人幸福生活，成立营养餐厅，聘请专业营养师，为老年人设计专属菜品。随着季节变换、老人的需求每周更换食谱，为入住老人提供低糖、低脂、健康的营养食谱，支持高血压、糖尿病等慢性疾病的用餐，让老人吃得健康。同时餐厅设有用餐包间，满足老人及其家属足不出户就能聚餐的需求。

三、以互联网为基托，智能化享受养老生活

　　创建"系统＋服务＋老人＋终端"的智慧养老服务模式，推出智慧养老系统、智能探视系统、智能健康监测系统、智能巡更系统以及智能定位系统。智能呼叫解决了家属探视的问题；智能巡更系统每两小时巡视一次，系统自动记录，每周对巡视情况进行通报，严格管理与绩效挂钩，确保按时巡视，及时发现问题及时处理，将问题解决在萌芽状态，实现安全保障常态化；智能定位、远程巡视系统，防止老人走失；智能化生命体征监测，减少人力投入，利用智能手机、智能穿戴设备等对老年人进行持续的健康状况跟踪，并记录个人电子健康档案；智慧养老系统，将老人档案、协议签署、文字材料、医疗数据等录入系统，实现基本数据一键统计，有效提高工作效率。

不断丰富医养结合服务内容
努力提升老年人一体化养老服务需求

石家庄平安医院

摘　要

石家庄平安医院创办平安养老院（石家庄市首家由民营医疗机构建设的养老院）、裕翔社区卫生服务中心、裕翔社区医养结合服务中心以及安宁疗护中心。依托自身医疗资源，打造"医养护乐"四位一体医养结合模式。"医"即打通就诊绿色通道，建立专家联合会诊机制；"养"即专职医生定期巡诊，专业营养师定制餐谱；"护"即护—医—护全程护理；"乐"即开展文娱活动，将老有所"养"、老有所"医"落到实处。

石家庄平安医院（以下简称"平安医院"）是一家三级甲等中西医结合医院，隶属河北平安健康集团股份有限公司，占地面积110亩，总建筑面积6.5万平方米，医疗床位800张，医养结合床位308张，入住率95%以上，失能床位入住率100%，医养结合专职人员70余人。平安医院依据《老年人照料设施建筑设计标准》《养老机构服务质量基本规范》《居家和社区医养结合综合服务指南（试行）》等要求，改进了医养结合设施环境，建立了医养结合相关管理制度50余个。

一、强化组织领导，不断改进医养结合设施环境

平安医院建立了由院长任组长，主管院长任副组长，老年病、ICU、肺病等相关科室主任及护士长任组员的领导小组，依据《老年人照料设施建筑设计标准》，先后投入资金1 000余万元，对平安养老院、裕翔社区卫生服务中心、安宁疗护中心等相关场所进行适老化改造，改造面积1万平方米。

二、强化医疗优势，持续拓展医养结合服务功能

（一）努力提升医养结合服务内涵

平安医院裕翔社区医养结合服务中心依托"医养护乐"四位一体医养结合经验做法，联合裕翔社区卫生服务中心将服务项目扩展为13类102项。上线"智慧养老"服务平台，为空巢独居老人配备"一键式"呼叫等智能设备，对居家老人进行远程生命体征监测；探索开展"互联网＋医疗护理＋生活照护"线上下单服务，满足老人用药、陪诊、康复保健等基本需求以及个性化诊疗、康养需求。中心为老人提供常规查床诊疗、血常规、尿常规等检查，更换尿管、胃管等基础护理，灌肠术、压疮护理等专科护理，对老人进行康复指导与状态评估、各种功能训练以及全身、肢体的康复按摩，年平均服务10 671人次，总体满意度达98.9%。

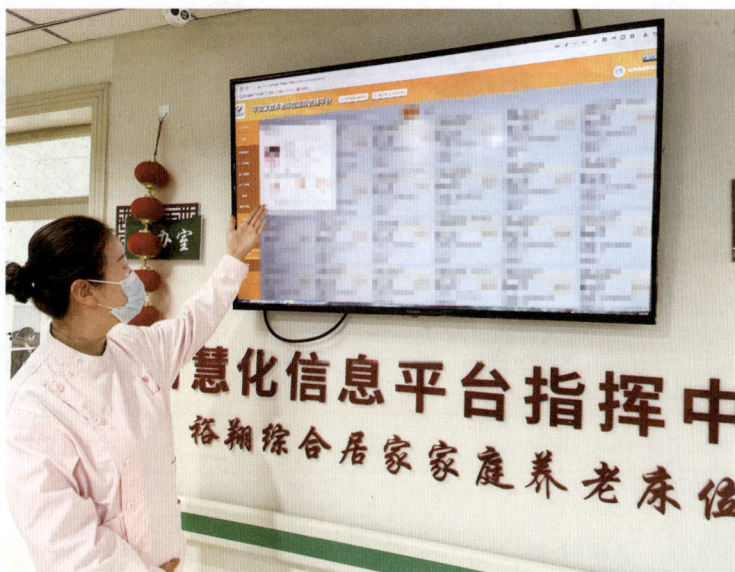

社区医养中心智慧养老平台

（二）持续完善医养结合服务管理制度

平安医院安宁疗护中心作为河北省安宁疗护试点单位，制订石家庄市地方标准《医疗机构安宁疗护服务规范》（DB 1301/T 490—2023），不断改进完善工作制度。中心设置服务、管理、生活辅助三大功能区，拥有全科医生、安宁疗护护士、心理咨询师、社会工作者等跨学科、多元化、专业化团队，实施联合查房制度，联合养老院、社区以及居家中心为服务半径内居家养老的老人提供个性化疗护服务。中心注重舒适照护，提供灵性关怀、哀伤辅导等诊疗服务以及遗体料理等延伸服务，打通了医养结合最后一公里，累计收住终末期患者260余人，其中65%左右为晚期肿瘤患者、35%为慢性病晚期患者。

（三）不断优化医养结合服务流程

平安医院开设的平安养老院作为四级养老院，以慢性病老人和失能人群作为重点保障对象，其中重度失能、中度失能和轻度失能占 95% 以上，慢性病患者占比达到 100%。依托医院自身医疗资源，平安养老院实现了"5 分钟就医圈"，优化了就医绿色通道。平安医院接诊科室可根据养老院医生的诊断进行进一步检查，可先治疗后付费，疑难病例开展院内会诊，并可随时邀请省内相关专业专家会诊，节省了时间和费用，真正做到了为老人健康保驾护航。

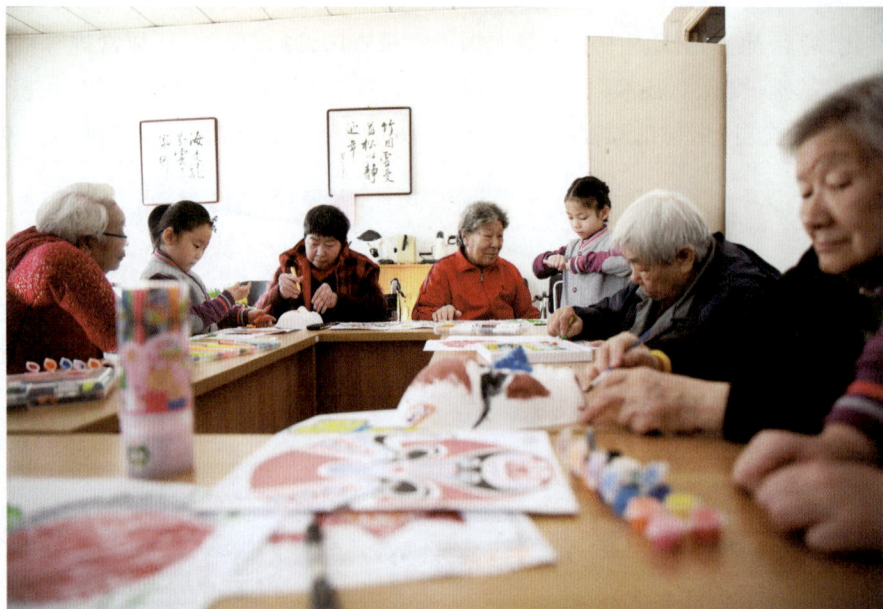

平安养老院丰富多彩的日常生活

依托医养结合标准管理体系
打造"医养康教"服务品牌

泊头福星园护理院

摘　要

　　泊头福星园护理院始终秉承"帮天下儿女尽孝、替世上父母解难、为党和政府分忧"的服务理念，构建起了"医、养、康、教"四位一体医养结合的养老服务模式，形成了集医疗护理、生活照料、康复保健、休闲娱乐、心理疏导、安宁疗护和职业教育于一体的多元化医养结合服务体系，为开展高质量的医养结合服务夯实了基础。福星园是全国养老服务先进单位、河北省医养结合试点单位、河北康复辅助器具应用示范单位和医养结合优质服务单位，并已连续两次被评为"五星级养老机构"和5A级社会组织。福星园已承办河北省养老机构负责人培训和医养结合培训10余次，向7 000多人次养老机构管理人员分享医养结合运营经验。

　　泊头福星园护理院（以下简称"福星园"）是2015年在福星园老年公寓的基础上，成立的医养结合、医保定点机构。福星园开设有内科、中医科、放射科、检验科和康复医学科等科室，长期聘请北京大学第三医院中医康复和影像学专家、河北省优抚医院的康复医学专家团队、河北省第二医院护理学团队来指导医养结合工作、培训医养结合团队。福星园能够为长期卧床、大病初愈、失能失智、重症晚期及其他有长期医疗护理服务需求的老年人提供医疗护理、康复理疗、营养指导、心理疏导等服务。

一、重品质、严要求，建立标准化的医养结合服务体系

　　福星园不断探索和提高医养结合服务质量和管理水平，先后构建了由338项标准组成，覆盖通用基础标准、服务保障标准、服务提供标准、岗位工作标准四大板块的医养结合标准体系，实施PDCA全程规范化管控，形成了统一领导、统一组织、统一协调、统一实施的工作格局和责任明确、协调顺畅、执行有力的精细化组织管理机制，逐步实现医养结合工作的规范化、程序化、常态化。

以"家庭式医养、标准化管理、亲情化服务"为目标,福星园开设了1 000余平方米的康复理疗大厅,引进了悬吊康复系统、四肢联动康复器、生物刺激反馈仪、空气压力波循环治疗仪、减重步态训练器、体外冲击波疼痛治疗仪、中医经络检测仪等仪器设备,为老年人制订个性化医养照护计划和康复理疗方案,确保每位老人都能享受到一站式专家诊疗服务,全方位提升了医养结合服务的软硬件实力。

福星园还精心选购了先进的老年康复训练设备,聘请专业的康复专家团队,创新推出"活力再现"老年康复训练项目,该项目以延缓衰老和失能预防为目的,融入现代康复的医学训练疗法理念,既能够为失能、半失能老人提供康复治疗,又能够调理亚健康人群的身体状态。

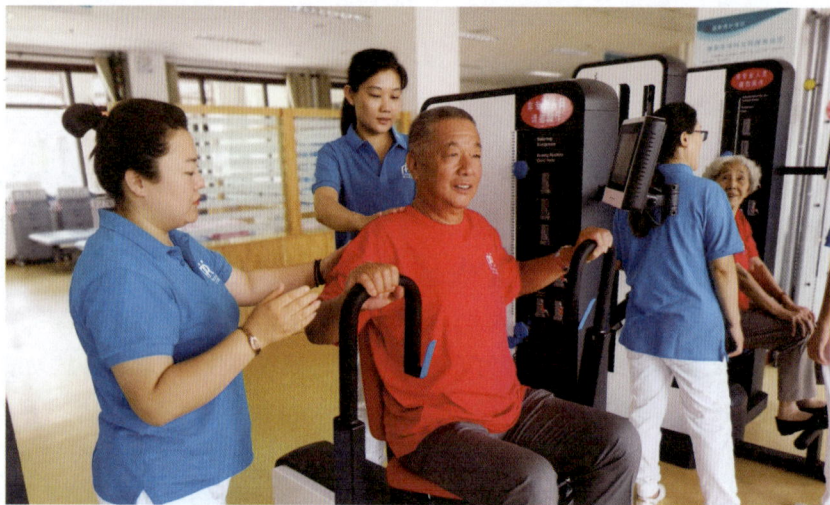

老年人正在进行"活力再现"康复训练

二、育人才,谋发展,推广"四位一体"医养服务模式

福星园拥有专业技术人员216名,其中具备中高级职称的医护人员30余名。为不断提升专业人员能力,一是长期聘请影像学专家和康复专家团队、保健学专家、中医等,组建医疗服务专家团队,每周轮流来护理院进行医疗服务、技术指导、人员培训。二是与当地多家综合医院、中西医结合医院建立合作关系,对技术服务团队进行系统培训和外派进修,不断提升技能水平。三是做到日日有分享、周周有培训、月月有比赛,以赛促训、以训强技,并通过选拔参加养老护理和康复技能大赛,选树服务模范、技术能手,形成人才培养"比、学、赶、帮、超"的浓厚氛围。

2020年,中国老龄事业发展基金会"健康养老服务人才培训基地"在福星园挂牌成立,福星园加强培训基地建设,在教学办公场地的改造、教学及管理人员的选拔配备、教学设施器材的更新等方面不断完善。2023年,福星园累计培训健康养老服务人才3 000余名,不仅能够满足本机构的需求,还为北京、天津等地的养老机构输送了大量人才。

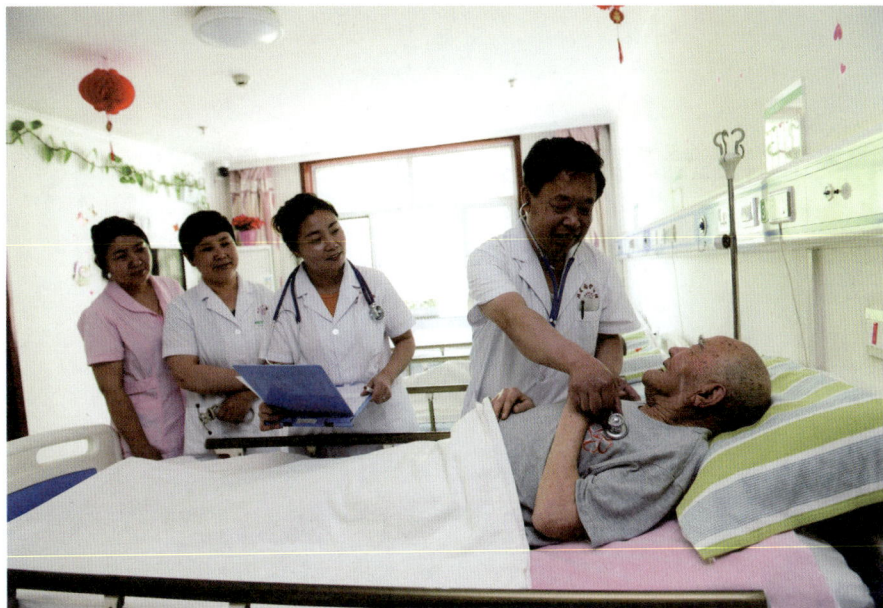

医疗护理团队为老年人检查身体

近年来，福星园平均入住率现已达98%，通过康复治疗、精心护理，已有1 000余人由不能自理恢复至自理或半自理，老年人身体压疮、褥疮也由重转轻至痊愈，减轻了病痛，让每一位老年人都能有尊严地享受晚年生活。福星园不仅为老年人提供了全面的医养结合服务，更让他们过上了有尊严、有质量的晚年生活。

医养"联姻"护航老人幸福晚年

易县杏林医院

摘　要

易县杏林医院以医带养、以养促医，积极探索"两院一体"模式，养老、医疗、护理、康复、精神关怀以及安宁疗护同步开展，实现养老机构与医院一体化建设，开启健康养老新征程。

易县杏林医院创建于 2000 年，占地面积 99 亩，建筑总面积 40 000 多平方米，设计床位 499 张，为二级综合医院。医院现有职工 460 人，医疗、护理等医养结合专业人员 308 人；养老护理员 49 名、社工师 4 名、心理咨询师 1 名、康复专业人员 27 人。易县杏林老年公寓位于杏林医院院内，属四星级养老机构，审批床位 220 张，截至 2023 年底，收住长者 190 余名。通过提升居住环境舒适度、提升人才队伍专业度、提升服务效果满意度，实现医疗卫生与养老服务资源有序共享、有机融合。

2019—2023 年易县杏林医院累计为 1 040 名长者提供稳定期生活照料服务，助力老年人安享幸福晚年。健康巡查常态化：2019 年以来医生查房 26 576 人次，门诊医疗服务 2 322 人次，住院医疗服务 624 人次，健康体检 523 人次，康复服务 20 人次，安宁疗护服务 18 人次。评估留档精细化：建立健康档案 485 份，更新 134 份，对老年人开展健康和需求综合评估 1 061 人次。居家服务可及化：2023 年提供居家医疗服务 287 人次，居家生活照护 48 人次，解决老年人和家庭的实际困难。宣教培训广泛化：开展健康讲座 9 次，提供免费居家从业人员培训 39 人次；开展养老护理员理论及实操在岗职业技能培训 182 人次。

一、培养一批专业护理员，打造优质护理团队

医院长期举办护理员培训班，鉴于养老护理行业从业者年龄偏大、学历偏低、护理技能专业性不足的现状，培养老年护理从业者显得尤为重要，养老护理员通过培训可以学到最新养老知识和技能，了解老年特殊需求及健康问题，掌握如何正确使用护理设备、急救技能、心理支持等方面的知识，从而提供更专业、更细致的护理服务。截至 2023 年底，已举办 8 期，培养护理员 230 余名且均取得技能证书。同时针对居家护理人员推出培训课程，为家

属及在职的护工、保姆等人员提供免费护理培训，打造"为老服务圈"。

二、发展两大特色专科，提升医疗服务水平

康复医学科建筑面积 2 400 平方米，康复训练区设置康复评定室、运动功能、感觉功能、言语功能、认知功能、吞咽功能、物理治疗等治疗区；探索无陪护模式，通过培训康复专业护理人员解决患者住院周期长、家属陪护成本高、护理专业知识不足的问题，实现了康养的深度融合。

老年病科开放床位 35 张，实力雄厚的人才梯队满足老年人常见病、多发病的及时救治。可收治完全失能老人、昏迷老人、康复期老人、气切老人、鼻饲老人、大病恢复期老人、需要安宁疗护的老人等，老人无论是医疗、养老、康复都可以根据身体状况进入相应服务模式，不断满足老人的实际需求。

三、实施三项优惠政策，落实全程跟踪服务

入住老年公寓的老人享受优先诊疗、全程监测、及时转诊等服务。优先诊疗：正式入住的老人，门诊就医享受优先挂号、优先检查、优先诊疗、免专家挂号费的优惠政策，办理住院手续可享受先诊疗后付费一站式服务。全程监测：老人入住进行健康体检，建立健康档案，每年进行一次全面的免费健康体检；护士每天对老人基本体征进行监测，观察记录血压、心率、体温、睡眠、服药等情况；医师定期进行巡诊、查房，对在院老人身体进行评估，掌握老人潜在疾病隐患，及时给予健康指导；定期为老人进行健康讲座及义诊，提高老年人健康知识水平。及时转诊：医院为老人住院开设了绿色通道，流程简单快捷，当老人需要住院治疗时，确保在 6 分钟之内将老人转入急诊科或相应的专科病房进行进一步治疗。

三甲公立医院护航医养　动态服务满足群众需求

长治市第二人民医院

摘 要

长治市第二人民医院发挥公立医院资源优势，创建"医养结合护理院"，设医疗专护区和生活照护区，通过"369"照护模式，重点为失能、半失能老人提供"治疗期住院、康复期护理、稳定期生活照料、临终期安宁疗护"的综合性服务。实行小病、慢性病治疗在护理院内部不同区之间双向转诊，危急重症治疗在护理院和医院间双向转诊，形成了急慢分治、双向转诊"公立医院＋养老服务"的医养服务模式。2020—2023 年，入住率均达 70% 以上，失能、失智老年人占比达 88%。

2016 年 6 月以来，长治市第二人民医院发挥三甲公立医院的资源优势，运营长治市上党区安馨养老中心，创建"医养结合护理院"。完善医、养、康、尊、娱、为的服务内容，提供"治疗期住院、康复期护理、稳定期生活照料、临终期安宁疗护"综合连续的医疗养老服务，运营以来共收住老人 732 人，先行探索的"公立医院＋养老服务"医养模式做成了长治市医养结合服务标杆。

一、完善环境设施建设，提升老人宜居程度

按照相关医疗机构建筑设计规范及《老年人照料设施建筑设计标准》《建筑设计防火规范》《无障碍设计规范》等国家相关标准要求，护理院建设有医疗专护区、生活照护区、康复理疗区、娱乐活动区、营养膳食区等多个配套功能区，配备有完善的医疗急救、保健康复、娱乐等设施 200 余台，主要为医疗需求旺盛的失能、半失能的老人，特别是出院后有延续服务需求的（带管道、伤口、持续治疗、康复训练等）群体。同时将人性化设计融入护理院建设，内设娱乐大厅、就餐区、活动室、棋牌室，走廊均设置有扶手，配备有多个轮椅，方便老人走动。在护理院处处彰显了人文气息，在每一楼层打造有孝道文化长廊，经常性举办自编自演娱乐活动，丰富老人的业余文化生活，在环境保障中提升了老人的归属感。

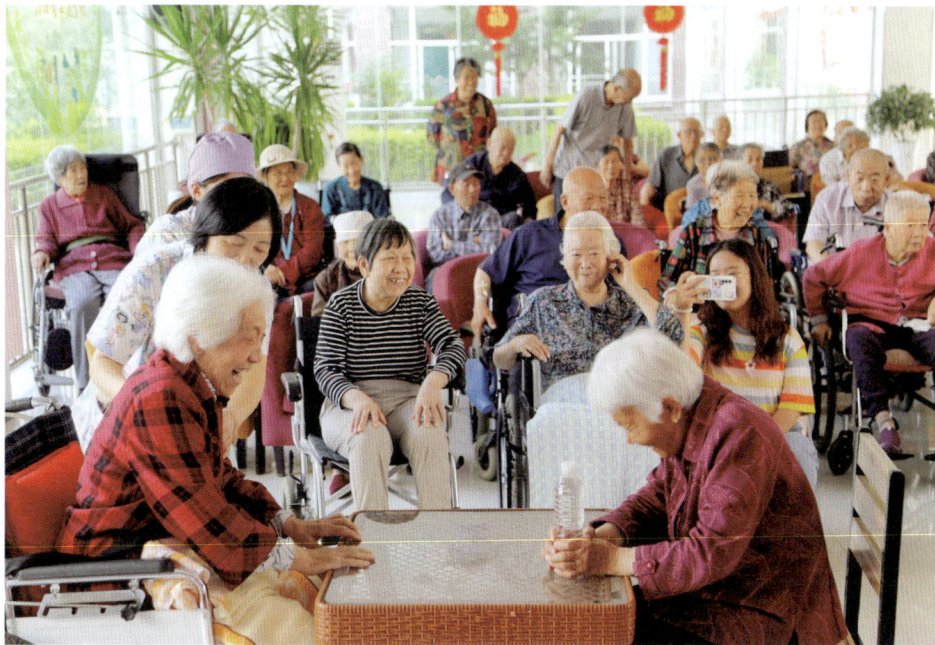

老人们开展趣味游戏

二、推行"369"照护模式，实现动态分类服务

三大承诺：没有异味、没有孤独、没有压疮。六种疗法：心疗、食疗、动疗、医疗、药疗、水疗。九师团队：医师、护师、康复训练帅、心理咨询师、药剂师、营养师、照护师、社工师、水疗师。通过"九师团队"的全程照护，保证"三大承诺"的全员兑现和"六种疗法"的全方位服务，实现"有病治病、无病疗养、全程托护"的一站式服务。结合老人健康状况和实际服务需求，进行动态管理分类服务，因疾病导致独立生活能力受损的，提供"诊疗康复+长期照护"；因高龄导致身心功能障碍或不足的，提供"长期照护+慢病管理"。在实际运行中逐步建立了急慢分治，双向转诊的"2+1"无障碍循环转诊模式，即护理院两区和长治市第二人民医院本部相互之间随时转诊，从而实现急慢分治：小病、慢病不出护理院，两区间"双向转诊"；危急重症转入长治市第二人民医院本部，院区间"双向转诊"。真正实现了慢病有管理、疾病早发现、小病能处理、大病能转诊的动态分类服务。

三、规范开展医养服务，满足老人养老需求

一是按照《医疗机构管理条例》《医疗质量管理办法》等法规的要求，科学设置科室、配备人员、设施设备、药品，制定医疗服务管理制度，规范医疗服务行为，建立护理评估制度和流程。二是每次接收到老人住院需求，护理院先派医护人员入户进行院前评估，初步了解老人的一般状况、客观和主观需求；正式入住后由多个服务角色组成的评估小组对老人进

行综合评估，内容包括：基本情况、躯体功能状态、营养状态、精神心理状态、共病、用药、睡眠、社会支持、其他风险等，在老人的直接监护人参与和确认下生成综合评估报告。三是根据评估报告，结合老人及家属意愿，制订养老照护、诊疗康复、健康管理、健康促进等个性化服务方案及风险防控预案。针对老年人可能出现的身体功能下降、老年综合征等，开展一系列干预措施，比如：手工作业、运动治疗、理疗、防跌倒训练等。定期为老年人提供心理干预。四是发挥中医药特色，为老年人提供针灸、熏蒸、贴伏等养生保健服务。五是利用信息化手段，为入住老人提供业务流程管理、老人健康服务管理、移动评估护理、家属关爱等服务，使医养结合服务更精准、细致、实时、透明和亲民。

以标准化建设为引领　走出医养结合新模式

孝义市中阳楼社区卫生服务中心

摘　要

山西省孝义市中阳楼社区卫生服务中心在省、市卫生健康委的指导下,结合自身实际情况,以标准化为支撑,通过打造专业化照护团队、构建入院评估、康复护理、日常照护、安宁疗护完整服务链条,形成"1815"一床位的"医养结合"新模式。"1815"即18项护理照料和15项生活照料,在服务高龄、失能、五保户等老年群体中的优势逐步显现。

孝义市中阳楼社区卫生服务中心坐落于中阳楼街道西关村,设置床位200张,医院整体为传统建筑风格,突出中医药特色文化,环境优美,诊疗设施齐全、设备先进。结合城镇化和人口老龄化实际,从2018年起,医院因地制宜,将原街道敬老院纳入一体化管理,实施社区医院、敬老院"两院一体"的发展新方法,聚焦老年人生活照料、护理服务、医疗康复和休闲娱乐等需求,为老年人提供"医、养、康、护"四位一体医养结合服务。

一、保障环境、人员、机制基础实

（一）环境优美硬件好

医养结合区建筑面积约5 000平方米,设置养老床位100张,五保老人、自理老人,半失能老人和全失能老人一、二、三层分层收治,四层为功能活动区,设有图书阅览室、书法活动室、手工操作室,棋牌活动室,以及心理咨询治疗室等。医养结合区配置有电梯、无障碍通道、防滑地板及防摔防撞设施等。

（二）队伍壮大服务优

医养结合区配有医师5人、康复师4人、护士20人、护工20人、健康管理师1人、心理咨询师1人、后勤人员10人,全部按要求持证上岗,满足养老和医疗人员合理占比。护理及护工每月进行技能培训及考核,保障服务质量。针对老人安全管理等各类突发情况制定应急预案,定期开展应急演练。

(三)管理规范机制顺

孝义市中阳楼社区卫生服务中心积极参与上级医养结合标准化试点工作,研究制定设施设备标准、能源与环境卫生标准、安全与应急管理标准、各种老人服务规范标准等行业标准80余项。截至2023年底,开展医养结合服务5 600人次,各项服务标准在实践中得到完善。

二、突出"中医+康养"服务特色亮

孝义市中阳楼社区卫生服务中心采取"1815"一床位的服务模式,18项护理照料包括体温、脉搏、呼吸、血压、血氧、吞咽、压疮情况、血运情况、四肢情况、皮肤情况、表情变化、精神状态、听力、视力、出入量、口服药发放及每2小时巡视,15项生活照料包括内务整理、洗漱、进食、饮水、大便、小便、翻身、洗发、剃须、修剪指甲、换洗衣物、康复、按摩、每2小时巡视房间、情绪,服务人员24小时轮班值守为老人服务。日常充分发挥中医药特色和优势,针对卧床的老年人,采用中医按摩+推拿等防褥疮、防血栓干预;针对半失能老人,采用中药饮片+针灸等开展康复治疗。营养师根据节气制订适合老人的营养餐,以及糖尿病套餐、高血压套餐等。心理咨询师定期对老人进行心理疏导,不定期举办各类活动丰富老人们的精神需求。

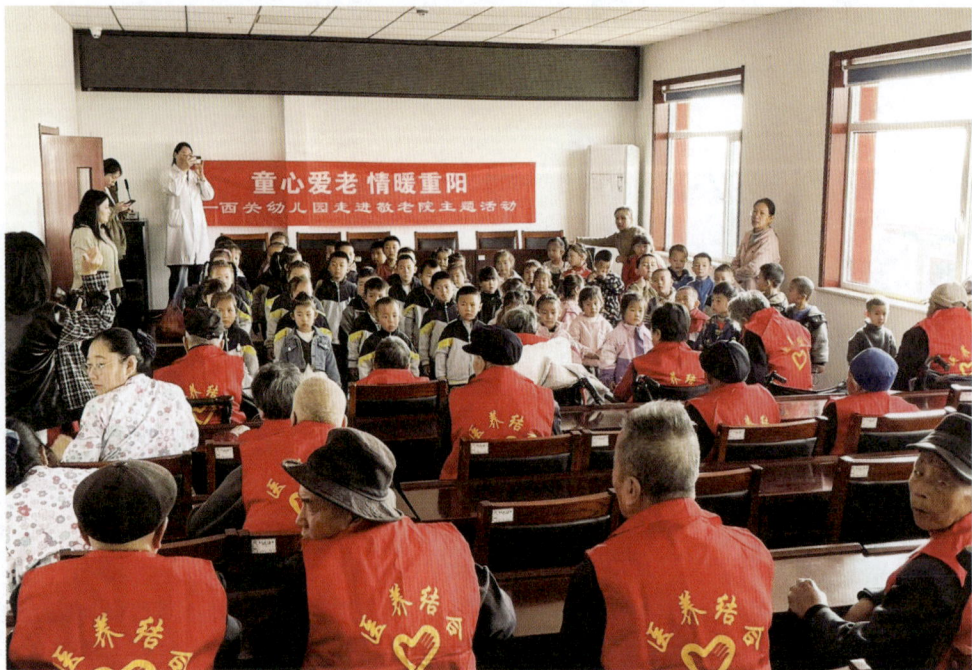

重阳节–西关幼儿园走进中阳楼敬老院

三、完善机构—社区—居家智慧养老无缝隙

根据我国"9073"的养老特点,结合孝义市养老基本情况,孝义市中阳楼社区卫生服务中心托管辖区方泰东社区养老中心,开展日间照料、医疗保健、心理疏导等社区养老服务。成立医养居家服务小分队,人员由医生、护士、护工等组成,为居家养老的老人提供医疗、护理、助浴、生活照料等居家服务,机构养老—社区养老—居家养老为链条的服务体系初见成效。为提高为老服务的质量与效率,建立辖区智慧化养老系统,为重点老人配置智能胸卡、手环、手表、拐杖等可穿戴设备,24小时监测老人血氧、血压、体温、脉搏等生命体征,系统设置电子围栏,当老人走出安全区域内系统自动报警提示。通过智慧养老系统,工作人员能够实时掌握老人情况,高效、便捷地服务好每一位老人。

健康有医靠　养老有保障

克什克腾旗暖颐阳老年公寓

摘　要

克什克腾旗暖颐阳老年公寓,从 2011 年建成以来,坚持"医养结合"的机制模式,坚持"健康有'医'靠,养老求'五好'"的服务理念。2016 年被内蒙古自治区民政厅评选为赤峰市首家"医养结合"试点机构,2020 年被授予全国"敬老文明号"称号。

克什克腾旗暖颐阳老年公寓于 2011 年建成投入使用,现已形成了"公寓＋医院"占地面积 3 000 平方米,建筑面积 6 344.96 平方米,环境优美、设施齐全、专业规范,致力追求"医养好、康养好、食养好、乐养好、服务好"的"五好"型、综合性养老服务机构。

一、医养结合,让养老有"医"靠

暖颐阳老年公寓,努力探索出"结合＋融合"医养结合模式,不断满足老年人多层次、多样化的健康需求。突出以"医"办"养"的医养结合。公寓现有员工 85 人,其中经过培训考核、取得资质证书的专业技术人员 54 人,包括执业医师、护士、药师、医技师等医疗人员 33 人,护理人员 21 人。综合医院设有内科、外科、口腔、中医、康复医学、预防保健等科室。与赤峰学院附属医院建立了紧密型医联体,与郑州大学第一附属医院、沈阳东软熙康远程会诊中心建立远程诊疗服务。建院以来,治疗患有常见病、多发病的老人累计已达 2 万人次,救治重病患者 300 人。专业合格的医疗主力和护理兼容的团队,让入住公寓的老人"有'医'可靠、靠'医'而养"。突出"养中有医"的适用融合。对入住床位的老人,实施动态管理,随时开展免费体检,不断完善老人健康档案。智能化养老服务设施"健康小屋",对入住老人身体健康的各项指标进行全天候监测,发现指标异常,及时报警,实时预警。将公寓医院治疗的必需费用纳入医保报销范围,实现了老有所养、病有所医,成为老人颐养天年健康家园。

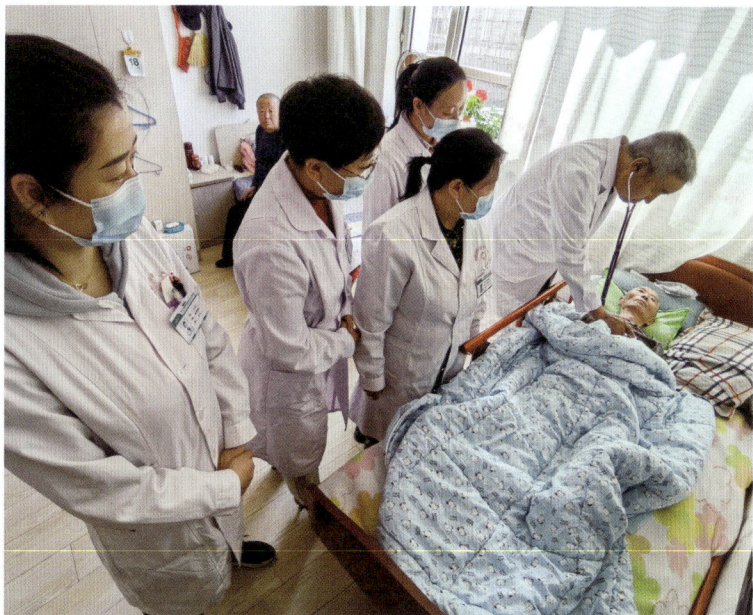

每日对机构内的老年人进行身体健康监测

二、康养结合，让养老有品质

老年人的养老起居饮食是老年人健康的重要保障，公寓的医院、餐厅、浴室、洗衣房、卫生间、康复理疗室等各个场所，营造了设施齐全、卫生洁净、花草树木怡人、道路通达顺畅、文体场地宽敞、健康舒适惬意的环境。筹资百万多元，建立了占地15亩的综合农牧场，饲养鸡、羊、猪、肉牛、奶牛等；建立了蔬菜大棚、露天菜地，为老人提供绿色有机无公害的食品原料。配有膳食服务团队，兼顾老人们不同饮食的需要，提供主副搭配、粗细搭配、酸碱搭配、荤素搭配的膳食，通过科学调配膳食结构，确保老人饮食健康。

三、乐养结合，让养老有活力

暖颐阳老年公寓现入住老人176人，其中自理及介助护理老人115人，失能和半失能老人61人。入住老人最大年龄106岁，最小年龄56岁，平均年龄78岁。公寓对医疗、护理、康复、生活照料、精神慰藉等服务内容建章立制，规范服务质量和工作流程。将爱心尊老、贴心迎老、专心医老、细心护老、精心孝老的"五心"精神融入优质服务的行为中，为入住老人提供适宜的预防期保健、患病期治疗、康复期护理、稳定期生活照料以及临终期安宁护理的"五期"全流程优质服务。充分利用党员活动室、多功能活动室、棋牌室、台球室、乒乓球室、健身器材室等场所和文化体育场地，随时让老人们在游艺、娱乐、健身锻炼等方面各取所好、乐得其所。定期有组织地为老人举办集体过生日、健康知识讲座、文艺演出等活动，增强了老人间的文化交流与情感沟通，培养了老年人的生活乐趣和积极向上的健康心态。

实现医养两院融合　满足康养多元需求

大连中山桂林护理院

摘　要

大连中山桂林护理院以开展中医药健康养老服务、安宁疗护服务为特色，集医疗、护理、养老、康复于一体，有效实现了养老服务机构与医疗卫生机构的有效配置和无缝衔接。科学建立医养结合管理体系，重点收治失能、半失能和需要康复治疗及安宁疗护的老年人，严格按照"制度规范化、人员专业化、设施标准化、服务舒适化"的理念科学运营，在医养模式、管理制度、运行机制等方面积累了一定经验。

大连中山桂林护理院（以下简称"护理院"）毗邻中山区桂林社区医院，成立于 2009 年 3 月，建筑面积 3 188 平方米，设置医养服务床位 115 张，配备医务人员 16 人，服务保障人员 26 人，营养师、心理咨询师 3 人，均持证或经相关专业培训合格后上岗。主管院长具有丰富的医养结合实际工作经验，带领的医养结合团队成员均来自医院、养老机构的资深医、护、康、养及管理行家，有效保障了医养结合工作循序渐进与不断创新。自成立以来，入住率始终保持实际运营床位的 80% 以上，入住失能、失智老年人达到 83%。

一、硬件设施舒适，管理制度健全

护理院地处大连市区核心位置，交通方便，与 5A 级景区大连植物园融为一体，环境雅美，空气清新。院区外设置室外活动区，室内设置健身器材区，适老化设施先进，功能齐全，满足了老年人活动需求。院内中心供氧、中心吸引器、心电监护仪、无线呼叫器、呼吸机等医疗器械设施，满足老年人医疗和养老服务需求。科室设置全面，有内科、中医科、康复科、呼吸科、检验科、临终关怀科、老年医学科等，并设有综合评估室、心理咨询室、老年门诊和老年病房。服务管理制度科学规范，医疗管理、护理管理、药事管理、院感管理、医疗文书管理等相关制度完备高效，特别是针对老人生活照护、基础照护、康复服务、心理支持、照护评估等服务的管理制度更加科学规范。

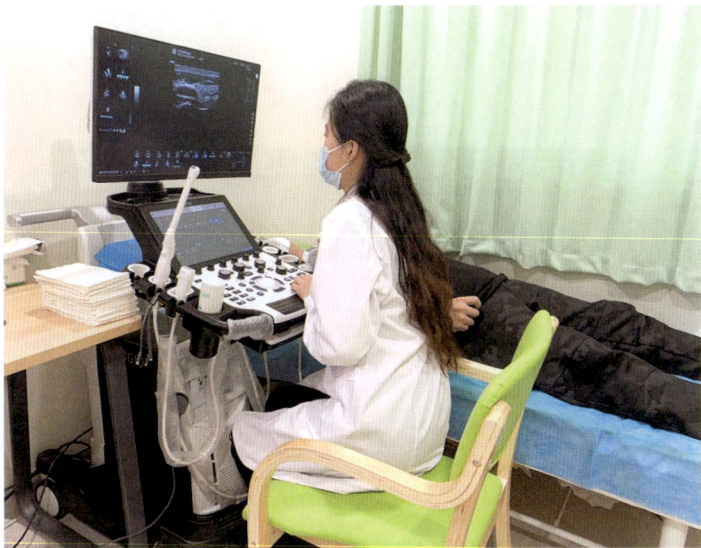

医务人员为入住老年人开展日常体检

二、服务规范高效，延伸转接快捷

老年人健康档案管理信息化，由专业评估师定期进行健康体检评估，动态掌握老年人的健康状况，制订个性化医养服务计划。建立服务质量外部监督评价制度，与沈阳医学院医养健康产业学院合作建立投诉反馈机制，利用信息化手段开展第三方社会化满意度评价，及时改进服务质量，近几年老年人及家属满意度调查在95%以上。与大连大学附属中山医院、大连友谊医院建立了医养联合体运作机制，并开通绿色通道，可以接收上级医疗机构的康复期老年患者，解决出院老人过渡期的临床护理康复需求。入住老人可通过绿色通道及时转入上级医院，实现老人在医院与护理院之间无缝转接。2023年大连大学附属中山医院下转护理院患者32人，护理员上转患者36人，共有220位老年人享受医养联合体服务。

三、医养形式丰富，中医安宁彰显

护理院大力发展中医药健康养老服务，以"治未病"理念开展中医健康体检、健康评估、健康干预，设立以老年病和慢性病防治为主的中医科室，引进中西医理疗设备，并与大连中医药学会合作建立"名中医专家工作站"，邀请大连市中医学会名中医坐诊，开展传统中医疗法。每年门诊量2 000人次左右。强化安宁疗护服务建设，由4名医疗人员及10名护理人员组成专业安宁疗护团队，配备20张床位，严格按照国家规定的安宁疗护制度和流程，为需要安宁疗护的老人提供身体、心理、精神等方面的照顾和人文关怀服务，让患者及家属感觉到住院有家的温暖，抚慰家庭因疾病带来的心灵伤害。

铸造养老事业腾飞的硬翅膀
铆足养老服务与医养结合的"实劲"

锦州市养老综合服务中心

摘 要

辽宁省锦州市养老综合服务中心与市中医医院建立"专科联盟",从健康教育、预防保健、疾病诊治、康复护理、长期照顾、安宁疗护方面逐步探索养老服务与医养结合相融合的新路子。

锦州市养老综合服务中心位于锦州市松山新区南广路 60 号,占地面积 26 000 平方米,建筑面积 36 920 平方米,其中地上面积 33 354 平方米,地下面积 3 566 平方米,主楼 15 层,总房间 174 间,总床位 300 张。锦州市养老综合服务中心于 2016 年 10 月份正式投入使用,是锦州市最大的公办养老机构,收住人员主要以政府兜底"三无"老人及社会自费老人为主。入住老年人 140 人左右,失能和半失能老年人 98 人,占 70% 左右,近两年入住率达到实际运营床位的 75% 及以上。

一、政府主导,发挥公立养老机构的公益性

锦州市养老综合服务中心承担着市区兜底养老服务保障和护理人员义务培训等工作职能。在市政府的主导下,市卫生健康委和市民政局共同推动,市养老综合服务中心门诊部与市中医医院结合"专科联盟",打造了坚持公立养老机构公益性、依托公立医院、优势互补、群众受益的医养结合服务模式。

二、营造舒适环境,组建专业服务团队

(一)建设了安全舒适的环境设施

场地设施建设符合适老化和无障碍要求,台阶、坡道、电梯等标识清楚、坡度适宜;院内

建有单人间、双人房间、多人房间共计174个房间。24小时热水；房间温度适宜、应急呼叫、影像监控等智能设备完善；护理床高度可调，家具稳固且为圆边或安装防撞护角。门诊部按照标准配备呼吸机、心电监护仪、血常规检测仪、B超、制氧机等设备设施，并有专业人员定期进行维护和保养，确保设备安全可靠。

（二）组建专业的服务团队

市养老综合服务中心能严格按照机构类别、规模和服务需求等配备相应的管理及后勤保障人员，人员配备数量符合国家有关要求，管理人员均具备相关管理经验，专业技术人员均建立专业技术档案。所有人员经相关专业培训持证上岗。养老中心先后组织100余人次参加国家、省、市组织的老年医学人才、安宁疗护、积极应对人口老龄化等培训班。

（三）具有较为完善的管理机制

遵循《医疗机构管理条例》《养老机构服务质量基本规范》等相关制度，建立了与医养结合服务相配套的管理体系，班子成员中至少有一人具有医学教育背景，院门诊部主任也列为院班子成员。

（四）签约中医专科联盟

与市内三甲医院签署"专科联盟"，解决医疗技术难的问题。养护上，有专业的护理员团队保障；康复治疗中医师、营养师每周对食谱进行规划，心理咨询师每周为老年人进行心理辅导，及时了解老年人健康状况，制订有针对性的个人服务计划。

（五）医养结合效果显著

自2016年开业以来，锦州市养老综合服务中心遵守国家相关法律法规和政策，5年内无论在管理方面还是在医疗护理方面，从未发生重大安全生产事故、医疗事故和违法违纪案件。与沈阳医学院医养健康产业学院合作，定期走访重症失能和半失能老年人，累计接收人员2 000余人，入住率65%以上。

三、创新养老新业态，解决老人后顾之忧

（一）强化中医药保健服务，提升老年群体康养照护水平

在锦州市养老中心门诊部基础上，依托锦州市中医医院，探索中医药特色医养结合新路径。在养老中心开展中药养生食疗、八段锦中医健身等特色服务，打造"中医养生、孝道养老"新亮点。

（二）资源共享实现云端配药，为老服务更暖心

依托签约医疗机构，打造"养老院＋互联网医院"的智慧云终端，院内老人能轻松体验"十五分钟药品配送到院"的一站式服务。

（三）中西融合，特色康复

专科联盟采用中医治疗法为老年人开展康复服务，如：中医汤剂、针刺、艾灸、拔火罐、推拿、按摩等。

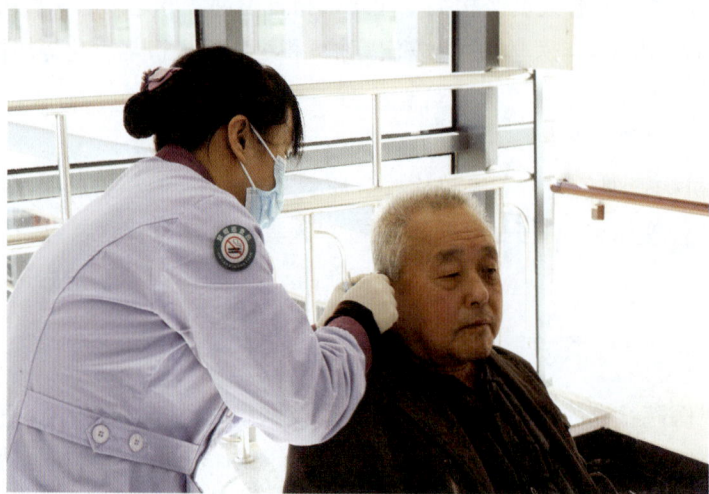

锦州市中医医院医生为老人治疗

以智慧化服务为医养结合赋能

长春市南关区仁大医养中心有限公司

摘　要

长春市南关区仁大医养中心有限公司是五星级养老机构,配建有长春仁大医院和中心控股的科技公司。中心坚持医康养相结合的发展方向,打造集预防保健、健康管理、慢病康复、老年护理、失智管理、安宁疗护为一体的医养结合机构,着重智慧健康养老产品研发和使用,运用互联网、物联网技术为居家社区机构的老年人提供健康监测和数据分析。实现健康实时守候、优质医疗保障、多元化智慧服务。构建了以机构为依托、以社区为纽带、以居家为基础的养老服务体系。

长春市南关区仁大医养中心有限公司(以下简称"长春仁大医养中心")成立于2016年5月,建筑面积3万平方米,共有养老床位350张,入住率保持在95%以上,内设起居生活、文体活动、医疗康复、营养膳食和智慧管理等部门。医疗设备先进、科系齐全、医疗队伍整齐。同时运营其他2个公建民营医养结合机构和4个嵌入式社区居家养老服务中心。同时研发智慧养老服务平台,小型智慧化可穿戴产品,通过大数据分析,为机构、社区、居家的医养结合服务提供底层技术支持,将智慧化服务贯穿医养服务全过程。

一、以智慧产品提升医养服务质量

重点打造智慧医养管理平台和小型智慧化穿戴产品。针对老年人常见的慢性病,研发了智能心电衣、智能手机、智能手表等监测产品,通过采集老年人日常生理指标,进行实时检测和数据分析报告,为临床诊断提供有力的参考依据;针对失能半失能老人,研发了智能尿湿感知器,实时监测长者尿湿状态,降低湿疹褥疮伤害;针对老年人睡眠,研发了智能监测床垫,通过监测老年人在床离床状态、呼吸、心率,分析用户的睡眠质量,实现健康指数的早期预知。

二、以智慧产品丰富养老应用场景

（一）社区养老

在开展居家养老工作中，中心研发应用了远红外防跌倒侦破仪，老人突发跌倒时，仪器自动报警，发送求救信息至监测平台，可及时启动语音视频系统，引导工作人员上门救援。老年人经常忘记燃气、水阀的使用状态，中心可通过平台端、子女端、老人端三方联动，实时报警提醒，通过远程装置自动切断燃气、水管阀门，有效避免灾害事件的发生。中心将科学的照护计划和专业的上门服务相结合，为居家失能老年人提供家庭养老床位和居家照护服务，使每个家庭都可成为虚拟养老院，累计服务客户 3 362 人次。

（二）农村养老

中心积极投身乡村振兴战略，在乡村建立可持续发展的微型养老机构，把仁大医养结合经验辐射到边境村。如正在建设运营的长白朝鲜族自治县马鹿沟村公建民营养老机构、珲春市板石镇综合嵌入式社区居家养老服务中心，既能满足当地养老服务需求，进一步完善农村机构、居家相融合的养老服务模式，又能利用当地的生态资源向外地老年人提供旅居养老、候鸟式养老服务。同时，中心还将农村养老工作延伸到延边朝鲜族自治州、通化市、白山市等地的边境村，充分利用穿戴智慧设备，采集健康数据，提供有针对性的诊疗方案，累计服务 13 777 人次，赠送药品价值 68 余万元。

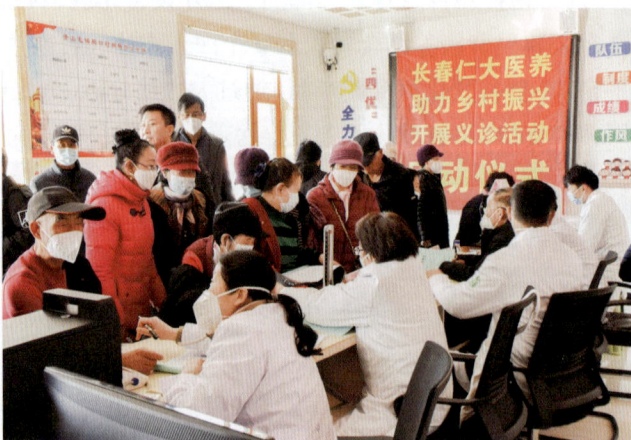

为边境村老年人开展义诊活动

为更好地落实《关于印发〈推广"仁大医养"养老服务模式实施方案〉的通知》（吉民发〔2022〕1 号），2024 年仁大医养中心将在长春市、延边朝鲜族自治州两地建设可持续退休照料养老社区项目，通过数据管理和物联云中心，实现社区功能无障碍化、产品功能老年化、活动空间多元化、老年生活数据化、健康档案网络化、专业医生私人化、运营管理一体化。

精准医疗　深耕服务　为老年人健康福祉护航

吉林市江湾创伤老年病医院

摘　要

　　吉林市江湾创伤老年病医院医疗资源雄厚，医护人员专业技术过硬，救治能力让老人很安心；医养融合紧密发展，实现医、护、康、养一条龙服务，服务水平让老人很舒心；开展安宁疗护服务，温暖生命的最后一公里，关怀生命让老人很暖心。实现医疗与养老的无缝对接，实现"尖端医疗设备＋先进康养设备"全方位医养融合服务目标，让老年人老有所养、老有所医。

　　吉林市江湾创伤老年病医院成立于 1988 年，建筑面积 16 243 平方米，是一所民营非营利性二级专科医院，与吉林市中心医院、吉林市人民医院是医疗联合体。2017 年依托江湾创伤医院成立了江湾创伤医护养老院，医护养老院与医院楼宇相接，紧靠松花江，环境优美，是一家大型民办医养结合机构。现有医疗床位 110 张（包括安宁疗护床位 6 张），养老床位 105 张。2023 年 12 月，医疗床位入住 70 人，入住率达 64%，养老床位入住老年人 80 人，入住率达 76%。

一、医疗资源雄厚，救治能力让老年人很安心

　　一是优秀的医疗团队为老年人健康"医有所靠"。医院依托于良好的医疗背景，养护院配备了专业的医疗护理团队。医院有员工 203 人，包括卫生专业技术人员 135 人（其中正高职称 8 人、副高职称 20 人），护理员 20 人，管理人员 20 人，其他工作人员 28 人。在医疗病区安装了医疗、康复、护理等必要的设施设备，让入住的老年人在需要治疗时能第一时间获得专业的医疗服务，在康复期能得到专业的护理，在病情稳定期能及时回到养老机构，实现了医养的"无缝对接"。二是先进的医疗设备为老年人健康"保驾护航"。医院拥有螺旋 CT、腹腔镜、无痛胃肠镜及洗消系统，高频电刀、LEEP 刀、四维彩超、全自动生化分析仪、24 小时动态心电图分析系统、血液透析机、射频仪等医疗设备。手术室设 5 个手术间，手术台配备先进的麻醉机、监护仪，辅助设施俱全，层流净化，中心供氧。

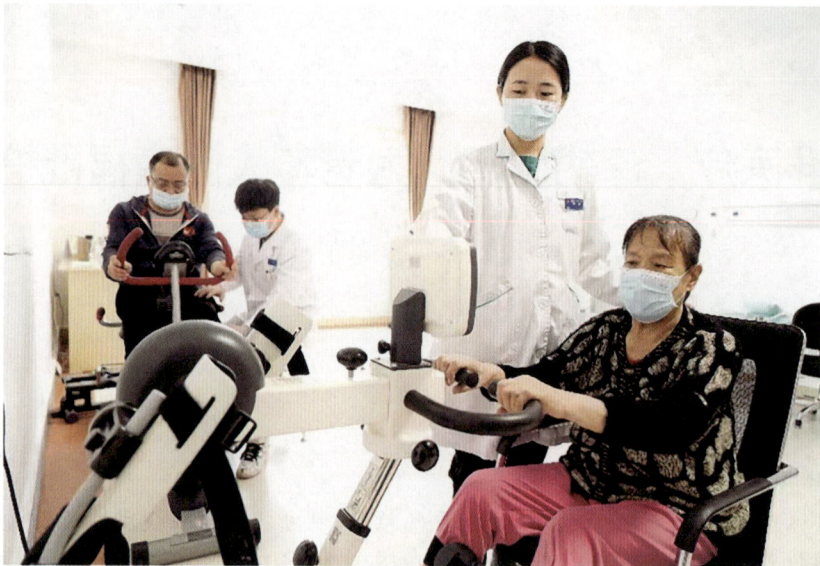

康复师为老人做康复训练

二、医养融合紧密，服务水平让老年人很舒心

一是医养结合性价比高。在提供医疗附加服务的前提下，入住医护养老院的价格并不明显高于一般的养老机构。通过补贴政策、长护险试点推行、医社保等政策措施，相对于入住医院来说，入住医护养老院的老年人需自付的费用性价比更高，并且无需家属陪护，节省了家属的人力和时间成本。二是健康服务全方位。医护养老院把生活照护、基础护理和临床护理有机结合起来。在居住上，配有齐全的适老化设施，重视舒适的居住体验；在饮食上，有专业营养师提供全程营养支持，为入住老年人准备适合的食物；在护理上，有养老院的护理人员照料，老年人既能享受生活上的服务，又能得到健康上的保障。三是医养服务有优势。相对于传统的养老模式来说，医护养老院在医疗上更有保障，这是医养结合的最大优势。将医疗、康复、护理、心理等在医院才能享有的医疗和护理服务纳入日常工作范围，医生和护理人员全部持执业证书上岗，最大限度满足老年人不同的照护和医疗需求。

三、安宁疗护让患者享受生命的余晖

一是为患者提供优质服务。作为安宁疗护试点机构，医院制定了患者进入安宁疗护的标准和规范，设立安宁疗护病区，病房以"家居""温馨"为设计风格，配置急救设施，让临终患者在居住时能充分体验到家的温暖。二是维护生命尊严。当生命终末期来临时，避免不必要的抢救措施可能带来的伤害和痛苦，保障患者生存质量与个体尊严。三是节约社会医疗资源。发展安宁疗护有效避免了盲目治疗导致的医疗资源浪费。截至2023年底，创伤老年病医院为32名疾病终末期老年人提供了优质安宁疗护服务。

充分发挥医康养特色　建设医养结合典范

辽源康复医院

摘　要

辽源康复医院是一所集医疗、养老、康复、预防保健、安宁疗护、文娱为一体的"医养文康护"公办民营非营利性医养结合机构。其中，"医"主要包括疾病诊疗护理、用药安全评估、功能康复训练、重大疾病早期干预以及安宁疗护等医疗技术服务。"养"包括心理支持照护、营养饮食指导、生活照护、失智防治、文娱活动等日常生活服务。同时建立实习基地和养老护理培训学校，打造产学研平台，形成"医养康护、产教研学"医养结合模式。

辽源康复医院是"十三五"时期国家重点支持项目，被列入辽源市政府重点惠民工程，由中央财政、地方政府共同投资 3 883 万元兴建。医院总占地面积 11 300 平方米，开设医疗床位 100 张，养老床位 50 张。有员工 170 人，其中医务人员 120 人（主任医师 3 名、副主任医师 5 名、主治医师 10 名、护士 36 名、康复技师 66 名）、后勤保障人员 20 名、养老护理员 30 名，人员配备均符合国家相关要求，且经专业培训后持证上岗。把专业的医疗技术检查与康复训练、日常生活、养老护理等技术相融合，创建以医疗为保障、以康复为支撑、边医边养、综合治疗的工作模式。从技术上实现疾病转归，使老年人的各项功能得到保持或恢复。利用"医养学"一体化的发展模式，真正做到"有病及时治疗，无病康复养老"。

一、聚力新效能，以康复引领医养结合示范先行

医院采用医康养运营模式，对有基础病的患者，通过医生常规查房、指导用药来降低养老期间发病的重症率；对失能、半失能的长者通过失能评估、康复计划进行针对性的康复训练，降低致残率；对慢性病早期轻症患者通过加强营养膳食、辅助生活自理，提高生活质量，降低轻症患者转为重症患者的比例，使其以最有尊严的方式回归家庭社会生活。脑卒中患者经过针对性的康复治疗后，轻症转重症的比例从 2020 年的 16.47% 下降到 3.32%；致残率从 30% 下降到 10%。

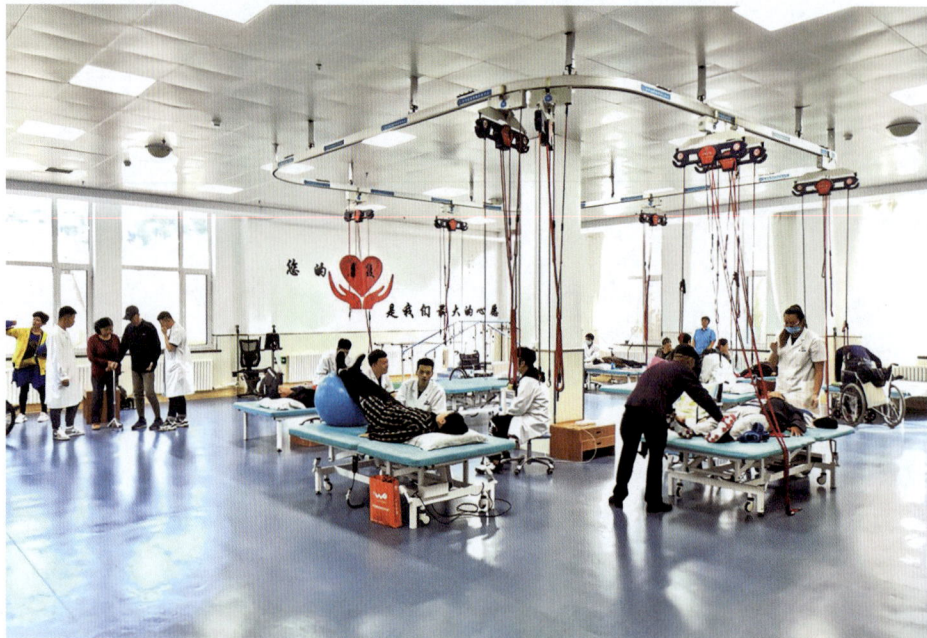

针对性的康复训练

二、聚力提效率，实现康护人才与医养文化双输出

通过建立实习基地和养老护理培训学校，形成人才良性循环。利用高校、医院、养老机构资源优势，打造产学研平台，为624名康复专业学子提供教学实习平台，为学术研究提供临床数据千余次，向社会输出专业人才百余人，形成"医养康护、产教研学"医养结合新模式。

同时，定期为老年人开展健康文化讲座，普及健康知识，加强了老年人的自我保健能力。定期邀请市文联、志愿者协会、养老协会在各大节日举行丰富多彩的文艺汇演，为长者们送去祝福。

三、聚力提效益，落实残障老年人健康优待

发展残障老年人的康复与托养服务，实现残障老年人就医绿色通道全覆盖，以老年人健康管理、老年健康与医养结合服务项目为抓手，为有残疾证的老年人落实减免政策。2018年6月至2023年12月，共救助残疾老年人1238人，累计减免医疗费用272万元，帮助他们得到最基本的生活保障。满足老年人和残疾人"医康养文护"的全方位需求。

十九载医养结合路　服务刚需　成功转型

黑龙江省海员总医院

摘　要

　　黑龙江省海员总医院成立于1953年，是以康复、医养为核心学科的三级康复专科医院。医院2005年成立老年关怀病房，2008年成立黑龙江省爱心护养院（江南院区），2011年成立黑龙江省哈尔滨市海员爱心护理护养院（江北院区），2021年整合江南江北护理院为老年照护中心。医院以特色服务及能力提升为目标导向，全面打造医养结合学科支撑体系，突出特色服务能力，先后打造了老年康复、老年认知、老年医学科、老年安宁疗护四个核心专业，满足了老年人以医为基础、以养为支撑的现实要求。

　　黑龙江省海员总医院为老年照护中心配备学科骨干及设备设施，医护团队共46人，康复治疗师11人（其中高级职称9人），国家二级公共营养师1人，社会工作师2人，国家二级心理咨询师1人，养老护理员79人。

　　主要收住失能、失智、慢性病、衰弱、高龄及有安宁疗护等刚性养老需求的老年人，设置床位255张，以"提升失能老人的生存质量，维护失能老人的生命尊严"为宗旨，现已形成集"医疗照护、健康管理、康复支持、教学培训"四位一体的医养结合服务模式，划分为医疗区、康复区、护理区、护养区、认知护理区、安宁疗护区六大区域。通过科学动态综合评估，为老年人提供个性化专业护理、医疗救治、康复支持、心理关怀、生活照料、特需饮食、休闲娱乐、中医保健八项特色服务。主要经验做法如下。

一、找准定位，成功转型

　　医院成立于1953年，属差额事业单位，前身是二级综合医院。为破解生存发展难题，医院于2003年确定了"以康复治疗为中心，多治疗学科协调发展"的专科特色发展道路。2005年医院成立了老年关怀病房，2008年成立了爱心护养院（江南院区），2011年在哈尔滨市江北利民开发区兴建了哈尔滨市海员爱心护理护养院（江北院区），2021年整合江南江北护理院为老年照护中心。

二、优化学科，体系支撑

一是发挥康复专科优势，深度建设老年康复专业，提供康养一体化服务。二是建立"时光小镇"模式，打造认知护理专业，有效延缓入住老年人认知衰退进程。三是开展缓和医疗，打造安宁疗护专区，提高老年人生命质量，维护生命尊严。四是整合专科力量，建设老年医学专业，构建老年健康管理、疾病救治、中长期照护、安宁疗护院内一体化服务体系。

三、强化内控，绩效双丰

一是整章建制。建立健全规章制度，总结提炼核心管理制度与服务规范，形成了黑龙江省海员总医院医养结合特色内控管理体系《医养结合服务管理体系汇编》，并在省版权局登记注册（黑作登记 -2021-A-00000176 号）；二是优化岗位、层级管理、绩效分配。全员实行企业化管理，竞聘上岗，绩效激励，多劳多得，优劳优得；三是人才管理。培养高素质学科带头人，制订人才梯队计划。良好的内控管理机制与持续改进，使老年人入住率始终保持在 70% 以上，实现了服务质量零差错，医疗诊治零事故的"双零"目标。

四、教学培训，提质扩容

医院作为省医养结合、安宁疗护培训基地，省医养结合养老服务专科联盟牵头单位，连续四年承接了国家老年健康与医养结合服务管理项目的十三地市培训工作，并以弹性需求为导向拓展社会化培训工作；参与全国高等职业教育国家"十四五"规划教材编写，为校企合作院校提供老年照护相关课程教学及指导工作；为医养结合养老服务专科联盟成员单位提供技能提升培训及咨询服务。履行社会责任，为老年健康服务人才培训做出了积极的努力，截至 2023 年底，已培训近万人。

五、标准引领，助力发展

在黑龙江省卫生健康委、黑龙江省市场监督管理局的大力支持下，组织编制了地方标准《医养结合机构服务质量评价规范》（DB 23/T3657—2023）。承担省老年综合评估标准化服务试点相关工作。

健康养老有"医"靠　安宁疗护铸品牌

黑龙江省社会康复医院

摘　要

　　黑龙江省社会康复医院拥有先进的设施设备和专业的评估体系,为老年人提供个性化的护理服务,注重中医药在健康养老中的作用,每周由专业营养师为老年人制订营养菜谱,并组建专业的医疗护理团队为需要安宁疗护的老年人提供服务,同时设立了哈尔滨老年大学分校,丰富老年人的精神文化生活。着力打造医养、康养相融合的智慧化、数字化医养结合服务机构,集"医疗、养老、康复、护理、安宁疗护"五位一体,在养老服务体系构建上走出了一条现代化、高标准、高质量的医养结合发展之路。

　　黑龙江省社会康复医院建于 1990 年,隶属于黑龙江省民政厅,是经省卫生健康委批准的三级专科医院。医院总建筑面积 4.5 万平方米,有医疗床位 330 张,养老床位 500 张(其中护理型床位 300 张)。主要职责是为全省民政服务对象、残疾人及其他社会弱势群体患者提供医疗康复和医养结合养老服务,为全省城乡特困供养老人和低保家庭失能老人提供医养结合供养服务。

一、整合优质资源,为老年健康保驾护航

(一)先进的设施设备,构建良好养老环境

　　通过资源整合,把养老服务区分为康养区、自理区、护理区、安宁疗护区共四个区域。设有套间、标准间、单间双标和台球室、乒乓球室、舞蹈室、音乐室、电教室、室内外娱乐场地等。医院拥有 MRI、CT、DR、全自动生化分析仪等设备设施。

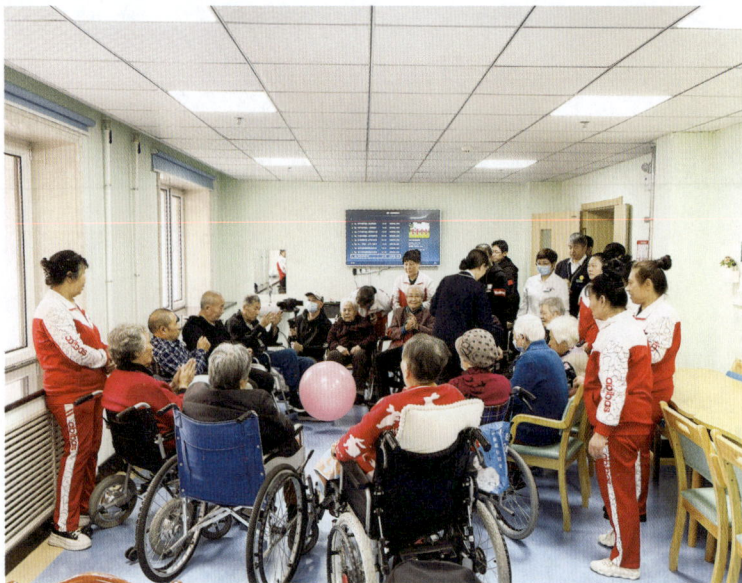

护理区设置老人室内娱乐活动场地

（二）系统的入院评估，全面助力老年健康

严格按照《老年人能力评估规范》（GB/T 42195—2022）和《关于开展老年护理需求评估和规范服务工作的通知》（国卫医发〔2019〕48号）要求，规范开展老年护理需求评估和护理服务工作。一是按照文件要求和行业规范开展老年护理需求评估工作。二是依据评估结果制订照护计划。三是院内通过加大支持保障力度，增加有效供给、加强人员培训、创新服务模式等多维度总结梳理，整理出一套符合工作实际的评估体系，为老年人提供个性化的护理服务提供依据和实施路径。

（三）发挥中医药优势，开展特色服务

医院内设中医科，配备省名中医和省青年名中医称号的医师定期问诊施治、康复理疗、针灸按摩、体质辨识、调配中药，充分发挥中医药在健康养老中的作用，将中医治未病理念、中医养生保健、中医药康复医疗融入健康养老全过程。

二、贴心的养老服务，助力健康老年生活

（一）丰富老年精神文化生活

院内设立哈尔滨老年大学分校，开设模特、舞蹈、健康讲座等课程，由老年大学教师与医院工作人员每周定期授课。

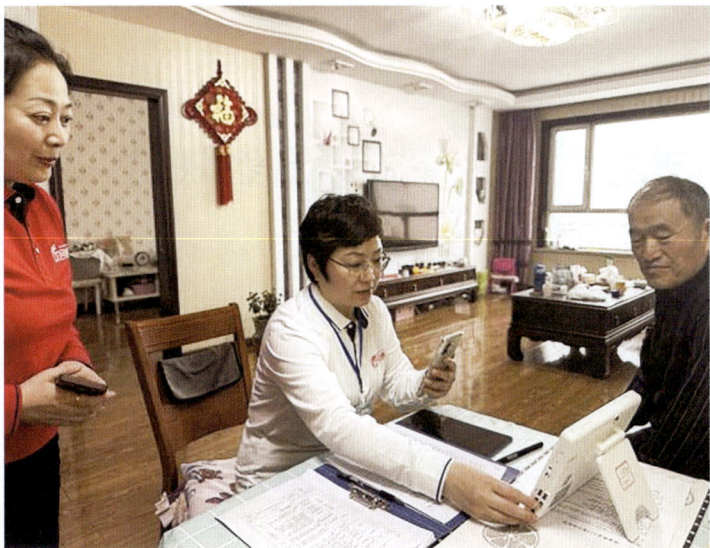

医院医务人员上门为居家老人做老年人能力评估

（二）科学调配营养膳食

医院每周由专业营养师为老年人制订营养菜谱，分大众餐和点餐制。严格食品安全管理，尊重民族饮食习俗，为有特殊疾病忌口的老人单独制订健康食谱。医院致力于满足多元化的养老服务需求，让在院老人能够真正实现老有所养、老有所学、老有所乐。

（三）提供个性化安宁疗护专区

护理院设有安宁疗护专区，医院组建多学科医疗护理团队，为有安宁疗护需要的老年人提供服务，保障生命尊严。

三、精准发力，推动医养结合服务高质量发展

医院始终以"尊老、敬老、爱老"为服务准则，坚定不移践行"人民至上、生命至上"服务宗旨。2022年底，医院被授予全国"敬老文明号"称号；2024年被评为全国医养结合示范机构。

嵌入式医养结合模式 五老联动辐射社区

上海市徐汇区康健街道社区卫生服务中心

摘 要

上海市徐汇区康健街道社区卫生服务中心以内设新乐养老院为"试验田"，以家庭医生签约服务为抓手，为入住老年人提供预防期保健、患病期治疗、康复期护理、稳定期生活照料和临终期安宁疗护等综合性服务，重点打造"医养护居送"五老联动嵌入式医养结合模式，构建"60（健康关爱）-80（银龄关爱）-100（晚霞关爱）-安宁疗护（烛光关爱）"为老服务体系，提供综合性、连续性、多层次、个性化的全程医养结合服务。

上海市徐汇区康健街道社区卫生服务中心是一所拥有60多年历史的一级甲等综合性医疗机构，辖区常住人口9.76万人（其中60岁以上人口28.1%）。中心建筑面积9982平方米（为医养结合服务面积8779平方米，占比87.9%），在岗职工198人（其中173人接受过老年医学专题培训，占比87.4%），60岁及以上老年患者占年均门诊量86.3%，下设五个标准化社区卫生服务站，组建五支家庭医生团队，打通为老健康服务"最后一公里"。开放老年护理床位137张（其中康复、安宁疗护床位各20张），内设新乐养老院开放床位69张，为住养老人提供预防期保健、患病期治疗、康复期护理、稳定期生活照料和临终期安宁疗护等医养一体化服务。

秉承"家住康健，健康人生"服务理念，健全健康教育、预防保健、疾病诊治、康复护理、安宁疗护医养结合服务链。重点打造"医养护居送"五老联动嵌入式医养结合模式，构建"60（健康关爱）-80（银龄关爱）-100（晚霞关爱）-安宁疗护（烛光关爱）"为老服务体系。

一是"医"，为社区医养结合奠定坚实基础。以家庭医生签约服务为抓手，为住养老人开展巡诊、中医康复、远程诊疗等"医老服务"。提供"五优享""五专享""五汇享"签约基础服务包和健康体检、中医药保健、指导申请长护险、转介养老等老年个性服务包，开展认知障碍、大肠癌、肌少症等早筛项目，开设全科、中医、康复、药学等18个专病门诊提升为老服务"软实力"。依托区域医联体"互联网+分级诊疗"平台，2018年5月至2023年12月，云诊疗1660人次；依托5G社区卫生服务中心平台，开展远程查房、远程超声，让住养老人足不出院享受便捷就医"数字红利"。

二是"养"，为社区医养结合搭建有效载体。内设养老院分区管理、设置同址，提供每日巡诊、医护同源，门诊服务同质，日常照料同心，社工定期开展活动互动同乐的"养老服务"。搭建远程探视"零距离"平台，让住养老人与家属线上"面对面"交流，实现亲情互动。

三是"护"，为社区医养结合提供专业照护。依托社区护理中心，在内设养老院组建"专心"队伍，为住养老人提供更优质"护老服务"。配备中心康怡护理组6名专职护士提供基础护理、专科护理、特色护理；9名专职护理员提供生活照料护理。

四是"居"，为社区医养结合提供便捷乐园。家庭医生团队提供家庭病床、临时出诊、老年人长护险评估及分级服务、健康体检、健康管理等"居老服务"。

五是"送"，为社区医养结合构建更有尊严的生命港湾。提供安宁疗护门诊、癌痛镇痛门诊、经外周静脉穿刺中心静脉置管（PICC）维护门诊，转介安宁疗护病区或居家等"送老服务"。康健安宁疗护自2012年始至2023年底，服务近800位临终患者，联合临床专科、生命伦理学、社会学及高校、学术团体等，创新开展"基于全科医学下安宁疗护多专业团队服务模式"（H-MPT），获2021年市社区特色服务项目和市中西医结合科技奖社区卫生奖。与手牵手生命关爱发展中心合作，定期开展情暖夕阳志愿服务，推广生命教育，跨界融合芳香疗法、艺术进病区，打造"生命空间——社区医院艺术营造展"，给予疾病终末期老人和家属身、心、社、灵安慰。

医、养、护、居、送各环节互为联动，转介通畅。当获悉居家老人病情加重，家庭医生团队上门评估，若符合住院指征，可转诊至二、三级医院治疗，或至社区卫生服务中心住院治疗。老人病情好转可转介养老机构，病情基本稳定可居家养老。对于疾病终末期老人，经专业评估，符合条件者可转介安宁病房。医养结合服务范围由院内养老院辐射至院外养老机构、社区和家庭，服务对象满意度在99%以上。

四维评估分级管理内外协作　助推全方位精准服务

上海中福会养老院

摘　要

上海中福会养老院秉持"把最宝贵的东西给予老人"的办院方针，围绕住养老年人多层次需求，组建专业团队，细化落实预防保健、全科医疗、康复医学和中医科"预医康养"四大服务内容；开展"四维"评估、分级分类管理和健康持续促进精准服务。同时，连接整合区域内、外医疗机构，做实"医疗、康养、照护、转诊转归"全过程医康养衔接服务，形成全方位、全阶段、全过程的医养结合服务持续关爱模式。

上海中福会养老院成立于 2008 年，核定养老床位 270 张，重点接收 80 岁以上、生活上确需帮助的高龄老年人入住，在院长者平均年龄 87.5 岁。院内设有认知症照护专区床位 70 张（占床位总数的 26%）、重度护理床位 68 张（占 25%），并与内设医疗机构（保健站）同楼栋设置。站内设有预防保健科、全科医疗科、康复医学科以及中医科四个科室。近年来，上海中福会养老院住养老人及家属的综合满意度，稳定保持在 95% 以上；其中，住养老年人对医疗服务的综合满意度，由 2022 年度的 95.1% 提升到 97.7%，老年人家属对养老院综合满意度高达 98%，养老院近三年平均年化入住率持续保持在 96% 以上。

一、"四维"评估，实现个体匹配"精准服务"

养老院组建跨专业人才服务团队，通过智慧养老系统，整合老年人兴趣爱好、膳食偏好、生活习惯、性格特点、社会支持系统等信息，开展全方位评估。

各部门共享评估结果，以老年人为中心，围绕长者在生理、心理、社会、意义价值感四大维度的需要，以健康水平与运动功能为基础，制订、提供多层次、差异化、有针对性的"精准"服务内容。如由养老护理员协助老年人共同做好每日生活安排；营养师遵医嘱为术后康复期的老年人提供合理膳食；康复治疗团队为受到长期慢性疼痛困扰的长者提供康复理疗、中医针灸推拿等专项服务，支持住养老人自主掌控生活。

二、重点跟踪，实施"平、缓、急"分级管理

养老院将高血压、糖尿病、认知功能障碍和睡眠障碍作为健康管理重点。将服务对象分为"基本健康、疾病待排和确诊人群"进行分类，相对应实施"平、缓、急"分级管理措施，为住养老年人提供诊疗、护理、康复、照护、心理与社会支持等综合性医养结合服务。

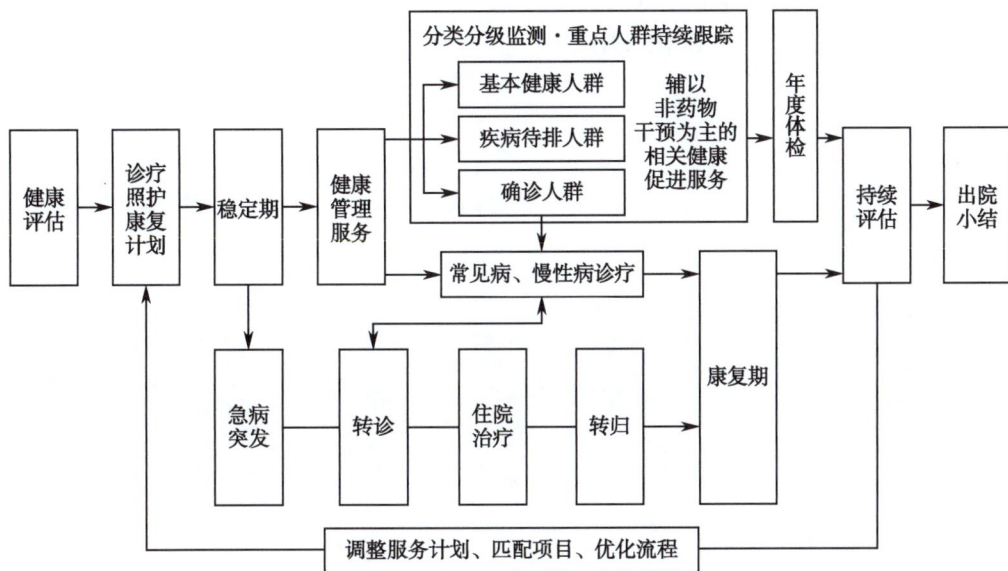

"平、缓、急"全阶段的医养结合服务

依据院外转归、年度体检，结合日常生命体征监测（高血压：每月筛查的血压水平、血压波动发生频率；糖尿病：血糖水平、有无并发症风险；认知功能障碍：日常认知行为表现、认知功能筛查），将入住老人划分疾病待排和确诊人群。

针对不同类型的人群，分级实施不同的健康管理措施，相对于疾病待排人群，确诊人群有更高的健康监测频率、更多并发症控制措施，将不同高危因素合并纳入考量，如有需要，及时调整药物，及时协调其他医院资源进行会诊和转诊。此外，开展以文化、运动、作业为主的非药物干预服务，纾解焦虑、抑郁情绪，增强肌肉力量，减缓急速衰退，帮助保持正常生理功能。

全体住养老人中，高血压患者占总体的75.56%，2023年异常波动跟踪处置率约占11%，重点人群中血压超标人数占比由2023年第一季度的18.1%，下降至15.5%；糖尿病患者占总体的42.48%，重点人群血糖超标人数占比由2023年第一季度的42.7%，下降到26.4%，服务对象健康意识有所提升。

三、"内外协作"，突显"持续关爱"

养老院与复旦大学附属中山医院青浦分院和青浦区夏阳街道社区卫生服务中心等医疗

机构签订医养结合服务合作协议，组建区域医养联合体。通过"养老机构—社区卫生服务中心—三级综合性医院"的沟通协调机制，为解决住养老年人基本医疗需求如急诊转诊、健康体检、日常配药等提供便利。同时，为在院行动不便的老年人和依从性较差的认知症长者提供专科服务，保证了长者在病情稳定期、突发急病期、院外治疗期、转归前（与周边医疗机构卫生从业人员及家属的沟通）、转归后（持续医疗卫生服务）和康复期等不同阶段，全程的服务衔接与整合。

养老院积极开展老年肺炎患者的规范化诊疗服务，制订了"院内外医疗协作"+"氧疗＋小分子药物＋激素治疗"的标准化诊疗方案。

用专业照护为认知障碍长者找回"丢失"的记忆
打造"一方乐土"

上海闵行区虹桥镇敬老院

摘　要

上海闵行区虹桥镇敬老院积极响应政府号召，规范改建认知障碍症长者照护专区，通过政府支持科学规划、"软硬"结合提升服务、多方赋能社会参与，形成"医"健式、全链条照护专区，以场景体验、非药物干预、无障碍环境等形式为镇内认知障碍长者找回"丢失"的记忆，全方面支持改善认知障碍长者的生活质量，打造"一方乐土"，温暖晚霞心灵。

虹桥镇敬老院创建于 1993 年，建筑面积 19 739 平方米，开放床位 292 张，2015 年由虹桥社区卫生服务中心托管。因科学、专业的"医"健式照护，2020 年获得上海企事业内设医疗机构能力提升评价 A 级，2021 年评为上海市三级养老机构，2022 年评为消防安全行业标杆示范单位，2023 年评为国家医养结合示范机构。2022 年虹桥镇敬老院积极响应政府实事项目，将一号楼 8 楼、9 楼改建为认知障碍症长者照护专区，以认知障碍照护带动提升全院医养结合水平。

一、政府支持，科学规划

对于认知障碍症患者而言，过于安静或吵闹的地方，都不是最理想的居住环境。2023 年，在区民政局、镇政府的大力支持下，按多感觉刺激疗法理念来展开空间设计，投入 197 万改建了以温馨与自然的风格为主的认知障碍长者照护专区，共设置 90 张床位，约 2 200 平方米。

专区单元按照"单元式布局、居家型布置、功能化配套"要求，设置了 4 个照护单元，每个照护单元都以不同颜色区分，便于长者借助色彩区分找到自己的房间；专区床位采取"5 人一间小单元"式布局，考虑到认知症长者的特殊性，按照"居家"布置理念，在单元外墙上专设了照片墙，专门放置认知症长者自己的旧照片、全家福等有纪念意义的照片，以减少他们彼此间的陌生感。

8 楼专区着重植物疗法,设置不同植物墙,通过种植多肉、水仙、绿萝等植物让长者通过触碰、照顾、观察和认知去参与植物生长的周期,由亲近植物改善生活行为,让身心健康得到疗愈效果。

9 楼专区着重怀旧疗法,收集老虹桥镇特色,开展怀旧互动、记忆角、记忆箱、空间布置等沉浸式体验,帮助认知症长者寻回长期记忆,增进交流,缓解病症,同时完成照护和干预的全过程。专区内以百年虹桥菜场、花卉市场为原型打造明显标志物,起到空间引导作用,有助于空间记忆的形成,使公共区域成为他们潜在的心灵归属。

二、"软硬"结合,提升服务

依托社区卫生服务中心和区精神卫生中心的专家团队,通过专业的心理辅导、照护干预,"软硬"双升级,增强服务能力,延缓其病情发展,提高认知障碍长者的生活质量。

(一)配备专业化医疗团队

院内共有医护人员 9 人,其中中高级职称人员 3 人。养老护理员与老年人比例为 1∶16,充分保障了老年人的医疗和护理需求。

(二)关口前移,建立规范化健康管理

加强入住长者的个性化需求评估,制订有针对性的照护计划。比如长者对于数字比较敏感,敬老院就会有意识地让其每天去接触一些算盘或是数学题,通过这种方式来锻炼思维,尽量帮助延缓衰退进程。为每位入住长者规范建立健康档案,责任医生每天医疗巡查,每年健康体检均记录在档案,及时发现问题,进行健康干预。

(三)聚焦连续性医养服务

实现慢性病管理规范化,运用"四个随时"法,检测随时开展,药物随时送达,病情变化大的长者随时检查,突发危重长者随时转诊;实现急救服务快捷化,"120"急救分站驻点,保证长者在突发状况下得到更快救治和转运;实现康复服务专业化,依托示范性社区康复中心建设项目,设置康复病区床位 10 张,运用中西结合、现代 + 传统的康复技术和设备,满足院内长者多层次、多样式、多功能、高质量的康复需求。

三、多方赋能,社会参与

构建阶梯式诊疗团队、打造转诊快速通道,以虹桥社区卫生服务中心作为预防阶段的基本防线,在老年人体检中加入认知障碍早期筛查内容,为虹桥镇长者提供"预防 + 治疗"的配套服务,落实推荐转诊的阶梯式诊疗方案,完成了社区医院、区级医院的双向转诊通

道。此外,敬老院经常得到本镇的各企事业单位、爱心企业、社工等的大力支持和帮助,形成"家庭＋社会"共同关注的良好氛围。

敬老院正逐步完善认知障碍照护团队,加强学习和培训,为长者制订规律的日常活动安排,定期开展益智类活动,如手指操、筷子训练、舒尔特方格训练,缓解认知症状,帮助他们重拾自信。2023 年 6 月—12 月,共开展针对性的活动 45 次,参加人数 1 176 人次,有效延缓、改善老人认知障碍状况。

全老年周期健康管理 全数智驱动医养结合

上海市浦东新区东明路街道世博家园养老院

摘 要

上海市浦东新区东明路街道世博家园养老院积极打造"全老年周期健康管理、全数智驱动医养融合""两全"服务模式。全老年周期健康管理是指开展预防期保健、患病期治疗、康复期护理、稳定期照料以及临终期安宁疗护等全程服务。全数智驱动医养融合是指通过数智驱动，打造智慧医养融合"4个1"模式，即一屏观机构、一档监健康、一码管药品、一线连医疗。通过两全服务模式，为入住老年人提供全周期、智慧化、高品质的医养结合服务。

上海市浦东新区东明路街道世博家园养老院成立于2007年7月，是一所集生活护理、康复医疗、文化娱乐为一体的综合型养老机构，核定床位为200张。2010年设立内设医疗机构（保健站），设有内科、中医科以及康复医学科，现有执业医师5人，执业护士3人，药剂师1人，康复治疗师6人。养老院以"小病不出院门、病中床前养护、大病提前防治"为目标，聚焦全老年周期开展全方位健康管理，运用数智化技术提供优质高效的医养结合服务，创新医养结合模式，实现住养老人老有所养、老有所医。

一、创建全老年周期健康管理机制

养老院与所在辖区内的东方医院和东明社区卫生服务中心签约共建"1+1+1"医疗养老对接服务机制，依托优质医疗资源，创建全老年周期健康管理机制。在预防期保健，举办健康知识讲座普及健康科学知识，开展环境适应、情绪疏导、心理支持、危机干预、情绪调节等心理慰藉服务；在患病期治疗，通过建立健康档案、做好病程记录、每日两次开展医疗查房，落实慢性病动态监测及管理工作，做到早发现、早干预、早治疗；在康复期护理，针对有康复服务需求的老年人，及时干预并经评估给予开展运动疗法、作业疗法、平衡功能训练、关节松动训练等项目，认知、语言、肢体功能得到主动或被动康复锻炼；在稳定期生活照料，对住养老人开展安全风险评估，指导护理团队有效防范，制订防范措施、应急处置流程以及报告制度；在临终期安宁疗护，为帮助老年人舒适、安详度过生命末期，充分开展评估后，按需（疼痛管理、情感支持等）制订个案计划并予以实施后跟踪。通过为住养老人提供全老年周期健康管理服务，2023 年度共开展健康管理 167 人，慢性病控制率达 97.3%，老年人满意度为 99.1%，家属满意度为 98.5%，不仅提高了老年人的生命质量和生活品质，而且增强了家属的满意度和信任度。

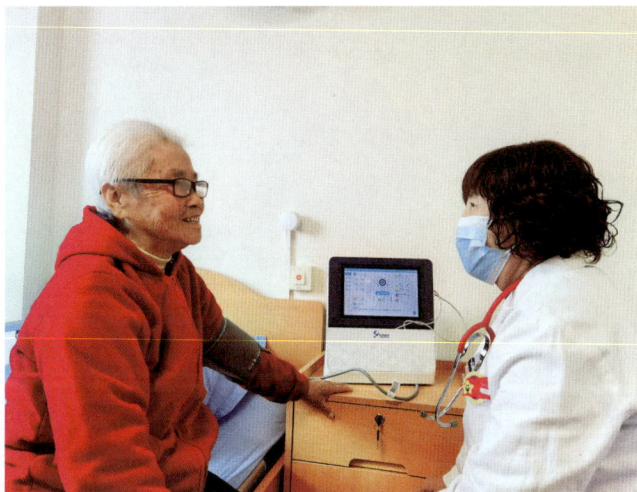

机构内医生为入住老年人开展健康管理

二、推进全数智驱动医养结合模式

养老院以创建上海市智慧养老院为契机，通过信息化管理及智能设备应用，探索数智赋能，积极打造智慧医养结合"4 个 1"模式，即一屏观机构、一档监健康、一码管药品、一线连医疗，为住养老人提供了更智能、高效的医养结合服务。一屏观机构，养老院一楼中庭的智慧大屏集"智慧入住、智慧餐饮、智慧健康、智慧照护、智慧安防、智慧运营"六大功能于一体，显示智慧药房、智慧晨检、互联网医院多个服务场景，可随时查阅机构内老人的医疗及照护服务相关数据。一档监健康，运用便携式五合一体征检测设备进行智慧晨检，实时收集体温、血压、血氧、血糖、十二导联心电图检测等身体状况数据并同步至其健康档案系统，为日常诊疗服务提供基础信息。当老人生命体征达到阈值，系统自动告警，提示医护人员，实现院内医疗信息快速传递和共享。一码管药品，药品管理采用扫码识别医嘱录入自带药品（外配药），关联药品库存管理，自动生成发药明细，并开展追踪实时库存。当自带药品余量不足时，系统可向家属端预警发送补药提醒。较传统药品管理模式，智慧药房可实现药品智能收、存、备、发。一线连医疗，签约上海交通大学医学院附属仁济医院互联网医院，实现住养老人预约挂号、复诊配药、一键续方等远程医疗服务，可开展线下评估、线上复诊、云端陪诊、便捷转诊等服务，并探索远程查房、云端探视、健康科普、远程教学等，为医疗服务提供专业赋能。2023 年医疗服务准确率以及医疗服务效率均环比提升 1.3% 和 1.5%，持续提升住养老年人的服务体验感。

文化引领 资源联动 打造医康养"桑榆园"

上海市金山区众仁老年护理医院

摘 要

上海市金山区众仁老年护理医院是上海市较早探索医养结合的老年护理医疗机构之一。医院紧紧围绕"老年友善理念",依托自身优势学科,与专科医院、综合性医院等建立双向转诊绿色通道,共享同质化优质资源,提升住养老人就医及时性和便捷度。作为"金山区众仁老年护理联盟"牵头实施单位,承担金山区医疗照护养老护理员培训工作,为促进全区医养结合服务能力的提升贡献力量。

上海市金山区众仁老年护理医院是一所集医疗、护理、康复、安宁疗护、生活照护五位一体的非营利性公立老年护理医院。医院核定医疗护理床位 550 张,实际开放 690 张,实际运营床位达到 104.4%。全院失智、失能老年人入住占比 95% 以上。1999 年,医院大胆探索医养结合模式,下设东林养老院,实行两院一体化同质化运行管理模式,共享医院所有资源。医院始终坚持将慈善关爱与健康守护交融,用至微至善的服务,致力打造温馨美丽的医康养"桑榆园"。

一、以特色文化建设为引领,实现"老年友善"理念

(一)建设无障碍通行住养环境

医院是上海市首批老年友善医疗机构,环境设施设计合理规范。护理医院、养老院之间由无障碍通道连通,老年人就医基本实现"一路通"。室内户外通道超过 100 米处均设置休息座椅,方便老年人出行。所有病床都是定制款,高度降低 5 厘米,方便腿脚不便的老年人上下床。院内绿化覆盖率高达 60% 以上,卫生保洁实行"宾馆式"服务模式。

(二)实施标准化质量管理体系

作为通过 ISO 质量管理体系认证的医疗卫生单位,医院不断完善医养结合制度建设,制定、实施《老年病人生活护理分级评估标准》,为推动医院医养结合发展提供了重要指引。

2021年医院牵头成立"金山区众仁老年护理联盟",集聚优势资源,增强辐射带动功能。作为上海市健康照护实训基地,为促进全区医养结合服务能力的提升贡献力量,近2年为金山区培训护理员611人次。

(三)深化多元化人文关怀服务

在全区首家开设道德讲堂,以道德讲堂为阵地强化提升在医养结合服务中的职业道德。2023年,医院"道德讲堂"入选"一地一品"中国卫生健康思想政治工作特色品牌优秀案例。将人文关怀深深融入精细温馨的医养结合全过程,推出十项"增值"服务,每年为本命年老人过集体生日、为百岁老人祝寿,除夕前夕为老人举办特殊的年夜饭等活动。作为上海市志愿者服务基地,项目化延伸服务内涵,根据老年人需求,医务社工定制温馨陪伴、便民服务等六项志愿服务。

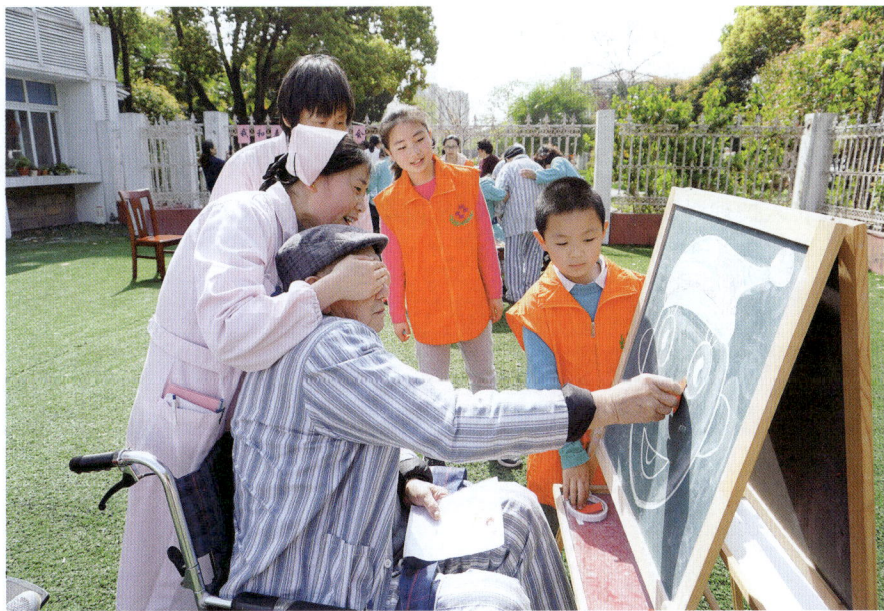

为住养老人开展志愿服务活动

二、以特色学科品牌为依托,推动健康服务全覆盖

(一)提供全生命周期照护

作为金山区安宁疗护中心,致力于为晚期肿瘤和疾病终末期的老人提高生存质量,让他们带着尊严和温暖走完人生最后一程。中心成立多学科团队,开展安宁疗护多学科整合管理服务,采用芳香疗法、音乐疗法、冥想等方式舒缓老人身心,建立预立遗嘱和监护人签约制度。中心与上海市第六人民医院金山分院共建联合病房,共同守护安宁疗护患者。2022年,

安宁疗护联合病房与复旦大学附属华山医院牵手，共同参与国家重点研发计划——老年全周期康复技术体系与信息化管理研究。建院以来，共计安宁疗护老人 3 108 人。

（二）共享特色学科优质资源

依托本院老年认知障碍科、康复医学科等特色学科优势，让住养老人全方位共享同质化优质医疗护理资源。老年认知障碍方面，组织开展各项老年认知障碍预防与干预活动，延缓失智失能进展。康复护理方面，组织康复治疗师免费提供康复科普及治疗，近2年服务住养老年人 500 余人次，治疗有效率 85% 以上。针对老年人认可中医治疗的特点，医院与龙华医院、区中西医结合医院合作共建"中医联合病房"，让老人不出院门就能享受到三级医院的优质中医服务。

（三）开设双向转诊绿色通道

东林养老院与上海市第六人民医院金山分院、上海市金山区众仁老年护理医院之间建立双向转诊、绿色通道。对突发疾病的住养老年人，第一时间处置，需要住院的老年人及时转入护理医院，超出护理医院诊疗范围的，通过绿色通道立即转诊上海市第六人民医院金山分院。在护理医院的老年患者症状好后可转入养老院颐养天年。近2年，共有 34 名养老院住养老年人转入护理医院各科室、7 名护理医院老年患者转入养老院。

以老年综合评估为基础
打造"医康养护"一体化服务模式

南京江宁沐春园护理院

摘　要

江苏省南京江宁沐春园护理院突破传统养老思维,将"医康养护"融为一体,通过开展老年综合评估及阶段性持续评估,动态制定服务计划,开展各项照护服务。"分区入住、实时评估、动态管理",为老人提供全程长期照护服务。2015 年至 2023 年,累计完成评估超 32 000 例,服务老人 7 100 人次,床位使用率常年保持 90% 以上,服务综合满意度 95% 以上。

南京江宁沐春园护理院(以下简称"沐春园护理院")(江苏省省级机关医院医养结合院区、江宁区社会福利中心)成立于 2015 年 12 月,由江苏省南京市江宁区政府投资建设,江苏省老年医院(江苏省省级机关医院)全面运营管理。院区总占地面积 5.39 万平方米,总建设成本 2.58 亿元,开放床位 684 张,其中医疗床位 212 张,是江苏省医保、南京市医保及南京市长期护理险服务机构。院区总体布局分为住养区(自理老人)、颐康区(半失能)、护理区(失能、失智老人)及综合服务区,"医康养护"一体化管理,形成了以医养结合、老年康复、慢性病管理、失能失智照护、安宁疗护等为特色的服务品牌。

一、以老年综合评估为基础,建立"医康养护"一体化服务模式

老年人常多病共存,兼具失智失能者较多,因此需要连续全程(慢性病管理—急性期照护—中期照护—长期照护)的健康照护。沐春园护理院整合老年能力评估及国际上老年医学通用的评估量表,从自理能力、皮肤、行走、心理、情绪、疾病史等几十个项目对老年人进行评估打分,根据综合评估结果安排老年人入住区域,并给予相应的等级照护服务,包括生活照护、健康管理、医疗康复、文娱活动、心理慰藉、营养膳食、急症救治及转运等。老年人入住后开展动态评估(半年评估一次),并及时调整服务内容。通过实施"分区入住、实时评估、动态管理",将"医、康、养、护"融为一体,为老年人提供全程长期照护服务。

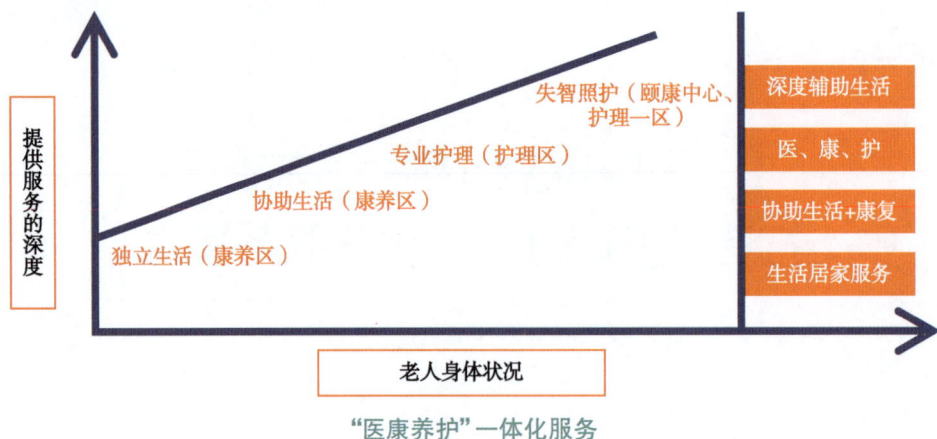

"医康养护"一体化服务

二、以人才建设为核心，建立专业化、多学科的服务团队

沐春园护理院在院员工 302 人（医院派遣管理和专业技术骨干 10 人），其中医护人员达 202 人（医生 15 人、康复治疗师 5 人、医技 2 人、护士 59 人、护理员 121 人），所有医护人员均有执业资格，护理员持证上岗率达 95% 以上。人才团队中副高以上职称 7 人，还拥有医学硕士、护理硕士、省级专科护士等高层次专业人才 7 人，在老年综合评估、老年急慢性病救治、失能失智老人照护、老年营养管理、安宁疗护等方面具有丰富的临床工作经验。充足的人力贯穿于服务的各个环节，充分保证了老年人得到专业的医疗护理服务，也保障了院区各项工作安全有序地开展。

三、以精细化管理为抓手，全面提升服务能力和水平

沐春园护理院始终以精细化管理为抓手，不断提高管理能力和服务水平。2019 年，沐春园护理院成为南京市标准化建设试点机构，借此契机，沐春园护理院在制度规范、适老环境、老年评估、健康评价、服务标准、质量评价、服务安全等方面不断改进。通过携手共建，南京医科大学、南京中医药大学、江宁区老年大学、金陵图书馆等单位落户沐春园护理院，建立科、教、研、文化等各类基地，丰富老年生活，提升服务内涵。

沐春园护理院以分区入住、相互支撑，让"医康养护"服务深度融合，真正做到了"健康有人管、小病放心治、急危重症及时转"。自 2015 年开业以来，累计完成综合评估超 32 000 例，服务老人 7 100 人次，床位使用率 90% 以上。

"联体联心"呵护夕阳

无锡太湖金夕延年护理院

摘　要

　　无锡太湖金夕延年护理院与"零距离"的无锡市第二中医医院（以下简称"二中医院"）签署了合作协议，建立"医联体"合作模式，护理院与二中医院均为独立法人，在医联体合作中实行人、财、物独立管理与核算，双方建立了良好的转诊机制，医院为护理院提供医疗、护理技术指导，借助二中医院的专业医疗资源开展中医养生、康复保健、绿色通道紧急救治等特色服务，真正做到了"慢性病有管理，疾病早发现，小病能处理，大病易转诊"的为老服务工作。

　　无锡太湖金夕延年护理院（以下简称"护理院"）成立于2016年6月，占地面积13 000平方米，建筑面积13 500平方米，室外老年活动休闲场地1 000平方米，设有床位466张。截至2023年12月底，共有服务人员136人，其中医护占比达85%，先后护理了1 300余位长者，其中"三无"特困对象26名。护理院通过"医联体"把老年人的健康医疗需求放在首要位置，精心为老年人提供预防期保健、患病期治疗、康复期护理、稳定期生活照料以及临终期安宁疗护为一体化的医养结合服务。

一、"一纸"受理，"全程"诊疗

　　护理院与二中医院建立了良好的转诊机制，二中医院为护理院老年人紧急就医、住院治疗开通绿色通道。当老年人突发疾病时，护理院医生开具《医联体绿色通道申请单》，送医陪同人员携此申请单通过转运床将老年人转运至急诊科，接诊医生见单优先诊疗，根据医生开具的相关检查化验项目，就医陪同人员携《"绿色通道"记账单》带老年人至相应的功能科室进行检查、化验，免去了繁琐的排队挂号流程，实现了"一纸"受理，"全程"诊疗、"先就诊后交费"的便捷式就医流程，既让老年人第一时间获得诊治，抢得黄金救援时间，提高急救成功率，也免去了家属来回奔波的苦恼。自开展医联体合作以来，紧急转运老年患者300余人次。

二、"一床"多用,"多维"服务

与二中医院紧密相连（共处一院），平时本院的医生做好老人日常的查房与病情观察工作，当老人因病情变化，护理院无法满足老人的医疗需求时，护理院通过《会诊申请单》邀请二中医院相应科室的医生来到床边为老人进行会诊，当老人需要进一步检查与治疗时，通过"绿色通道"转到二中医院相应科室进行住院治疗，病情稳定后转回护理院休养。除了医疗救治外，在院老人还可以享受便捷的康复资源，二中医院的康复医生会定期到护理院为老年人进行身体功能的评估，为有康复需求的老年人制订个性化的康复计划，家属根据康复医生的评估结果至二中医院康复门诊开具康复治疗单，由护理院护理人员或家属携带康复治疗单带老人通过连廊至二中医院的康复科进行康复治疗。实现了老年人在熟悉的生活环境下同步享受护理院的贴心生活照料服务及甲级医院的专业医疗康复服务，每年双向转诊达 120 余人次，康复治疗达 200 余人次。

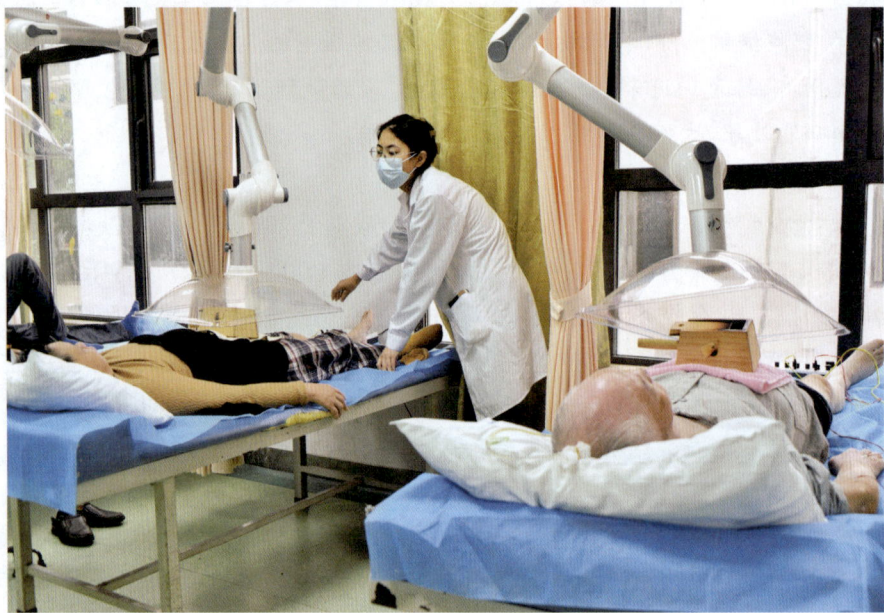

长者在本院 1 号楼（二中医院康复科）进行康复理疗

护理院通过与甲级医院的"联体""联心"充分发挥二中医院的专业医疗和护理院的专职护理作用，真正做到了让老人小病不出门、大病及时送医院就诊的服务，达到了紧急救治、康复养生、延年益寿的效果，增强了老人的医养获得感、精神满足感，提升了家属的服务满意度。自 2018 年与二中医院签订医联体合作协议以来，护理院入住率达 98%，通过绿色通道紧急接诊率达 100%，康复养生受益占比达 75%。今后，将继续推进"医联体"合作模式，进一步优化诊疗、会诊、康复流程，扎实做好"医养康护"服务。为老年患者创造更加温馨、安全、高质量的养老生活。

护护一体建特色 整合照护促提升

常州九洲金东方护理院

摘　要

江苏省常州九洲金东方护理院根据生理 - 心理 - 社会医学模式，坚持以人为本，积极探索并实施了护士长领导下护士、护理员一体化管理的护理管理体系，以责任护士为个案管理师，护士、护理员共同完成患者的护理工作。医生、护士、康复师、营养师、社工、护理员等多学科团队合作开展多学科联合诊疗（MDT）服务，进行综合性评估—制订目标—形成计划—实施措施—效果评价，为老人提供个性化的整体照护。

常州九洲金东方护理院位于江苏省常州市武进区，是为老年群体、需要康复的患者提供长期医疗护理、康复促进、生活照护等一系列服务的医疗养老机构，是"老龄健康医养结合远程协同服务试点机构""江苏省示范性医养结合机构""江苏省老年友善医疗机构优秀单位"，建筑面积 3.8 万平方米，设置床位 424 张。设有介助、介护和认知症三个护理区域五个单元，开设内科、口腔科、康复医学科、安宁疗护科等科室，提供个性化的整合照护、专属的饮食方案、专业化的认知症照护、多样化的康复护理方案、专享性的牙科诊疗服务和保健服务。

一、护护一体，以高水平技能进一步提升优质护理

金东方护理院将护理员纳入护理队伍序列，与护士一样共同在护士长领导下完成老人的日常生活护理工作，并不断提升护理理论与技能，使医疗护理、生活照护紧密衔接，相互督查、相互协作、相互促进。

技能是根本。2023 年度护理院组织全院护士、护理员培训 18 次，同比往年上升 50%；组织护理人员全员参与演练与考核 9 次，相较往年提高 125% 且合格率 100%。

责任体质量。病区护士、护理员共同实施老人责任制管理，使全院 247 位老人有专属护理员与护士，更有效地对其情况专属掌握、专属护理，护理员在护士的指导下工作，护理员与护士共同协作，更能体现以人为本，全人、全程、全方位护理。

二、照护整合，以精细化管理进一步创新服务模式

金东方护理院运营团队把整合照护管理作为提升服务质量、体现医养融合、打造品牌照护特色的重点任务来抓，通过多次的研讨学习、整合完善，加上信息软件的赋能等，各专业团队由原来的碎片化服务转为个案精细化管理和 MDT 协作服务，提升了客户对服务的体验感与满意度。

整合专业团队打破养老机构单一生活照护服务的传统模式，以 MDT 跨专业服务团队，整合个案管理师、康复师、社工、护士、营养师、护理师等专业岗位人员，由个案管理师全程负责照护方案的建立、执行与反馈，进行服务团队管理。

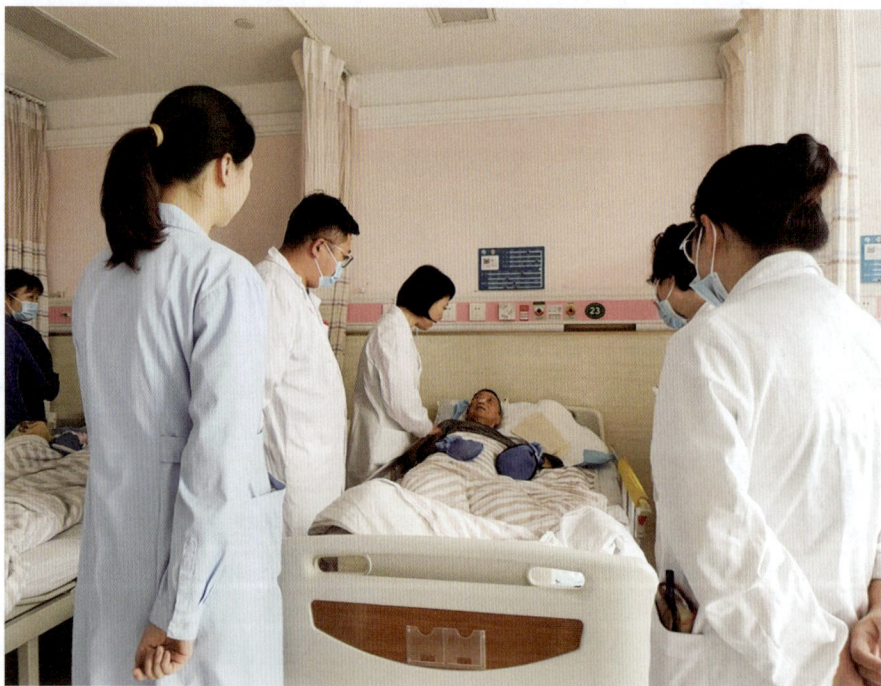

多学科整合照护查房现场

（一）整合照护

在每位老人入住后的第 7 天正式开展整合照护工作，由医疗团队完善《个案健康档案》，社工团队完善《个案基本信息》并进行社工专业相关的评估，护理团队完善《护理需求评估表》，其中包括营养方面和康复方面的评估。各专业团队组成的 MDT 团队集中召开 MDT 会议，进行个案生活能力与状态汇总、照护风险问题筛查，确定个案照护方针（目标），明确高风险照护问题。MDT 团队对老人的个人需求、偏好和目标进行评估，形成个案照护计划单并予以执行。

（二）持续跟进

对于健康自理型或介助型老人，MDT 团队会每 6 个月进行一次整合照护操作流程；对于介护型老人，MDT 团队会每 3 个月进行一次整合照护操作流程。此外，对于一些临时性阶段，如在老人外出就医返院的 3 天内、发生照护风险问题、《照护风险问题筛查表》中指出有必要进行评估时，MDT 团队会根据需要再一次开启整合照护流程。

（三）全程服务

整合服务内容建立了"乐、养、护、康、医"五位一体的服务模式，打造了全流程、科学化的服务体系，匹配长者生活全要素，实现了一站式健康养老生活的美好体验，2023 年度金东方护理院的第三方满意度测评分数高达 98.2 分。截至 2023 年底，金东方护理院全院整合照护完成 158 人，覆盖率 65%，个性化照护计划单完成率 100%。

打造"医养护康一体化"养老模式
做优精准养老服务

苏州工业园区久龄护理院

摘　要

江苏省苏州工业园区久龄护理院自 2017 年 1 月运营以来，因地制宜探索医养护康一体化养老模式，将"医疗问诊、养生保健、特色护理、康复理疗"融于一体。与公立二级综合医院——苏州工业园区星湖医院一体化管理，落实多学科联合诊疗服务，共享医疗资源；与久龄养老院共享生活设施和康养服务，三者形成医疗护理、生活照料和养老康复功能于一体的"联合体"。

苏州工业园区久龄护理院（以下简称"久龄护理院"）是"医养融合"公办护理院，建筑面积 1.1 万平方米，床位数 260 张，与苏州工业园区星湖医院（以下简称"星湖医院"）、久龄养老院毗邻，环境优美，设施设备先进，医护资源充足。通过分级照护、按需分配医疗护理资源，动态满足老人需求，实现了"医、养、护、康"服务状态的无缝对接。作为苏州市长期护理保险定点机构，已为 1 600 余位老人提供服务，专业、精准、有温度的服务深受入住长者及家属好评，满意度测评高达 99%。

一、有效联动，实现医、养、护、康一体化

久龄护理院、星湖医院、久龄养老院不仅是空间上的毗邻而建，更是实现了服务内涵上"医、养、护、康"全流程、全周期无缝对接，为长者全程护航。长期卧床、晚期姑息治疗、患有慢性病、生活不能自理的长者，可入住久龄护理院；身体健康的长者可入住久龄养老院；经康复治疗后恢复自理能力的老年患者可转至养老院。星湖医院依托自身技术优势，为上述两家机构提供医疗服务，对于病情发生变化或者危重老人，提供专科会诊、快速医治或转诊上级医院等服务。通过打造多元化"医养护康"融合的服务生态圈，为老年人提供全方位全周期的医疗健康服务，满足不同长者的健康需求。

针对老年人多病共存的特点，久龄护理院与星湖医院开展多学科联合诊疗服务，对每

位入住长者进行营养状况、认知功能、身体功能、心理状况等老年评估,量身制订个性化诊疗方案及照护指导,并建立健康档案,专人保管,按照月评、半年评的频次,提供专业、精准、连续性的医疗服务。自此项服务开展以来,久龄护理院共组织多学科联合诊疗 82 例,30 余位医生参与其中,98% 长者通过该服务获得了精准的诊断与治疗,延缓了各项身体功能的下降。

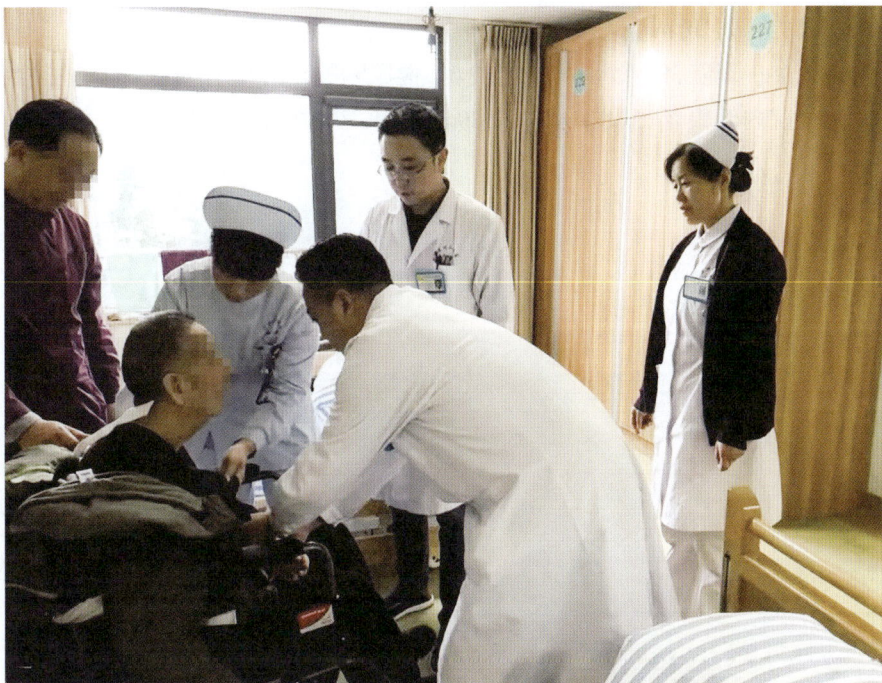

多学科联合诊疗服务

二、资源共享,"三个层次"创新医养服务新模式

一是医务人员及医疗设备的共建共享。久龄护理院与星湖医院实行"一套班子,两块牌子"的一体化管理模式,共享专业医疗设备,护理院医护人员全部来自星湖医院临床一线。既解决了以护理院招聘难的问题,又确保工作人员的职业晋升渠道,激发了医护人员的工作积极性,同时避免了财政重复投入,提高了医疗设备的利用率。

二是医疗养老的协作共享。久龄养老院通过与星湖医院签订服务协作的形式,由星湖医院定期派人进行医疗技术支持和医疗服务,对入住长者开展全面的、连续的、多因素的健康管理服务,让养老院有了"医"靠。

三是生活设施的共享互惠。久龄护理院与久龄养老院共享营养餐厅、康乐活动室、公共浴池等配套设施,提高了设备设施的利用率,利于统一规范管理,丰富的业余生活活动增加了长者的归属感,让长者"老有所乐、老有所动"。

三、医养融合，助推护理院高质量服务

久龄护理院有二级综合医院做后盾，在服务上更具专业性；共享久龄养老院的生活配套设施，在居住环境上更舒心。在此基础上，久龄护理院积极引入新加坡"3H"国际医疗管理服务理念，为入住者提供专业至上的医疗（hospital）服务、无微不至的酒店式（hotel）管理服务、宾至如归的家庭（home）式温馨服务。

下一步，久龄护理院将继续以积极老龄观、健康老龄化为指引，扎实推进医养结合工作健康发展，健全院内健康老龄服务体系，不断改进和完善在院长者多元化需求，做优精准养老服务。

"伴医""助动""畅玩" 全方位守护老年人身心健康

海门申丞护理院

摘 要

海门申丞护理院打造"全、近、乐"的医养结合养老环境,依托完备的医疗设施、先进的康复器材、全套的服务流程,通过"伴医、助动、畅玩"等特色管理和服务,致力实现全院老人的"零卧床唤起、零距离康复、零代沟同乐",让老人随时随地享受快捷的身边医疗和温馨的照护服务。护理院还开设老年大学课堂,推行多种乐龄活动,多方面满足老人的精神文化需求,让老人实现"既养身、又养心"的养老理想。

海门申丞护理院总投资近 1.4 亿元,占地面积 4 万平方米,建筑面积 2.6 万平方米,内设老年公寓、护理区、医院、康复中心,共有床位 628 张。护理院与上级医院建立绿色通道,注重老人精神文化需求,通过"伴医、助动、畅坑"等特色管埋和服务,让老人享受"高效医疗、爱心康复、年轻态生活"。

一、伴医,身边医疗托起"安全感"

(一)医疗安全又高效

24 小时服务不间断,构建一总多分的值班体系,除行政总值班外,护理区、安保、后勤、医护团队等随时在岗待命,接到通知就能让整个系统迅速运转起来。遇有老人突发状况,工作人员即时到达,五分钟内安排相应的设施设备救治,及时送诊。

(二)内部流转免折腾

失能、半失能老人以及认知障碍患者和重症患者等可以在申丞医院得到医治,老年患者除发生重大生命危险必须转院外,都可以在申丞护理院内部安全流转,且有医护人员陪同诊疗和配药,免去老人看病难的"折腾之苦",减轻家属和社会层面的压力。

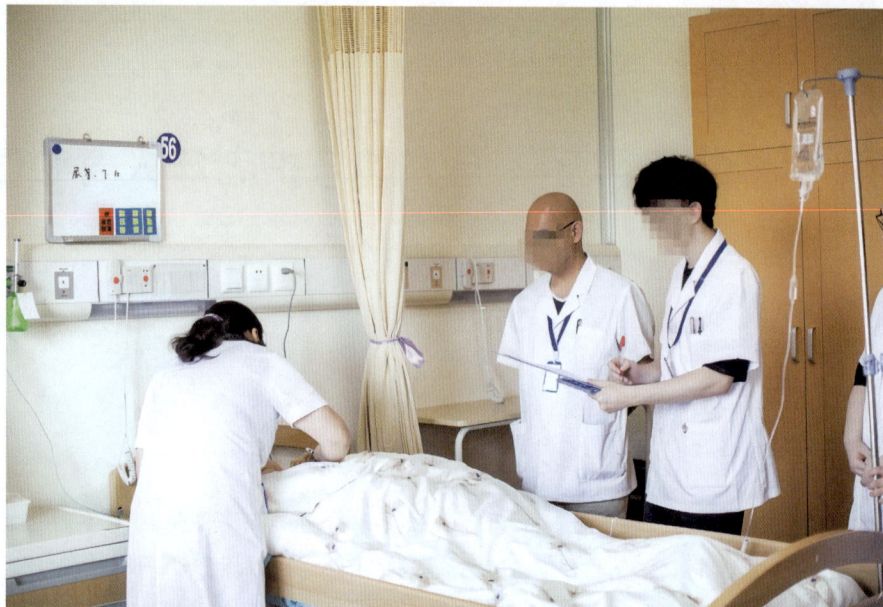

医护团队全方位全周期保障老人医疗安全

（三）提供个性化诊疗

接轨"医联体"，对接南通市海门区人民医院等三级医院，专家团队定期为老人上门会诊。2023 年，上级医院来院开展义诊 4 次、会诊 63 次，最大程度解决在院老人疑难病症以及疾病急性发作期的救治需求。建立绿色通道，实现双向转诊，老人可享受免挂号就诊的绿色通道服务。2023 年，有 100 多位老人通过双向转诊、绿色通道，享受到便捷的医疗服务。为共病率高、需多重用药的老人制订老年综合评估体系和多学科团队诊疗模式，为老人量身定制科学的用药指导并督促服药。

二、助动，爱心康复促成"特色零"

（一）"零卧床"唤起，让失能老人动起来

秉持"能站不坐，能坐不躺"的照护理念，一日三餐把失能老人用轮椅推到阳光房集中吃饭。工作人员每天带失能老人到活动区域，参加"钓鱼""推球"等竞技和益智活动，锻炼肢体功能，增加生活情趣。护理区 80% 以上老人实现"零卧床"。

（二）"零距离"康复，"一对一"服务患者

康复师为失能老人制订一对一康复方案，到老人床边进行康复训练，康复覆盖率达 25%以上。康复师为认知障碍老人进行个性化认知康复训练，改善功能和情绪。2023 年，有 54

位认知障碍老人接受认知康复服务，30% 患者病情得到明显控制，自理能力有不同程度的改善。

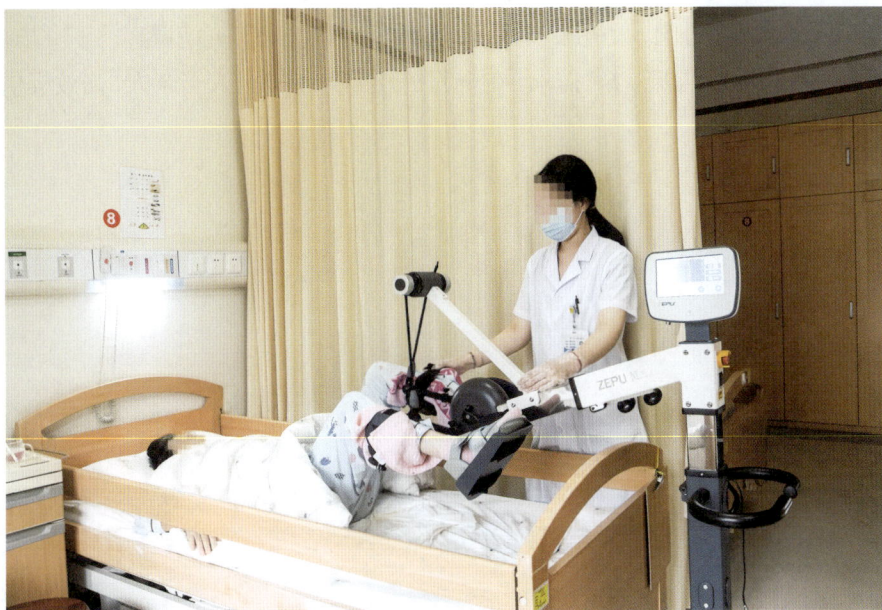

康复师到老人床边进行康复训练

（三）"零代沟"同乐，让老人感受生命的活力

年轻护理人员每天带老人做各项益智和健体类小游戏，锻炼老人身体的各项功能，让老人感受到年轻人的青春与活力，营造欢快积极的生活氛围。

三、畅玩，文娱生活打造"年轻态"

（一）亲近自然融入社会

院长带头，每周带领老人在院内景区赏景聊天，亲近大自然；每月由工作人员带领到张謇纪念馆、南通植物园等周边景点游玩，并陪同超市购物。

（二）人文活动丰富心态

每逢传统节日，通过"写春联""做元宵"等活动让老人在节日文化中体验生活的乐趣和生命的价值。把每月 15 日定为党小组活动日，邀请老党员们聚在一起讨论时事热点，交流心得体会。全年的优秀活动案例编写整理成老年人活动金点子集，辐射全院各区域、各类长者活动，已经收集了 100 多个经典案例。

（三）养教联合提升品质

开设海门区老年大学申丞教学点，把"教"的元素融入医养结合的过程中。目前有学员75人，已经开设"舞蹈、合唱、太极拳、养生保健、智能手机教学"五门课程。下一步，护理院将全心全意关注长者"医、康、养"需求，在全程护理服务中把老人当亲人，高效提供医疗护理，积极拓展养老内涵。

"医＋养"创新"养老＋"新模式

连云港市赣榆区人民医院养老护理院

摘　要

为破解区域内康养需求供给缺乏矛盾，2016年以来，江苏省连云港市赣榆区人民医院养老护理院深耕"医养结合"之路，依托区域内优势医疗资源，不断探索"养中设医、以医助养"的安心养老模式。通过提供医疗保健、康复训练、多元娱乐、安宁疗护的方式实现现代医疗与养老服务高效结合，让老年人群在养老护理院中就能享受到区域内龙头医院的便捷医疗健康服务，大幅提升养老获得感与幸福感。

赣榆区人民医院养老护理院总占地面积40余亩，建筑面积1.2万平方米，开放床位86张。院内由4幢单体建筑组成，分为颐养照料、医疗康复护理和生活服务等区域。房间按照宾馆化设计、装修，配备呼叫系统和安全无障碍设施。院内设有阅览室、书画室、棋牌娱乐大厅、舞蹈厅、康复健身房、种植园及休闲花园，致力打造温馨、舒适、安全、人文的花园式居住环境。

一、通过"养中设医"提供一站式医养服务

建院初始，坚持同规划、同建设、同验收原则，在护理院内设医疗机构，配备10个临床、医技科室，共33名医护人员，其中高级职称6人、中级职称13人。通过打造体检中心、诊疗中心、养生中心、检测中心、康复中心"五大中心"，建立精准化、专业化、连续化的一站式医养服务。为老人们提供日常诊疗、疾病筛查、中医药特色服务，将医疗保健融入健康养老当中，满足老人们的医疗、养老、保健需求。

此外，养老护理院距赣榆区人民医院仅1.7公里，依托医院的优质医疗资源，针对多病共存、行动不便的老人，医院定期组织医疗团队前往护理院进行查房、会诊。每天由医生、护士等多部门人员参与查房，每周二内分泌科、周五神经内科专家开展巡诊查房，老人们足不出院即可享受到龙头医院多学科协作的个体化诊疗。两院之间还通过建立"双向转诊"及"绿色通道"制度，实行先治疗后付费，保障危急重症老人的突发救治，共转诊300余人次，让护理院的老人们实现"日常有保健、小病不出院、重症有通道"。

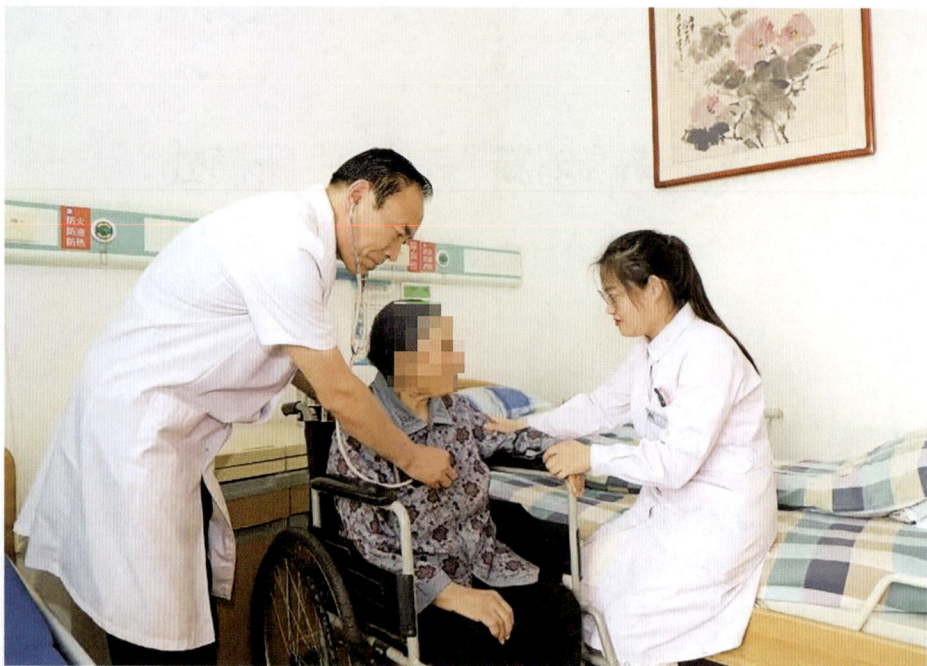

医生进行日常巡诊查房

二、依托优质护理服务打造康养服务特色

从无到有、从有到优，养老护理院发展和品牌离不开优质的护理服务。依托医院优质护理资源，实行责任制整体护理，执行全天 24 小时护理制，已累计为 1 000 余人次老人们提供多层次、多阶段的医养护理服务。

入院后老人全程由护理人员陪护，每日按规范为老人提供养护服务；针对具有康复需求的老人，坚持"生活式康复"理念，区人民医院康复科已为 48 名老人开具运动、营养、康复"三张处方"，由护理人员陪护在康复中心进行站立、行走、语言等康复训练，保障老人康养同步。充分发挥中医和养生保健的优势，引导自理老人通过适量运动、定期检查，养生保健、针灸推拿、药膳调理等环节来改善自己的身体状况。护理院致力于为疾病终末期老人提供身体、心理、精神等方面的照护和人文关怀服务，温暖了 10 名老人生命的最后一程。

护理院通过开展多种形式娱乐活动，如手工编织、书法绘画、音乐舞蹈、养生种植等，充实老年人的内心世界。每逢节假日组织开展包饺子、大联欢等活动丰富老年人生活。发挥志愿服务功能，与医院党委、团委、社会志愿者长期建立"帮扶对子"，为老人过生日、庆祝节日、陪老人聊天交谈，让老人感受社会的温暖。邀请区书画院、音乐协会的老师们不定期来院进行书法、绘画、音乐等方面的授课，让"养老"变"享老"。

三、探索"互联网+"智慧医养模式

推进"智慧养老"建设,依托区域内居民健康档案管理平台,整合入住老人的信息档案、健康档案、电子病历等信息,为每一位老人建立养老电子档案,促进医院、养老机构、社区、家庭信息互联互通。未来,赣榆区人民医院养老护理院将尝试建立"医疗机构+养老中心+家庭"的连接,努力缓解区域内养老缺乏医护保障需求的问题,为区域内老人的健康与养老事业的发展提供新思路。

优化资源系统管理 增强医养结合服务能力

金湖颐乐居爱心护理院

摘 要

金湖颐乐居爱心护理院聚焦老年人所需、所想、所盼，有效整合养老、医疗、康复、养生、休闲、娱乐、保健等资源，积极打造环境舒适、设施友好、人员专业、服务优质的医养结合机构，推动多学科融合实现全方位服务，探索全链条管理健全精神关爱网络，提供全周期服务彰显安宁疗护温度，为机构、社区和居家失能老人提供"医、养、康、护"一体化服务。

金湖颐乐居爱心护理院（以下简称"护理院"）占地面积 8 481 平方米，建筑面积 7 860 平方米，设有康复医学科、内科、外科、中医科、安宁疗护科、评估室，配有内外科执业医师、执业护士、康复治疗师、药师、评估员等共 68 名医护人员，机构总床位 183 张，其中医疗床位 80 张。护理院积极满足适老健康需要，着力加强医养结合服务能力建设，拓展服务范围，为全县 100 多名失能老年人开展就诊治疗和日常康复护理，持续为癌症晚期患者开展"安宁疗护"。

一、多学科融合，提供全方位服务

护理院突破传统医疗模式的限制，将医生、护士、康复师、营养师等多学科的专业人才引入医养结合机构，为老年人提供全方位的医疗、养老服务。

（一）居家社区医养服务实现全覆盖

机构的养老板块金湖夕阳红老年服务有限公司设有 204 户住宅式老年公寓，社区整体以养老为主体，设置养老公益的爱心驿站、家政物业的邻里中心、休闲憩养的文娱活动室等。对于入住公寓老人，护理院常年保证 24 小时随叫随到，送药上门；提供紧急医疗救治、健康体检、慢性病管理、建立健康档案、健康膳食营养管理等服务。遇有紧急情况，医护人员 10 分钟内赶到现场进行救治，让居家社区老人就地享受到专业医疗救护和多层次、高品质的养老服务。

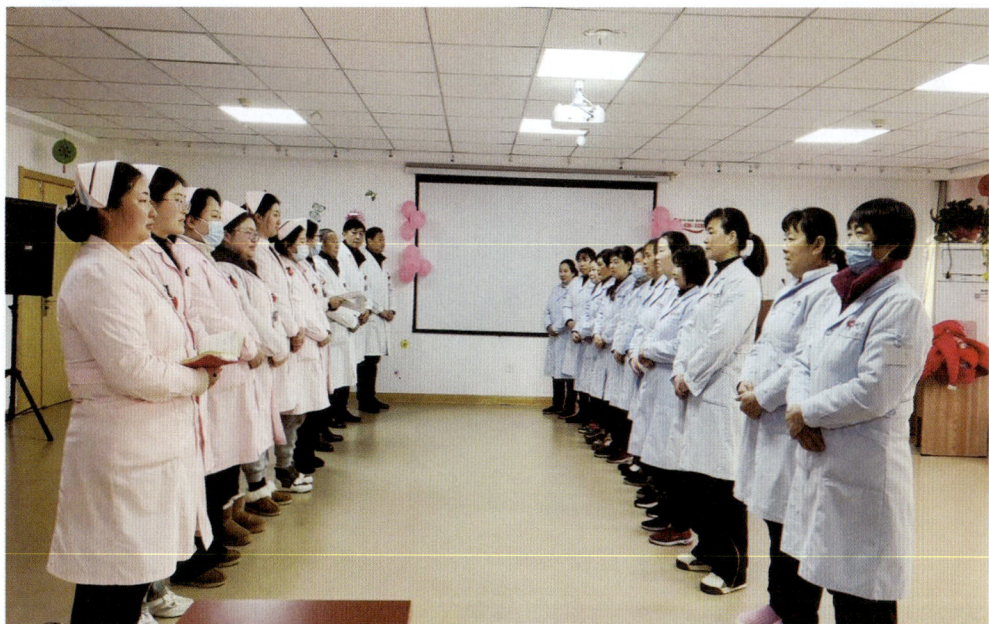

护理院医护团队

（二）全流程为老服务更加便捷舒适

针对老年人群健康状况和个性化需求,持续优化流程管理。对所有入住老年人入院时进行基础医疗健康体检、评估,建立老年人健康档案。每天安排固定的医生、护士查房,提供床边护理、床边输液治疗和床边康复,配备急救员工和急救设备,确保老人在突发状况下能够及时得到救助。全力优化老年人就医感受,对需要来院入住或需外出就医的老人采取专车接送、专人陪同等方式做好就医服务。护理院与金湖县人民医院建立了急救绿色通道,能快速地为急重症进行转诊,较好地将医、养、救、治无缝连接,贯穿于住养全过程之中。

二、全链条管理,精神关爱愉悦身心

护理院拥有一套完善的管理体系,包括专业的医疗护理团队、优质的餐饮服务、严格的安全措施等,确保老年人在护理院内的生活安全和舒适。老年人精神关爱是促进老人身心健康、精神愉悦的重要抓手,护理院每周一至周五为老年人开设各类老年大学课程,定期举办各类活动,每月为老人集体过生日,送上热气腾腾的长寿面,让老年人能够感受到家的温馨。护理院积极开展老年认知障碍干预工作,对可能出现的身体机能下降、老年综合征的入住老年第一时间进行干预,预防或减缓失能失智的发生,5年间干预老人43位。

三、全周期服务，安宁疗护彰显温度

护理院成立了安宁疗护病区，组建了安宁疗护团队，制订了《安宁疗护指南》，通过由医生、护士、药师、社工、康复师、营养师及志愿者等人员组成的团队，通过药物治疗、物理治疗、心理支持等手段，帮助患者缓解痛苦，让他们感到更加舒适和安心。2018年以来，已通过安宁疗护服务让76位老人有尊严地走完人生最后一段旅程，构建了和谐医患关系，形成子女得安心、老人得实惠、护理院得发展、政府得民心的多赢局面，接受服务的人数不断增加，老年床位的入住率也逐年上升，达到95%。

强基固本　精准服务　扎实推进医养结合走深走实

射阳县民政老年护理院

摘　要

射阳县民政老年护理院（以下简称"护理院"）创办6年来，先后接收特困供养失能失智人员及社会失能老人450多人次。该院始终以入住对象为中心，实行"一站式"服务，聚焦医养深度融合发展，积极打造医、康、养、护、安宁疗护"五位一体"的服务新模式。用康复治疗减轻病痛，以安宁疗护维护尊严，用医护人员的辛苦度，换取服务对象的满意度，让入住对象既感受到家一样的温馨，又享受到护理院全方位、专业化的养老服务。

护理院于2017年成立，建筑面积4 000平方米，设立护理床位99张，拥有20多台套的医疗康复器材，成功与射阳康复医院联手协作，共同搭建了医、康、养、护、安宁疗护"五位一体"的服务平台，用精湛的医疗服务、精通的护埋服务、精细的生活照料服务，为广大服务对象提供最优的服务。

一、强化基础保障，提升供给水平

县政府专门出台文件，将全县特困失能失智对象全部在护理院集中供养，每人每月4 500元供养经费全部由财政兜底，经验做法得到相关部门的肯定和推广。县财政先后投入建设经费600多万元，足额拨付保障经费3 000万元，为医、康、养、护、安宁疗护"五位一体"的全方位服务奠定了基础；发改、卫生健康、民政、医保等部门通力协作，全力支持，各尽其责，助力全方位的运行保障。2019年被县卫生健康委纳入医养结合机构管理，入住对象全部纳入医保统一报销范围，为护理院的良性运行、持续发展增添了后劲。

护理院积极强化照护功能、努力提升医疗水平、有效拓展康复服务，实现专业化医护、温馨式养老、个性化康复的服务新模式。

二、强化理念建设，提升执业水平

护理院十分注重理念和规范化建设，设置办公、医教等 10 个职能科室，配置 50 多名医技和行管后勤服务人员，确保各项工作责任明确、执行到位。管理人员均为大专以上学历，并取得相应的中高级执业职称，医药护技注册人员、养老护理员持证上岗率达 98% 以上。规范配置病床单元，供氧设备、智能呼叫等应有尽有。24 小时有专业医护人员服务，确保入住者呼救有预警、小病有医疗、大病有转诊、慢性病有康复、临终有关怀；护理院不仅定期对医护工勤人员加强职业道德教育，强化职业规范和服务规范的学习运用，让每一个行为举止都遵循执业的规范要求，还多次派人到二级以上医院康复科学习新知识，提高执业水平。

三、强化专业服务，提升医养护水平

护理院投入 20 多万元与二级康复医院病房建造专用封闭天桥，使得就诊绿色通道畅通无阻。医护人员坚持每天两次查房，晨间有护理，半月有评估，并将他们医疗经费与医保配套到位，确保入住对象不担心就医难等实际问题。护理院招聘康复理疗师，添置相应康复器材，开展电针、火罐、艾灸等中医适宜技术。

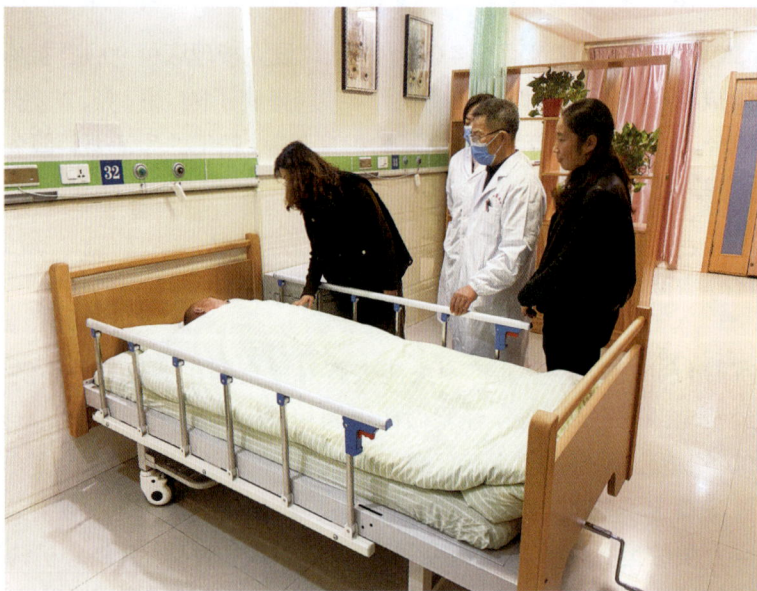

医生和护理人员查看入住老年人状态

2021 年建立了人民路院区，设定护理床位 100 张，由护理院统一运营管理，为更多老人提供更加优质的服务。

下一步护理院将用更加精细、精心、精准的医养结合服务为老年人服务，打造让老人和家属放心的"一站式"全程服务医养结合机构。

凝心聚力　打造高品质"医康护养"服务模式

扬州绿康缘护理院

摘　要

为满足老年人健康养老需求，江苏省扬州绿康缘护理院不断加强医疗基础设施建设，依托全市优质医疗资源，成立专业的康复、照护服务团队。充分利用存量土地资源，建设老年休闲文化活动中心，打造高品质的"医、康、护、养"一体化服务模式。

扬州绿康缘护理院（以下简称"护理院"）成立于2016年，全院占地约130亩，其中花园面积约100亩，总建筑面积近3万平方米，建设投资近2亿元，是扬州市医保定点和长护险定点单位，承担着医疗、机构养老和居家上门服务工作。

一、加强医疗设施建设，更好满足老年人健康需求

全院设有医疗床位250张、养老床位450张；医疗服务人员有90人；有内科、中医科、康复医学科、老年医学科、安宁疗护科、医学检验科、医学影像科、药剂科、营养科等科室，并备有相应仪器设备。为不断提升医疗护理服务整体水平，满足入住老人的基本医疗需求，医院通过采取软硬件双提升的举措，一方面积极与扬州大学护理学院、扬州江海学院等高校开展合作，打通专业人才的输送渠道，更好地服务于老年人；申请成立"扬州绿康缘职业技能培训学校"，不断提高护理人员的服务质量；另一方面与扬州市江都区人民医院及扬州洪泉医院建立紧密合作，构筑"健康管理—患病治疗—老年康复—24小时紧急救助—转诊绿色通道"五重安全防线，让入住老年人养老真正有"医"靠。

二、成立专业康复团队，切实提高失能老人生活质量

护理院专门成立近10人的康复团队，由江苏省苏北人民医院定期指导，为脑梗死、脑出血瘫痪长者、骨折术后及保守治疗的失能老人制订个性化康复方案。针对高龄、行动不便的老年人，护理院也采取了一系列措施，包括安排专人负责接送、床边治疗等。除了康复治疗和训练，康复师还会对老年人开展心理康复指导，通过一定的心理干预，解除失能老人

的精神负担，帮助他们克服障碍、尽早恢复身体功能，以健康的心理状态面对生活。失能、半失能的老年人既得到专业的医护服务，又得到全面的关怀和照顾，生活质量明显提高。

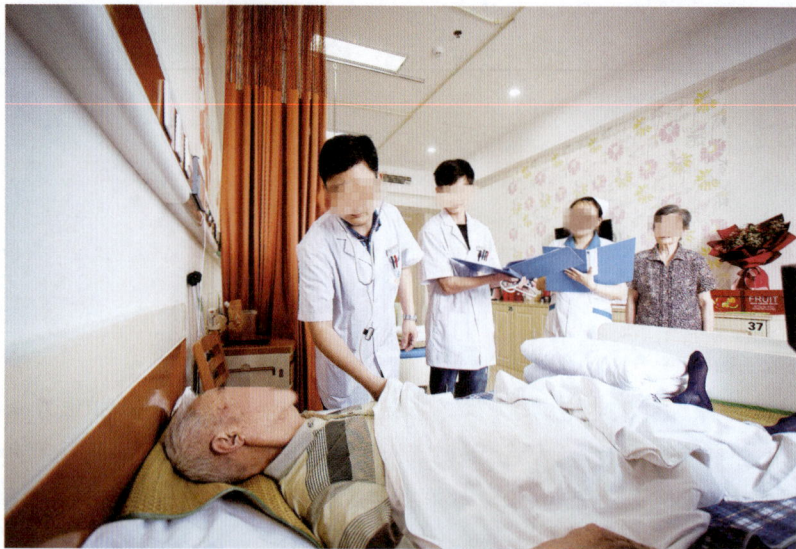

医护人员查房

三、设立认知障碍照护专区，有效缓解认知症老人家庭照护压力

护理院设立认知障碍照护专区，主要采取非药物治疗法，即场景疗法、手工疗法、智力锻炼等方法舒缓老年人的情绪、减缓认知的衰退。为了更好地服务于认知症老人，提供更加精准、专业的照护服务，护理院与江苏省扬州五台山医院建立合作帮扶关系，医院定期派专家来开展医疗服务和人员培训。截至2023年底，已有30余名老年人入住该专区。为消除部分老人及其家属担心被歧视的顾虑，护理院经过综合评估后安排轻中度认知症老人居住在日常养老区域，同时派专门的医护人员进行管理和健康指导，保证这部分老人的不间断照护。

四、打造文化休闲场所，大大丰富老年人晚年生活

护理院致力于为老年人打造健康快乐、益寿延年的温馨之家。为实现这一目标，护理院打造百亩花园，并建设1 000平方米的老年活动中心。日常组织各种健康教育、养生学习和文体活动，如打太极拳、穴位按摩操、象棋对战、手工制作等。每周还会安排各种特色活动，如逛公园等。在传统节日时也会组织节庆活动或者旅游，让老年人体验特色文化氛围和自然景观。老年人参与文化娱乐活动既有助于降低患痴呆的风险，也提升了幸福感、获得感和满意度。

扬州绿康缘护理院将始终秉持"以人为本、以健康为中心"的理念，进一步强化医养结合能力建设，不断提升入住老年人的幸福感和获得感。

医护养一体化　引领医养结合高质量发展

镇江信缘康护理院

摘　要

镇江信缘康护理院以标准化、规范化管理为抓手，以个性化护理为基础，以优质医疗服务为支撑，强化重症护理，满足普通养老机构难以收治长者的医疗护理需求，设立专门的阿尔茨海默病病区，通过日常训练、药物治疗、心理慰藉、生活照料，提高他们生活质量，延缓病情发展。护理院将医护养一体化，引领养老服务高质量发展等特色贯穿始终，使入住长者享受到最优质和恰当的服务，床位使用率长期稳定在93%~98%。

镇江信缘康护理院（以下简称"护理院"）是江苏省镇江市医保定点单位，镇江医疗集团成员单位，设置床位502张，设有内科病区、康复医学病区、安宁疗护病区、老年护理区，并有专门的阿尔茨海默病病区。护理院以标准化、规范化管理为抓手，重症护理、阿尔茨海默病防治、个性化护理等医护养一体化服务贯穿始终。

一、强化重症护理，加强转诊联动

护理院不断加强医疗护理服务能力，可收治气管切开、携带多管道、植物人状态、肌萎缩侧索硬化等重症老人。建立院质控部、护理部、护士长三级质控制度，统一质控标准，在此基础上分为五个质控小组，包括服务质量、基础护理、急救物品器械、院感管理、护理文件书写，开展质控定期检查、及时反馈、召开会议、分析原因、追踪评价，形成闭环管理，保证护理质量。护理院与镇江市第一人民医院建立医联体，实行老年综合征管理同质化、核心制度执行基地化、老年适宜技术操作标准化，为重症老人保驾护航，全院入住长者中重症达31.9%。

二、强化智能管理，落实个性化护理

护理院制订了《个性化护理方案指导原则》，明确个性化护理计划的内容。根据长者的自理能力、生活习性和不同特点，从"照护特点、生活服务项目、医疗护理项目、心理护理、风险防范"五方面制订个性化护理方案。将每位长者的个性化护理方案分解为服务项目及频次，录入到智慧养老平台，传送给责任护理员，护理员在熟知护理方案的基础上每天电子化记录服务项目，护士长、护理部工作人员不定期进行抽查，形成数据汇总，并对其进行分析，通过智能化管理，提高工作效率，促进服务质量的改进，打造医护养一体化的养老服务模式。制订个性化护理方案征求家属和／或长者自身意愿，尊重长者的宗教信仰和生活习惯，并在一周内公示，接受家属及领导监督检查。检查不合要求者，会按规定扣除一定比例的当月工作质量奖，遇有长者病情变化或自理能力发生变化时，会根据具体情况，重新制订个性化护理方案，并更新养老平台的服务项目。自 2015 年运营以来，共服务长者 4 569 人。

三、强化阿尔茨海默患者管理，提升服务内涵

护理院设有独立的阿尔茨海默病病区，将阿尔茨海默病患者相对集中，保证治疗护理的连续性及独立性，同时也提高患者的安全性。由康复技师对患者进行早期功能锻炼，并鼓励患者参加文体活动，激发其社会参与功能；配备智能康复训练系统，通过上螺丝、夹豆子、玩积木等小肌群训练提高患者自理能力。对中晚期阿尔茨海默病患者除加强基础护理外，进行音乐治疗、怀旧片段刺激，生活场景再现等方式，延缓疾病进程。护理院加入市精神卫生联盟，长期与市精神卫生中心合作，加强对阿尔茨海默病患者的诊断、治疗、护理及用药指导，极大地方便了患者的专科治疗。

下一步，护理院将立足自身医护养一体化服务特色，进一步拓展医养结合服务内容，探索社区居家服务，更好地满足全市及周边老年人的服务需求。

坚持"三位一体"建设　筑实医养服务底色

泰州市姜堰中天护理院

摘　要

泰州市姜堰中天护理院坚持"温情、服务、本领"的三位一体建设，坚守初心，情怀社会，心系老人；创新特色，以点带面，拓展服务；赓续投建，营造环境，拴心留人。践行"心到倾注情怀，手到铸有匠心"。

泰州市姜堰中天护理院（以下简称"护理院"）成立于2015年10月，是泰州市姜堰区人民政府为民办实事工程项目。护理院占地面积10 000平方米，建筑面积9 000平方米，设有床位136张，其中医疗护理床位99张。成立以来，护理院采用医疗、康复、护理等综合服务模式，累计服务人数达834人，其中失能、半失能人员达319人，有效提供域内医养结合服务支撑。

一、用匠心，真情回馈做养老

护理院秉持"四心"服务理念：工作尽心，以院为家、身心投入；彰显爱心，关注心理、情同父母；护理细心，标准管理、专业护理；服务耐心，不厌其烦、任劳任怨。匠心赢得口碑，用心收获尊重。入住该院的45名失能老人无一例褥疮，出院满意率达100%。

二、强硬件，筑牢养老服务基地

护理院先后投入1 000多万元，不断加强硬件建设，致力构建舒适、温馨、健康、活力的环境氛围。着眼行动便利，实施无障碍改造，通道、房间等均设有扶手、防滑设施，卫生间、淋浴间均配置便利化设备。着眼服务质量，配置60名医护人员组成的专业医疗护理队伍，其中高级职称医生7人，设专业护士站，配有呼叫系统、中心供氧等。着眼健康活力，建有2 000多平方米的室内无柱多功能健身厅，供老人康复，进行跑步、乒乓球等运动。着眼丰富生活，专设棋牌室、阅览室、影院等娱乐功能，餐厅设施齐全、宽敞明亮，提供丰富可口美味个性化的营养支持，全面保障入住老人安全感、获得感和舒适度。

三、秉特色，拓展医养结合服务

（一）上门服务

该院与中天社区建立合作关系，与中天社区 65 岁以上老人签订家庭医生合作协议 300 多份，依法合规、有序规范地为老人提供居家医疗服务。定期组织专业人员到老人家中进行常规检查、问诊 2 500 人次。对有特殊情况需要立即提供服务的对象，在第一时间内赶到老人家中提供服务达 700 多人次。对于社区内行动不便的失能及半失能老人主动采取上门服务，一对一为老年人解决健康问题；每天免费为老年人提供测血压服务、定期免费测血糖 800 多人次。

（二）便民门诊

护理院依托中天智慧社区数据园的平台结合该院医疗设施设备监测手段的资源，建立和完善老年人服务的体系：开展了中天养老社区医疗服务工作内容与流程，对整个社区的老年居民进行健康管理；开展了中天智慧养老社区老人、残疾人家庭医生签约服务协议书，充分发挥护理院医生健康守门人的作用；开展了中天护理院日间照料实施方案，为失能半失能老人送去温暖。

（三）康复护理

在康复训练方式上采取物理疗法、作业疗法、语言吞咽训练、日常行为训练等，达到大限度恢复患者功能 1 600 多人次，提高生活质量。护理院坚持以失能老人的舒适为中心，针对失能老人指定专人 24 小时生活照料，从早到晚，护理员会按步骤实施，包括日常清洗、用药提醒等在内的全方位生活照料，保证失能老人享受洁净舒适的晚年生活。

构建新型医养结合模式　助力长者健康养老

宿城康颐孝德园护理院

摘　要

宿城康颐孝德园护理院积极构建新型医养结合模式，助力长者健康养老。通过增强中医诊疗和康复保健能力、实施认知障碍干预、拓展"智能设备＋送诊上门"服务等方式，全面提升医养结合服务能力，满足入住长者多层次、多元化的健康养老需求。

宿城康颐孝德园护理院（以下简称"护理院"）成立于2017年5月，占地面积15 000平方米，建筑面积3 200平方米，是集"医、养、护、康复"为一体的医养结合服务机构。通过签订医养合作协议，增强中医药医养结合服务能力；设置认知症照护专区，制订干预及训练计划；通过"智能设备＋送诊上门"模式，为居家老人提供延续性护理服务。

一、开展中医药管理，做好医养特色服务

康颐孝德园护理院积极与毗邻的宿城蔡集医院签订医养合作协议，共享中医馆的中医特色服务和500平米康复理疗大厅及康复理疗项目。通过中医和康复专家定期到护理院会诊等方式，为入住老人制订个性化康复服务方案，目前开展的中医特色项目有中医体质辨识、中医按摩、推拿、刮痧、艾灸、熏洗、药膳等健康养老服务；康复理疗项目有康复评定、运动疗法、物理因子治疗、言语治疗、吞咽功能训练、日常生活活动能力训练、快速牵引床、体外冲击波治疗系统、系列作业等，有效促进脑卒中、周围神经损伤、颈椎病、肩周炎等疾病的康复。2023年共开展中医诊疗服务6 200余人次，康复理疗服务500余人次，制订个性康复理疗方案80个，促进入住长者身体功能康复。

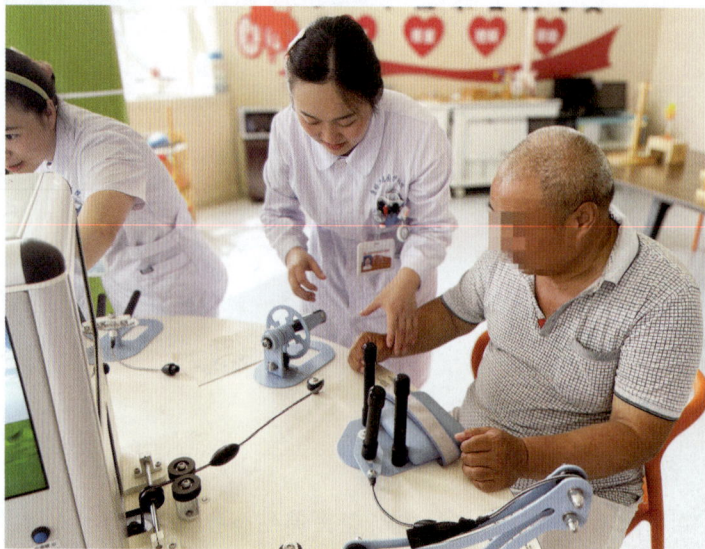

老年人在接受康复理疗

二、实施认知障碍干预,提升认知障碍长者生活品质

康颐孝德园护理院设有专门的认知症照料单元,实行门禁管理,针对认知症障碍老人采取园艺疗法、缅怀疗法、音乐疗法感觉统合疗法等康复训练,并定期进行效果评价;对有情绪和心理问题的失智老人进行情绪疏导、心理咨询及危机干预;营造温馨、舒适的居家化环境氛围,各病房门上贴上不同水果贴纸,方便老人辨识,通过记忆水果的方式找到自己的房间;根据认知症老人兴趣和能力,设计适合其参与的社交活动,促进老人社会交往能力。

三、搭建智慧化平台,做好医养延伸关爱服务

康颐孝德园护理院积极参与宿城"医养e家"平台试点,通过智能设备＋送诊上门模式,积极为居家老人提供延续性护理服务。老人按需"下单",平台"接单"上门,让老人和家属实现在线预约诊疗、远程会诊、药品配送等,更多的老人在家门口即可享受健康养老、智慧养老、居家健康养老等服务。2023年共开展延续性护理76人次,有效解决居家老人的专业护理难题。

宿城康颐孝德园护理院将始终秉承医养结合发展理念,持续以服务老年人健康为己任,围绕健康养老服务需求,创新服务模式,积极推进"互联网＋医疗健康""互联网＋护理服务"创新方式,构建"医养护"一体化服务网络。

融合"医、康、养、护、教、乐、智"
提升医养结合服务品质

海宁颐和医养健康管理有限公司

摘　要

海宁颐和医养健康管理有限公司积极探索，创新发展，打造认知症照护专区，依托海宁市中医院医共体集团试点成立紧密型医疗养老联合体，全面提升机构医养结合服务能力和服务品质，打造融合健康管理、疾病诊疗、康复护理、生活照料、安宁疗护等服务的一体化健康养老模式，逐步建成"医、康、养、护、教、乐、智"七位一体的整合型医养结合机构。

海宁颐和医养健康管理有限公司创办于 1998 年，2011 年扩建，占地面积 60 亩，建筑面积 5.1 万平方米。设有养老床位 775 张，床位使用率 71%，其中收住失能、失智老人占比 63%；2018 年 10 月实施公建民营。为推进医养结合发展，提升医养结合服务质量，2020 年 3 月内设医疗机构——颐和护理院，建筑面积 6 424 平方米，核定医疗床位 50 张，最多可提升至 200 张。配备医疗和康复设施设备，解决老年人的基本就医问题，整合海宁皮城康复医院资源，为老人提供康复医疗服务。至 2023 年底，该院拥有工作人员 124 位，其中医生 8 位、护士 18 位、康复治疗师 2 位、医技 5 位、护理人员 75 位、后勤保障人员 16 位。

一、融合社会资源，打造"医康养护"一体化服务新模式

海宁颐和家园、颐和护理院致力于为老年人提供健康教育、预防保健、疾病诊治、危急重症转诊、康复护理、长期照护、中医药、心理精神支持、安宁疗护等专业、综合、连续的医养结合服务，从老年人入住开始，即为每位长者建立独立的健康档案，开展健康综合评估、老年护理需求评估等，依据评估结果划分健康等级，制订个性化健康管理计划。当发现养老区域老年人达到住院指征，即办理相关手续转到护理院医疗床位。当老年人病情严重则通过医疗养老联合体转到海宁市中医院接受治疗。当老人病情稳定，可以康复出院，再办理相关手续转回到养老床位。2022—2023 年，颐和护理院累计出院患者 1 125 人次，门诊就诊量 1.6 万

人次，其中从养老区转到"医疗床位"，符合出院指征，再转回"养老床位"的共870人次。

二、注重文化养老，让老年人有所学、有所为、有所乐

根据老年人身体和心理特点和需求，提供环境适应、关怀访视、生活陪伴、情绪疏导、情感交流、心理咨询、健康生活指导、危机干预等服务，通过链接社会资源，每月为长者举办生日会，并开设党员微课堂、绿植园艺展、绘画课堂、音乐课程、健康养生讲座、DIY手工坊等，举办春节打年糕、立夏烧野饭、重阳吃自助、秋日品茶香等节庆活动。除了让老人们享受丰富多彩的文娱活动外，还注重"搭建平台""创造机会"，鼓励入住老人继续发光发热，如腊八节施粥、才艺表演、收藏品展览、向青少年讲述红色故事等，在一次次互动交流中，帮助老人找到新的人生价值。2022—2023年，共举办各类活动715场。

三、打造特色专区，提升失智老人专业照护水平

作为海宁市老年期痴呆诊治照护专委会首批成员单位，于2020年建成首个认知症照护专区——"幸福忆家"。专区共有1 500平方米，床位数27张，整体布局采取单元模式，分楼层改造，从房间布局、活动空间规划、色彩调和、庭院空间等进行科学设计。根据入住人员生活自理能力、认知障碍程度等情况，区分轻度、中度、重度三个层次，安排专业的照护人员一对四甚至一对一进行照料服务。为了帮助专区老人缓解症状，同时能够像正常老人一样享受户外生活，专门毗邻设置了300多平方米的户外活动场所，老人们可以在院子里自由出入，可以养花种菜，还可以养猫狗之类的小宠物。为了帮助老人快速适应专区新环境，重新唤起记忆，在服务的过程中融入"居家"理念，将老人在家使用的物品搬到住处，为其营造"家"的氛围。专区服务人员细致周到，用心用情，受到老人和家属的高度认可，入住率持续100%，实现"一床难求"。

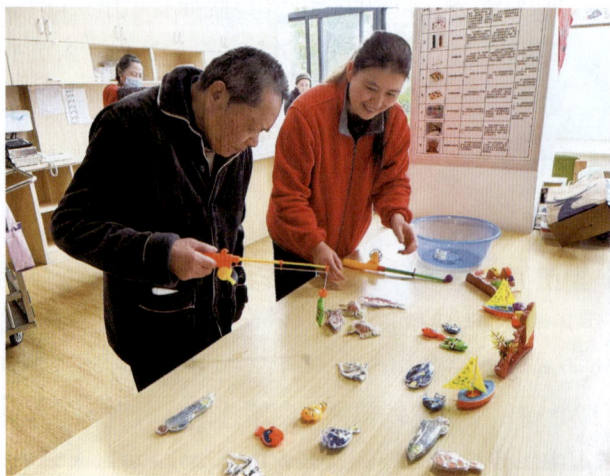

认知症照护专区——"幸福忆家"

呼叫管家语音　探索智慧医养服务到家新模式

永康瑞侦医院有限公司

摘　要

永康瑞侦医院有限公司以数字化改革为引领，积极对接"永康市城市大脑""浙里康养""永馨康养"等数字平台，依托"互联网＋移动巡诊＋智慧穿戴设备"，以实体医疗机构和养老机构为资源主体，统筹协调多方资源，构建数字化医养驾驶舱，助推医养结合服务到家。长者端，通过"叮当"设备呼叫管家，享受远程医疗、健康咨询、慢性病管理。医院端搭建"医养120联动中心"服务特色应用场景，实现智慧无感、快速衔接的联动机制。

永康瑞侦医院成立于2013年，是永康市二级乙等综合民营医院，总占地面积近2万平方米。2018年成立永康方大瑞金养老服务有限公司，以公建民营、合作经营的方式从普惠医养角度出发，聚焦村镇医疗和养老，布局医养产业。借力互联网医院及智慧养老服务平台，实现分散型、碎片化医养资源的协调与整合，满足老年人多样化服务需求，探索普惠型医养结合高质量发展。10年时间，打造出3医6养10居9站1校的医康养护联合体规模，下辖4个康养联合体试点、20余个医康养服务项目，涵盖低中高不同层次需求，实现低端有保障，高端有市场。

一、统一管理，评建结合走高质量发展之路

医疗区域和养老区域以等级评审和星级评定为契机，评建结合，将当下改和长久立结合，进行责任考核实效化，质量持续改进。医院始终以医疗质量和安全为核心，打造老百姓满意的医院为目标。养老区域以风险控制运营为重点，通过环境提升、无障碍改造，功能区设置的统一管理，标准化、品牌化运营，开展丰富老年人院内生活的各种文娱活动。同时，借助媒体平台，积极营造敬老爱老的社会氛围，吸引社会各界爱心人士开展活动，增强老年人幸福感和获得感。居家养老作为机构的延伸补充，拓展医养服务"宽度"，延展兜底保障"深度"。

二、医养协同，打造医养康护助安乐服务体系

以强医疗服务供给为特色，实现城乡医养均等化四种模式共融发展，形成医养康护助

安乐服务体系。构建医疗床、康养床、居养床、安宁疗护床四床转换服务模式，为老人提供持续、规范的医康养服务保障。

（一）"医疗＋养老"同步

在永康瑞侦医院中嵌入永康方大瑞金养老服务有限公司，依托院内专家资源评估长者身体状况实现医转养或养转医，构建了医疗、照护、康复等相互衔接的服务体系。2023 年度，门急诊服务人次 20.400 9 万人次，出入院 5 034 人次，其中老年出院者占用总床日数 64.66%。

（二）"护理＋养老"并重

龙山镇养老院在原敬老院内嵌入仁大护理院，形成康养联合体，将医疗与养老资源融为一体，形成以医促养、以养助医的运营态势，基本实现非危急重病老年人在机构内医养共享。2023 年底，仁大护理院入住率 85%，养老院入住率达 89%，失智、失能老人占比 61%。

（三）"养老机构＋医疗服务"托管

石柱镇等 15 家养老机构和示范型居家养老服务中心以医疗服务托管的形式开展医生定期查房，移动医疗车上门检查、互联网诊疗、远程会诊的形式对老人进行健康管理，根据病情评估及时转诊。2023 年度养老区域转医疗区域 225 人，转上级医院 8 人，医疗区域转养老区域 196 人，远程会诊及续方 35 人次。

（四）"医养机构＋居家养老"延伸服务

大力开展农村居家照护床和社区居家照护床。日间照料中心的医养设施让老人能在家门口养老，共享医疗、基本公共卫生服务，2021—2023 年累计签约建床老人 805 人，开展上门服务项目包括助餐、助浴、助洁、助行、助医、助为、助购、助急，2023 年度累计上门服务次数达 89 326 人次。

三、平台共建，推动医养结合智慧服务到家

通过创新资源统筹机制，积极对接"永康市城市大脑"，深度融合"永葆 E 康""浙里康养""浙里护理""互联网医院""永馨康养"等数据平台，设立医养"120"联动中心，实现智慧医养一体化管理 - 数字化医养驾驶舱。

针对居家老人，长者端配置"叮当"语音智能音响、红外感应、门磁等介质，让老人足不出户就能主动或被动呼叫、远程视频连线管家申请服务。管家依托老人所在区域就近实体医疗机构和养老机构以及其他合作商家资源，及时处理和响应各项服务需求，调度服务人员包括监护人、护理员、医护人员、网格员、志愿者对接服务，实现"线上"的精准定位和"线下"的专业服务相融合，形成老人医养服务智慧无感、快速衔接的联动机制。

医养结合无缝衔接　养老服务精细入微

杭州和睦老人公寓

摘　要

杭州和睦老人公寓与杭州拱墅和睦护理院实行"两院一体化"管理,在医养结合无缝衔接的服务理念指导下,让老人真正实现"有病治病、无病颐养",并将医养结合服务融入认知症老人及安宁疗护病患的日常照护中;"和睦"两院在倾力为机构内部老人服务的同时,还将服务范围辐射至周边,坚持党建引领、团建助推和志愿队参与,努力为周边社区及居家老人提供医养服务。

杭州和睦老人公寓是杭州市首批"公建民营""养医结合"成功运营至今的专业养老机构,设有颐养区、介护区及认知症专区,主要满足高龄、失能、失智及安宁疗护老人的养老需求。为进一步推进"医养结合"服务工作,和睦老人公寓于2017年出资举办了内嵌的专业医疗机构——杭州拱墅和睦护理院。护理院设有门诊部和住院部,住院部分设普通病区和安宁疗护病区,悉心为普通患者及安宁疗护患者提供专业的医疗、护理服务。和睦老人公寓、和睦护理院共有床位265张,其中养老床位215张,医疗床位50张。"和睦"两院推行"一体化"的医养结合服务模式,倾力为高龄、失能、失智、患病及临终老人提供全方位的养老服务和医疗服务。

一、推行"两院一体"的服务模式

"和睦"两院实行"两院一体"的医养结合服务模式,并实行"分区管理、分级护理"。护理院的医生、护士每天入室为老人巡诊、配送药物。当老人因病需要住院治疗时,医生在征得家属同意后,全程为老人办理"一站式"的住院手续并进行治疗;当老人病情稳定或痊愈后,工作人员会及时为老人办理出院手续,转入老人公寓进行康复护理和生活照料,真正做到医养结合无缝衔接。

二、医、养、康、护有机融合

（一）在医养结合理念指导下开展认知症照护工作

和睦老人公寓设立了"幸福忆家"认知症专区（共计床位 92 张），在医养结合理念指导下开展认知症照护工作。护理院从疾病诊治、医学护理及药物干预入手，有效地控制或延缓病情。同时，和睦老人公寓还引入了"非药物干预"方式，社工师和护理员每天安排音乐、运动、游戏等丰富多彩的活动，积极鼓励认知症老人动手、动脑，从而改善认知功能，提升认知症老人的生活质量。

（二）让安宁疗护患者生命有尊严、生活有质量

2020 年 1 月 8 日，杭州市首家安宁疗护中心——"拱墅区安宁疗护中心"在和睦护理院正式挂牌成立。安宁疗护中心（安宁疗护病区）共计床位 27 张，建立了由医生（西医、中医）、营养师、心理咨询师、社工师、康复技师、药剂师、护士、护理员、爱心志愿者等组成的多学科团队，从"身、心、社、精"全方位关爱老人，切实为患者控制病程、缓解症状、减轻痛苦，从而让患者安详、有尊严地走完人生的最后一程。

（三）为周边社区及居家老人提供医养服务

护理院充分利用自身的专业人员优势及技术优势，积极为周边社区老人及居家老人提供传统中医的"望闻问切"及中医针灸、中医推拿服务。2023 年，和睦护理院为周边社区及居家老人提供中医诊疗服务共计 190 人次。

"和睦"两院利用机构自身的资源，主动为周边社区及居家老人提供其他上门服务。2023 年，"和睦"两院为周边 6 个街道 9 个社区的居家老人提供配送药服务 73 人次，护理服务 5 人次，心理慰藉 1 人次，维修服务 5 人次。

"和睦"两院积极发挥党支部、团支部、志愿队的作用，不定期地开展爱心志愿服务。范围涉及 6 个街道 9 个社区，服务内容涵盖健康教育、护理技能培训、中医康复、体征监测、膳食营养指导、老人辅具使用指导等，2023 年全年服务人次约 650 人次。

医养并施成效佳　惠泽桑梓万家欢

龙游县广和长青养老服务中心

摘　要

2017年，浙江广和健康管理有限公司创办龙游县广和长青养老服务中心、龙游龙州医院，遵循"医养一体化"的发展模式，致力于在医养各环节做到无缝对接。同时，在我国居家养老为主的形势下，开展"医养＋居家"的有效尝试，提供上门医养服务。2022年以来，已为387名老年人提供了上门医养服务，提供医养转换1 146人次。

龙游县广和长青养老服务中心（以下简称"中心"）创办于2016年1月，投资2亿元，为非营利性民营综合养老机构，设有养老床位600张，是衢州市唯一一家四星级养老机构。2016年12月，同公司毗邻中心创办了龙游龙州医院（以下简称"医院"），为非营利性民营综合医院，核定床位99张，为老年友善医疗机构。机构以医养结合为抓手，打造为老服务品牌，实现社会效益与经济效益双丰收。2023年中心入住老人增至308人，医院业务量以每年10%的速度递增。

一、内提素质，规范管理强效率

（一）事务管理无空转

成立了由董事长为组长、总经理为副组长的医养结合领导小组，统筹利用医疗和养老资源，实行两块牌子一套班子的管理模式，医养结合工作执行有力、运作高效。2022年，医院设立浙江医院老年病专家工作站，提高老年科诊疗水平。中心为龙游县养老护理员培训基地，护理员技能扎实。

（二）工作网络无死角

医院向中心派驻医护人员作为网格员，实行网格化管理，每日巡视并开展健康管理与监测。对入住养老机构的老人建立健康档案，住院老人建立诊疗档案，一人一档，专人管理,档案实时共享。建立医养结合微信群,机构"医疗区"与"养老区"人员及时交流,老人按需实时转换,有效减轻"压床"负担。

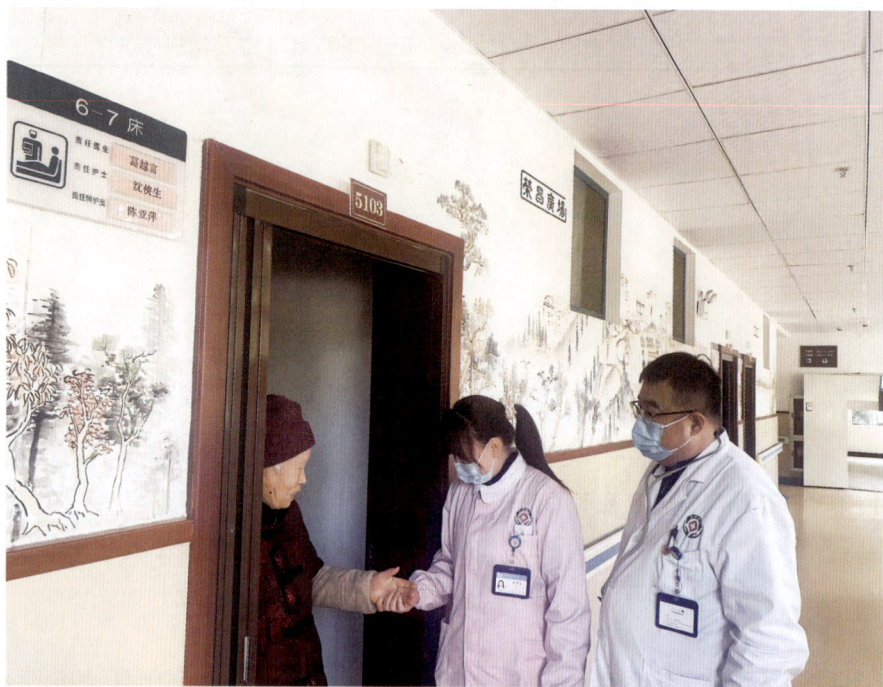

医护网格员每天巡视养老中心的责任区域

(三)流程闭环无缺口

每年对入住老人进行一次全面健康体检,网格员对老人开展针对性的健康教育,注重生理和心理护理的结合,纠正不良生活习惯,降低疾病发生率,避免小病变大病的情况。对身体有异常情况的老人,由网格员研判是否转住院,按绿色通道联系住院,护理员与医护人员交接老人的基本信息及健康档案,整个流程一般不超过30分钟。老人出院时,再进行交接互换,接回养老区。

二、外重服务,公益品牌树口碑

(一)上门服务,提质扩面

2021年开始,机构配备15名队员和专车,开展乡镇居家养老上门服务项目,对有意愿的院外老人提供每月至少一次的上门医养服务。服务对象分布在全县,点多面广,工作人员风雨无阻提供上门服务。2022年以来,共为387名老人提供了医养服务,其中年龄最大的106岁。机构还承担了"'医康养'一体化模式在养老机构的建设与实践"公益创投项目、龙游县低收入重度残疾人照护服务、龙游县退役军人社会化健康服务等服务项目。

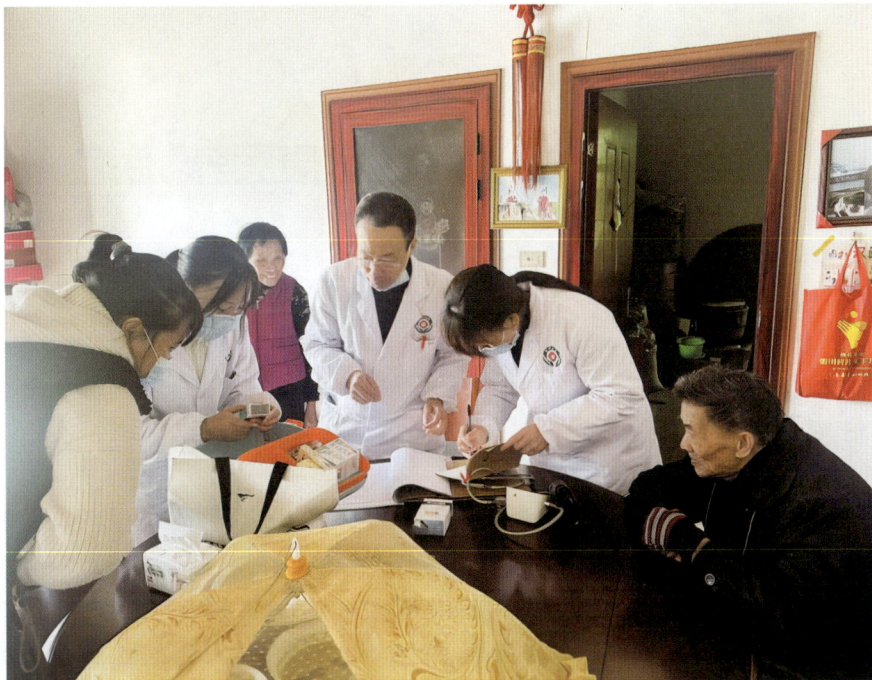

下乡医疗队成员为居家养老者进行健康管理

（二）配齐设施，以检带养

对于散落各地的居家老人，机构视同院内对象，开展体检、康复训练、培训家庭护理技能等服务，为老人建立健康档案，进行健康教育，提供心理咨询等。医院和8家乡镇养老院签订医养结合服务协议，定期上门提供医疗服务，实行双向转院绿色通道政策。

无缝转换理念的推广应用和院外上门服务的不断延伸，使中心发展走上了快车道，目前中心二期工程建设正在进行之中。2023年，中心有552人次、乡镇养老院有594人次进行医养转换，缩短衔接时间约50%。

"医康养"一体　擦亮"健康颐养"底色

舟山定海广华医院

摘　要

　　舟山定海广华医院是一家以骨伤诊疗、老年护理、康复治疗为特色的二级甲等中医骨伤专科民营医院。十余年来，机构秉承"立人为本、患者至上"的宗旨，围绕老年人实际需求，积极开展医养结合服务，通过专业管理、暖心服务、合作共建，基本形成了"医、康、养"一体发展的医养结合服务新模式，为入住老人、周边群众提供多元优质服务。

　　舟山定海广华医院于 2012 年 12 月投入运营，2013 年 2 月兴办了舟山首家非营利性社会办养老服务机构，2023 年隶属上海仁诺医疗管理集团有限公司，实行集团化、品牌化经营。机构建筑面积 2.9 万平方米，有 17 个临床及医技科室，医疗开放床位 450 张，其中养老护理型床位 275 张；有普通养老床位 172 张。十余年来，依托中医骨伤专科特色，突出老年人"个性化管理＋康复护理"服务闭环，助力老年人幸福颐养。2023 年老人入住率为 92%，其中失能、失智老人占比分别为 89.4% 和 31%，入住老人和家属的满意率在 95% 以上。

一、医养分区，专业管理护健康

　　医养功能区域设有普通养老区、分类活动场所、老年护理病房、康复区、安宁疗护病房等不同区域，能为老年人提供生活照料、精神娱乐、医疗康复、安宁疗护等全周期服务。颐养院依托优质医疗资源，为入住老人建立健康档案，实施综合能力评估、医生定时查房、个性化康复护理等健康管理计划，落实 24 小时医务人员值守。2021 年以来累计为入住老人建立健康档案 308 份，开展综合评估 539 人次。建立三级质量管理体系，养老区域专门制订标准化管理手册，创新发明了渔网约束、轮椅约束带、红外线报警等安全工具，有效预防老年人跌倒、坠床的发生。2023 年新设失智症专区，配置了专业认知评估设备，对入住老人进行认知症、脑反应力、注意力、记忆力等筛查评估并给予个性干预，加快"健康评估＋监测预警＋跟踪管理"全流程闭环。实行积分奖励制度，鼓励老人参与活动，其中医疗区域由护士长组织一天 2 次的集体活动，确保"能站的不坐，能坐的不躺"。

二、无缝衔接，暖心服务添福祉

医养区域建立了流畅的转诊制度，住养老人需门诊用药和治疗时，专职护士提供上门服务；病情严重需住院的，由医生接送到医疗区域住院治疗；病情稳定出院后，由护士转到养老区域，确保"小病不出养老院，大病急救有保障"。2023年养老区域送至医疗区域门诊的老人2 849人次，住院114人次。提供老年友善服务，实行专车接送、体检车上门、老人免挂号费、优先就诊、轮椅借用等惠老措施。延伸服务居家老人，2017年委派5人进驻海山社区站点，长期负责周边8 000多居民健康管理，2023年为社区老人新建健康档案104人，家庭医生签约3 785人，开展高血压、糖尿病管理1 340人，开展中医体质辨识1 818人，完成老年人健康体检1 828人、结直肠癌筛查810人、老年健康与医养结合服务3 636人次，组织开展健康知识讲座及义诊193次。为定海区老年体育协会开展健康惠老服务，2023年提供老年赛事活动医疗保障38次。

三、合作共建，辐射带动提能级

发挥优势构建"市—县—乡"三级服务网，辐射带动集团合作管理机构、周边养老服务机构，分级分类做好老人健康管理，提升海岛医养结合服务能力。目前下属或合作管理的有普陀广华医院、岱山广华医院等5家医疗机构，有金塘广华颐养院、金塘敬老院等4家养老机构，落实统一的《广华医院运行手册》，职能部门每周1次检查指导，专家定期坐诊，为周边群众提供便捷服务。深入偏远海岛，为岱山县瀛洲颐养院等小岛机构提供管理支持服务，2021年以来累计进小岛为居家老人健康评估1 150人次。深化医养签约合作，与定海区社会福利院、定海区中交恬逸养老院等6家养老院签订了合作协议，由机构医生每周1次为老人查房，并建立绿色转诊通道，2023年通过绿色通道接诊的养老院住院老人319人次。强化党建引领作用，2023年与市属三甲公立医院舟山医院建立了党建结对共建关系，签订文明规范服务承诺书，持续提升服务质量。

构建"1+1+N"医养结合服务体系

合肥九久夕阳红新海护理院有限公司

摘 要

合肥九久夕阳红新海护理院集养老、康复、护理、休闲、娱乐等为一体，着力构建"1+1+N"医养结合服务体系（第一个"1"是指一套标准体系，第二个"1"是指一支人才队伍，"N"是指若干医养结合服务），以服务实效为核心，通过标准化医养结合服务的开展，解决老年人医养分离的难题；以人才建设为抓手，提升了医养结合服务能力；以满足需求为目标，实现了"小病不出门，常病不离院，大病直通车"。

合肥九久夕阳红新海护理院建有医养结合护理楼、康复中心、娱乐中心、公寓及餐饮中心等，建筑面积 5.78 万平方米，总床位数 2 087 张。自成立以来，通过自建"养老机构+护理院"的模式，为老年人开展医养结合服务，累计开展医养结合服务达 4 000 人次。近 2 年医养结合床位入住率均达到 97% 以上。

一、聚焦行业发展需求，编制 1 套特色标准体系

在总结国家、省、市三级标准化试点典型做法和成果经验的基础上，通过对医养结合型养老服务业相关的国家、行业、地方标准和规章制度梳理，制定发布结构合理、层次清晰、内容具体的医养结合型养老服务业标准体系，收录标准 395 项，基本覆盖生活照料、膳食照料、文化娱乐、精神慰藉、安宁疗护、居家养老、医疗服务等所有服务流程。开展了覆盖全员的宣贯培训，各岗位标准实施率达到 100%，确保服务行为规范、服务质量达标，为满足老年人日益增长的高标准、多元化服务需求提供坚实支撑。

二、聚焦提升服务能力，打造 1 支专业人才队伍

探索医养结合服务发展模式，组建一支由医护、照护、康复等人员组成的专业医养服务团队，破除纯养老机构招人难、用人难、留人难问题，为老年人提供专业化、标准化、人性化

的医养服务。截至 2023 年底，拥有大专及以上人才 300 余人，占总员工数 30% 以上；自办 1 所职业培训学校，开展技能培训及资格认证，规定护理人员必须经过培训考核合格后才能上岗服务；定期安排业务骨干赴沪苏浙跟班学习考察；聘请医护、心理、康复保健和健康饮食等专业技术人员进行现场指导。经过多年的实践磨砺和积淀，拥有一支专业化、标准化、规范化的医护人才队伍，积累了宝贵的"医养康护"临床经验，医护人员岗前培训率 100%，持证上岗率 100%。

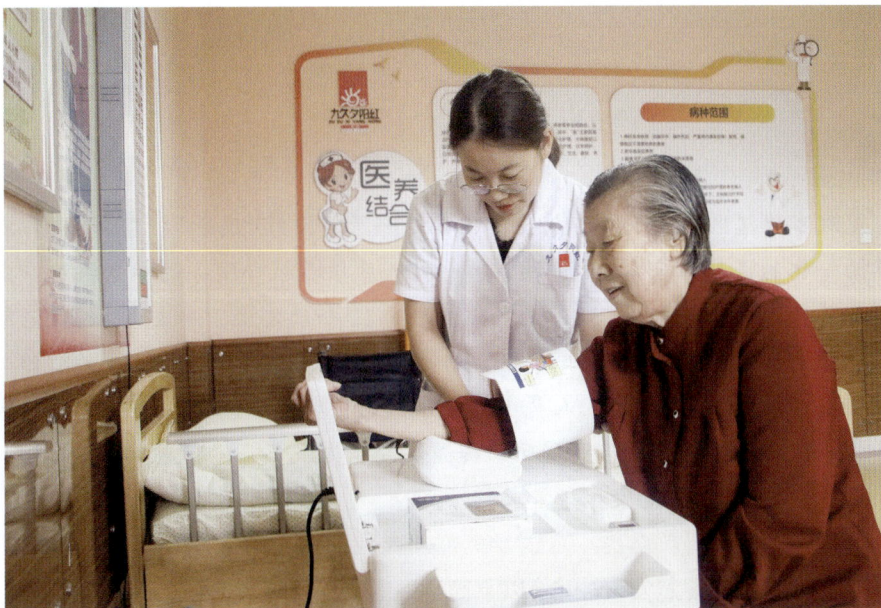

医护人员为老年人定期开展健康监测

三、聚焦医养服务需要，提供 N 项医养结合服务

一是增加居家医养结合服务。将医养服务延伸至社区、家庭，开展"机构医护—社区—家庭"联动服务。通过机构辐射社区、居家，将专业的医养服务带入老年人家庭，主要包括失能失智老年人家庭照护指导、定期巡诊、陪护就医、康复护理、代办取药等，有效满足社区居家老年人的医疗康复需求，累计为 3.2 万余人提供居家服务。二是提供社区医养结合服务。积极开展公共卫生服务，为辖区 60 岁以上老年人提供免费体检、建立老年人健康档案，大大缓解了社区居家老年人的专业医护照料及公共卫生服务不足问题。三是优化机构医养结合服务。拥有医养结合床位 500 张，自 2017 年开展医养结合服务以来，为失能、患病老年人提供医养康护各类服务人次达 4 000 余次，其中近 75% 的老年人来自各类医疗机构，有效减轻医疗机构老年人长期"押床"的压力，也降低了医保资金支出，减轻了社会养老压力。

坚持"三化"标准　提升医养结合服务质量

芜湖市鸠江区华康长者智慧安养中心

摘　要

芜湖市鸠江区华康长者智慧安养中心是一所集医疗、康复、护理、养老与安宁疗护为一体的医养综合体，是芜湖市第一批开展医养结合服务的养老机构。中心秉持智慧化的管理理念，从服务专业化、便利化、个性化上下功夫，为入住老年人提供慢性病管理与护理，根据其身体状况量身制订医养结合服务方案；为失能老年人设立家庭养老床位，由医护人员上门提供医疗护理、康复护理、医疗保健等专业服务；利用信息化手段为老年人及家属提供智能化服务，不断提升服务质量和水平，满足老年人多样化健康养老需求。

2016 年，华康长者智慧安养中心（以下简称"中心"）以"错位发展，特色发展"为核心理念，依托芜湖华康医院，开展医养结合服务工作，并于 2018 年正式投入运营，已成为芜湖市养老服务行业内具有鲜明特色的"双资质"医养结合机构。

一、推进医养服务专业化

中心设置床位 120 张，工作人员 60 余名，2023 年全年床位使用率达 98%，现入住 117 位老年人，其中失能失智老年人达 85%。每位入住的老年人都有医生根据其身体状况制订个性化慢性病管理方案，实时监测健康状况。同时为重度失能失智、半失能及气管切开、带胃管、尿管及需管道维护老年人提供专业的生活护理和医疗护理服务。2021 年底，中心增设精神科，设置床位 100 张，已入住 90 余位患有精神障碍的老年人。2023 年成立老年医学科，截至 12 月底，已为 48 位老年人办理了出入院手续。中心入住老年人可以享受到专业、便捷、精细的医疗服务，实现小病不离床，大病不离院，有效减轻家属在医院和养老机构奔波的双重负担。

二、推进医养服务便利化

建立华康智慧安养云平台软件系统，从咨询接待开始到正式入住，将老年人健康档案、能力评估、生活起居、膳食管理、用药管理、安全管理等相关信息采集录入平台系统,建立智慧化数据库,提升信息化管理水平。按照使用人员类别开发医家通养老、家政、护理、评估、志愿者等不同版客户端,可为入住老年人提供全方位智慧化管理服务。老年人家属可以通过手机 APP 客户端了解老年人在中心居住及健康情况,包含健康档案、体检报告、睡眠及运动情况监测等数据;工作人员可以通过智能设备实时了解老年人需求及健康状况,有效提高工作效率。2023 年,中心实现了与芜湖市离休干部医药费用统筹管理信息系统有效链接,建立养老床位与医疗床位按需规范转换模式,实现了"换模式不换床"及"医 + 护 + 技"三位一体无陪服务目标,为入住中心的离休干部提供直接结算服务。

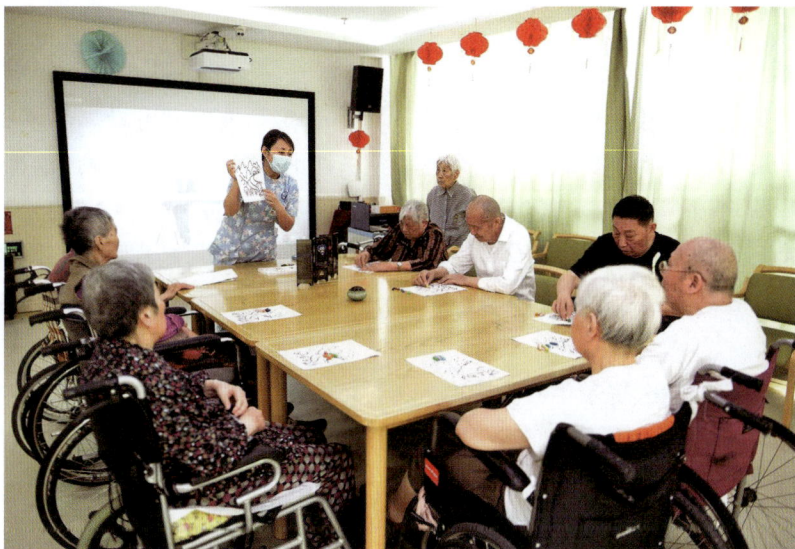

社工为认知功能障碍症的老人进行心理疏导

三、推进医养服务个性化

在中心内,为入住老年人开展健康和需求综合评估,建立老年人健康档案,并实行制定危机预警报告制度,对老年人可能出现的情绪危机或心理危机,及时发现、预警、干预。设立了安宁疗护病房(芜湖市安宁疗护示范点),为需要安宁疗护的老年人提供身体、心理、精神等方面的照料和人文关怀等服务。积极回应定期需要血透的老年人需求,申办"透养结合中心",设置床位 34 张,即将投入使用;在中心外,积极拓展医养结合上门服务,开设家庭养老床位,为失能困难老年人住所安装必要的网络信息化服务系统和电子信息服务设备,如紧急呼叫器、烟雾报警器等,通过无感式监测实时掌握老年人身体健康状况,每月派出医护人员提供 2 次上门服务,并为照护老年人的家属提供相关护理知识技能培训等。截至2023 年 6 月,已为 30 位老年人提供家庭养老床位。

推动全链条医养结合服务

东至县中医院老年养护中心

摘 要

东至县中医院老年养护中心隶属东至县中医院的非财政补助二类事业单位，依托县中医院医疗资源优势和城乡养老服务三级中心网络优势，明确"以机构医养服务为基础、医养智慧服务平台为依托、社区居家医养服务为落脚点"的发展思路，托管运营县级养老服务指导中心及周边社区养老服务站，构建机构、社区和居家全链条医养结合服务模式。

2015 年，东至县中医院老年养护中心（以下简称"老年养护中心"）正式成立并投入运营，以其专业的医疗服务、优质的养老服务赢得广泛好评，机构床位利用率不断提升，近年来稳定在 90% 以上。截至 2023 年底，在岗职工 34 名，入住老年人 115 人，失能、失智老年人占比达 63%。

一、规范化建设，做优机构医养结合服务

老年养护中心作为全省首个公立医疗机构医养结合服务试点单位，建设初期就将"规范化"作为机构建设的根本要求，已建立完善医疗、养老方面规章、制度、规范等 67 件，做到"有章可循、按章办事"。制订《养护中心医疗及养老护理院培训大纲》，定期对护理员开展培训，组建一支质量过硬的护理团队，根据老年人护理级别提供个性化生活照料服务。建立医疗和养老床位转换机制，对患有功能障碍性疾病老年人开展"中短期康复治疗＋住养一体化"服务。为入住老年人制订个性化健康管理计划，建立动态健康管理档案，近三年来，累计为住养老年人建立电子健康档案 412 份、提供门诊诊疗服务 1 800 余人次，提供鼻饲、吸痰、康复护理等专业护理服务 1 100 余次。

二、网格化管理，拓展社区居家医养结合服务

老年养护中心与县中医院建立绿色通道，并与医院信息系统（HIS）联网，医疗服务更加

专业、便捷。2020年5月，老年养护中心托管运营县级养老服务指导中心和7家社区居家养老服务站，依托基层医疗机构服务网络，为全县234个自然村配备健康管理员，构建涵盖机构、居家和社区全链条医养结合服务网络，进一步拓展社区居家医养结合服务。截至目前，已累计为辖区居家老年人提供上门医疗服务5 971人次，开展健康评估指导服务544人次。

三、特色化服务，优化老年人日常健康管理

一方面，注重发挥中医药特色和优势，针对老年人普遍、易感性疾病，常态化开展针灸、红外线理疗、耳穴压豆、中药封包等中医药康复保健服务，带领老年人开展"八段锦""经络操"等养生保健活动，每年组织开展各项文娱活动20余次，极大地充实了老年人生活，深受老年人喜爱。另一方面，注重增强老年人参与感，将现代融媒体植入老年日常生活，让住养老人融入社会，与时代接轨，助老人跨越"数字鸿沟"。自2021年运作网络平台以来，网络浏览量累计超5 000多万次。

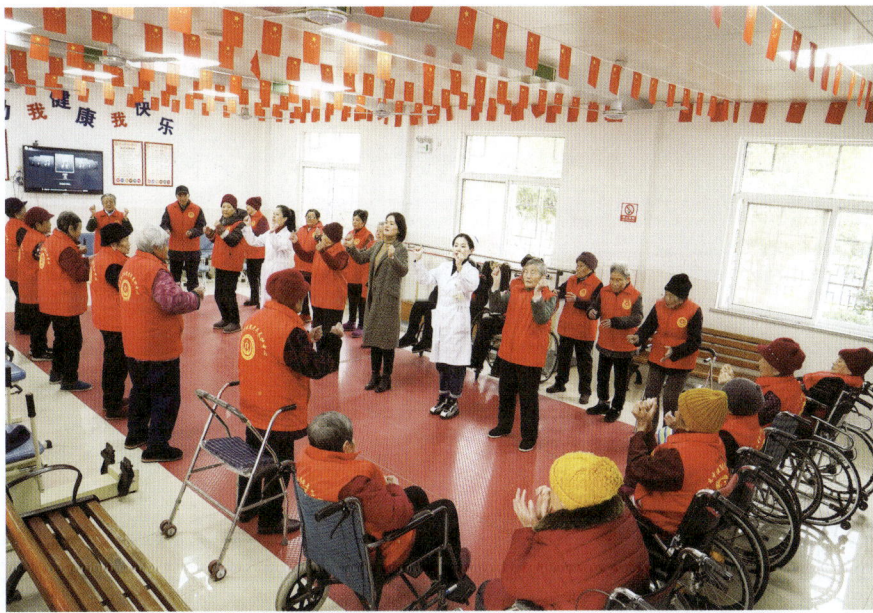

工作人员带领老年人练习养生保健经络拍打操

四、数字化赋能，探索智慧医养服务

积极探索"互联网＋"健康养老服务模式，打造智慧医养服务平台，建设面向机构、社区、居家智慧医养信息管理平台，实现管理端、家庭端、服务端线上申请线下服务。老年人家属可通过客户端实时查看入住老年人健康管理、生活照料状况，居家老年人家属可通过线上申请"八助"服务（即助洁、助餐、助行、助医、助急、助浴、助乐、助学）。按照全县居民

医疗服务、健康管理、公共卫生"一张网"的思路，建立了县域健康大数据中心，把居民健康大数据融入智慧医养平台，实现居民健康信息"互联互通、资源共享"。探索智慧设施试点，通过智能终端发出的数据在服务器端进行采集、分析、处理，自动监测老人身体状况，及时推送预警信息，从而提供个性化的健康养老服务。截至 2023 年底，已为 30 位试点对象老年人配备智能化监护床垫，实行 24 小时心率、呼吸、脉搏等健康数据监测及分析处置，出具睡眠报告 12 215 份，异常提醒 3 338 人次，有效提醒 899 人次。

打造医养结合型旅居康养胜地

黄山圣天地养老产业发展有限公司

摘　要

黄山圣天地颐养公馆坐落在黄山脚下，毗邻江浙沪，位于大华东风景旅游主干线上。公馆坚持以医养结合型康养基地为载体，以为失能失智老年人提供全方位照护服务为特色，以"爱、家和亲情"为服务理念，采取"候鸟式养老""度假式养老"和"疗养式养老"等服务模式，按照生活管家、健康管家、快乐管家等团队服务管理方式，打造集居住养老、医疗护理、康复保健、文化娱乐、旅游旅居于一体的示范性医养结合型康养胜地。

黄山圣天地颐养公馆（以下简称"公馆"）占地2.58万平方米，设置养老床位591张，其中护理型床位152张。2016年取得养老机构设立许可证，被中国老龄产业协会和中国房地产协会授予"国家首批老年宜居住区试点项目"；2017年正式设置医务室；2024年被评为全国医养结合示范机构。

一、贴心服务，做所有入住老年人放心的家政管家

公馆为每位入住的老年人配置专属的生活管家，照顾老年人的饮食起居，密切关注老年人的饮食习惯、睡眠状况、体征测量，了解老年人原来的生活习惯、喜好、兴趣，建立个人档案。生活管家成了老年人们在公馆的"专职儿女"，给予他们精神关怀。健康管家为有疾病需要用药的老年人，提供药品托管服务，进行定期定时用药提醒，做好用药记录。馆内配备风雨连廊、沉浸式景观花园书画室、健身房、棋牌室、足浴室等十多类，快乐管家为老年人提供上百项室内外活动项目，每月开展特色大型活动，丰富老年生活体验。

二、分类管理，完善老年人健康日常监测

建立预防、诊断、治疗、康复分级分层健康体系，首次入住、入住满半年、年度健康检查后、日常发生特殊情况时开展健康评估，建立个人健康档案；开展每日查房，进行生命体征

测量，对身体欠佳的老年人加大体测频次，发现异常情况及时采取措施或就医咨询，并安排专人陪护老年人就医；每月测量一次体重，形成体重变化趋势，时时关注老年人身体健康。同时，与紧邻的黄山首康医院开展深度签约合作，设置绿色就医通道，并由医院主任医师每天于公馆进行坐诊。

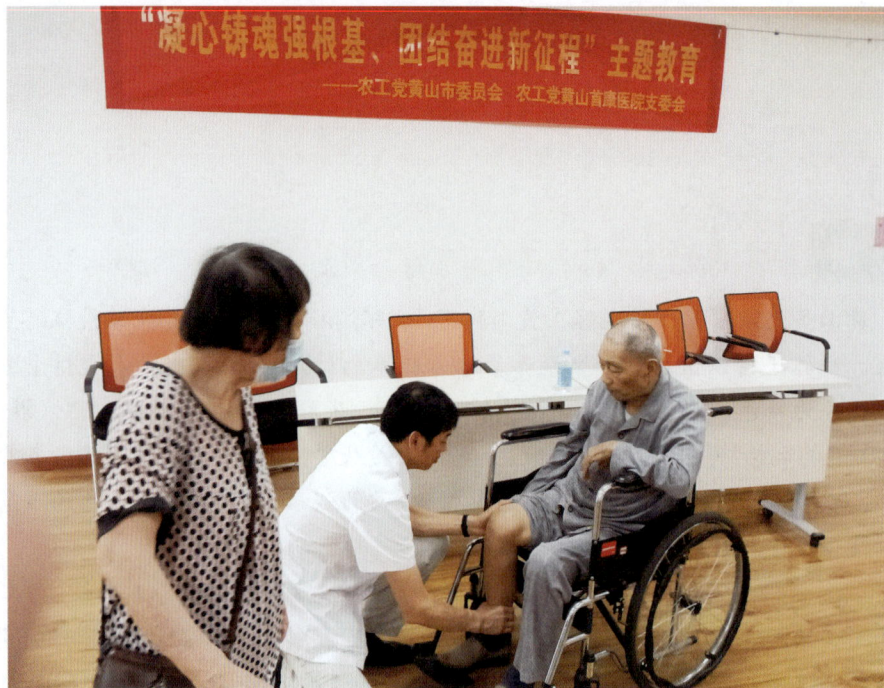

黄山首康医院医生为入住老年人开展诊疗

三、特殊照护，为失能失智老年人提供个性化服务

公馆入住的失能、半失能、失智老年人达 65%。为更好地服务老年人，公馆依据老年人综合能力评估结果，以疾病史、过敏史、饮食要求等抓手，在生活照料、康复锻炼、风险防控等方面，为不同失能程度的老年人或是失智老年人制订个性化服务计划。全方位照护老年人生活起居，协助老年人每日泡脚 1 次、夏季洗澡每日 1 次、冬季一周 1 次；保持居住环境卫生干净，每 2 周紫外线消毒 1 次；制订康复锻炼计划，每日保证至少 30 分钟康复锻炼；为卧床失能老年人定时翻身，每 2 小时 1 次，并记录皮肤状况，预防压疮等。根据老年人逐渐下降的沟通能力和互动欲望的特点，开展了和老年人共同整理年轻时期的照片、物件，制作回忆册等"回忆疗法"；一起聆听的喜欢歌曲的"音乐疗法"；老年人共同参与公馆活动的"多感官刺激法"；手工制作、益智手指操的"艺术疗法"等，深受老年人喜爱。

找准"三个"抓手　机构养老再上新台阶

蚌埠市老年康复医院

摘要

蚌埠市老年康复医院依托自身二级康复医院的优势,通过整合医疗护理、预防保健、养老资源,将医疗与养老功能逐步结合,成为集健康养老、康复护理、医疗服务为一体的医养结合机构。医院在注重做好医疗保健康复工作的同时,通过打造党建品牌"小棉袄"爱心护理团队、提高医疗服务质量、改造机构环境设施等,进一步提升机构医养结合服务能力,切实为入住老人解决医疗及养老中的难点、痛点问题,全方位为老人提供暖心服务,让老人养老更有"医"靠。

蚌埠市老年康复医院成立于 1993 年,隶属于蚌埠市民政局。2011 年,蚌埠市老年康复医院与蚌埠市老人休养院(隶属民政局)同址同楼联合开展医养结合服务,2020 年,蚌埠市老人休养院因机构改革撤销并入该院,设立老人休养中心。2021 年,争取中央和地方财政投入 3 400 万元专项养老资金,对老人休养中心进行了整体提升改造,总面积 2 万平方米,一期 200 张床位已投入使用。目前,蚌埠市老年康复医院已成为一所硬件一流、设施一流、环境一流、服务一流的四星级综合性养老服务机构。

一、抓党建引领,"小棉袄"更贴心暖和

2020 年 5 月,蚌埠市老年康复医院以党建为引领,创建"小棉袄"爱心护理团队,推行亲情化、规范化、专业化、特色化、持续化的"五化"服务。目前该团队已拥有以专业医护、康复师、中高级护理员为中心,涵盖社工师、能力评估师、心理咨询师、健康管理师、营养师等在内共 45 名成员。在党建引领下,充分发挥团队中党员先锋模范作用,通过管理细密、情感细腻、护理细心、服务细致的"四细"工作法,秉承爱心、孝心、耐心、贴心、诚心的"五心"服务理念,用实际行动为入住老人健康保健护航,让老人舒心,让家属放心。

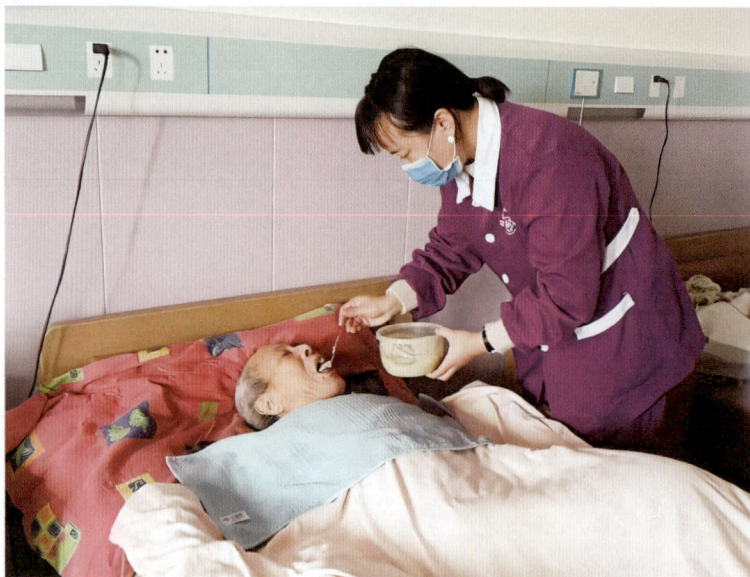

"小棉袄"护理团队工作人员为全失能老人进行服务

二、抓医康赋能，让健康养老更无忧

一是医院不断细化管理，对老人开展入院前健康评估、院内定期评估以及老人身体出现变化时的及时评估。根据评估等级分区入住，建立规范化健康档案，并定期为老人进行健康体检、健康讲座、健康咨询等服务。二是组建医疗护理小组和专家团队，每天为老人进行常规床边查房、测量血压等医疗护理工作。三是针对不同老人的身体状况，康复医师一对一量身定制康复训练计划，开展康复训练，对特殊老人进行言语思维等方面康训和治疗。四是在满足医疗需求的同时，针对老人遇到的各种心理问题，团队中的心理咨询师、社工师随时能够解开老人心里的疙瘩并关注其情绪问题。

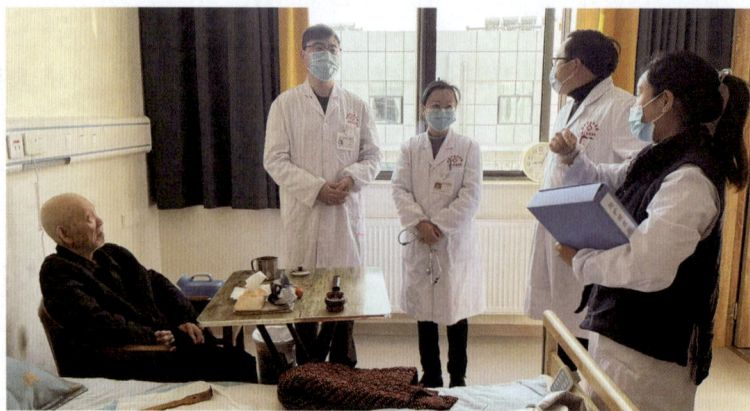

医疗专家为老人进行常规床边查房

三、抓升级改造，让老人生活更幸福

中心除配有中央空调、暖气、电视、独立卫生间、服务呼叫系统等生活设施，可满足不同老人的居住需求，还建有阳光活动大厅、书画阅读室、乒乓球室、老年人主题公园等室内外文娱活动场所，定期组织老人开展文化娱乐活动，提高老人记忆力，让老人老有所为、老有所乐。2023年开设活动课170节，参加活动的老人达6 000余人次。根据老人的身体情况和营养需求，精心定制营养食谱，每周不重样，确保老人的身体健康得到有效的保障。

医养结合＋托管运营
打造"医护康养一体化"服务模式

泾县东方医院

摘　要

泾县东方医院是一所集医疗、预防、保健、康复为一体的二级综合性医院,设有康复科、中医科、老年医学科等科室,其中医养中心、康复科是医院的重点科室。医养中心积极探索医养结合＋托管运营服务模式,逐步形成院内以健康管理、医疗、康复、照护、安宁疗护、养老"六位一体"的发展理念;院外利用自身资源及服务优势,连锁化托管运营周边养老服务机构,辐射周边社区和村(居),为居家老年人提供便捷可及的医养服务,打造"医护康养一体化"医养服务模式。

泾县东方医院位于安徽省宣城市泾县泾川镇,占地面积 20 余亩,医疗用房面积 12 961.74 平方米,职工 199 人(其中中级以上职称 36 人),核定床位 499 张,实际开放 300 张(其中护理床位 100 张)。自 2018 年增设医养中心以来,共收住老年人 436 人,目前,在住老年人 94 人,其中失能、半失能老年人 81 人,占 86.17%。

一、"院内＋院外"相结合,探索医养结合服务模式

积极探索医养融合发展模式,在院内,由院长亲自分管医养中心,采用"请进来、走出去"的人才培养方式,打造了一支由 42 人组成的专业医养结合服务团队,构建"健康管理、医疗、康复、照护、安宁疗护、养老"六位一体的服务模式;在院外,积极拓展医养结合服务范围,逐步向周边养老机构辐射,积极探索"医护康养一体化"服务模式。通过政府公开招投标程序,以委托经营模式,先后接管周边 5 所敬老院。自 2021 年正式托管敬老院以来,日常健康巡诊和慢性病筛查使得老年人发病率明显降低,医疗费用总支出也有大幅度下降,托管后年度医疗费用(包括门诊检查、药品、住院费用、护理费及急救车费等)与托管前同期相比下降了 47.7%。

二、改善医护条件，提升医养管理水平

（一）建立个人健康档案

建立完善《老年人入院评估制度》，每年将体检项目齐全的体检车直接开进敬老院，为入住老年人开展一次全面的健康体检，综合评估老年人的身体状况，并建立完善的个人档案，做好疾病预防工作。截至 2023 年 12 月底，累计为 282 位老年人建立健康档案。

（二）实行分级分类服务

根据入住老年人健康状况评估结果，实施分级分类服务。对半失能老年人，提供每月1 次的医疗康复服务；对失能在床的老年人提供换药、换尿管等护理服务，如需长期服药的慢性病患者，护理人员定期送药并指导用药；对突发疾病或身体不适的老年人，及时给予诊疗，如病情危重需转诊，迅速启动转诊绿色通道，有专人负责安排救护车安全运转；对有特殊疾病的老年人，根据其病情和康复需求定制个性化的菜单；对需要定期透析治疗的尿毒症患者，由专车接到院内进行透析治疗。截至 2023 年 12 月，提供各类分级分类服务155 人次。

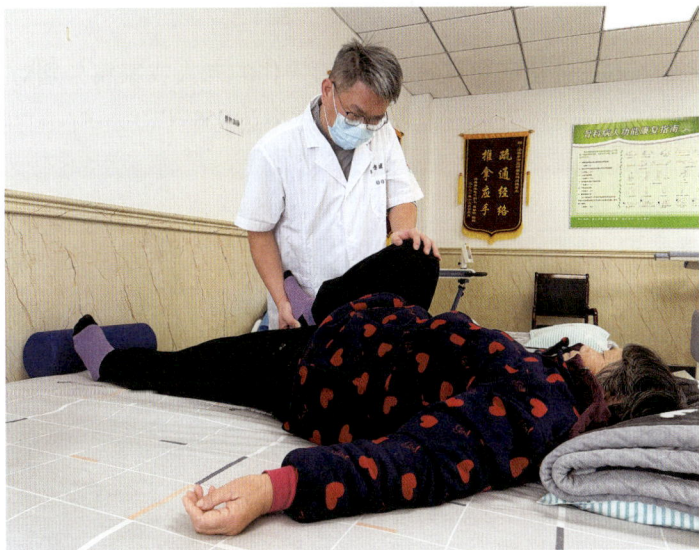

康复治疗师指导帮助老人进行康复训练

（三）定期开展心理干预

对院内老年人开展了老年痴呆早期初筛，对初筛为痴呆高风险人群和疑似痴呆人群，及时送至有诊断资质的医疗机构进行精筛和就诊，对诊断为轻度认知损害和痴呆的人群进

行干预服务。每季度安排心理医生开展心理咨询活动，对有焦虑、抑郁等症状的老年人分类进行心理指导和干预。截至2023年底，共对52人进行了干预服务。

三、注重细节管理，提升照顾服务水平

（一）提升生活质量

自委托运营后，共投资200万元升级改造了硬件设施。整修了给排水系统，更新了智能消防系统，安装了监控设备，拓宽了院内道路，翻新了室内外地面，打造了标准间，配备高清电视、衣柜、空调、洗漱淋浴等，招聘了11名专职护理人员为失能老年人整理房间、清洗衣物、打扫卫生。每周更换一次菜谱，每餐荤素搭配，配有三菜一汤，每周加餐两次。

（二）开展精神慰藉

定期组织老年人唱歌、做手操、下象棋、夹玩具、拍抖音、包饺子、包粽子等活动。每逢特殊节日，组织老年人开展活动，如包饺子、做艾叶饼、包粽子，春节一起看春晚，为生日相近的老年人举行庆生仪式。定期开展健康知识宣传，组织老年人观看《老年人跌倒预防》系列视频。

（三）评价服务效果

每季度开展第三方社会化满意度评价，邀请入住的老人或家属分别对护理质量、服务水平、养老环境、居住感受等多方面进行评价，满意率达95%以上。

小病不离院　大病有"医"靠

福州市社会福利院

摘　要

　　福州市社会福利院是福州市民政局下属的全额拨款养老福利机构。坚持以老年人需求为中心,以打造"有福之州　幸福老人"品牌为己任,通过"三有"举措,不断强基础、拓保障、促融合,探索实行医生包干责任制,创新推动"专业护士—专业护理员"帮带模式,畅通养老机构、基层医疗卫生机构、市级医院三级医疗转诊通道,全方位构建以养为主、以医为辅、以长期照护为特色的医养结合服务体系,推动实现医中有养、养中有医,切实做到"小病不离院、大病有'医'靠"。

　　福州市社会福利院是福州市民政局下属的全额拨款事业单位,主要为特殊困难老年群体提供无偿或低偿供养服务,并向社会老人提供普惠型养老服务。院区占地面积50.9亩,建筑面积2.55万平方米,开放床位366张,入住老人226位。经审核批准,于2003年9月设立医务室,设有全科医疗科、预防保健科、精神科,配有医生、护士、医技、药师等。福州市社会福利院聚焦老年人生活、医疗需求,通过"三有"举措,推动医养工作深度融合,促进养老服务提质增效,确保老人"小病不离院,大病有'医'靠",生活在"有福之州,做幸福老人"。

一、有基础,日常诊疗无忧虑

　　院内2栋老年公寓楼均按照适老化标准设计建设,同时按照一级医院的建设标准,在公寓2号楼一楼开设1 144平方米的医疗康复中心,规划诊室、药房、护士站、康复室、输液室、检验室 DR 室等,先后投入200万元,配备全自动生化分析仪、除颤监护仪、心电监护仪等医疗设备和肌电反馈、肌肉训练椅等康复理疗设施,为老人常见病诊疗和医疗照护提供强有力的设施支撑。

二、有保障,医疗服务少负担

　　福州市社会福利院医务室坚持公益属性,实行"零诊疗费"、药品"零差价"服务,平均年门诊量达 2 万人次。2011 年 6 月开通市医保，2022 年开通省医保及异地医保，累计提供医保服务 2.2 万人次。2021 年 7 月，成为福州市首批长期护理保险定点护理机构试点单位，将 38 位失能老人纳入保障范畴，累计申领保险补助 59 万元，极大地减轻了在院老人护理费用的负担。

三、有医靠，幸福享老更安心

（一）借鉴引入医院管理模式

实行医生包干责任制，责任医生负责责任区域内老人的健康指导与康复理疗服务，将日常诊疗与床边巡诊、医护联动有机结合，为老人提供 24 小时不间断的诊疗服务。执行每日晨会医护交班、医生早晚查房制度。利用 HIS 建立老人健康档案，对老人健康状况动态评定、实时治疗、床边康复理疗。对患有糖尿病、心脑血管疾病、脑卒中后遗症等慢性疾病的老人，不定期开展健康教育。引入养生食疗方法，为糖尿病、高血压等特殊病种老人搭配低糖、低脂、低钠饮食；与社工团队合作，对心理情绪波动较大的老人，开展社工＋医疗介入项目；建立"护—医—管"应急联动机制，确保突发危重症第一时间急诊救护；探索设立安宁疗护床位，力所能及给予老人和家属心理抚慰、倾听陪伴等人文关怀。

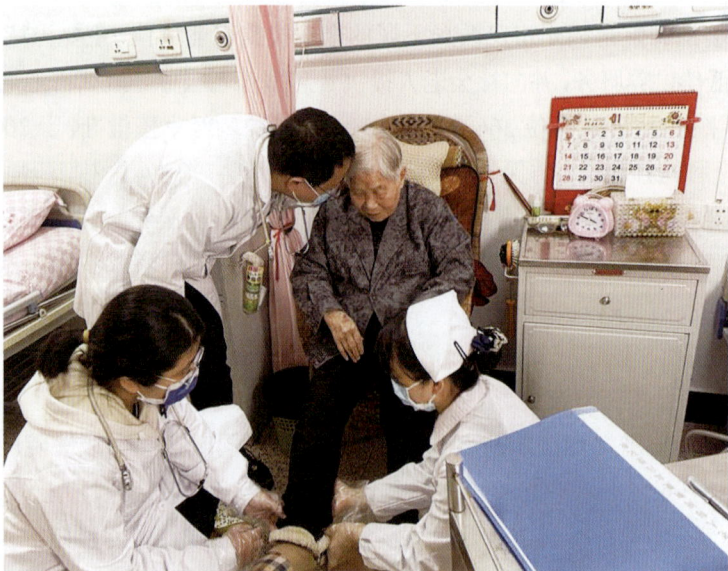

根据老人的病情给予适合的体位检查

（二）积极构建医养结合医联体

与辖区社区卫生服务中心、福州市第二总医院以及福建省老年医院、福建医科大学附属第一医院签订医养结合医联体协议。医疗机构每月指派医生来院巡诊、义诊，开展健康宣教和药事指导。开通老人医疗转诊"绿色"通道，畅通远程医疗服务渠道。通过"引进来"与"走出去"，每月开展 2 次医护人员业务培训，不定期选派优秀人才参加医养结合医联体培训和养老护理培训，保证专业医护人员上岗持证率 100%。同时，将医联体协作医院拓展为医务室人员进修培训阵地，不断更新知识，提升业务技能，全方位保障老年人"大病"就医问题。

（三）丰富康复理疗服务内容

将中医理疗融入医养结合服务全过程，开展按摩、刮痧、针灸、艾灸、拔罐等传统中医康复服务，并融合双频超声治疗仪、磁振热治疗仪等物理疗法，配合作业治疗对入住老人进行全面康复诊疗。联合其他相关机构创建"康美健康　生命养护中心"，为老人提供免费理疗，有效缓解脖颈、腰椎、膝盖疼痛症状，调节免疫功能。2023 年，院内康复治疗逾 2 600 人次。

莲花医养结合 托起长者幸福晚年生活

厦门莲花爱心护理院

摘 要

经过20余年的医养实践,福建省厦门莲花爱心护理院通过"医疗、养老、护理、康复、社工"五位一体医养结合模式、合理布局各项功能区、严格落实医养标准等措施,为老人提供全面、科学、规范的医养服务,满足老年人健康、文化、娱乐、参与等多元化的刚性需求。

厦门莲花爱心护理院成立于2002年8月,建筑面积10 000平方米,依托三级综合医院厦门莲花医院开启医养融合发展之路。致力于为入住老年人提供适宜的预防期保健、稳定期生活照料、患病期住院治疗、康复期护理服务以及临终期安宁疗护一体化医养服务。20余年来,厦门莲花爱心护理院共收住老人3 263人次,平均年龄85.4岁,最大年龄113岁,其中80岁以上老人占82%,失能失智老人占80%,安宁疗护老人占23.2%,半护老人占20%。

一、"五位一体",全方位守护"夕阳红"

厦门莲花爱心护理院将医生、护士、康复师、护工、社工的职能有机地结合在一起,形成了"医疗、养老、护理、康复、社工"五位一体医养模式。

医疗服务——实行医师24小时值班制、三级查房管理,保证随叫随到为老人诊治,做到"小病及时治疗,大病及时住院"。

护理服务——护士24小时值班动态观察评估病情,制定老年常见病症护理及服务流程、操作规范,并成立伤口护理小组、静脉输液治疗小组,为入住老人提供专业化护理。

养老服务——为入住老人实施全面专业的评估,包括健康评估、社会认知能力、护理需求等多项评估,判定老人护理等级,制定康复、护理计划。配备专业护工,为在院老人提供生活照料、膳食服务、清洁卫生服务、洗涤服务等。

社工服务——社工每天组织老人活动,配合专业医生及时对老人进行情绪疏导、心理支持、危机干预。

康复服务——院内建有 100 多平方米的中医康复室，配有中医康复医师，为需要康复的老人逐一制订康复计划。

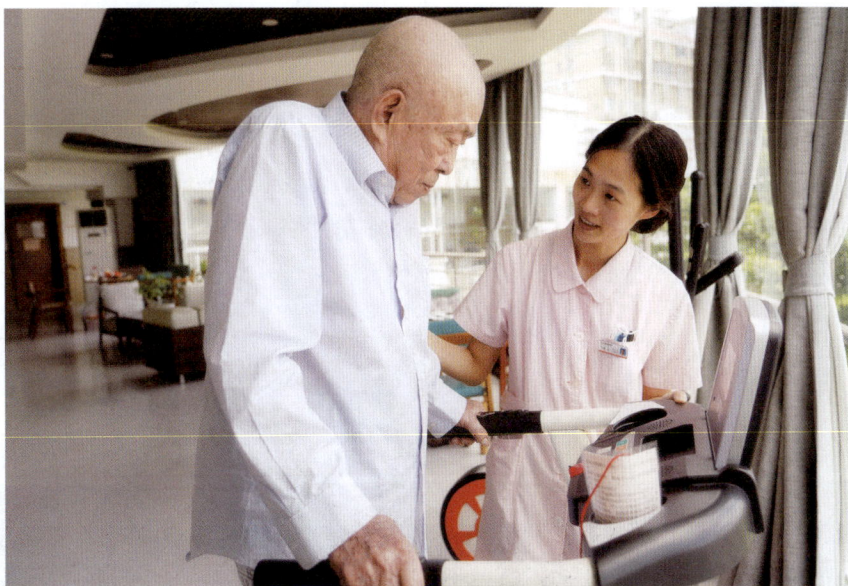

住养长者的日常康复训练

二、合理布局，构建特色功能区

厦门莲花爱心护理院精心打造养护区、安宁区、失智区、颐养区等功能区，为失能长者、半失能长者、失智长者、高龄空巢长者、重度残疾长者、需要安宁疗护服务的长者等提供全护、半护、安宁疗护等服务。

护理院共 200 张床位，入住率达 95%，养护区设置床位 130 张，主要收容失能、重度残疾老人，护理人员与老人比例 1:3；安宁区设置床位 10 张，主要收治安宁疗护老人，护理人员与老人比例 1:2；失智区设置床位 10 张，护理人员与老人比例 1:2；颐养区设置床位 50 张，主要收治自、半护理老人，护理人员与老人比例 1:5。从 2020 年 9 月至今，共收住安宁疗护患者 400 余名。

三、标准建设，推进规范化管理

厦门莲花爱心护理院以三级综合医院的标准为参照，制订了《医养管理手册》《院感管理手册》，严格落实十八项医疗核心制度，每月组织业务技能培训，规范住养记录书写制度。每月开展一次应急演练，落实人人考核知晓。

同时，针对住养老人落实"九防"制度——防噎食、防食品和药品误食、防压疮、防烫伤、防坠床、防跌倒、防他伤和自伤、防走失、防文娱活动发生意外。

四、情暖晚春，有温度的人文医养

2013 年，厦门莲花爱心护理院引入"感恩、尊重、爱"的文化理念，坚持服务与精神文化娱乐相结合，配备专职社工，联合院内外志愿服务团队，为老人开展多样化的娱乐活动，丰富老年人的精神文化生活。

每逢老人生日，为老人送上生日蛋糕及生日祝福，让老人享受家一样的温馨；在传统节日，组织老人排演文艺节目，开展丰富的文体活动；每年春、秋季节，组织老人走进大自然，开展户外观赏活动，让老人身心愉悦，获得幸福体验。

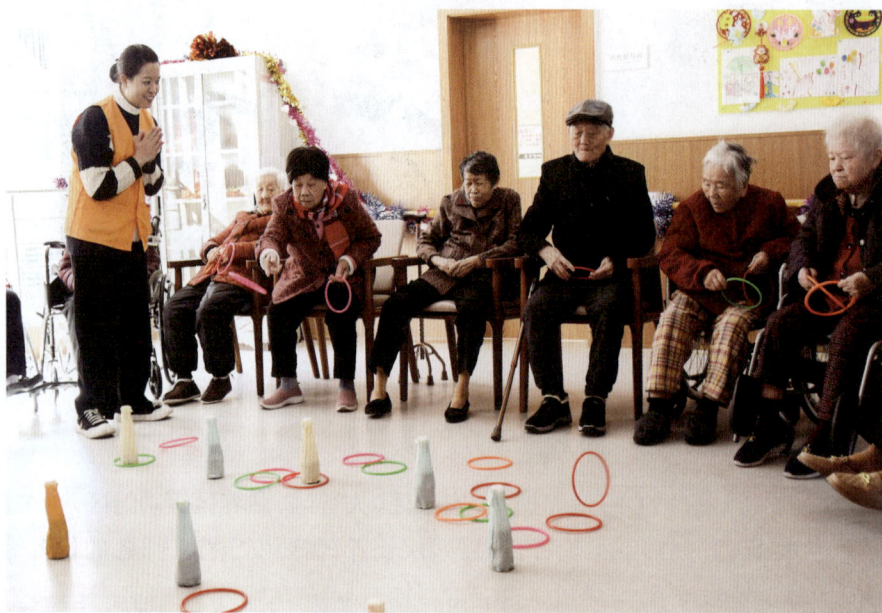

社工组织长者开展娱乐活动

院内多功能活动室、阅览室、书画室、接待室、棋牌室等娱乐设施配套齐全，并设立心理咨询室和社会工作室，针对老年人出现的孤独失落、焦虑恐惧、悲观消极等心理问题，开展专业的心理干预，及时疏导老人情绪。

两院区融合助推"医康养"无缝衔接

南昌大学第四附属医院向塘院区

摘　要

　　南昌大学第四附属医院向塘院区坚持以老年人需求为切入点，聚焦老年慢性病的管理，关注老年人的康复保健。配备专业队伍，养老区内设立病区，实施医、康、养一张床，为入住老人提供24小时不间断的医疗、护理、生活照料服务；并应用专业康复手段帮助老人改善功能，提升生活质量。医院通过医、康、养的深度融合，为解决养老问题中供需不匹配的现实难题提出了针对性的解决方案，树立医院良好公益形象。

　　南昌大学第四附属医院设有西湖院区及向塘院区二个院区，西湖院区为三甲综合医院，同时是江西省唯一一家三级康复医院。向塘院区原为二级综合医院建制，基础设施完备，功能布局齐全，后并入南人四附院。因接诊患者多为老年人及多重慢性病，向塘院区于2003年进行功能转型，利用当时富余资源改造成养老床位建立了江西省第一家公办医疗机构开办的养老院，持医疗、养老双重执业许可证，现开放医养床位199张，收住有需要医学治疗和康复服务的老人，入住的老人养老平价收费、医疗费用纳入医保报销。开办以来收住老人1 100余人，最长居住时间达18年，最年长者达102岁，失能、失智者占比为65%。

一、医疗机构自办医养结合实体工作模式创建

　　养老区配备30余名专职专业照护团队，有医师、护士、康复师、营养师、心理咨询师、社工、护理员。不断制定及修订医养结合相关工作制度，从无到有，从有到精，使之符合实际需求极具可操作性。通过多方学习参观，不断提升服务能力，及时总结探索医养结合服务体系及经验。

二、医养结合服务特色亮点及成效

（一）实施医、康、养多维度评估，持续跟进服务措施

结合相关行业标准对入住老人的生活能力、精神状态、多重用药、营养状态、康复需求等情况整合建立评估量表，进行客观评估并建档。根据评估结果及老人需求，给予规范的预防和干预。如医护人员每日巡诊，及时发现老人潜在的健康问题；将患有慢性病的老年人纳入健康干预管理服务，老人多重用药实行集中专业管理，并建立专门预警系统，防止老人缺药停药，并针对性进行调整及指导。医院还为终末期老人提供姑息治疗、癌痛治疗与安宁疗护等，让老人有质量、有尊严地走完人生最后一程。

通过全程全方位的医养结合照护，入住老人的健康动态、慢性病以及用药安全得到有效管理。

（二）两院区医疗、康复技术融合，为老人提供个性化专业服务

用医院自身的包括三甲综合医院（西湖院区）技术、康复特色，共享优质医疗资源，从医疗技术上保障医养结合服务。专家轮流在两院区坐诊，技术下沉。在住老人在向塘院区即可享受到同质化的医疗技术和服务。同时院区以"走出去、请过来"，把业务骨干送出去学习，进行康复转型培训；将西湖院区康复专家请过来，开展教学查房、病例分析讨论，带动康复学科建设。现配备综合康复治疗区、运动康复区、中医理疗区，可开展物理治疗、作业治疗、吞咽障碍治疗、认知康复等。依托江西省邹德凤公益发展中心平台，建立对入住老人的长效关怀机制，积极开展志愿活动，重塑老人对生活的热情。

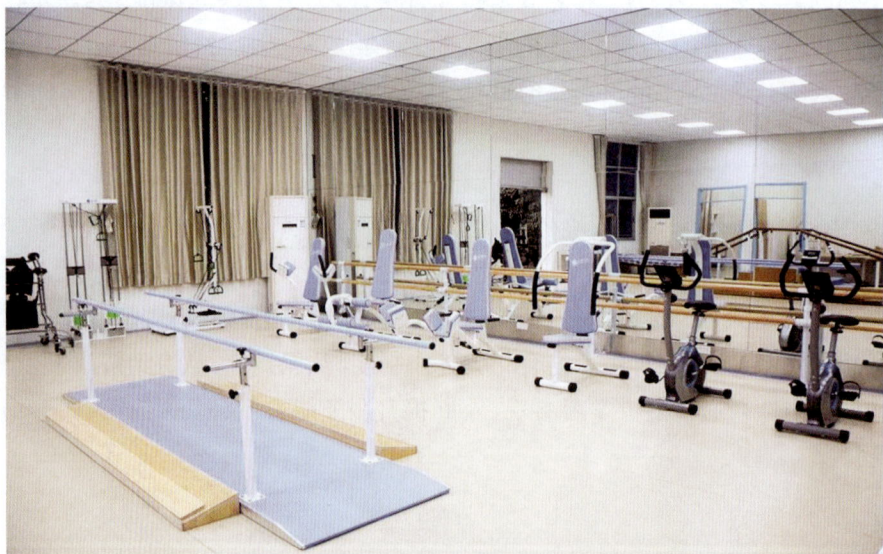

综合康复治疗区

近年来在老年慢性病、功能障碍、认知障碍方面取得了较好疗效。

（三）发挥联动作用，为周边养老机构补充其医疗服务

医院与周边 6 家乡镇敬老院以及其他养老机构建立联系，为其解决医疗服务供给不足的问题，一旦其入住老人需要医疗救治及康复治疗时，可通过绿色通道直接入住，老人好转后医院派车将其护送回。2022—2023 年，服务百余人次，并提供定期上门回访服务，获得同行赞誉。

医院医养结合工作起步早，可借鉴经验不多；自筹资金，缺少投入，设施设备仍有待提升；面向中低收入阶层，养老服务获利低；但以恒心做恒事，因地制宜建立医康养服务模式，养老院的医疗服务从"有病可医的随叫随到"过渡到"未病先防的每日巡诊"；老人的"养转医"从转相关科室就医到原地开设病区进行无缝衔接。下一步希望通过不断创新开展更多的老年服务项目和辐射社区的服务模式，积极打造周边百姓住得起，健康有保障的专业医养结合机构。

多元化服务打造医养结合典范

宜春市第三人民医院

摘 要

江西省宜春市老年护理院（宜春市袁州老年公寓）是宜春市第三人民医院（赣西地区规模最大精神医学专科医院）下设康养机构，业务范围包含医疗护理、康复保健、精神慰藉、安宁疗护、教学科研等项目。老年护理院自开设以来坚持走医养结合发展道路，秉承人文关怀、健康养老理念，从医、护、养、孝四种文化内涵出发，运用中西医结合诊疗、安宁疗护等多元化服务举措，为失能、失智高龄老年人群提供一站式康养服务，取得了积极、正面的社会效益。

宜春市第三人民医院为赣西地区规模最大的精神医学专科医院，2014年创办宜春市老年护理院（宜春市袁州老年公寓），是江西省卫生健康委"老年友善机构"，江西省民政部门首批"四级养老机构"。老年护理院占地6 000平方米，设置床位300张（含护理型床位179张），专职工作人员99人，内设康养科、医学科、安宁疗护科等业务科室，是一所集医疗护理、康复保健、精神慰藉、托老养老、安宁疗护和教学科研为一体的"医养结合型"公办医养结合机构，服务范围辐射赣西地区900万人口。

一、聚焦痛点，一站式服务保无忧

由于养老院医护功能缺失，医院又不具备养老功能，而老年群体又多病共存，针对上述问题，宜春市老年护理院充分发挥公立医院属性和优势，整合医院本部医疗资源，通过取得民政部门"养老备案"，开通市、区两级医保直报服务，有效解决了医疗、养老分离和住院医保报销问题。

老人入住后，建立全周期健康档案，无论是住院还是养老状态，24小时全天候医护守护，对用药、生命体征、两便、睡眠和心理等指标进行动态掌握，老人养老与住院之间实现了信息互通、双向转诊等功能，实现同一张病床既可住院治疗又可养护养老，真正做到了医疗和养护相结合，提供了医养一站式服务。自开设以来，床位使用率达90%以上，收住各类老人3 000余人。

二、科学分类，"一护四科"有特色

针对生命末期老人，开设安宁疗护病房，主要收住高龄老人、植物人状态、癌症晚期及需安宁疗护的患者，开展生命教育、舒缓治疗、镇痛治疗、芳香治疗等，并对家属进行哀伤辅导，通过对患者实施缓和医疗及个性化的护理，最大限度地帮助患者减轻躯体和精神上的痛苦，减缓死亡恐惧。截至2023年底，已为近200多名生命临终状态的老人减轻了痛苦，平静地走完生命的最后历程，得到了家属的高度认可。

依托专科医院优势，分别设立老年精神科、老年医学科、老年康养科、内科，分别应对患有老年精神心理障碍疾病（老年痴呆等）为主的老年人，失能或半失能为主的老年人，伴有老年常见慢性病且能够自理的老人，对可能出现的各种意外风险，将中医药应用、康复医学、精神慰藉等方法运用到日常护理中。自开设以来收治康养长者3 000余人，实施老人康复保健2万人。

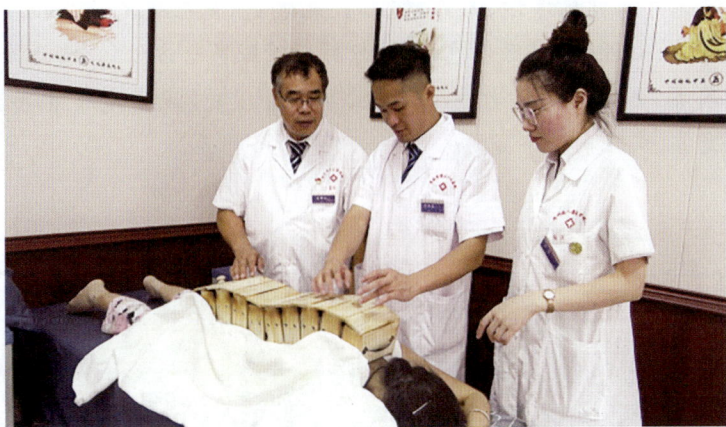

为老年人实施火龙灸

三、规范管理，真情奉献铸品质

构建了服务横向协同，业务纵向联动的医养结合管理体系，建立了四项工作机制，即标准流程接待机制、护工管理培训机制、志愿服务机制、护理院与社区互动机制，将医护管理工作纳入市三院按照三甲标准统一管理，层层质控，确保工作质量。制定了"十个统一"服务标准。即统一规划布局、统一建设标准、统一机构标识、统一入住合同、统一健康档案、统一护理模式、统一服务内涵、统一物品管理、统一服务收费、统一人员准入，显著提升医护服务水平。

将医、护、养、孝四种文化内涵贯穿工作日常，以"医"为基础，做好基本健康保障；以"护"为抓手，实施全周期护理；以"养"为理念，普及中医健康养生知识；以"孝"为准则，弘扬敬老尊老美德，通过歌舞、书画、手工、棋牌、生日会、节日联欢会、春游、秋游等文娱健身活动，增进与老人的情感。

构建幸福医养"生态圈" 让养老更有温度

泰安市泰山医养中心

摘 要

为优化配置医疗卫生服务资源,探索三甲医院办医养的新路子,泰山医养中心始终秉承"如家,如亲人"的服务理念,经过不断摸索、系统总结、标准化试点等一系列努力,将老年人健康评估、日常护理、失能康复、重症康复、认知症照护、健康管理、中医保健、心理健康、绿色急救、安宁疗护等服务全方位融合,逐渐形成养中有医、医中有养、医养结合的老年人健康管护服务模式,逐步建成布局合理、规模适宜、功能完善、文化内涵丰富的医养结合健康服务体系。

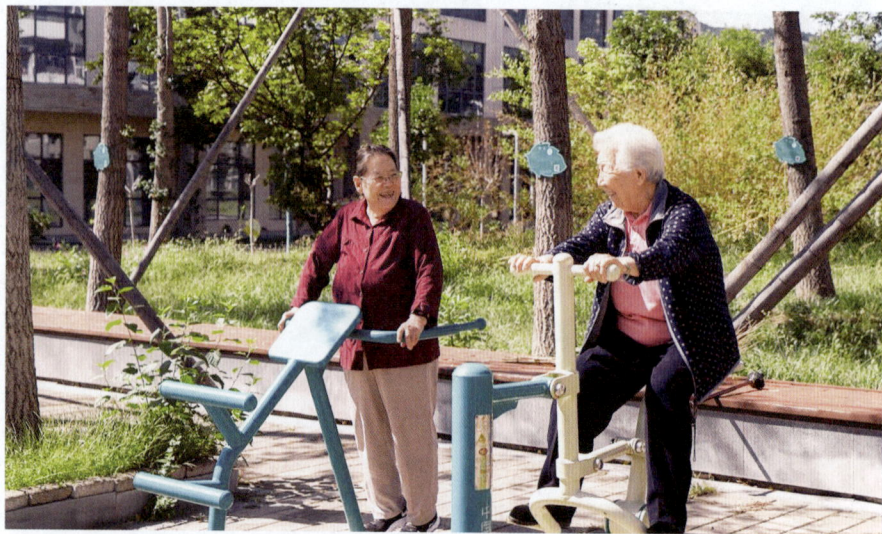

泰安市泰山医养中心长者活动场景

泰安市泰山医养中心位于泰山东麓碧霞湖大街 17 号,依山傍水,风景宜人,是一所集生活照护、医疗康复、安宁疗护、科研实训、养老模式发展探索等功能为一体的大型综合性、示范性公建五星级养老服务机构。

一、环境设施健全完善，医养服务满足需求

按照环境怡心养老思路，优化园区医养照护景观设施，倾情打造"寿比泰山"十大文化园景观，形成"四季常青""三季有花""一步一景""庭院式"园区。倾心打造"室内有康复、室外有健身"服务环境，开展多种形式的文化娱乐活动，引领入住老人树立健康、积极、向上的生活态度。设置医养老年科等6个临床科室，配有CT、MRI等大型检测设备，转运救护车24小时待命，全力构筑长者生命健康安全屏障。

二、医务队伍经验丰富，以医助养，医养互促

泰安市中心医院作为一所综合三甲医院，为泰山医养中心做好医养结合工作提供了丰富的医疗服务资源。科学设置养老、医疗、娱乐、健身等功能分区，围绕提高中医康复医学、安宁疗护等"六大中心"人才、技术、设备水平，培养专科护理骨干、老年医学人才约4 500人次，为医养结合提供优质医疗服务。与中心医院建立同质化、标准化的三级专业质控，结合定期检查督导情况，持续改进服务质量。

三、"四大平台"规范运营，服务细节强化提升

打造"培训平台"，提升入住老人保健急救意识。组织专家定期开展老年人防跌倒、慢性病预防控制等培训讲座。根据季节适时变化，常态开展中医养生保健等健康知识。打造"咨询平台"，增强入住老人价值及存在感。建立心理咨询室，专家"一对一"心理疏导，辅以音乐、芳香等疗法，关注老年人的心理健康。打造"评估平台"，确定入住老人医养适宜护理等级。建立专业评估中心，对入住老人确定护理等级并对应相应服务项目。打造"信息管理平台"，做好入住老人健康监测预警工作。全面升级养老信息系统，启用智能穿戴监控平台，推广普及智能穿戴装备，强化提高医养服务水平。

四、"六化"并行提升质量，"医、康、养"深度融合

日常诊疗多样化，确保入住老人健康安全，建立专职全科医生巡诊制度，提供24小时不间断的医疗护理服务；治疗用药便捷化，改善入住老人就医体验，全面推行"养医一张床"，协助老人取药、指导服药，真正实现"小病不下床，大病不出院"；康复理疗常态化，提高入住老人生命质量，依托国家重点专科、康复科开展老年运动、肌骨疼痛、心肺等康复训练，延长老人高质量生命周期，提升入住老人生命质量；中医治疗特色化，满足入住老人中医诊疗需求，设立中医养生馆，利用中医适宜技术不打针、不吃药，满足入住老人体质中医诊疗需求；安宁疗护人性化，关注入住老人人生最后旅程，成立泰安市安宁疗护中心，为重

症患者提供姑息治疗、安宁疗护等特色服务，落实"全人、全家、全队、全程""四全照护"理念，使老人安详而有尊严地走完人生最后一程；长护险实施深入化，有效减轻老人及家庭的经济与照护负担。积极探索长护险服务效益最大化路子与模式，推动机构、居家长护险取得最大社会效益。

立足居家医护　破冰农村养老

青岛维普养老产业有限公司

摘　要

青岛维普养老产业有限公司充分发挥自身连锁化、产业化、智慧化服务优势，构建一体化居家医养服务体系，破冰农村居家养老服务市场，以优质的服务提高了老年群众的满意度和幸福感。

青岛维普养老产业有限公司自 2018 年成立以来，坚持"保本微利"的经营原则，以面向农村居家老年人为重点，探索发展新时代农村医养结合服务路径，推动全区农村养老服务"蓝图"变"版图"，被老百姓亲切地称为"没有围墙的养老院"。

一、构建一体化居家服务体系

在以长期护理保险为主体的各项政府兜底补贴保障下，经过镇、街道依法招投标等程序遴选，全面打造维普颐养青岛 - 山海泉医养服务体系。目前，该企业依托即墨"96711"社会服务热线智慧养老平台，立足 9 个镇、街道居家社区养老服务中心，建立起一支由"健康管家""生活管家"和"快乐管家"组成的 192 人专业医护服务团队，实行线上接单，线下派单，定期到 282 个村庄居家养老服务网点开展巡诊服务，构建起以信息平台为支撑，服务团队为纽带，村庄社区为落脚点的上下贯通、一体化运作服务网络，圆了"人在家中坐，服务上门来"的养老期盼和梦想。据统计，该企业目前共固定服务 8 000 余名 80 岁以上老年人和失能失智老人，年服务量达 1.2 万人次。

二、打造 15 分钟幸福万家服务圈

积极发挥医保长护和民政家庭床位政策的助力作用，瞄准农村老年长者生活中遇到的难点愁点需求，实施"个性化定制、精准化服务"，推出"医护进家，幸福万家"服务品牌，打造融医疗、康复、护理、养老于一体的康养模式，为老人们安享晚年提供服务保障。一方面，以服务老年家居护理患者为主体，为有需求的家庭应约进行换胃管、尿管、换药拆线、褥疮

护理、中医推拿、针灸艾灸等"医护到家"服务，有效地解决了困扰失能老年人出行难、就医难的问题，降低了服务成本，节约了治疗时间，赢得了受惠群众的热烈欢迎。另一方面，参与打造社区养老"第二家庭"，依托参与经营的 9 个镇、街道医养结合社区养老服务中心，通过养有所依，医有所靠，以活动吸引，服务凝聚，引导老年人走出家门，融入社区和社会，享受满满的自身存在感和价值幸福感，把服务平台建设成"生活乐园"。

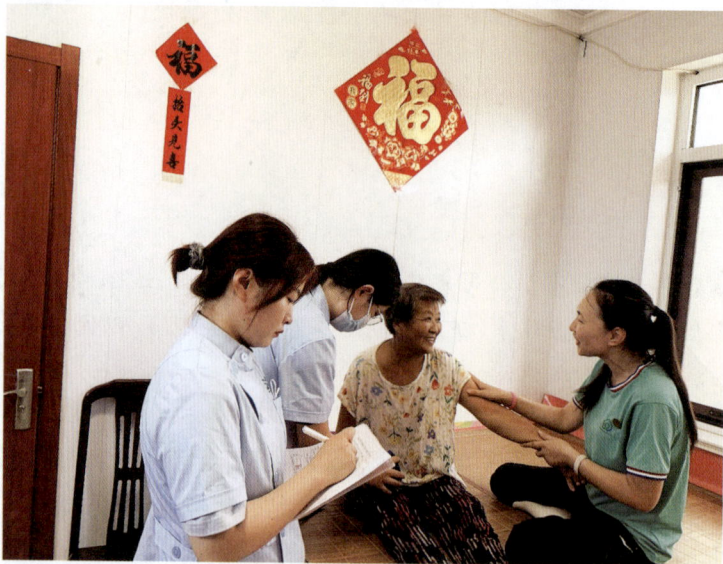

医护人员深入农村为老年人提供医养结合服务

三、严把标准化医养结合服务质量关

加强老年友好环境建设，从大处着眼，细微入手，投入 2 000 多万元，建立智慧化语音控制系统，健全智能监护系统，配备智能床垫、红外线感应器等设备，实时跟踪保护长者，购置自动翻身气垫护理床、吊机和感统训练测试仪等失能失智专业康复设备，打造设施完备，环境优美，绿荫环绕，鲜氧浸润的养老养生家园。维普温泉柏合养老机构获评四星级养老服务机构。加强医养服务质量控制，建立健全服务管理、医疗管理、护理管理、诚信考核评价、满意度调查等一系列企业制度，层层分解落实到人，并开发维普智慧养老监控服务系统平台，集工单管理、老人信息管理、服务定位、满意度统计为一体，助推各项管理服务落实落细。加强人才队伍建设，坚持"外引内培"的思路，聘请中华医学会、香港浸会大学等国内外专家为顾问团成员，通过坐诊讲学，带动企业人员对标对表，更新服务理念，进一步提升医养结合服务水平。医护团队共 192 人，全部具有医学或护理职业技能资格。

养老机构入住率保持在 75% 以上，入住失能失智老年人超过 50%，各项服务满意度在第三方社会化调查中达到 95% 以上。下一步，将勇担"维老至亲，普爱天下"的企业使命，上下同欲，优质服务，不断围绕老年人服务需求，深化医、养、康、护、防一体化服务，谱写新时代农村医养结合服务新篇章。

迎合市场需求　促进养医结合

日照幸福护理院

摘　要

日照幸福护理院迎合市场需求，整合现有资源，始终将服务质量放在首位，充分发挥护理院优势，开展特色康养服务、解决院内老人及周边居民医疗康复需求；提升日照市东港区各乡镇特困供养老人医疗水平；并以互联网为平台，搭建如网约护士等对外附加值服务等，形成了养中有医、医中有养、医养结合的老年人健康管护服务新模式。

日照幸福护理院迎合市场需求，整合现有资源，始终将服务质量放在首位，形成了养中有医、医中有养、医养结合的老年人健康管护服务新模式。

一、康养特色，提升幸福指数

幸福护理院着重打造专业化康养服务，突出康养服务特色，在院内实现了基础检查、健康管理、疾病诊治、康复保健等专业医疗服务，满足院内养老老人基础就医需求，解决了养老机构在住老人就医路途远、排队难、检查慢等问题，小问题不用走出机构就能解决。

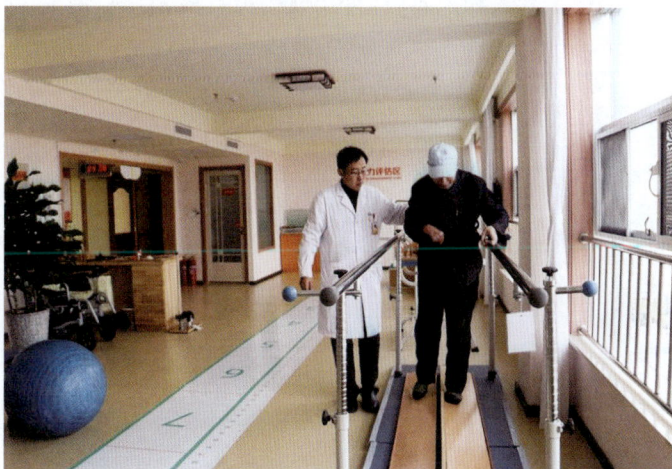

医师辅助老人进行康复训练

护理院专门设置康复大厅，配置先进、专业的理疗设备，服务范围可辐射周边多个社区，满足附近居民康复、保健的需求；另外护理院利用巡诊、义诊、上门服务等方式，满足周边居民的医疗、护理的基本需求。康复理疗作为日照幸福护理院的特色服务，深受在住老人及周边居民的欢迎，同时品牌效应不断提升。2023 年外出义诊 20 次、上门服务 2 994 次、累计服务 748 人次。

二、响应政策号召，托管多家乡镇敬老院

山东幸福盛地康养发展有限公司作为日照幸福护理院的母公司，通过公建民营、民办公助、购买服务等方式先后托管了日照市东港区 9 个乡镇敬老院。日照幸福护理院为托管后的敬老院提供医疗配套服务及全方位的照护，建立了定期义诊、远程诊疗、定期回访等机制，搭建了中盛幸福连锁养老内部的医养融合平台，为东港区特困集中供养老人提供健康管理、咨询、护理、住院等服务，通过内部绿色通道，快速入院就诊、无需陪床护理、配备营养膳食等，解决了日照市东港区敬老院 270 余名老人看病难、护理难的问题，同时通过医保解决了特困老人就医贵的问题，极大地提高了特困老人的生活质量和满意度。但由于一级医院诊疗范围有限，老人就医需求增大后，需转院就医。

三、抓住市场痛点，开启网约护士新潮流

日照幸福护理院顺应时代，针对老人就医过程中的种种难题，推出"网约护士"业务。有就诊需求的老人及家属可在线或电话下单，由专业持证护士上门，为其提供就医陪诊、体检陪诊、代买药品、代替问诊等服务。在服务前，护理院的护士会深入与老人及家属进行沟通，充分了解老人基本情况和就诊诉求，排队时可代替老人和家属，就医过程可为其跑腿分忧，协助老人进行面诊，使得老人与上级医院的医生沟通更顺畅、更高效、更精准，病情及诊疗方案也可以有效地传达至老人和家属，让外出就医更省钱、省时、省心、省力。

机构支撑　社区布点　打造医养结合服务综合体

济南云天使护理院

摘　要

济南云天使护理院依托优质医养结合机构服务经验和长期护理保险定点机构优势,嵌入社区设置并连锁运营护理站,通过"线上申请、线下服务"模式,为失能老人提供机构、社区、居家全链条的医养结合服务。

济南云天使护理院成立于 2017 年,设置床位 200 张,是以失能老人为服务对象、以护理院为支撑、以下设护理站为依托、以医保和长期护理保险为保障,同时提供机构社区居家医养结合服务的民办非营利性医养结合机构,机构入住率保持在 90% 以上,日均服务居家老人 660 余人,其中失能老人占比 99%。

一、强化机构支撑,高标准引领综合体发展

把护理院作为医养结合服务综合体的关键支撑,科学设置,精心打造。

(一)一床设置医养

护理院床位 200 张,均按照养老机构养老床位、护理院护理床位两个标准进行建设,并依据护理院人员和设施设备标准配备医护人员、完善医护功能,以 200 张护理床位的医护配备保障 200 张养老床位,以护理院保障水平为入住机构老人提供健康保障。

(二)双向互通转诊

与济南市第四人民医院、第五人民医院两家三级医院签约合作,建立双向绿色转诊通道,让"三级医院不能住、养老机构和家庭接不住"的老年人及时转入护理院照护,让超出护理院保障能力的患病老人快捷转入医疗机构救治。同时,依托两家三级医院建立医护查房机制,定期为入住机构老年人提供专业的诊疗指导。

（三）两险全程保障

申请并纳入山东省、济南市基本医疗普通门诊和长期护理保险定点机构，凡是入住机构的参保老年人，达到长期护理保险服务标准的，即可享受职工90%、居民70%的长期护理保险报销待遇，累计为参保人节省约1150万元，极大地降低了老人的家庭负担，吸引了更多老人入住。

二、夯实社区依托，系统性完善综合体服务

下沉社区设置护理站，就近招工开展社区居家医养服务，达成完善服务链条、扩大服务范围、提升服务效能之目标。

（一）完善医养服务链

利用护理院长期护理保险定点优势，依托护理站医疗资质，在社区开展健康宣教、养老指导、康复训练服务，进家庭开展长期护理保险家护服务，打造机构、社区、居家医养结合服务完整链条，满足不同老人选择养老多样化的需求。

（二）扩大服务覆盖面

嵌入社区下设20个社区护理站、卫生服务站、中医驿站，覆盖主城区6区共950个社区，通过服务网络让医养结合服务惠及更多老年人。目前，20个站点日均提供社区服务220余人次、居家服务660余人次。

（三）拉近供需对接线

以距离社区站3公里为半径招聘一线服务人员，最大限度拉近供给与需求之间的距离，让老人在家门口就能找到医养结合服务，工作人员15分钟内就能上门服务，实现工作人员提供服务、老人快捷接受服务，达到工作人员队伍、提升服务对象体验双重功效。截至2023年底，社区站点工作人员共计359人，其中家在3公里以内的占比86%。

三、突出智慧加持，全方位提升综合体效能

利用现代信息技术，对服务管理、宣传推广进行升级赋能，实现效能倍增。

（一）全程管理信息化

依托济南市长期护理保险服务平台，组建长期护理保险服务中心，对申请、评估、建床、服务等进行全程信息化管理，老人足不出户即可完成申请并接受服务，中心人员办公室内就能对一线工作人员的服务进行全员全时可视化监管，既方便老人申请服务，也确保居家服务可管能控。

（二）结算服务智慧化

紧盯服务费用结算环节，研发云天使居家护理平台，并与长期护理保险平台、地纬医保系统交互对接，从老人建床开始即自动生成费用清单并同步统计分析，及时发现服务时长、频次等异常数据，主动剔除不合理计费，自觉维护老人权益，技术屏蔽虚假服务。

两院一体高效运行 用心服务老年人

嘉祥县金康医护型养老院

摘 要

嘉祥县金康医护型养老院与嘉祥县金屯中心卫生院积极探索推行一个法人、一套班子、两块牌子、独立核算的"两院一体"医养结合运行服务模式。医疗与养老机构深度融合,设置"医养护康"一体化床位,满足失能老年人照护需求,实现医疗与养老床位按需转换,积极开展心理健康关爱活动,关注老年人心理健康,拓展居家医养服务。走出了一条医疗、养老"资源互补、功能互融、可持续发展"的新路子。

山东省济宁市嘉祥县金康医护型养老院坐落于"两县两区"(嘉祥县、金乡县、任城区、济宁经开区)接合部,位于嘉祥县金屯中心卫生院内,地理位置优越。院区整体占地 12 亩,建筑面积 10 190 平方米,总投资 2 400 余万元,设置养老床位 239 张,是济宁市第一家集疾病预防、治疗、护理和安宁疗护为一体的医护型养老院,以失能、半失能老人为主要服务对象,自 2015 年正式运营以来,已服务失能半失能老人 3 000 余人。

一、先进的医护设备,打造安心居住环境

(一)养老服务合理分区

养老院划分 A 区和 B 区,A 区设在卫生院门诊病房综合楼,入住基本为失能老年人,方便进行医疗诊治和护理;B 区设在康复养老综合楼,内设康复理疗中心,入住多为自理或半失能老年人,方便老年人日常接受理疗、康复治疗。房间均配备中央空调、数字电视、无障碍卫生间、智能监控系统等设施,为保障老年人医疗护理需求,房间增配中心供氧系统、吸痰设备等。

(二)健康服务有保障

卫生院配置百级层流手术室、无痛胃肠镜检查治疗中心,并配备 32 排 64 层螺旋 CT、1.5T 核磁共振、彩超、全自动生化分析仪等大型设备;设置内科、外科、中医科、康复医学

科、医疗专护科等临床科室和影像、检验、超声、特诊、药剂等医技科室,为入住老年人提供有力的健康保障。

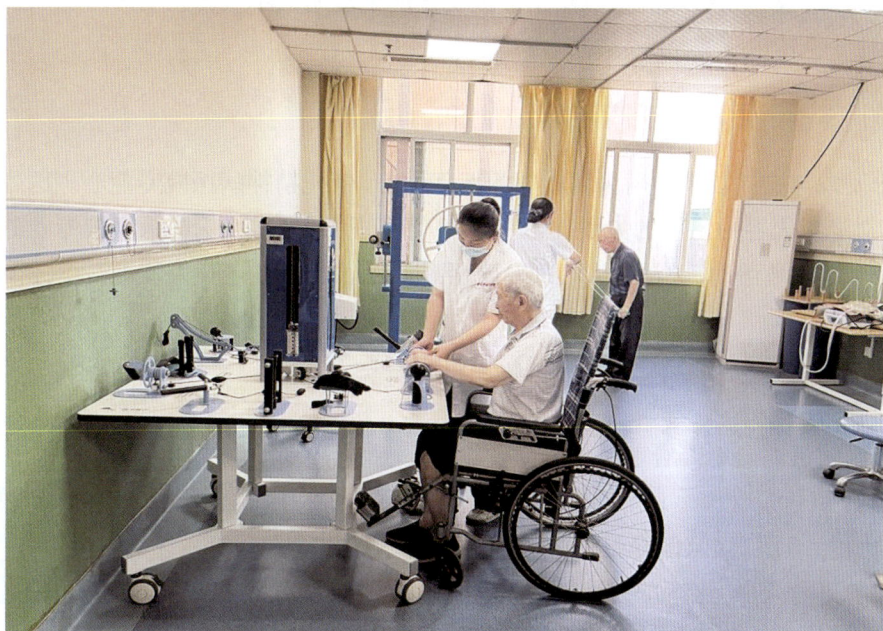

康复师协助老人做康复训练

二、两院一体,医疗和养老"零距离"转换

(一)设置"医养护康"一体化床位

为满足入住老年人医养需求,依托与嘉祥县金屯中心卫生院"两院一体"便利条件,创新设置"医养护康"一体化床位,"一床多用",既是医疗床位,也是养老床位。入住老年人需要医疗服务时,床位转为"医疗模式",病情好转出院后,床位转回"养老模式",实现医疗和养老"零距离"转换,自2015年以来,接受床位转换服务老年人达1 000余人次。

(二)实行"2小时巡护"制度

养老院配备医疗、中医、护理、康复等医护团队139人,护理员39人。实行"2小时巡护"制度,护理员每2小时巡视一次,定时为失能老人喂水、喂饭、翻身、叩背等;医生护士每天定时查房、巡诊,随时掌握老人的身体状况,为在院老人提供日常健康监测、慢性病诊疗、康复心理支持等闭环式健康管理。

(三)打通绿色就医通道

对疑难重症老年人,聘请济宁市第一人民医院、济宁市中医院等三级医院专家定期来院坐诊、巡诊，组织专家联合会诊，科学制订治疗方案，使入住老人足不出户就可以接受三级医院专家的诊疗服务。建立突发病情紧急转诊机制，与嘉祥县人民医院建立高效顺畅的转诊绿色通道，及时将突发病情及病情出现变化的康复期老年人转到上级医院，自 2017 年以来，共计绿色转诊服务 506 人次。

（四）定期开展心理健康疏导

充分发挥与嘉祥县精神病医院毗邻的地理优势，依托精神病医院专业心理医生的优质资源，针对老年人容易出现的失眠、焦虑、抑郁等心理问题，定期为老人开展专业的心理健康疏导及暖心交流活动，关注老人心理健康，帮助疾病恢复，让老年人住得安心、舒心。

三、拓展服务半径，积极开展居家医养服务

为满足辖区内老年人居家医养结合服务需求，养老院专门设立居家医养服务组，以"管区"为单位，组建包含医生、康复治疗师、护士、护理员等在内的 8 个服务小分队，联合辖区 38 家村卫生室乡医，居家医养服务队伍扩充到 76 人。结合开展基本公共卫生服务，家庭医生签约服务进村入户为有需求老年人提供居家医养结合服务。重点上门服务出院后仍需医疗服务的老年人，以此为依托为更多有需求的居家失能、慢性病、高龄及终末期老年人提供上门医疗、康复护理等服务，服务小分队每月最少上门服务一次。2023 年，共为辖区老年人提供居家医养服务 1 500 余人次。

深耕"防控治康养"理念
打造特色鲜明的医养结合服务品牌

东营鸿港医院有限公司

摘　要

东营鸿港医院秉承"让人人享有更美好的健康服务"的使命，围绕老年人身心健康，深耕"防控治康养"理念，全面搭建"疾病预防、慢性病控制、多学科诊疗、床旁康复、长期照护、安宁疗护"老年健康服务体系，为老年人提供院内养老、"一站式"门诊、健康综合评估、家庭病床、无陪护病房、安宁疗护等全周期全流程老年医养服务，探索出特色鲜明的医养结合养老服务新模式，满足了老年人多元化、差异性的医养服务需求。

东营鸿港医院始建于 2006 年，是一家三级综合性医院。近年来，医院认真贯彻落实积极应对人口老龄化国家战略，立足于满足老年人群多元化、差异性医养服务需求，着力健全医养结合服务体系、加强医养结合学科建设、延伸医养结合服务链条，构建起医疗养老相融合、机构居家相结合的服务体系，打造了特色鲜明的"鸿港品牌"，实现了由综合医院向医养结合老年病医院的成功转型。

一、打造医养结合服务品牌

（一）健全医养服务体系

医院深入践行"防控治康养"理念，围绕老年人身心健康需求，搭建起涵盖"疾病预防、慢病控制、多学科诊疗、床旁康复、长期照护、安宁疗护"生命全周期的老年健康服务体系。医院于 2018 年成立临家老年照护中心，主要为失能、失智老人提供长期照护服务，截至 2023 年底累计收住患者 600 余人，床位使用率 100%。2020 年设置安宁疗护科，为山东省和东营市安宁疗护病房试点单位，设置床位 20 张，已收治患者 200 余人次。开设东营首家设有开放式病房的精神心理科，设置床位 20 张。

（二）提升医养服务水平

秉承"让人人享有更美好的健康服务"的使命，医院多举措改善患者就医体验，开设集"挂号、评估、诊疗、缴费、报销、宣教、慢病、预约"为一体的一站式服务中心，为前来就诊的老年人佩戴"爱心"贴，提供优先就诊及全程陪诊服务；开设老年综合评估门诊，2020年6月以来为 20 152 位 65 岁以上老年住院患者进行综合评估，为 4 099 位老年患者提供出入院服务，为 2 544 位高风险患者开通就医"绿色通道"。

二、加强医养结合学科建设

（一）组建老年医学团队

2021年开设老年医学科，以全科医疗为基础、老年综合评估为工具、多学科整合管理为核心，组建由 72 名医护人员组成的"老年重症、老年压疮、老年营养、老年中医"四大团队，其中中高级职称人员占比达到 50% 以上，开科以来收治患者 700 余人次，科室获批市级临床重点专科。依托老年医学团队开展学科攻关、改造革新、管理服务创新、流程优化提升等项目 30 余项。

（二）推进服务标准化建设

开展标准化试点建设，逐步建立起可复制可推广的标准化服务体系。2022年医院申报的"医养结合养老服务"入选国家标准化管理委员会服务业标准化试点。2021年医院在东营市率先开展无陪护服务，开设了当地规模最大、床位最多、诊疗技术领先、老年友善氛围浓厚的无陪护病房（区），截至 2023 年底已为 800 余人次患者提供专业无陪护服务，床位使用率达 99% 以上。在实践基础上，医院申报了"无陪护服务"标准化试点项目并于 2023 年顺利通过山东省市场监督管理局验收。

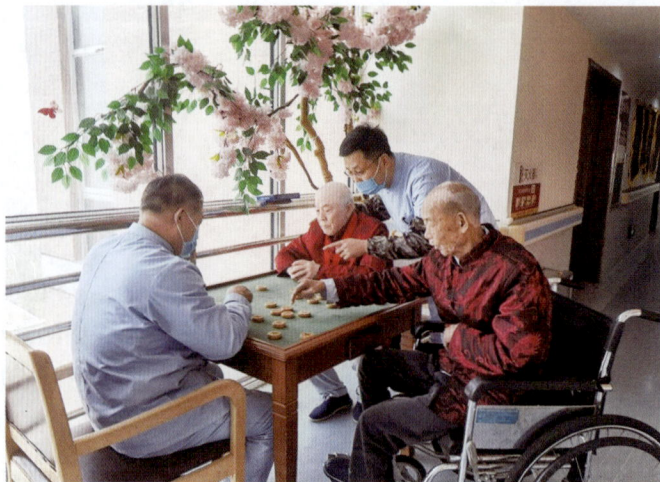

无陪护病区的老人在休闲娱乐

三、延伸医养结合服务链条

医院始终坚持以人民健康为中心,在提升院内服务的同时,逐步将服务触角延伸到居家社区,努力为周边老年人提供更多、更好、更优质的医养健康服务。针对年老体弱、行动不便或者长期卧床的居家老年患者,医院组建由 30 余名医护人员组成的居家服务团队,开展"机构延伸、医养入户"服务,医务人员到患者家中提供家庭病床、"互联网＋护理"等居家医养服务,让行动不便的患者足不出户就能享受到三级医院的优质服务,既减少了这部分患者的奔波之苦,也减轻了患者及其亲属的经济负担。医院已为中重度失能老年人提供上门服务 1 000 余人次,巡诊 25 000 余人次。

打造"一站式"医养结合服务平台

潍坊市华都颐年园老年服务中心

摘 要

潍坊市华都颐年园老年服务中心积极为入住老年人提供适宜的预防期保健、患病期治疗、康复期护理、稳定期生活照料、临终期安宁疗护一体化的医养结合服务。通过坚持奉行质量先行服务战略、持续完善医养结合服务体系、创新凸显特色专业能力建设,打造"一站式"医养结合服务平台。

潍坊市华都颐年园老年服务中心(以下简称"中心")创办于 2007 年,园区配套养老公寓 6 座,内设一级中医医院和三级综合性医院各 1 家,核定床位 600 张,其中护理型床位 328 张,现有员工百余名,均持证上岗,定期考核,连续五年服务满意度 97% 以上。中心坚持标准化管理、多元化发展、专业化服务,打造以弘康中医院为核心、以养老特护部为依托、以山东第二医科大学附属医院为支撑的医养结合服务体系。经过十几年的发展,形成了集养老、护理、医疗、康复、培训等于一体的产业化发展格局。

一、奉行质量先行服务战略

中心以标准化建设促推医养服务高质量发展,向国内外养老机构学习先进服务理念和经验做法,充分认识到标准化建设对高量发展医养服务的重要意义。开展标准化服务体系建设,经山东省标准化研究院的指导,学标准、写标准、用标准,形成了员工行为规范、膳食服务规范、医疗护理服务规范等系列,实现了从内部管理到服务质量的全面完善和提升。中心为入住长者开展健康和需求综合评估,制订 9 大风险评估量表,根据评估结果制订有针对性的个人服务计划,按五星级养老机构标准为入住长者提供健康教育、健康管理、疾病诊治、康复护理、生活照料、膳食服务、清洁卫生服务、洗涤服务、文化娱乐、心理精神支持、安宁疗护等专业、安全、规范的服务。

二、完善医养结合服务体系

中心在建成初期即树立医养结合思维,成立特护部,开展基础医疗与护理服务,为老年人进行健康管理。2018年5月,内设弘康中医院,提供专业的诊疗服务,确保入住老人"小病不出门,大病不出园"。2018年7月,引进山东第二医科大学附属医院入住中心"银龄大厦",通过签订医养合作协议,为入住老人提供更加完善的医疗保障,开创了"医养结合"新型服务模式。通过打造以弘康中医院为核心、以养老特护部为依托、以山东第二医科大学附属医院为支撑的医养结合服务体系,真正实现了慢性病有管理、疾病早发现、小病能处理、大病易转移。大力发展居家社区医养服务,成立华都颐年园居家养老服务中心和日间照料中心,为居家和社区老年人提供助餐、助洁、助行、助浴、助急、助医"六位一体"的医养服务,近五年来,累计服务5 000余人次。打造智慧健康养老,建立汇养通智慧医养服务系统,与三级甲等医院专家联网,实现远程问诊,通过智能设备监控老年人健康指标,整合老年人需求信息和服务资源,打造集居家社区医养、机构医养、旅居康养、健康咨询、生理监测、养生保健等于一体的"一站式"医养结合服务。

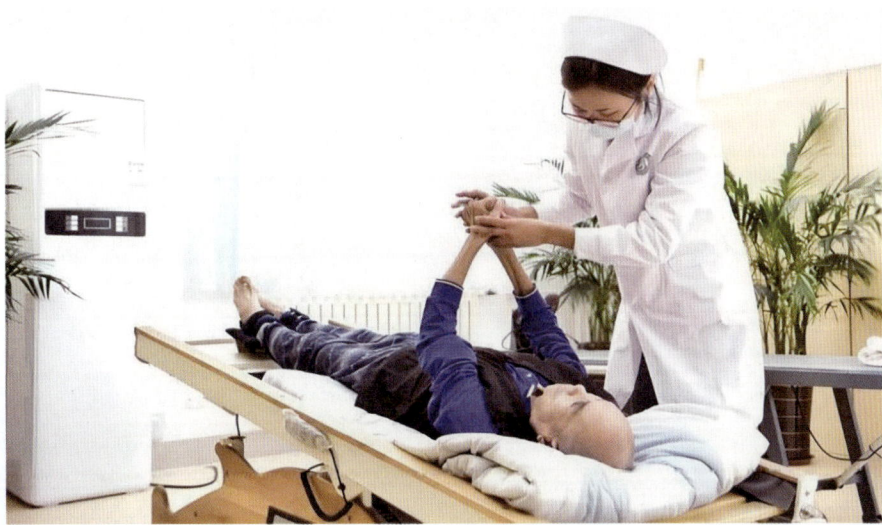

医护人员为老人进行康复训练

三、凸显特色专业能力建设

深化机构医养能力建设,建立健康养老管理体系。通过内设的弘康中医院提供健康评估、预防保健、中医调理、医疗康复等服务,对老年人实施分级护理、个性化照护。依托山东第二医科大学附属医院,建立医疗养老联合体,对入住中心的老年人开通急诊急救绿色通道,提供优先接诊、优先检查、优先住院"三优"服务,通过养老医疗双向转诊,实现了养老、医疗、康复有机融合。成立"阿尔茨海默病"认知症专区——时光小镇，通过音乐舒缓、芳香疗愈、运动康复、游戏玩耍、回忆交谈"五大疗法"，进行非药物干预，同时依托潍坊市人民医院和山东第二医科大学附属医院，为老年患者进行科学治疗，并对其家庭成员提供专业化支持，有效延缓老年患者失智进程。2018—2023年，中心为2 000余名老年人提供了专业化医养结合服务。

打造"九三"运营模式　提供全方位医养服务

聊城市财金健康产业有限公司（原山东盛世千岛山庄养老服务有限公司）

摘　要

　　聊城市财金健康颐养中心聚焦"医、养、康、护"融合发展目标，坚持以健康养老服务、医疗护理服务为主，健康养生服务、康复训练服务、短期照顾服务、日间照料服务为辅，对入住的不同老年群体提供疾病预防保健、健康管理与教育等基本医疗服务。

　　财金健康颐养中心秉承以医助养，以养促医的理念，聚焦"医、养、康、护"融合发展目标，通过实施"九个三工程"培训建立专业管理团队，打造运营新模式；通过推进"互联网＋医疗健康""互联网＋护理服务"，打造"智能化＋养老"服务新模式；通过开展"主管日检查、副院长周检查、院长月检查"，打造"标准化＋医养"管理新模式，从而实现医养结合"大病可医、小病可疗、无病可养、临终可孝"的服务目的，保障了入住长者们的安全与健康。

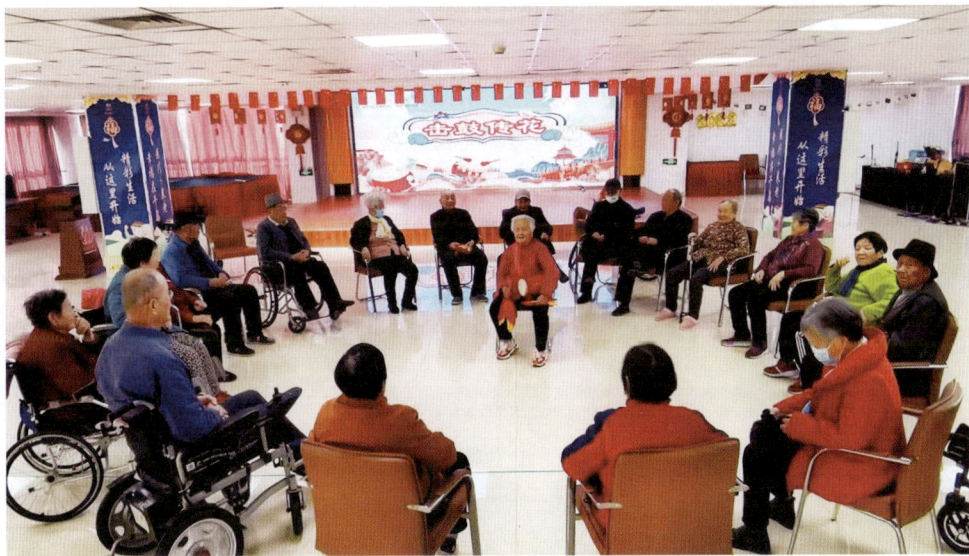

中心组织老人开展文娱活动

一、实施"九三"工程，提供温馨服务

财金健康颐养中心建筑面积 8.1 万平方米，设置养老床位 1 100 张、医疗床位 120 张，运营以来通过实施"九三工程"运营新模式，即"三大使命"代忙碌儿女尽孝、替孤独父母解愁、为党和政府分忧；"三个模式"机构医养、社区医养、居家医养；"三个一切"护理员素养决定一切、心态决定一切、服务决定一切；"三大感动"感动长者、感动家属、感动员工；"三个定位"养老体面有尊严、比家里还方便热闹、精彩乐龄生活从 60 岁开始；"三心服务"用心、细心、恒心；"三心素养"责任心、上进心、事业心；"三个坚持"坚持招聘、坚持培训、坚持以人为本；"三个关键"坚持、信仰、事业，累计为 2 000 余位患有慢性疾病但生活能够自理的老人提供家庭般的照料，累计为 1 200 多位患有恶性疾病、易复发疾病或晚期绝症的半失能老人提供亲人般的照护。

二、搭建智能平台，打造医养典范

财金健康颐养中心积极推进"互联网＋医疗健康""互联网＋护理服务"人工智能，搭建智能化养老服务平台，为老年人提供实时查房、健康监测、紧急救助等服务，让入住长者足不出户，即可享有"云端"线上复诊、专家咨询、用药咨询、护理咨询、线上开药、药品配送等全龄段、多形态 24 小时全天医养服务，运营以来累计开展线上复诊 900 余人次，线上咨询 1 500 余人次，为 600 余人次线上开药配药，真正让老人实现老有所养、老有所"医"，打通了养老服务"最后一公里"。

三、聚力标准先行，创新管理模式

财金健康颐养中心高度重视医养服务标准化工作，严格按照国家标准／地方标准／行业标准实行，推行"主管日检查、副院长周检查、院长月检查"管理模式深化服务细节、提高服务要求、提升服务质量、加强服务保障，把更好满足老年人日益增长的医养服务需求作为出发点和落脚点，打造形成具有财金特色的"标准化＋医养"服务新模式。

聊城市财金健康产业有限公司依托"九个三"运营服务模式，深化整合医疗资源，不断为入住长者提供全生命周期、高品质、智慧化的医养服务，助力实现健康长寿的美好愿景。

立足社会需求　延伸医养服务链条

临沂天河医院

摘　要

　　临沂天河医养项目是沂南县社会保障民生项目，目前已打造成为集医疗、护理、康养等为一体的大型医养结合机构。以"医养结合"为宗旨，与县民政局签订协议，升级改造全县 15 处乡镇敬老院、接管 514 位老人集中供养，先后吸引了 1 000 余名老年人在此乐享晚年。

　　临沂天河医养项目包括临沂天河医院、沂南县社会福利中心、天河幸福公寓、天河居家养老社区、天河学苑、天河餐饮中心、老年用品超市等功能板块。临沂天河医院建筑面积 2.9 万平方米，设有 20 多个临床医技科室、开放床位 500 张，医护人员 500 余人，拥有 MRI、PET/CT、四维彩超、高压氧舱、全自动生化分析仪等大型医疗设备 60 余台套；养老业务用房 12 万平方米，养老床位 4 000 张，其中老年托养床位 1 000 张、居家养老床位 3 000 张。

一、对标先进理念，提供多层次养老服务

　　首推医院＋养老、公寓＋养老、居家＋养老、文化＋养老、旅游＋养老、互联网＋养老 "6＋1"养老服务模式，提供多层次、个性化养老服务。一是"医院＋养老"。以二级综合医院为依托，推进"医、护、养"一体化发展，将医疗救治、生活照料深度融合。二是"公寓＋养老"。建设精装公寓，安装无障碍通行设施，为失能、半失能老人，提供全方位的健康管理、生活照料等服务。三是"居家＋养老"。建设居家养老社区，房间内客厅、餐厅、厨房、卧室及卫生间安装紧急呼叫按钮，入住老人在家中即可享受一键报警、远程看护、健康干预等订单式服务。四是"文化＋养老"。建设天河学苑，设置棋牌大厅、图书阅览室、书画创作室、养生体验室、声乐器乐室等，满足老年人放松身心、休闲娱乐需求。五是"旅游＋养老"。配套开办旅行社，开发适合老年人的集"医、食、养、游"为一体的旅游产品，让入住老人根据季节变换，体验候鸟旅居式生活。六是"互联网＋养老"。设立养老服务信息平台，为老年人佩戴智能手环，提供无线定位求助、跌倒监测、夜间监测、老人行为智能分析、老年痴呆症防走失、门禁系统联动等服务。

二、助力公益事业，提供示范性供养项目

临沂天河医院发挥自身业务优势，主动承接政府转移职能，实现自身和社会价值。一是积极开展公益养老项目。凭借自身医养优势，"全国爱心护理工程—山东抗战老兵、沂南县新中国成立前入党的老党员"照护中心分别于 2015、2019 年落户临沂天河医院，先后有 36 名抗战老兵、179 名中华人民共和国成立前入党的老党员入住于此，生活照料和医疗照护全由医生、护士和护工来完成，实行全天候贴心服务。二是承接政府责任供养项目。2020 年，临沂天河医院与沂南县民政局对接，签订乡镇敬老院接管协议，升级改造全县 15 处乡镇敬老院，派驻专业医疗和照护团队，接管敬老院 514 位老人集中供养；建设公益性福利机构沂南县社会福利中心，设置床位 240 张，通过对特困老年人进行摸底排查、评估、体检，目前已有 160 多位老人入住。三是发展社会自助养老项目。将居家养老、医疗护理和生活照料有机结合，19 栋居家养老公寓环绕在娱乐运动设施齐全的广场周围，让在此居家养老的老年人时刻感受到园林式的居家氛围，同时，24 小时提供"一键式"救援和"订单式"保健服务。

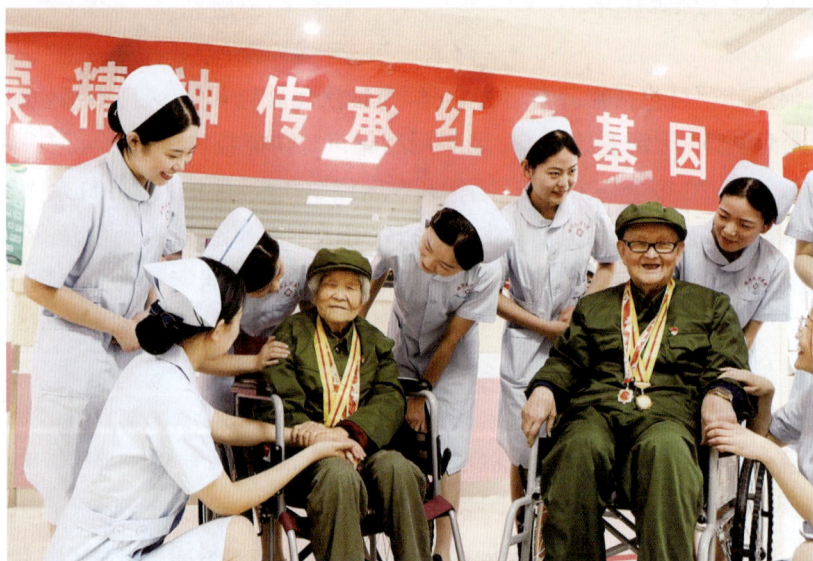

抗战老兵入住功臣楼

三、打造农旅基地，推动产业链条化发展

面对健康医疗养老发展的新形势，临沂天河医院紧跟时代脚步，在推动产业融合发展中增强内生动力，在弘扬健康生活文化中提升品牌形象。一是打造"文旅康养"新业态，投资 2 100 余万元建设占地 300 亩的天河养生谷，设立中医药文化及产品展示区，开设健康养生讲堂，配备蜡疗、中药熏蒸、光波理疗、艾灸、推拿按摩等设施。二是实现自营产业链条化，探索中草药深加工生产。

强化党建引领　促进服务可及
打造适老化"红色医养"服务品牌

莱阳德怡老年公寓

摘　要

莱阳德怡老年公寓系山东省首批民办非营利性五星级养老服务机构,积极探索实践"党建引领+医养结合",创新打造红色医养结合服务综合体,为失能、半失能和自理老人提供医疗、养护、康复等一体化服务。推动中草药产业园建设和健康养老相结合,打造胶东地区标准化、集约化、规模化和产品信息可追溯的现代中药材物流基地,为红色医养提供产业支撑。

莱阳德怡老年公寓占地面积 25 亩,总建筑面积 3.7 万平方米,总投资 2.4 亿元,设计床位 1 200 余张,已开放运营床位 652 张,医疗与养老床位可以相互转换。近年来,莱阳德怡老年公寓坚持党建引领,持续加强医、养、康"三位一体"健康管理,强化资源共享、产业配套和养老体系建设,有效破解了医院不能养、养老院不能医和家庭无法护的难题。

一、聚焦党建引领,擦亮红色医养服务品牌

坚持用医养结合"党建红"服务"夕阳红"。成立德怡老年公寓支部委员会、德怡老年公寓离退休干部支部委员会,打造威德健康小镇党建共同体,包括三个党总支,含 8 个医养结合党支部和 10 个社区网格党支部,吸纳党员 60 余名;引导组织老党员、老干部,参与做好服务管理、活动组织和运营监督等工作;组建以公寓党员为骨干的党群医养结合专业服务队,开展"医、康、护、养"医养结合党群服务,共建共享红色互助医养;开设医养结合"平语近人"专区和"初心馆",坚持用红色精神熏陶、激励医护人员和入住老人;定期开展形式多样的健康教育、心理关爱和文娱活动,举办节假日特色活动,共建健康、愉悦康养环境,让入住老人感受家的温暖。

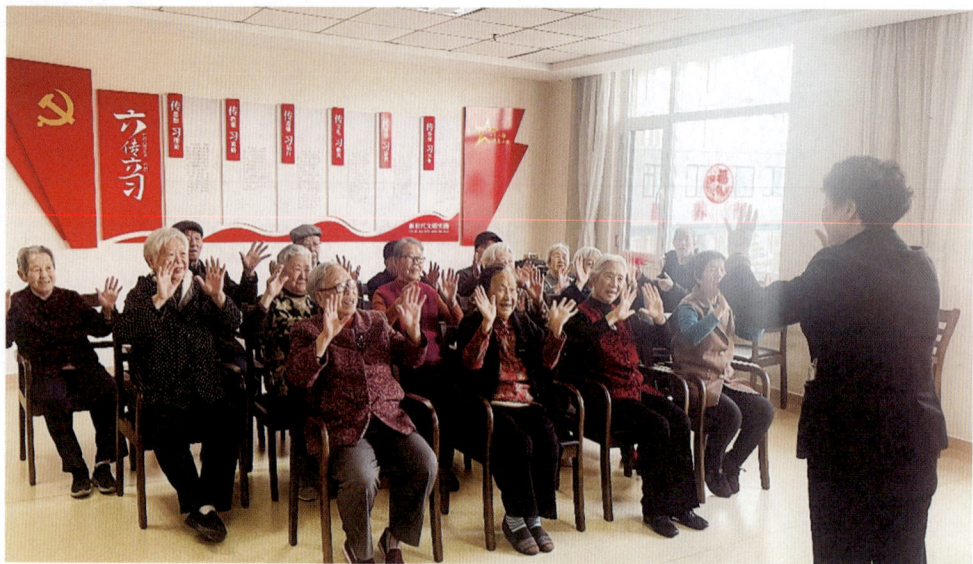

组织入住老人做手指操

二、聚焦服务可及，优化打造适老化服务

（一）医养空间互通、服务成链

德怡老年公寓与莱阳市人民医院设在同一院区、互通互连，医院康复医学科、老年病科等相关科室直接设在公寓，并专设医养结合部。开设"绿色通道"，优化提升就医服务保障体验。为入住老人建立电子健康档案，明确责任医护人员，提供保健预防、基本公共卫生、诊疗护理等服务，构建"疾病治疗—健康管理"服务链。

（二）医养动态管控、即时转换

适时评估老人饮食、卫生、运动、娱乐、心理状态等状况，为入住老人量身定制吸氧、吸痰、尿管护理、气管切开术后护理、口腔护理、更换各种瘘管等专业亲情化服务，做到"无病做保健、小病不离床、大病不离院"，促进医养结合服务更及时、更可及。

（三）医养以康促防、防治结合

围绕"三防"，即未病先防、既病防变、愈后防复，设置敞开式康复大厅，配备专业康复团队，采用"传统＋现代"康复相结合方式，开展专业康复服务；对行动不便老人提供"进房间、到床头"上门康养服务。

三、聚焦共享医养，提升医养融合水平

（一）强化体系建设

坚持居家、社区、机构医养结合立体化布局，打造医养专区、健康社区、康养园区"三大体系板块"环形构建以居家为基础、社区为依托、机构为支撑的功能完善、规模适度、覆盖城乡的健康养老服务体系，为更多老年人提供标准化医养结合服务。

（二）强化产业支撑

推动威德中草药产业园建设和健康养老服务相结合，搭建种植、生产、物流、销售、研发、临床试验一体化产业链，推进中药材规范化种植和产业化发展，打造胶东地区标准化、集约化、规模化和产品信息可追溯的现代中药材物流基地，支撑提供中草药游园采摘、营养药膳制作等康养服务。

（三）促进资源共享

积极推动医养资源有效融合，开设莱阳市第一家省级标准化示范"如康家园"，全方位为残疾人开展日间照料服务、康复疗养服务，每年为约 500 名残疾人提供居家上门服务，为 1 200 余名残疾人提供辅具精准适配服务。每年还为退役军人优抚对象提供医疗、养老、康复、体检、旅游、文化娱乐等服务 400 余人次。

依托中医特色 探索无围墙式医养结合服务

荣成市万福苑老年公寓

摘 要

荣成市万福苑老年公寓始积极开展"预防期保健、患病期治疗、康复期护理、稳定期照护、临终期安宁疗护"一体化医养结合服务模式,医养结合康养成效凸显。

万福苑老年公寓,建于2013年6月,建筑面积约15万平方米,养老床位1 200张,突出打造"养"与"医"的有效结合,投资建设专业护理院,深耕中医药标准建设,探索无围墙式医养结合服务,推广居家社区医养结合服务,积极开展"预防期保健、患病期治疗、康复期护理、稳定期照护、临终期安宁疗护"一体化医养结合服务模式。

一、多维度夯实健康保障,实现健康养老全面发展

(一)开展精细化健康养老

打造健康评估专区,开展健康需求综合评估,建立老年人电子健康档案,医疗与养老共享评估结果;在评估中发现老人压疮、跌倒、走失、噎食等风险人群,制订风险预警防范处置方案;为重点老人制订个性化照护方案,提供常规床边巡视、康复治疗、定期体检、慢性病管理、健康教育、心理疏导等服务。

打造康复治疗专区,成立康复医学科,开展以老年病康复为主的医疗服务,并注重特色治疗,将现代康复技术和中医传统康复手法相结合。康复医学科除了在原有的浮针、耳疗、针灸等医疗服务的基础上,还增加了艾灸、温针灸等中医理疗项目;通过磁疗治疗仪、平衡与站立训练器及德国先进的被动主动训练器等先进康复设备,主要针对活动缺陷或行走能力缺陷、多发性硬化、帕金森病、脑卒中偏瘫、肌肉病变等病有明显的康复疗效。

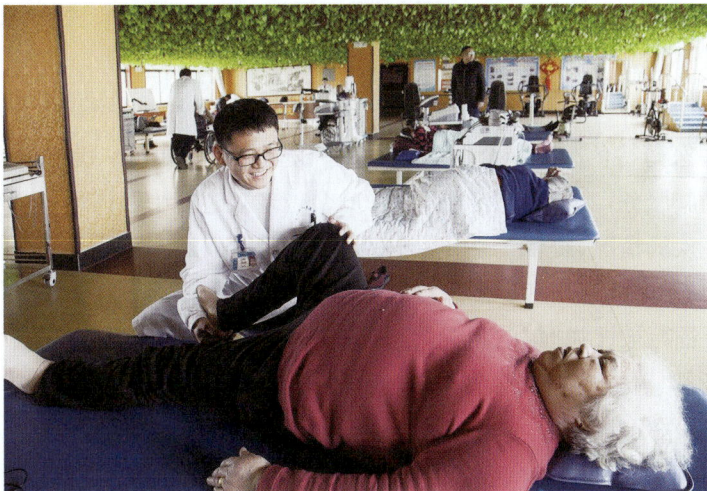

康复治疗师在康复大厅为老人做康复

打造失智症照护专区，万福苑护理院的医疗团队，针对每位老人的自身病情及饮食习惯、性格特征，制订出个案医疗护理计划，通过物理疗法、记忆强化、音乐疗法、手脑游戏互动等方式治疗与延缓失智老人病情发展。

打造安宁疗护专区，护理院设置安宁疗护床位40张，按照规范要求，制订详细的安宁疗护科工作流程制度，开展包括心理治疗、基础治疗、疼痛控制、舒缓服务、维护尊严、人文关怀及后事指导等服务，以此维护老人的生命尊严，改善老人及其家人的生活质量。

（二）满足一站式医疗服务

投资2 000万元在公寓内设立万福苑护理院并投入使用，配备30余种医疗设备，配备专职医疗护理人员28人，其中副主任医师2名、主任护师1名，主治医师6名、主管护师8名。内设内科、康复科、外科、中医科、安宁疗护科等科室，实行24小时值班制，与老人需求无缝对接，提供巡诊、评估、用药、输液、健康检查、健康教育、心理抚慰等服务实现了老人享受到一站式医疗服务，可开展全国范围内的异地医保联网报销业务。目前，护理院医疗床位出过去的100张扩展到现在的500张。

（三）推进智慧养老融合

将信息化作为养老院基本建设的优先领域，依托智慧平台建设，持续推进电子健康档案、智慧服务、智慧管理"三位一体"的智慧信息系统建设，开通国家老龄健康医养结合远程协同服务，实现了远程诊疗线上会诊愿景。同时，与浙江大学、天津大学联合成立科研小组，开发了国内先进的"跨界融合的智慧养老云服务平台"，将其延伸到为周边社区开展上门居家医养服务，主要为社区内高龄、失能老年人及慢性病、康复期患者建立健康档案，提供医疗、护理和生活能力三项评估，老年人在家即可获得专业医疗服务。该典型案例在山东省全面推广。

二、突出特色，深耕中医药标准建设提质创新

积极探索中医药特色医养结合服务，打造中医药康养公寓区。为公寓老人、社区居家养老老人开展药膳服务，在专家指导下，对100余位老人进行中医体质辨识服务；结合老人体质特性和慢性疾病情况，提供个性化滋补调理药膳服务，2023年已为50余位老人提供药膳服务，达到了调节老人体质和养生保健服务的目的。

2021年，万福苑被评为"第二批老龄健康医养结合远程协同服务试点机构"，进一步提升医养结合服务智慧化水平，让患者实现在机构内与中日友好医院的专家们进行远程专家会诊，实现了智慧医疗新模式。

积极探索医养结合新路径，持续推进《养老机构传染病预防控制管理规范》《社区居家老年人助浴服务规范》等标准的实践和落地，进一步引领行业创新发展成效凸显。2023年"医养结合标准化示范基地"成功通过山东省市场监督管理局验收。

三、延伸社区智慧养老，创新无围墙式医养结合服务

对城区的5个社区近千名老人开展定期上门服务。正在打造的投资5亿元、总建筑面积达5.5万平方米、养老床位1 600张的康养社区区别于普通的住宅，主要通过智慧平台自动匹配"医康养食娱居"六大服务体系资源，将面向全社会为老人提供健康管理医疗、康复、护理、照料、助餐、助浴、专业康复指导服务，主要特色为集"物业＋养老＋医疗＋家政＋智慧平台＋APP"于一体的全产业链服务新模式，社区内的医疗、养老、餐饮、健康管理、物业等服务均能在5分钟之内响应，不离家就能享受到多样化的需求；采用"智慧平台＋物联网＋社区＋居家"智慧养老一体化，实现"健康管理和养老社区"与业主的有效对接，将为全市乃至更大范围的老人提供养老照护服务。

实施"三三三"服务　做优"智慧＋"康养

成武颐康护理院

摘　要

成武颐康护理院持续加大软硬件设施投入，完善全周期、多层次、智慧化的居家式服务链条。按照"养、医、娱"结合的原则，打造"三个平台"，即健康素养活动平台、身体健康素养培训平台、健康阳光心态咨询平台。锻造"三支"队伍，即护理队伍、医疗队伍、分散供养队伍。提供"三化"服务，即养老"智能化"、服务"生活化"、环境"人性化"，探索新时代农村老龄康养新路子。

成武颐康护理院于 2015 年 6 月投入使用，位于成武县苟村集镇，占地 52 亩，建筑面积 3.7 万平方米，拥有养老床位 430 张、医疗床位 62 张、安宁疗护床位 28 张。服务对象为一般老年人、生活不能自理的老年人及其他需要长期护理服务的患者。服务范围包括提供生活照护、康复护理、营养膳食、心理慰藉等；为半失能、失能失智、临终安养老人提供长期照护、医疗康复等综合养老服务。成武颐康护理院是一所集医疗、康复、养老、安宁疗护为一体的大型医养结合机构，也是山东省首批医养结合示范单位。

一、打造三个平台，注重服务品质

（一）打造健康素养活动平台

按照"养、医、娱"结合的原则，配有医疗、康复、健身、棋牌、书画、阅览、电脑、多功能活动等功能房间。定期组织开展各类适宜老年人的文体活动，树立健康、积极、向上的生活态度。

（二）打造健康素养培训平台

针对老年人需求，2023 年开展生活知识和急救知识讲座等 56 次，邀请专家定期开展老年人防跌倒讲座、老年人慢性病预防控制、中医养生保健等健康知识宣传。通过开展健康体检、日常巡诊对老人进行健康指导，提高老年人预防、抗病能力和自我保健、安全急救意识。

（三）打造健康阳光，搭建心理咨询平台

时刻关注老年人的心理健康，针对老年人因社会角色的改变、社会圈子的缩小，人际关系发生变化，而产生的失落、孤独、怀旧等心理状况，以及与子女、工作者沟通不畅等情况，由心理咨询师进行一对一心理疏导。定期邀请志愿者开展联谊活动，引导老人积极参与，提升老年人的存在感、价值感。

二、锻造"三支"队伍，拉长服务链条

（一）锻造护理队伍，促使服务管理温馨化

通过"走出去、请进来"等措施，精心打造一支优秀护理员队伍，她们以饱满的工作热情和神圣的职业担当，视院民为亲人，待老人如父母，剪指甲、扫床铺、刮胡子、嘘寒问暖、拉家常、为老人测血压、做心电图、翻身叩背、指导老人用药，悉心照料每一位老人。

（二）锻造医疗队伍，促进医疗服务中医化

拥有一支以高级医师领衔，中青年医师为骨干，中医医师为主的专职医疗队伍，开设内科、康复医学科、医学检验科、医学影像科、安宁疗护科、中医科等学科。团队能熟练操作氧装置、呼吸机、吸痰装置、气垫床、具有防治压疮功能的床垫、螺旋 CT、全自动生化分析仪、心电监护仪、数字化心电图仪等先进医疗设备，为老年人提供全方位医疗服务。

（三）锻造分散供养队伍，促成服务内容多样化

为巩固脱贫攻坚成果，助力乡村振兴工程，创建了分散供养服务团队，精心照料 913 名"五保"老人，635 名"低保"老人，提供洗衣理发、卫生扫除、被褥晾晒、健康查体等为一体的"保姆式"服务，让散居的"五保""低保"老人生活有"保姆"，日常有陪护，让他们充分享受生活照料，品味生活乐趣。

三、提供"三化"服务，让"养老"变"享老"

（一）养老实现"智能化"

紧贴现代老人需求实际，融合"互联网＋智慧"养老，实施精准服务和精细化管理，家属通过手机 APP 和小程序，实时了解父母每天的身体情况和享受的服务内容、进度，同时还可预约与父母进行视频沟通与互动。智慧养老平台还可搭载周边智能设备，如 24 小时智能监护毯、人脸识别等智能设备，通过人机交互，实现风险预警，达到"一对一"专人服务效果。

（二）个性服务"生活化"

集日间照料、康复训练、辅助性就业、技能培训、文化体育等多项功能为一体，与多家手工制作小型企业建立长期合作关系，对接了手套加工、医用棉棒生产等老年人可从事的项目，增加老年人收入，提升晚年价值。

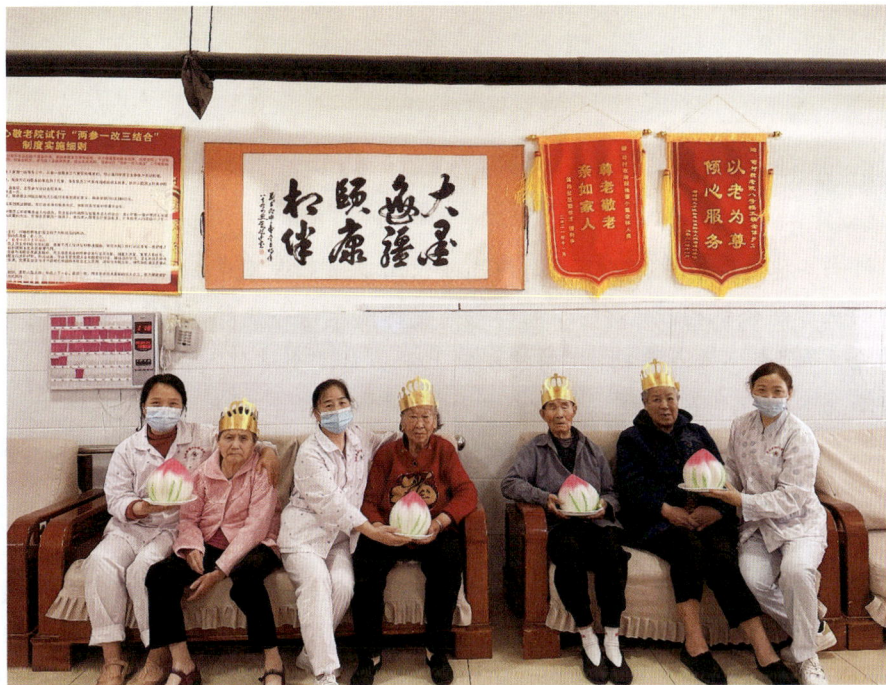

护理院医务工作者为老年人祝寿

（三）生活环境"人性化"

在环境布局上，结合老年人生活特点，建设园林式居住环境，常年花开缤纷、绿意盎然、鸟鸣清脆、小桥流水。在生活安排上，精心调配每周、每日的食谱，荤素搭配，科学营养，提升品质。老年人生活用品定期统一发放，对于病号、行动不便的五保老人，安排专人负责，使尊老孝亲的传统美德进一步发扬光大。

医康养护相融合　品质养老护桑榆

河南圣德健康养护有限公司

摘　要

河南圣德健康养护有限公司是河南省信阳市一家集医疗、养老、康复、护理为一体的医养结合机构。近年来，机构充分发挥医养结合优势，在硬件建设上下功夫，"全方位"夯实医养基础；在转换机制上下功夫，"全过程"实现医养衔接；在部门联动上下功夫，"全要素"保障医养质量；在专业服务上下功夫，"全周期"满足养医需求。通过强化医养融合、细化功能配套、优化服务质量、固化管理流程，创建了医、康、养、护高度融合的圣德养老模式。

河南圣德健康养护有限公司（以下简称"圣德"）由信阳华信圣德健康产业发展集团投资兴建，占地面积 80 余亩，建筑面积 10 万平方米，有机构养老床位 500 张、居家养老公寓 300 户，医疗床位 500 张，是一家医养结合 CCRC 持续照料退休社区，可以为自理、半自理、失能失智老人提供生活照料、医疗康复、健康管理、安宁疗护等全方位的养老助老服务。2018 年 2 月运营以来，机构养老入住老人 1 000 余人次，截至 2023 年 12 月，在住 370 余人，居家养老公寓入住 178 户，社区养老服务中心 8 家。

一、在硬件建设上下功夫，"全方位"夯实医养基础

圣德创建伊始，就锚定医康养融合的发展目标，打造了医康养无缝对接综合体。圣德与信阳市人民医院、信阳圣德康复医院、信阳圣德护理院共处一个园区，整体建筑连廊互通，三院一体形成医联体。着力打造以康复医学科、老年医学科、安宁疗护科三大重点为老学科。圣德根据老年人身体状况分区设置自理、半自理、失能和失智"三大"独立照料单元；居住区按照医院病房标准建设单人间、双人间和豪华套间三种房型。房间均配备有集中供氧、紧急呼叫、养老智能家居等设施设备。

为了给老人营造一个环境悦人、生态养人、文化乐人的幸福康养家园。圣德打造出以"五感花园"为主体的庭院环境，种植各类乔、灌、花（草）等植物近百种，绿化面积占园区75%。亭台雕塑、阳光菜园、太极广场等配套建筑 21 处。以"欢乐谷"为重点打造室内文娱

空间。配套建设了老人俱乐部、电影院、党员活动室、图书室、舞蹈室、书画室、乒乓球室等32个文体娱乐场所，让关爱渗透到每一个细节、每一个空间。

二、在转换机制上下功夫，"全过程"实现医养衔接

圣德搭建医养结合数字化交互平台，建立多部门联动机制。圣德急危重症老人，可在3分钟之内直达人民医院接受治疗，为老人赢得宝贵的黄金抢救时间；慢性病老人，可直接入住康复医院、老年医院（护理院）接受治疗；活力老人，可随时提供基础医疗服务。构建"急症快医、慢病细养、失能近护、无病保健"的医康养一体化照护模式，实现"全过程"医养衔接。

三、在专业服务上下功夫，"全周期"满足医养需求

圣德坚持把养老服务渗透到每一个细节。形成了三大承诺、六疗特色、九师团队、九防服务"3699"服务模式，形成"四化"保障特色。"四化"：医疗服务专业化，通过每天医生查房、护士生命体征检测、定期专家巡诊、医养无缝对接等措施，做到急病快治、慢性病调理、特殊照护、无病康养；生活照料精细化，把生活照料服务细分为6个方面58个大项1 650个小项，服务渗透到每一个细节；膳食服务个性化，圣德根据老人的身体状况及饮食需求，制定个性化膳食方案，对有慢性病的老人专门提供糖尿病餐、痛风餐、高血压餐等治疗餐；对有不同饮食需求的老人，提供点餐、包桌餐、自助餐、代加工等餐饮服务；文化娱乐多样化，圣德将文化娱乐融入日常生活，制订了"621"文娱工程，每月"6"场大型文娱活动、每天早晚"2"场固定保健操活动、开设"1"所别开生面老年大学，针对老人兴趣设置开设党史、古代文学史、保健养生、书法绘画等8个级别30余门课程。让文化引领"最美夕阳"。

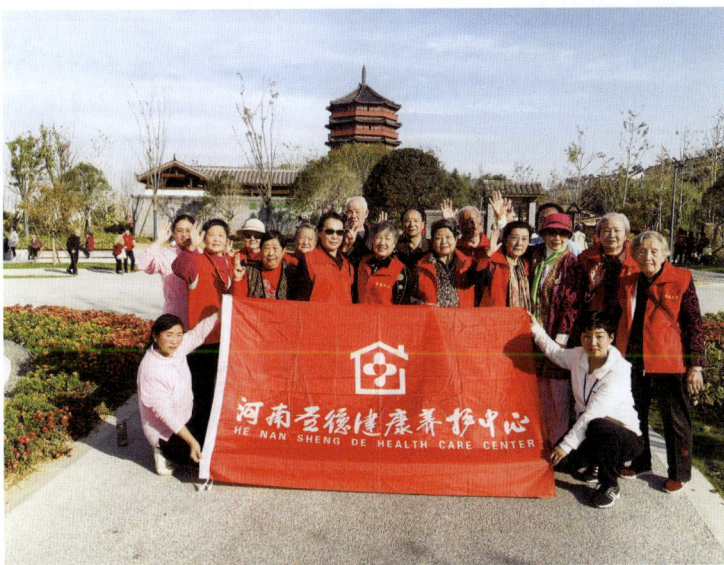

组织老人外出游学

医疗与养老"零距离"切换
着力打造高品质养老综合体

安阳金秋重阳悦舍养老公寓

摘 要

安阳金秋重阳悦舍养老公寓是集医疗、养生、保健、康复、生活照料、安宁照护为一体，具有显著中医特色优势的"五星级"养老机构。公寓围绕老人医养、康养服务需求，由医师、护师、营养师、康复治疗师、健康管理师、个案管理师、心理咨询师、社工、护理员组成的"九师团队"，为老人提供全方位的医养服务，形成"九师团队、安心陪护"的"全人、全程、全家"的服务模式，为每位入住老人制定医疗及护理计划，提供医疗护理、康复促进等专业的医康养服务。

安阳金秋重阳悦舍养老公寓（以下简称"公寓"）于2016年8月成立，占地面积106亩，建筑面积27 106平方米，分为养老服务区、医疗服务区及综合服务区，设置医疗床位20张，养老床位274张，配置医疗康复设备、适老化家具及智慧养老平台，配备多学科高素质专业团队100余人。公寓在运营过程参照国际JCI的标准，结合本地养老照护实际情况，建立适合本地养老健康需求的照护及医疗服务标准化体系，真正让每一位居住长者生活有照料，精神有慰藉，小病不出楼，大病有通道，统筹养老＋医疗＋社区资源，一体化推进机构、社区、居家"康养医护"服务，快乐安享幸福晚年。

一、全方位提升医养服务

公寓倡导"生活式康复"理念，通过营养处方、运动处方、床旁康复等"嵌入式"康复模式，将各个环节纳入养老康复中，重点对衰弱、认知障碍、肢体功能缺陷等老年人进行康复训练与指导，实现康养同步行。每天定时安排医生、护士、康复师、护理员开展联合查房，每月定期邀请市三甲医院各科室专家到公寓义诊，发生病情变化可第一时间进行转诊，实现公寓到医院无缝对接，开辟24小时绿色通道。注重安宁疗护服务，尊重老人对生命末期治疗的自主权利，控制生命末期的各种症状，缓解症状给老人带来的不适，减轻老人的痛苦，协助老人实现愿望，提高老人在生命末期的生活质量。为家属提供居丧期的帮助和支持。

二、打造高品质养老环境

公寓配备各种适合老年人的器械设备，可供老人进行各种有氧运动和力量训练；水疗中心帮助老人放松身心、缓解压力；多功能活动室，为老人提供展示才艺和参与文化活动的平台；康复治疗室，配备专业的理疗器械和康复设备，提供物理疗法、运动疗法等服务，帮助老人康复和改善身体机能；美发室为老人提供免费的理发服务。"苏州园林"式室外花园、小桥流水、凉亭，绿地面积达到40%，绿树成荫、鸟语花香，供老人们散步和放松心情。公寓致力于探索养老服务新模式，力求打造以"住养与医养结合，养生与调理并重"的豫北首家高品质养老综合体。

三、建立精细化智慧平台

公寓建设智能医养结合系统，实现老人门诊急诊、住院病历、日常巡查、养老服务、社工服务等资料的信息化动态管理，实行医、养、康、护一体化全流程持续动态管理，规范服务流程，提高护理效率和精准度，并通过自主研发的智慧养老软件"医护到家"APP，为社区老人提供助餐、助浴、助医、上门巡诊、换药等，将机构内康复医疗服务延伸至居家，为行动不便的老人等人群提供专业的康复治疗、康复训练和指导等服务。

四、开展多样化老年课堂

公寓依托金秋培训学校建立"老年大学"，帮助老人"增长知识、丰富生活、陶冶情操、促进健康"，使老人们老有所学、老有所乐、老有所为。开设了包含"钢琴教室""书画教室""乐曲教室"等多样化老年教育课堂。师资队伍为专职社工，以及在住老人拥有才艺技能的专业教师、志愿者参与授课，按照"天天有活动、周周有安排、月月有惊喜"的原则，采取互动式、体验式、游戏式等方式，提高老人的学习兴趣，不断提升老人在精神文化生活上的获得感、幸福感，为老年人打造"老年生活有保障、学习娱乐有场所"的幸福家园。

公寓自2017年运营至今，床位入住率长期稳定在75%以上。以丰富的医养实践经验、专业医养服务团队和标准化医养服务模式，陆续培养优秀养老人才200余人。通过产教融合，重点培养医养护理、养老管理等急须的高技能人才，构建了面向全市的医养人才培养和输送体系，进一步提升了康养服务能力和水平。做到有病及时治疗，无病康复养老，覆盖生命全周期的完整系统。

健康管理＋亲情服务＋标准化
打造立体式医养结合服务体系

鹤壁禧仁护理院有限公司

摘　要

鹤壁禧仁护理院有限公司积极探索医养结合服务发展模式，一是加强预防和常态化健康管理，通过为每一位老人建立健康档案并持续跟踪服务来不断优化和改善老年人身体健康状况；二是注重亲情服务，设立专职亲情服务团队，开展各类关爱活动，时刻关注老年人的心理需求，综合改善老年人心理困境；三是建立标准化管理模式，规范与督导齐头并进，提升管理效能，优化"医"和"养"转换服务流程，不断提升老年人医养结合服务体验。

鹤壁禧仁护理院成立于2018年，现有员工118人，其中医师5人、护士20人、康复治疗师4人、药师2人、营养师2人、养老护理员56人、行政及后勤管理32人等。设置有内科、康复科、老年医学科、安宁疗护、中医治疗、抢救室、医技等科室及区域，能够充分满足老年人的医疗需求。护理院实行医养结合总院长负责制，下设医疗和养老两名分管院长，协助总院长建立全面的沟通机制，促进医养深度融合，为服务对象提供安全、舒适的康养环境。

一、健康管理，安全保障，高端设计，树立标杆形象

禧仁护理院始终坚持高标准的设计理念，对标"行业标杆"持续提升。一是明确机构核心点。确定以脑血管病、慢性病等老年多发疾病的诊治与康复预防为工作重点，通过为每一位老人建立健康档案并持续跟踪服务的方式，助力在院老人身体保持健康状态。二是保障机构安全性。结合老年人身体特点，院区全覆盖适老化扶手、防撞皮套、防撞角等设施，破除尖锐物体带来的潜在风险，通过安装限位器、呼叫器等设备，为老人打造安全的住养环境。三是优化机构体验感。通过暖色彩搭配及家居化的用品选择，摒弃了传统的"医院式"养老机构，避免老人产生来"住院"的感觉，让长者进入大门的瞬间就可以获得不同以往的体验。

二、亲情赋能，医养融合，三位一体，打造禧仁特色

禧仁护理院在医疗护理团队和生活照护团队的基础上，还重点打造了亲情服务团队，"三团队"共同发力，形成了立体式服务体系。一是专业的医疗护理团队为老人健康保驾护航。护理院每年免费为住养老人进行体检服务，建立健康档案，通过引进阿里巴巴健康管理系统，依托智能魔镜、睡眠监测仪等实施老年人健康管理，对老人生命体征实时监测和分析，描绘系统、全面的"健康图谱"，定制个性化的保健方案。结合老人需求开展运动、作业、针灸、推拿、拔罐、超短波、中频、红光治疗等中西医结合康复项目，促进疾病预防和控制。二是年轻的亲情服务团队让老人精神文化五彩缤纷。该团队由机构行政管理人员组成，平均年龄30岁，通过开展精神文化互动活动，如陪同就餐、陪同散步、手工活动、老年摄影以及老人回忆录撰写、篝火晚会、轰趴节、欢乐T台秀等多样化的特色服务，让长者能放声高歌，纵情舞蹈，用年轻人的活力，激活长者的年轻心态，让长者晚年生活充满生机与活力。三是细心的生活照护团队给老年人无微不至的关爱。时刻陪伴在老人身边的是生活照护团队，他们秉承"大爱无须言，更懂老人心"的服务宗旨，严格遵守护理院标准化的服务流程，为老人带来全方位的生活照护。

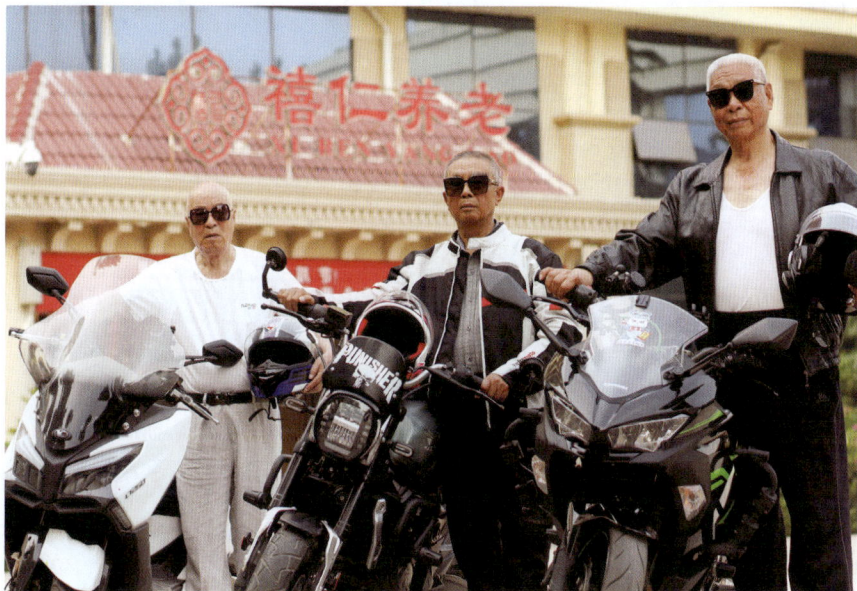

老年人轰趴节

三、标准先行，督导共进，科学联动，医养充分融合

鹤壁禧仁护理院重视标准制定，编撰机构管理运营丛书14套，涉及标准、制度及流程162项；制定规章制度40项，建立以总院长为一把手的督查和指导机制，定期对护理服务、

卫生管理、安全防控等方面开展督导检查，下发整改报告，有效提升服务质量；定期开展医疗护理技能培训和技能比武，提升服务效能；紧抓服务质量评价，建立完善的质量督查体系，认真落实质量检查计划，实现服务质量全面管理、全程检查、全方位监督。

禧仁护理院开创医养转换新机制，"医"和"养"两种状态切换时，老人不需换房间和床铺，仅用床头标识和腕带颜色进行识别，做到"医"和"养"两种模式的高度融合和有效转换；建立多学科会诊制度，如院内患者不愿向上级转诊，联合上级医院专家共同会诊，使住院患者获得专业规范、高效便捷的多学科综合诊治服务。

在长期的探索与改进中，禧仁护理院服务能力逐步提升，服务范围逐渐扩大，除去服务在院老人以外，还通过承接政府购买的居家养老服务、残疾人精准康复服务等项目。此外，护理院参与制定了鹤壁市居家和社区养老助餐、助浴机构服务规范和鹤壁市居家养老助洁机构服务规范。未来，禧仁护理院将不断完善老年人健康支撑体系，让老人更有"医靠"。

"医康养护游"一体化医养服务更贴心

巩义阳光医院

摘　要

巩义阳光医院围绕"健康老龄化"理念，发挥医养结合优势，建立健康养老智慧化平台，将两院一址的巩义阳光医院、巩义市阳光医养院作为服务主体，在巩义市区各街道拓展服务范围，整合利用医疗和养老资源，布局运营 10 个养老服务中心、3 个社区卫生服务站，将医养服务延伸到社区和家庭，为老人提供全链式一体化医养服务流程，着力构建"医—康—养—护"多业融合、"医—养—游—学"多方供给、"医—养—社—家"多维覆盖的特色鲜明的县域医养结合服务综合体。

巩义阳光医院创办于 2002 年 10 月，目前设置医疗床位 202 张，养老床位 300 张，其中护理型床位 240 张，环境舒适，布局合理，配套齐全，是综合能力较强、专科特色显著的国家二级综合医院。医院致力构建多维度、立体化医养服务模式，努力打造具有持续生命力、行业竞争力、区域影响力的服务品牌，全面保障老人的健康服务需求，基本的做法可以概括为"三重三多"。

一、重协同，"医、康、养、护"多业融合

医院依托优质医疗资源和自然人文环境，聚焦家庭结构变化以及高龄人群护养的客观需要，配备专职医生、护士、养老护理员、康复理疗师、营养师等，开启"医、康、养、护"四位一体的医养结合服务。

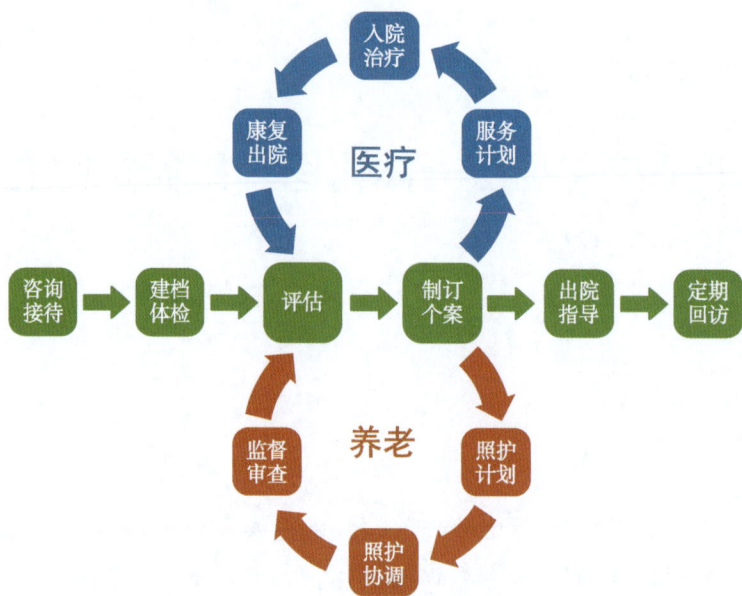

一站式医养结合服务流程图

医院加强老年医学科、安宁疗护病区、医养结合病区的规范化建设、标准化运行，分区照护、分群管理，积极完善多学科会诊机制，保障医疗养老床位的有机转换、高效衔接。成立老年医疗康复中心，以中医特色治疗，搭配神经、语言、平衡功能康复设备的多场景应用，使老年病、慢性病患者的身心健康和生活质量得到改善。医院引入智慧养老信息化系统，为老人提供健康评估、电子围栏、应急呼叫、动态监测等服务，重点对失智老人设立照护专班，配备穿戴设备和智慧安防。

二、重品质，"医、养、游、学"多方供给

倡导精医、臻养、慢游、乐学的康养理念和生活方式，促进老年人的身心健康和精神养护。精医服务方面，开通老年人绿色通道，有效为意外发生和疾病突发争取救治、康复黄金期，利用线上订单功能开展"互联网＋护理"等特色服务，为离院老人提供居家护养计划及医护到家服务。臻养服务方面，医院托管运营十家社区养老服务中心，打造15分钟养老服务圈，配备专业养老护理员、专职社会工作者，定期安排衣物换洗、剪发洗浴等生活起居，对接社会团体及志愿者来院为老年人举办文艺演出、生日聚会等活动，满足老年人的社会化养老服务和家庭养老服务需求。慢游服务方面，精选海陵岛等十余处基地拓展"候鸟式"旅居服务，配备医护团队调养照护，满足健康陪伴、暖心旅居的全程体验，先后5次出行共计老人百余名。乐学服务方面，开办阳光老年大学，聘请专业讲师，设置音乐舞蹈、书法绘画、养生健康等十余项课程，以达到老有所学、老有所为、促进健康、服务社区的目的。

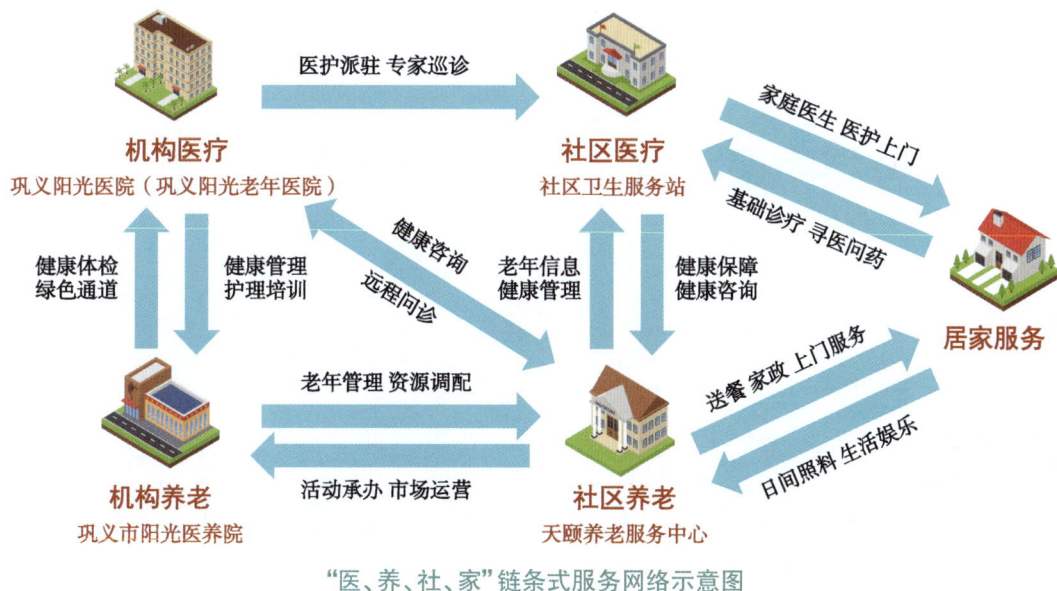

"医、养、社、家"链条式服务网络示意图

三、重惠民，"医、养、社、家"多维覆盖

以机构为核心，以社区为触点，以智慧平台为支撑，实现区域"医、养、社、家"链条式服务网络的覆盖，优化服务供给，提升服务效能。

医院成立天颐养老服务中心，与街道社区签署协议，派驻专人开展各社区养老服务中心的运营工作，通过智慧平台与医院联动，引入各类服务资源，保障"助餐、助浴、助洁、助行、助医、助急"六助服务有效落地。机构与社区之间形成联动机制，发挥社区的前沿站点优势，截至2023年底，共开展讲座272场次，兴趣娱乐活动586场次，直接服务老人超过3.63万人次，辐射带动周边老人逾6.33万人次。利用智慧平台搭建信息互通、资源共享、服务共建的多维供需网络，贯穿区域内机构、社区、居家的医疗养老服务通道，逐步实现线上线下的交互服务。借助自媒体、智慧平台等媒介的协调互动，将医疗养老资源引入千家万户。截全2023年12月，智慧康养平台已连入服务商30余家，为老人提供3.8万余人次的助餐服务、1000余人次的家政类服务，200多人次互联网＋护理服务，有效推动了居家、社区、第三方平台等服务资源标准化、智能化、网络化融合发展。

坚持中医特色　实现医养服务零距离

舞钢同立医院

摘　要

2019年,舞钢同立医院融合舞钢市湖滨老年公寓,成立舞钢市同立医养结合中心,实现两院融合、资源共享与优化配置。多年来,引进中医专家,开展中医特色服务项目。制订个性化亲情化服务方案;开辟"萌老乐园",为失智老人制定照护规范;优化资源配置,开通入住绿色通道,无缝办理出入院手续,致力于通过医疗、康养的融合发展和快捷转换为老人提供更人性化的康养服务,实现医养服务零距离。

舞钢同立医院隶属于河南同立康养集团,成立于2017年,位于河南省舞钢市。2019年3月,舞钢同立医院与同属河南同立集团旗下的舞钢市湖滨老年公寓融合,成立舞钢市同立医养结养中心,总投资3 000万元,设置养老床位400张,医疗床位50张,总服务面积15 000平方米,员工196人。入住老人322人,失能、失智老人占比超过53%,入住率达到实际运营床位的73%。舞钢同立医院依托集团优势,发挥中医特色,致力于医疗、康养的融合发展,实现"医＋养""养＋医"服务零距离。

一、坚持传统中医作用

引进中医专家,将中医药服务引入老年人健康服务,开展针灸、推拿、刮痧、艾灸、中药熏洗、穴位贴敷等中医特色服务项目。为老年人提供常见病、多发病、慢性病的中医诊疗服务。以中医理论为指导的个性化起居养生、膳食调养、情志调养、传统体育运动等进行健康干预和现代康复技术相融合,为老年人提供具有中医特色的康复服务。

二、制订个性化亲情化服务方案

实行个性化亲情化服务,为每位老年人制订有针对性的个性化服务方案。为降低老人外出风险,推出了代购物、代配药、代办救助、免费理发等多项服务。为老人过集体生日,为体弱特需老人配置营养食材,制作营养餐品。为活跃生活,每天上午带领老人做医疗健身操、手指操，每天下午为老人开设手工、文体、读报、听戏、看电影等多项兴趣活动，组织老人兴趣运动会。通过手机亲情连线，帮助老人和家属"云团聚"；通过视频连线让家属参与医疗团队的"云会诊、云治疗"；每天发布老年病预防和护理常识，加强老人、家属、社区群众的"云学习"；开通视频账号，组织老人参与拍摄，让老人享受"云快乐"。

开辟"萌老乐园"。按照失智老人现实服务需求，制定《同立医养中心失智老人照护服务规范》，为失智老人开辟了 2 000 平方米的"萌老乐园"失智专区。在房屋的设计和布置上以暖色薄荷绿为主色调，设置床位 45 张，配有环形步道、康复绿色园林、记忆康复训练室、娱乐室等，通过丰富认知干预方式，组织开展各类趣味活动。制订个性化干预治疗计划，采取物理干预治疗法，提供合理的照护和良好疗愈环境。

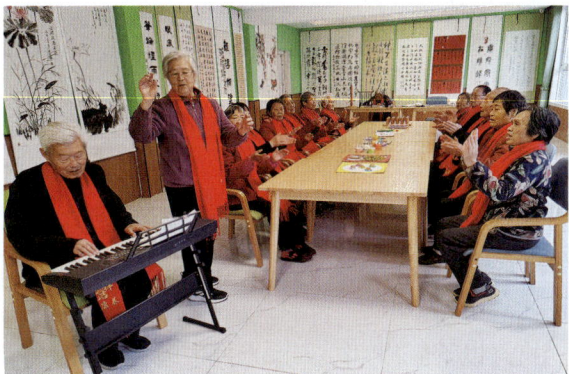

同立音乐之声

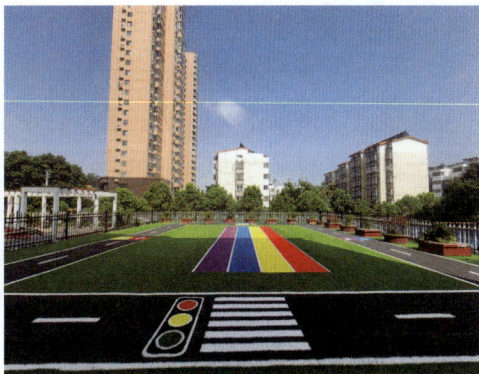

五彩萌老操场

三、优化医养资源配置与共享

在同立医养结合中心，将舞钢同立医院和舞钢市湖滨老年公寓在同一大楼设置，两院深度融合，实现资源共享与优化配置；在规划建设方面，公共设施、医疗设备统一配置，实现设施资源的共享；建设庭院式康养服务专区，庭院环境依山傍水，8 000 多平方米绿色自种菜园、荷花池塘、生态垂钓，让入住老人尽享田园生活，健身器材、休闲座椅、亭台楼阁等，实现优美环境的共享；整合医疗、养老两个信息平台，构建多维度的智能健康养老服务系统，为医养结合提供技术支撑，实现信息资源整合；医院、养老院实行两个机构一个管理班子，行政、后勤、宣传、企划统一保障，实现人力资源优化配置；通过开通入住绿色通道，无缝办理出入院手续，"小病不离床、大病不离院"，实现医养服务零距离。

舞钢同立医院加强健康养老基本服务能力建设，注重弘扬传统中医特色，不断提升医养快捷转换服务能力，建立完善医疗管理体系，为长者提供零距离、全方位的医疗支持，实现了医院与老年公寓的零距离、老人与康养专家的零距离、患者与医疗团队的零距离，服务领域不断拓展，业务范围不断扩大，管理运营和服务质量不断提升，被评定为舞钢市城乡居民医疗保险定点医院、舞钢市城镇职工医疗保险定点医院等。

发挥中医药优势　助力医养结合特色发展

大悟县中医医院

摘　要

大悟县中医医院是一所集医疗、科研、教学、康复、养老、大健康产业于一体、具有鲜明中医特色的现代化三级中医医院。依托丰厚的中医药底蕴，2017年，医院成立医养结合中心，整合养老和医疗两方面的资源，做到医疗和养老双向互动、无缝对接、融合发展，为老年人提供日常的保健、康复治疗、生活照顾、健身娱乐、心理护理、心理咨询等服务，托起老年人的健康幸福晚年。

2017年，大悟县中医医院成立医养结合中心（以下简称"中心"），发挥中医药特色优势，以医疗、照护、康复、心理、营养、膳食、文娱七位一体的服务作支撑，打造"医、养、康、护、陪""五位一体"的医养结合服务模式，共接收各类代养人员共计742人，医疗服务2.12万余人次。目前中心入住156位老人，其中失能、半失能老人占80%以上。

一、以中医药特色助推"医养结合"

利用中医药的独特优势，对入住老人全程渗透式进行中医药特色健康管理，把中医药养生保健和"治未病"理念融入养老全过程。一是定期组织中医药科普讲座，培养老人对中医健康的认知度，引导老人养成良好的生活习惯和健康的生活方式；二是根据老人体质特点和身体实际耐受情况定期对每位老人进行中医体质辨识，脏腑、经络功能检测，精准掌握老人的身体功能情况；三是中心自建基地，食材自给自足，绿色环保。发挥药食同源的中医养生理念，研发药食方案20余种，并根据老人个体体质情况，量身定制个性化膳食方案，通过食疗达到调理气血、平衡阴阳、增强体质、健康延寿的目的；四是将中医养生贯穿到老人的日常活动中，组织老人做养生保健操、手指操、八段锦等，每周5次，增强老人体质；五是对患有脑卒中、偏瘫等慢性病的老人，由有资质的中医康复治疗师全程提供针刺、艾灸、拔罐等中医适宜技术康复治疗服务，最大限度地改善和缓解患病老人的临床症状，提高生活质量。

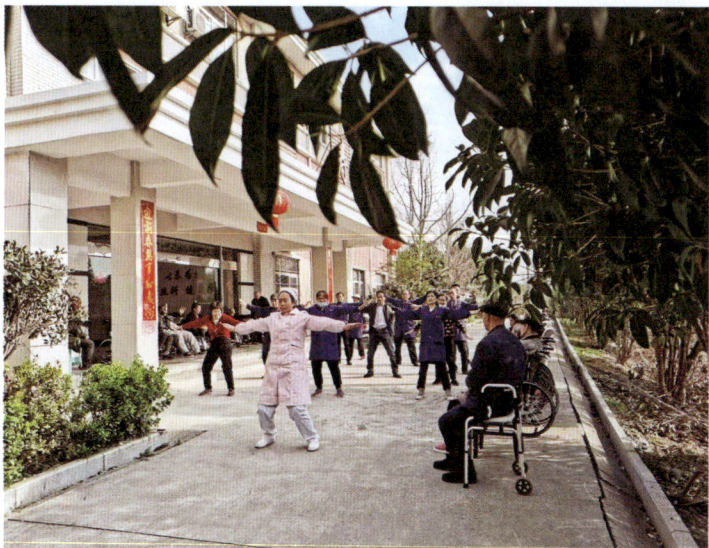

医护人员带领入住老人打八段锦

二、以优质的医疗服务支撑"医养结合"

充分发挥医联体和中医药特色优势，各业务科室与中心无缝对接，为入住老人提供优质的医疗服务。一是常见病、慢性病在中心进行治疗和处理。需住院治疗的老人经临床专家评估，通过绿色通道院内转诊住院治疗，老人疾病好转稳定后，随即恢复养老照料模式。同时利用医院远程平台建立健康管理移动终端，与检验、影像信息相对接，并利用可穿戴移动设备采集健康信息，实时进行动态监测和干预。二是医院设立中医康复大厅，配置专业的康复设备30件，为老人进行专业的康复指导。三是医院设立安宁疗护病区，设病床24张、陪护床24张，为疾病终末期老人提供全方位的专业照料和人文关怀。

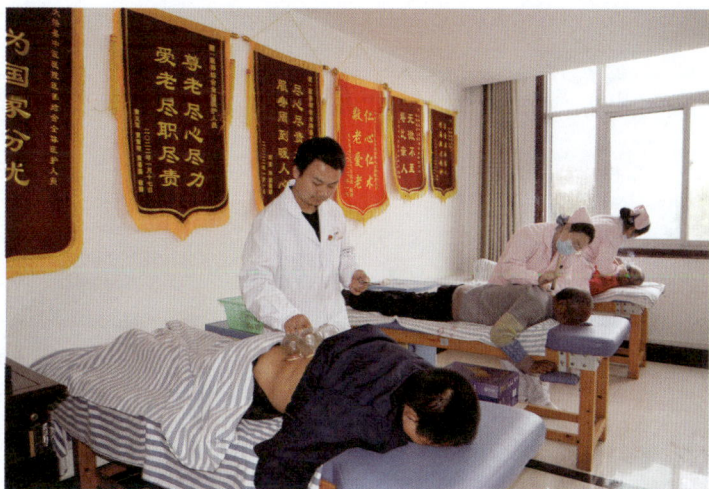

康复治疗师、护士给老人进行拔罐、艾灸治疗

三、以专业的团队建设保障"医养结合"

医院重视老年医学科和"医养结合"人才培养。一是经常组织老年医学科和中心医护人员参加国家、省、市的各类业务培训和进修;二是院内定期开展专业技能和中医药适宜技术培训,培训人员超过 3 500 人次,护理人员都基本掌握了拔罐、艾灸等 12 种适宜中医技术;三是在护理员的招聘、培训、使用上严格规范管理,护理员上岗前必须经过正规培训,取得合格证后方可上岗,护理员持证率达到 100%。2023 年,中心的入住量年均增长 8.6%,入住老人的生活质量和健康指数明显提升。

2023 年,经过多方协调,投资 8 018 万元,建成医养结合康复楼,设养老床位 500 张。依托乡镇卫生院和社会福利院在新城、彭店、四姑、宣化四个乡镇分别建设区域性医养结合中心,有 1 家投入使用,3 家正在建设中。

医养结合服务"两院一体"共建模式

谷城县石花夕阳红康复中心

摘 要

谷城县石花夕阳红康复中心利用自身优势,与石花中心卫生院一起将医疗资源和养老资源有效衔接融合,在原有生活照护、文化娱乐的基础上,增加了医疗保健、健康评估、疾病诊治、老年护理、康复训练以及安宁疗护等医疗保健服务。厘清医养边界,制订了"医、养"模式转换流程,完善了质量管理体系,建立了"危急重"患者就医绿色通道。借助养老模式的转变,促进养老服务质量和水平的提高,达到"1+1>2"的医养结合服务效果。

谷城县石花夕阳红康复中心成立于 2014 年 6 月,利用石花中心卫生院闲置的住院楼进行全新设计改建而成。设计养老床位 120 张、医疗床位 80 张。配备有多排 CT、彩超、全自动生化分析仪、麻醉机等一批诊断、治疗、康复设备及养老设施。与石花中心卫生院医疗楼毗邻而建,两院一体的布局为医养结合服务深入开展奠定了坚实基础。

一、明确收治标准和"医、养"模式转换流程

在传统生活照护、文化娱乐的基础上,增加了医疗保健、健康评估、疾病诊治、老年护理、康复训练以及安宁疗护等医疗保健服务。厘清医养边界,划定提供"医"和"养"服务的具体指征,根据入住老人个人健康状况和服务需求,依据评估结果相对分为"医"和"养"两种状态,制定个性化服务计划并提供服务,提高了服务的针对性和专业性。建立了医疗养老床位之间实时互换机制,消除了医保报销的政策瓶颈。利用与谷城县第二人民医院之间紧密型医联体的优势,开设了"危急重"患者就医绿色通道,形成了慢性病有管理、急病早发现、小病能处理、大病易转诊的"医养结合"服务新模式。

二、建立"医养结合"服务质量管理体系

按照《医养结合机构管理指南(试行)》《医养结合机构服务指南(试行)》等文件要求,健

全管理制度和服务流程，明确了医疗护理养老服务项目的具体内容。由石花中心卫生院质量管理部门对医疗质量、服务质量、安全保障、老人权益等进行监管，建立了与"医养结合"工作相适应的管理架构。完善了质量评价指标，定期对"医养结合"工作质量开展检查督导、分析评价，及时反馈评价结果并提出改进方案，促进"医养结合"服务质量得到持续改进。

三、优化人才配备，提升专业服务能力

配备有专职或兼职医生6人、护士8人、康复治疗师2人、护理员23人；其中高级职称3人，中级职称5人，2名医生和2名护士已经完成"全国老年医学人才培训项目"培训，1名医生具备"全科医生"资质，全体护士均接受过老年护理专科知识培训。由专业的技术团队持续为入住老人提供医养结合服务。截至2023年底，已累计服务498人，其中80岁以上老人185人。部分大病初愈或临床治疗结束需要医疗照护及康复治疗的老人，通过专业规范、细心服务已经重返家庭。

四、强化运营管理，确保可持续发展

通过前期详细市场分析和论证，采取"逐步发展、分期建设"的方式，按照"适度、够用"的原则控制建设规模，避免因贪大求洋、盲目建设导致运行后床位利用率不高和设备闲置；通过加强对外宣传、社区走访、提供住院陪护等方式，提高入住人次，发挥以规模促效益的作用；利用创新管理方式、优化工作流程、提高工作效率来提升运营质量。通过以上措施，实现单位收支盈余，确保医养结合工作得以可持续发展，促使夕阳红康复中心平稳度过当前行业发展的"窗口期"，进入后期高质量发展新阶段。

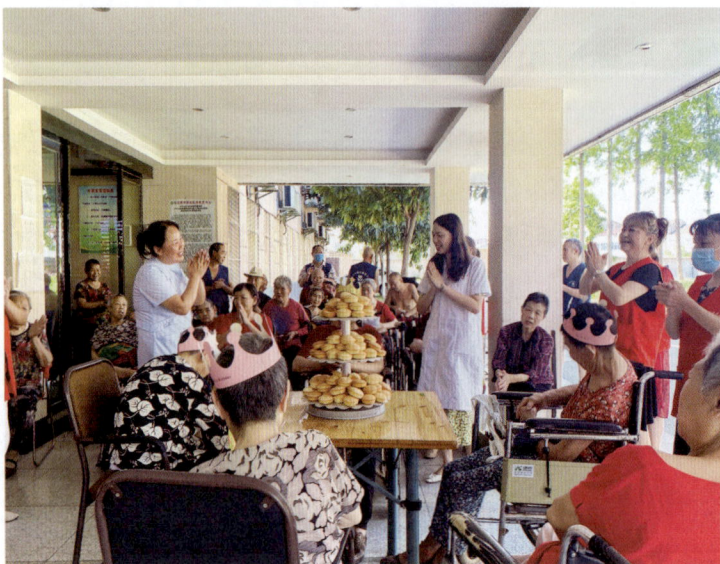

月度集体生日庆祝活动

以标准化建设提升医养结合服务品质

恩施土家族苗族自治州优抚医院

摘　要

恩施土家族苗族自治州失能老人养护中心依托该州优抚医院资源开展以"医疗、护理、康复、健康教育、慢病托老、安宁疗护"六位一体的"医养结合"养老服务，着力加强医养结合服务标准化建设，提升慢病康复能力和失能老人生活照护能力，切实增强服务品质和入住老人体验感。

恩施土家族苗族自治州失能老人养护中心（以下简称"中心"）成立于 2012 年，由恩施州优抚医院统一管理，依托医院资源开展以"医疗、护理、康复、健康教育、慢病托老、安宁疗护"六位一体的"医养结合"养老服务。中心规划床位 150 张，实际开放 85 张，配备医生 5 名、护士 15 名，相关医疗设备及后勤服务由医院统一保障。

一、坚持标准，提高医养结合服务质量

中心对标《医养结合机构服务指南（试行）》和基本医疗技术服务规范，做实基本照护和医疗、中医药、护理、康复、辅助、心理精神支持等服务。厘清医养边界，实行一床两用，"医"和"养"两种模式的合理转换，资源得到科学利用。

"医"方面，建立健康档案，拟定病情观察、服药辅助、康复护理、慢性病治疗和应急处置等计划。医护人员每日定时查房，一旦老人病情变化，采取就地转住院治疗或按门诊就医程序处理。与城区三级综合医院签订协议，建立转诊绿色通道，对急、危、重症及时安排转院，院内救护车免费接送。

"养"方面，根据老人自理能力分为全护、半护、自理三个等级，开展综合自理能力评估，建立托养档案。坚持以生活护理、康复娱乐为主，根据老人病情制订膳食、康复活动及护理方案，督促老人规律作息，按时就餐，注意卫生。

二、优化服务，加强内部运行管理

中心成立了运行管理领导小组，实行院科两级负责制和岗位目标责任制。确定房间责任医生、责任护士和责任生活护理员，实行 24 小时值班制。为保障服务质量，制订了相关服务标准 136 项，服务流程 71 项，应急处置预案 14 项，执行行业标准 22 个。

三、完善设施，满足医养服务需求

中心由三层活动中心和六层托养公寓楼构成，根据不同需求，设有单人间、双人间、三人间，中央空调系统、洗浴卫生设施、网络影视设施及适合老年生活特点的公共设施设备俱全；消防设施、监控设施、无障碍设施完备。配备中心供氧和中心呼叫系统，保障应急需求。活动中心设有老年活动室、康复理疗室、心理辅导室、健康讲堂、棋牌室、手工制作室、书画室及阅览室等；医疗服务办公区域设有医生办公室、护士工作站和急救室等，有力保障中心正常运行。

中心运行 8 年来，收住托养老人 700 余人次，平均年龄 83.2 岁，失能失智老年人占比超过 60%，基础护理合格率超过 96%，托养人员满意率达 98%，没有出现医院感染及其他各类安全事件。

以"三化"引领　推进医养结合

湘潭市第六人民医院

摘　要

湘潭市第六人民医院凭借其独特的软件和硬件优势,引入"医疗＋养老"服务模式,将医疗与养老功能相结合,满足人民群众日益增长的多层次、多样化健康养老服务需求。湘潭市第六人民医院坚持"大病可医、小病可疗、无病可养、居家可护、临终可孝"发展理念,依托自身资源,深入推进医养结合发展。

湘潭市第六人民医院系公办三级康复医院,"部省共建"养老示范项目,全国医养结合示范机构、湖南省老年友善医疗机构。现开放床位1 400张,其中普通医疗床位300张,医养结合床位1 100张。该院在服务模式精准化、人才培养体系化、延伸服务市场化等方面,进行了探索和创新。

一、以精准化服务连通老年人多元医养服务需求

湘潭市第六人民医院围绕老年群体最迫切需要服务,推行五种医养结合服务模式。即持续医养(为全失能、安宁疗护老人提供24小时医疗养护);以医助养(由院内医疗区为康养区及居家和社区养老服务机构提供健康管理和医疗服务);短期医养(建设短期照护中心,为家庭阶段性无人、无力照料,或短期患病、大病初愈需专业医护或康复的老人提供医疗和照护服务);认知医养(为认知障碍老年人提供生活照护和医疗、康复、心理服务);智慧医养(通过"互联网＋"将医养结合养老服务延伸到家庭)。近14年来,该院累计服务全失能和安宁疗护老人4 000余人,服务轻、中度失能及长期病患老人4万人。

二、以体系化建设畅通养老护理人才培育渠道

湘潭市第六人民医院坚持在养老护理人员队伍建设方面进行积极探索,努力破解当前养老护理人才"招人难、留人难、管人难"的瓶颈。在人才培养方面提出了三大措施:一是设部门,成立养老护理员工作部,负责养老护理员招聘、培训、输出等管理工作。二是保权益,

通过构建上升渠道、提高技能水平和劳动价值回报等方式，建立长期稳定用工模式，探索养老护理员"招得进、做得好、留得住"的路子。三是建体系，与医学院校合作，建立养老护理实训基地，打造综合型护理人才培训输出体系。已与医卫院校合作开办"养老学院"和实训基地，培养医养专业人才和养老护理人才，为医养结合持续发展储备了后备人才力量。

三、以市场化思维打通居家医养延伸服务通道

湘潭市第六人民医院坚持市场化思维探索医养结合服务向居家社区延伸，形成了可复制推广的运营管理经验。一是培育连锁化、品牌化、规模化经营格局。以品牌、技术、团队输出等形式，对外运营管理或技术指导其他养老机构，2022—2023 年，开展居家上门服务近3 000 人次，建成居家社区医养驿站 9 家，为 30 余家医养机构建设运营提供了技术指导服务。二是推进智慧医养产业发展。与国内互联网、物联网信息技术企业合作，共同研发、生产、推广适老化智能产品、健康监测可穿戴设备。与国家高新技术企业合作共建居家养老产品体验馆，生产投放了多批为失能老人定制的老年用品。三是探索市场化、产业化运营模式。整合既有资源，上线运营了"码上康养"居家医养、"长者云餐厅"老年助餐平台，实现了上门助医、助康、助护、助浴、助餐等基本养老服务需求目标，为居民提供"物美价平"的居家社区医养服务。

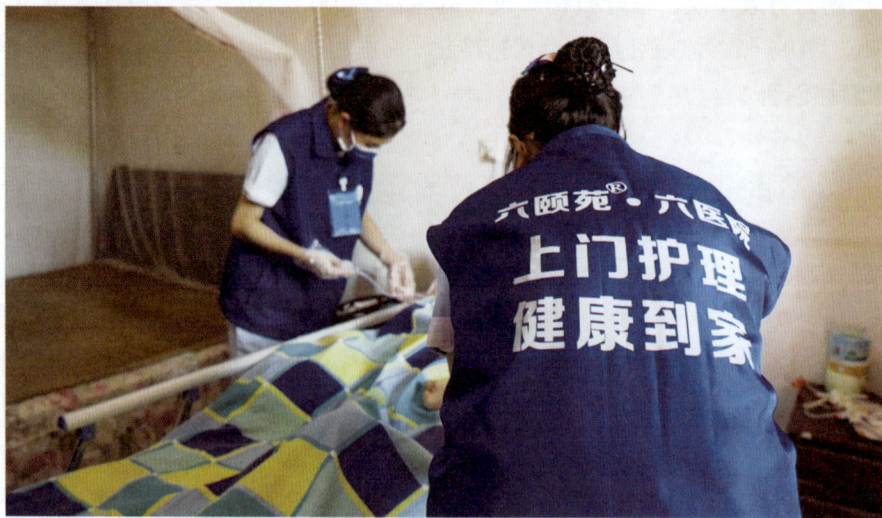

为老年人提供"互联网＋护理"上门服务

面对激烈的医疗竞争以及日益严峻的老龄化形势，湘潭市第六人民医院成功转型为三级康复医院，重点发展康复医疗和老年病专科，大胆探索推进医养结合养老服务模式，着力破解管理标准化规范化、医保医养等支持政策创制、医养事业与产业协同发展等瓶颈，实现了自身由单纯的医疗机构向医养结合型机构的转变。

潜心强医养　凝心为老人

长沙市第一社会福利院

摘　要

长沙市第一社会福利院本着以老年人的健康为中心,以不断改善医疗和养老质量为核心,通过多措并举,潜心做好医养结合工作,凝心为老人提供优质的服务。加强硬件设施建设,优化医养环境;加强人才队伍建设,提升服务能力及医疗养老的服务质量;以标准为引领,健全工作机制;完善管理体系,建立监督评价制度,健全老人服务投诉与反馈机制来提升老人及社会的满意率。

长沙市第一社会福利院是长沙市民政局直属的副县级事业单位。1988 年,主办长沙老年康复医院。2016 年,成立长沙老年康复护理院。备案床位数 1 052 张,其中,养老床位 700 张,医疗床位 352 张,服务对象平均每月入住数 657 人,为老服务工作人员 395 名。

一、提质设施设备,优化医养环境

医疗配套设施齐全,配备了螺旋 CT、高频经颅磁治疗仪、智能化网络系统、中心管道吸痰、供氧装置、紧急呼叫系统、运动及作业康复器材等医疗配套设备。以"适老"为原则,进行全院文化建设,从标识标牌、健康宣教、环境布置三个方面建立文化建设体系,充分结合颜色、样式、位置、辨识度四个老龄特征,进行"适老"义化建设。

二、加强队伍建设,提高服务水平

大力引进医疗、护理、康复等专业技术人才,不断强化医养服务队伍,现全院有正高级职称医生 2 名,副高职称医护人员 20 名,中级职称医护人员 50 名,养老护理员 134 名。采取职称晋级、免费提供食宿、提高薪酬待遇、完善社保福利、评定优秀等措施,形成了尊重知识、尊重人才的良好氛围,稳定了队伍。

大力提升专职员工的综合素养和业务技能加强职业技能培训。与省内相关高校建立联合培养机制;被国家老年疾病临床医学研究中心和湖南省社会养老服务协会授予"医养结合与健康管理专业委员会培训基地"；成为以湖南省肿瘤医院牵头国家级（社区组）安宁疗护专科护士培训基地。2019—2023 年连续 5 年为省内外 225 位优秀护理工作者进行安宁疗护培训。

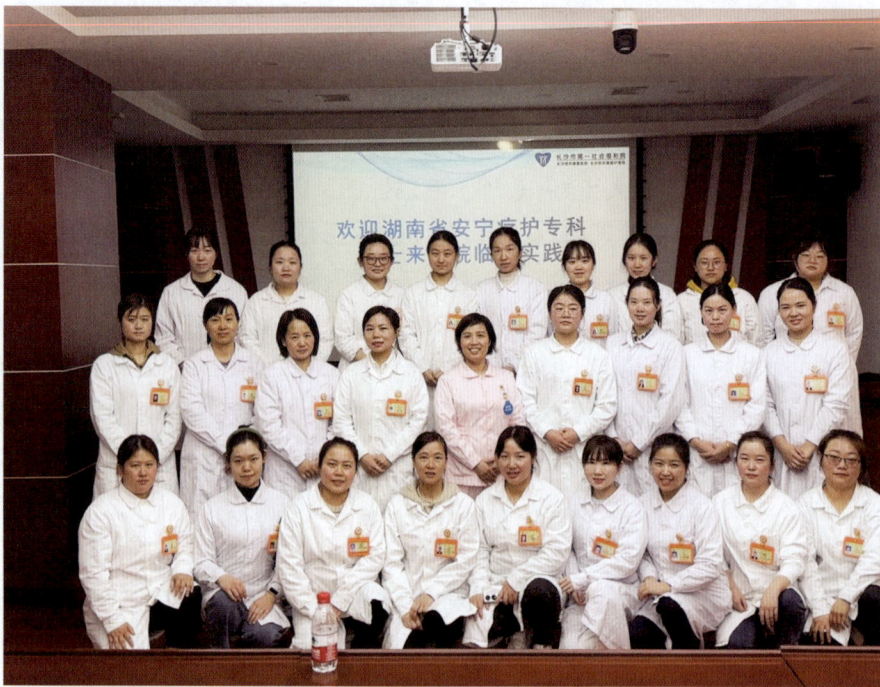

湖南省学员开展安宁疗护专科知识培训

三、健全工作机制，规范内部管理

（一）强化服务能力，提升医养质量

一是在健康管理方面建立老年综合评估机制，开展入院评估、即时评估和定期评估，对老年人的自理能力、基础运动能力、精神状态、感知觉与社会参与、营养状况、噎食、压疮、跌倒风险、认知功能等方面进行综合评估及应急预案的演练。根据评估结果积极进行干预，尽可能地预防或减缓老年人失能失智的进程，为老人的健康管理把好脉。通过每日晨检、电子健康档案分析等服务方式，动态监测老人健康状况；通过给老人提供个人清洁、饮食照料、排泄照料、起居照料等给老年人提供舒适的照料服务；通过老年大学健康讲堂、健康教育、文化娱乐、日常保健、工娱治疗、精神心理疏导等方式提供健康养老服务。

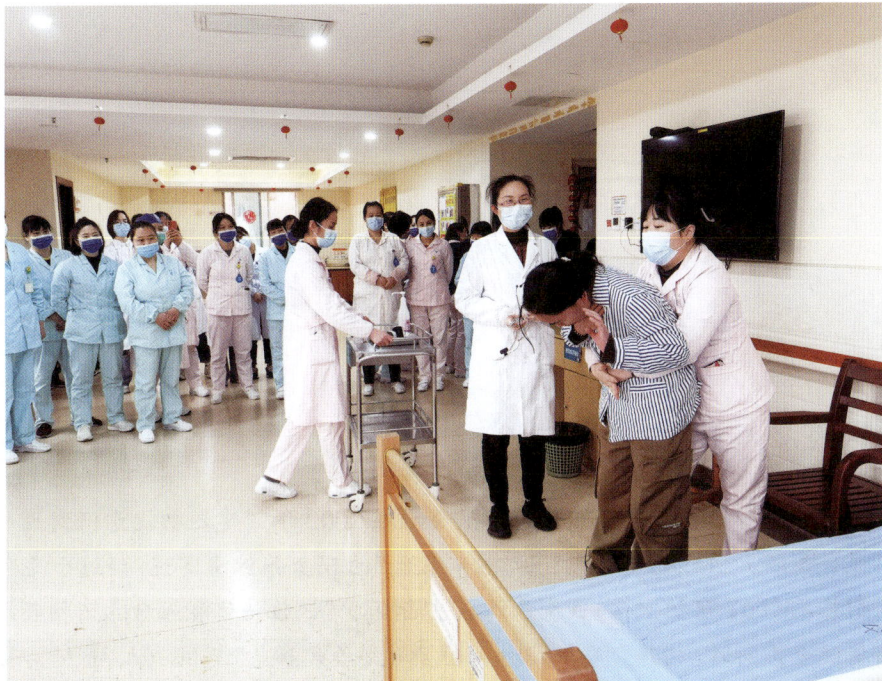

噎食老人应急预案演练

二是在医疗管理方面,加强基础医学、老年医学、长期照护、康复医学等专业学科建设。开展慢性病管理、康复、安宁疗护、失智照护、中西结合等特色服务。从 2015 年开始,重点发展"安宁疗护"项目。截至 2023 年底,安宁疗护中心先后接收了近 2 000 名老人,三级医院转诊患者约占 80%,社区及养老机构转诊患者约占 20%。2020 年 9 月成为长沙市卫生健康委安宁疗护试点单位,2020 年 11 月成为湖南省首批安宁疗护标准病房建设单位。与湖南省第二人民医院建立双向转诊机制,与湖南省人民医院建立精神康复联盟,与长沙市第一医院建立卒中联盟,开通老人急救绿色通道,做到医疗更专业,实现一般疾病不出门,急重症转诊及时。同时积极发挥辐射带动作用,向周边区县及基层单位推广医养结合工作经验。先后与湖南省浏阳市社会福利院、涟源市第一中心敬老院、望城区铜官窑街道第一社会卫生服务中心签署协议,对其医养结合工作的开展进行技术指导。

（二）浓厚医养氛围,服务效果显著

通过不断完善服务机制,抓好内部基础工作,提高主动服务意识、工作责任意识,建立外部监督评价制度,健全老人服务投诉与反馈机制,每季度给服务对象及家属发放满意度调查问卷。在每一次院内或第三方开展的社会满意度评价中,入住老年人及家属满意率均在 96% 以上。

打造"三位一体" 守护长者健康

湖南康乃馨养老产业投资置业有限公司

摘 要

湖南康乃馨养老产业投资置业有限公司在2009年创建之初就意识到优质的养老服务离不开医疗的支撑,提出"医养结合"的理念并付诸实施,经过十几年的深耕细作,形成了呵护中心、医院、护理院"养医护"三位一体相互独立又相互结合的有机统一。同时,构建"机构养老、社区养老、居家养老"三位一体、无缝对接的养老模式,能够为不同年龄阶段、不同身体状况、不同养老类型老人提供全方位的服务,特别是能够为失能失智、长期卧床、一体多病以及需要安宁疗护的老年群体提供独具特色的医养服务,形成了康乃馨医养结合模式。

湖南康乃馨养老产业投资置业有限公司(以下简称"康乃馨")隶属湖南省属国有企业湖南医药发展投资集团,系其"医药、医疗器械、检验检测、医用易耗品+养老"的"4+1"业务方向的重要模块,康乃馨以"医养结合"为运营核心,下设康乃馨运营公司、呵护中心、护理院、老年病医院等5家单位,团队共有近900人。公司成立14年来,累计收住老年人5 000余人,接收患者93万余人次,居家上门服务、义诊服务、社工服务等80余万人次,先后辅导养老机构330余家,培训养老人才5 000人次,为推动养老服务产业高质量发展作出了积极贡献。

一、践行"医养结合"理念,打造三位一体综合养老体系

(一)布局养老机构

康乃馨以老年呵护中心辐射周边县市,在长沙、郴州等地托管公建民营项目,运营分支机构及社区居家养老中心90余家,初步构建了以老年呵护中心为总部基地、中型养老机构为旗帜、社区居家养老服务中心为网络的拓展服务体系,使更多老人能够就近享受康乃馨的优质服务。

（二）设置二级综合医疗机构康乃馨老年病医院

入住老人的增多，迫切需要医疗的支持，同时，养老人数的增加也为医院的建设与发展提供了基础病源支撑。通过对老人进行入园时的专业健康评估，组织专家定期查房，实现对老人的动态健康管理；开辟绿色就医通道，实现"老人发病，5分钟进急救室"的目标；开发康乃馨智慧养老信息平台，建设信息化、智能化呼叫服务及支援中心，打造真正意义上的"没有围墙的养老院"。

（三）创办护理院，打造"医养一张床"模式

由专职医疗团队和护理团队打造集基础医疗、长期护理、生活照料于一体的综合服务体系，将治疗融入日常护理中，在日常照护中坚持长期有效治疗，使失能、失智、慢性病康复老人也能享受高质量晚年生活。同时，严格依据国家《安宁疗护中心基本标准》《安宁疗护实践指南》打造安宁疗护特色病区，配备有评估室、沟通室、心灵关怀室、告别室等功能区，呵护生命余晖。

二、创优"医养结合"住养环境，全面提升服务水平

按照相关医疗机构建筑设计规范及《老年人照料设施建筑设计标准》《无障碍设计规范》等国家相关标准要求，配备满足服务需求的医疗和养老设施设备，并定期进行维护和保养，确保使用安全。同时，注重温馨住养环境的营造，设置了许愿树、阅读角、文化娱乐室等活动空间。

全面落实18项医疗质量核心制度，建立与医养结合服务相配套的管理体系。全面加强服务管理、人员管理、环境及设施设备管理、安全生产管理等，规范医疗管理、护理管理、药事管理等。

为老年人制订有针对性的个性化服务计划，包括康复护理、疾病诊治、生活照料、膳食服务、文化娱乐、心理支持、安宁疗护等，基本做到了慢性病有管理、急病早发现、小病能处理、大病易转诊。

三、加强"医养结合"标准体系建设，推动"医养结合"服务向标准化、专业化发展

康乃馨牵头编制《连锁养老机构管理服务规范》《养老机构老年人精神慰藉服务规范》等7个湖南省地方标准并发布，同时以开展医养结合示范机构创建为契机，在贯彻执行现有国家标准、地方标准的基础上，结合医养结合服务业的特点，加快研制康乃馨护理院服务标准，着力构建并理顺了康乃馨护理院医养结合服务标准化体系，使医疗、养老的各个环节均有标准可依，单位员工标准化培训率达到100%，实施率达到95%以上。

以整合照料理念为指导　推动医养深度结合

广州市老人院

摘 要

广州市老人院整合医疗和养老方面标准规范、服务体系、组织运行、要素保障，探索形成了医养结合的整合照料模式。推行"个人照顾计划"服务模式，实现了需求确认、制订计划、实施过程、效果评估全过程机构和老人及其家属的协同参与和良性互动；自主研发医养结合信息系统，实现医养结合服务与信息化、智慧化、数字化的有机结合；形成了认知症照护、安宁疗护、老年社工服务等医养结合特色服务，医养服务质量稳步提升，机构管理效能日益增强，社会影响力不断扩大。

广州市老人院建院于 1965 年，1973 年设置医务室开展医养结合服务探索，2001 年建立内设医院——广州市老人院医院，2014 年面向社会提供医疗服务。2018 年医院更名并加挂广州市老年医院牌子；2019 年，依托社区居家服务中心将老年健康服务向居家社区延伸；2020 年，广州市老年医院扩建工程（一期）开工建设。广州市老人院是集居家、社区、机构和医院等服务功能于一体的大型现代化医养综合体。2023 年底，共有养老床位 3 150 张、医疗床位 650 张。

一、形成以整合照料为基础的医养结合服务模式

在宏观层面上，通过推进服务体系融合、制订服务规范，建立医养结合实践中的联动与协调机制，促进养老和医疗等多部门协同共进，打破管理壁垒。在中观层面上，实现以机构内部大循环为主体、机构内外双循环相互促进，正式资源和非正式资源共建共治共享的医养结合资源新体系，工作取得新突破。对内建立跨专业团队，打造医养品牌，不断推进医养服务中各专业的融合；对外牵头成立广州市民政科技协同创新中心、广州医科大学老年医学研究所，加强医养结合各领域合作，为老人提供全面、整合、优质的跨专业长期照顾。在微观层面上，不断提高服务供给质量和回应需求能力，切实提升老人生命健康质量。

二、建立居家—社区—机构—医院相协调的医养结合服务网络

以持续照顾与连续医疗为指引，优化整合形成定位明确、职能清晰、功能互补的21个服务中心和4个支持保障中心。包括成立社区居家养老服务中心，开设认知症日间照护专区，为社区老人及家属提供了生活照料、医疗保健、照顾支持等服务；成立出入院综合服务中心，精准评估老人服务需求，实现老人从颐养天年到宁养善终的有机融合与无缝衔接；成立护养中心、认知症照护中心、老年康复中心、安宁疗护中心、老年病治疗中心和门诊中心等，为在院老人提供便捷可及、综合连续、优质高效的医养结合服务。每个服务中心既是一个相对独立的服务单元，功能布局互补，又有机衔接，形成了具有特色的居家—社区—机构—医院相协调的医养结合服务网络。

三、以老人服务需求为导向开展医养结合服务

以老人服务需求为导向，为老人提供稳定期健康教育、预防保健、慢性病管理、长期照护，急危重症救治，治疗期住院，康复期护理，安宁疗护一体化的医养结合服务，逐步形成"养、护、医、康、社、产、学、研"八位一体的服务功能布局，实现医疗服务由以治病为中心向以健康为中心的转变，形成认知症照护、安宁疗护、老年社会工作等在全国具有影响力的医养结合品牌。

四、提升医养结合服务标准化、专业化、智慧化、人性化

以综合标准化理念为核心，对全院标准体系迭代升级，形成结构合理、层次分明、重点突出的有医养结合服务特色的标准综合体，1 200份标准文件涵盖老人从入院到离院各环节服务全过程，确保医养结合服务质量得到持续改善和全面保障。通过构建专业体系、建设专业团队、提升专业素养、发展专业品牌、整合专业资源、传承专业精神，为在院老人和家属提供专业化的医养结合服务。积极实施"互联网＋医养结合"战略，研发综合照顾管理系统，打造"医养结合智慧化"技术应用场景，加大智慧医院建设力度，实现医养结合业务的一体化、流程化、信息化、移动化。发挥专业人才资源优势，建立跨专业团队合作的"个人照顾计划"服务模式，根据不同老人的独特需求生成个性化照顾方案，定期开展评估，适时调整计划，为老人提供多层次、多样化、人性化服务。近年来，委托第三方机构进行调查，老人及家属服务满意度一直保持在98%以上。

两院一体 整合优势 实现医养双提升

东莞市东坑医院护理院

摘 要

东莞市东坑医院 2016 年成为东莞市首批医养结合试点单位。近年来，以老年患者需求为导向，以"医养服务"为转型方向，提出"以医促养—以养提医—医养双提"的发展目标，基本形成成熟的"专业医疗、特色养老"的发展模式，实现了"小病不出院、大病快转诊"的服务要求，为长者提供预防期保健、患病期治疗、康复期护理、稳定期生活照料以及临终期安宁疗护一体化的医养健康服务。

2017 年 12 月，东坑医院护理院（以下简称"护理院"）正式投入使用，资金总投入 1 600 余万元。运营以来，始终坚持以"非营利＋需求"为导向，主动规范行为、狠抓服务质量、保护长者权益，建立起维护公益性、调动积极性、保障可持续的运行机制。共收治长者约 9 700 人次，全为中度及以上的失能、失智长者。

一、整合优势资源，建设两院一体护理院

护理院是在东坑医院管理下的院中院模式，与东坑医院使用同一法人证书，并办理"三证"，市卫生健康局医疗机构许可（护理院）、市民政局养老机构备案和市医保局定点医疗机构备案；按国家老年人建筑设计等标准改建，编制床位 300 张；设全科医疗科、中医科、康复科、营养科、临终关怀科，在设施设备、专科团队、安全质量等均与医院共享共用，同质化管理；纳入为社保定点医疗机构，符合收治标准，可享受一定额度的医保报销。

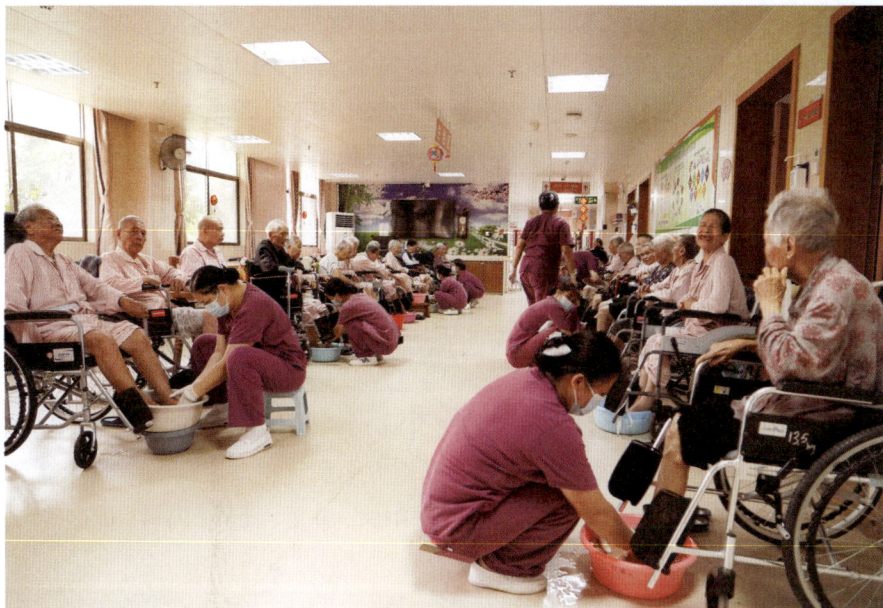

中医养生服务之中药足浴

二、谋划新举措，打造医养高质量发展样板

（一）建立健全医养服务体系

按照"内部管理精、人员队伍强、环境设施优、服务效果好、服务质量好"要求，整合医院资源，构建"1+5"医养管理体系、"1+5"医养服务体系。

"1+5"医养管理体系。"1"是指以长者为中心，以及建立制度规范、专科人才、环境设施保障、信息化管理、安全与质量的"5"大管理体系。其中，制度规范2 200余条；依托医院优化护理院人力配比，培养省医养结合机构医师3人、省市老年护理相关专科护士43人，养老护理员83人；设有健康驿站、康复室、评估室、会客室、娱乐室、洗衣楼、餐饮区及街景花园；自主研发医养系统，信息多方互联互通。与高科技企业技术合作，研发毫米波雷达，动态监测生命体征、离床、跌倒等，形成报告，提供实时安全监测和预警功能；建立医疗质量、护理质控、院感三级管理体系，与医院同质化监督管理。

"1+5"医养服务体系。"1"是指建立一支多学科服务团队，提供系统化医疗服务、精细化评估、专科化护理、个性化膳食、多彩化娱乐的"5"大服务内容，包括综合评估、慢性病管理、功能康复、营养膳食、中医养生、娱乐活动、心理支持及居家医养上门延伸等多项特色服务。

（二）牵头成立市医养联盟和健康协会

在市卫生健康局的指导下，成为东莞市老年护理培训基地、市安宁疗护试点单位、市职业院校实习实践基地、广东医科大学老年护理沟通实践基地。牵头成立市医养结合护理服务联盟、市医养健康协会并当选第一届会长单位，承接政府部门委托的项目活动，研究落实相关政策，做好行业评估、资格考核和技术指导，组织举办交流活动和业务培训，编辑出版标准及培训教材等，共同推动全市医养结合事业规范化、高质量发展。

三、强化医疗支撑，打造老年医学专科集群

（一）以点带面，全方位促进专科建设

东坑医院 2019 年成立老年医学科，建立老年多学科联合会诊（MDT）团队，全面负责护理院日常诊疗工作。出台《促进老年专科发展实施方案和管理办法》《老年专科科研教学"三优先"方案》，重点围绕"老年病"学科引领，促进中医、康复、骨科、内科、重症等专科发展，提升老年医疗服务质量和服务水平。

（二）高效联动，实现医养无缝衔接

"养"是基础，"医"是支撑。东坑医院与护理院信息互联互通，资源共享共用，人员紧密配合，小病由护理院全科医师处理，急危重症 10 分钟内转住院专科处理，严重的联动专科联盟或医联体转到上级医院，真正实现"小病不出院、大病快转诊"，长者得到持续性的医养结合服务。

发挥医疗优势　让老年人老有"医靠"

惠州华健养护院有限公司

摘　要

华健养护院秉承敬老爱老、真情服务的理念,坚持老人至上、满意服务、让老人安心、让家属放心,通过制订个性化照护方案、丰富老年人精神文化生活、强化护理人才管理,找准着力点,用心做实养老服务;发挥资源优势,做实做细健康管理、建立"医养绿色通道"打造老年友善医疗机构,为入住老年人提供强大医疗保障;积极探索发展安宁疗护服务,关注老年人全生命周期照护。综合满足老年人的托老养老、健康管理、疾病诊治、康复护理、安宁疗护等多维度的健康养老服务需求。

惠州华健养护院依托惠州华康医院于 2017 年开办,是惠州首家民营医养结合机构,也是首家医疗机构举办养老机构。惠州华康医院成立于 1999 年,是以创伤为龙头的三级人专科、小综合医院,设有老年病科、康复科、综合外科、骨科等 20 多个临床科室及医技科室,开放医疗床位 328 张。惠州华健养护院开放养老床位 103 张,床位使用率达 98%,其中失能、半失能老人占比超过 90%。华健养护院与华康医院毗邻而建、同一院区、资源共享,为入住老年人提供集生活照料、娱乐休闲、健康管理、预防保健、康复训练、疾病诊疗、重症监护、安宁疗护于一体的全方位、全流程、综合连续的医养结合服务。

一、找准着力点,用心做实养老服务

一是为入住老人制订个性化照护方案,动态调整护理级别,做到精准服务。二是开展各类文化娱乐活动,丰富老年人精神生活,有计划地接待志愿者慰问表演、义剪、做手工等送温暖活动,鼓励老年人积极参与,提升老年人的价值感和存在感。三是建立培训、考核和绩效激励机制,营造"家文化"理念,不断提升护理团队的积极性和专业程度,强化护理人才管理,稳定人才、留住人才。四是时刻以星级养老机构标准抓好机构运营服务,坚持做到入住机构老年人养老服务签约率 100%、不良事件改善追踪率 100%;满意度调查结果始终保持在 95% 以上。

二、发挥资源优势，提供强大医疗保障

（一）做实做细健康管理

为每位入住老人建立健康档案，开展每年1次健康体检服务、每月1期健康讲座；老年病科主任医师每周2次、护士每天2次定期查房和健康指导。每天组织老年人进行养生操、健身操练习，开展个性化日常锻炼或康复训练；必要时，康复科医师（或专业技师）每周1次床边指导、康复训练。不定期邀请专家进行老年人心理健康讲座和心理疏导。注重压疮护理，2022年以来收住了18位外带压疮老人，经悉心照护，伤口痊愈。

（二）建立"医养绿色通道"

充分发挥自家医院资源优势，最大限度为老人提供便利服务。养护院老人到华康医院住院治疗，一律免交住院押金，入院手续可由工作人员协助办理；医护人员与老人家属保持沟通，让家属及早掌握老人病情，争取救治时间；门急诊治疗可享受先治疗后结账、床边会诊、护士全程陪诊等安心就医服务，让老年人及家属更安心、放心、省心。

（三）打造老年友善医疗机构

作为一家"医办养"医养结合机构，一直努力提升老年医疗服务质量。华康医院积极创建老年友善医疗机构，出资近100万元完善和提升硬件设施设备，新增呼吸机2台、骨密度检测仪1台、排痰机2台、轮椅、平车若干部，更好地满足老年人就医服务需求；设立"长者爱心服务岗"，提供助老志愿服务，创造良好就医环境，努力打造成业内有口碑、群众有赞誉、老人信得过的医养结合机构。

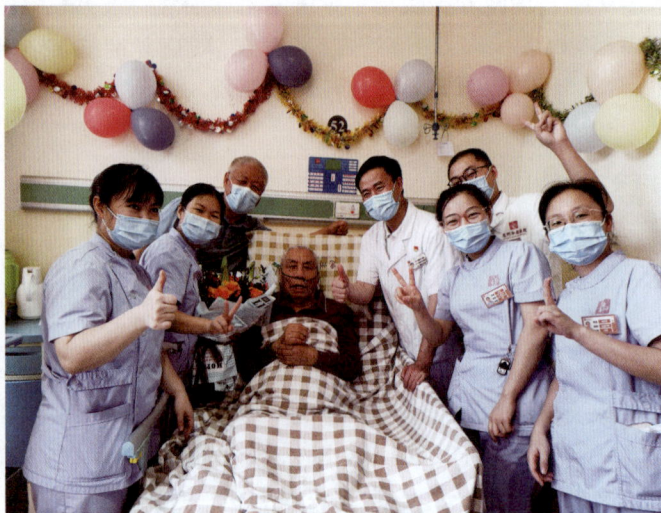

医护团队及家属为安宁疗护患者庆生

三、探索安宁疗护，关注全生命周期照护

2022 年 11 月，惠州华康医建成惠州首家以"中西医结合"为特色的安宁疗护中心，目前开放床位 38 张，床位使用率约 80%，配备有谈心室、配膳间、沐浴间、关怀室等，为疾病终末期患者提供疾病症状控制、营养支持、舒适照护、哀伤辅导等人性化、专业化的安宁疗护服务，缓解患者身体、心理方面的不适。中心运营以来先后服务 238 人，为持续拓展打下坚实基础。

深化普惠医养四大体系 共筑民生健康幸福梦

深圳市大鹏新区南澳人民医院

摘 要

深圳市大鹏新区南澳人民医院打造多元共管、研学相融、智慧互联的"医、养、康、护、教"五位一体的服务体系，完成试点街道居家养老管理、老年人健康档案、社康中心医生上门服务、慢性病管理、家庭病床照护五个全覆盖，努力建成深圳市"老有颐养、弱有众扶、病有良医"的医养结合民生幸福标杆社区范例。

深圳市大鹏新区南澳人民医院开放医养结合床位 235 张，服务 375 人，其中机构服务长者 152 人，重症残疾人 70 人，社区居家 153 人；帮扶大鹏新区 3 家社会养老机构。通过党委政府统筹、卫生健康部门牵头、康复机构主办、多层级参与服务、全社会协同的工作机制，打造多元共管、研学相融、智慧互联的"医、养、康、护、教"五位一体的服务体系，完成试点街道居家养老管理、老年人健康档案、社康中心医生上门服务、慢性病管理、家庭病床照护五个全覆盖。

一、构建多元共管的医养康护体系

发挥政府在医养服务体系建设中的主导作用，激活社区党群工作者、社工和医务工作者力量，创新"政府—康复机构—护理院—长者服务中心站点—社康中心—居家颐养"六层级体系，街道委托医院运营管理辖区养老院、长者服务中心、站、点，投入 1 850 万元建设共治共享的医养结合中心。为辖区户籍"三无"、低保家庭、"三属五老"、重点优抚对象和 157 名居家养老人员提供了普惠性的优先保障养老服务。实现南澳敬老院仅有 2 位老人入住到入住率超 95% 的转变。2017—2022 年，机构和社区医养结合普惠服务老年人超过 5 万人次。

打造"家庭养老为主、机构养老为辅"的养老模式，依托"街道长者服务中心—站—点—家"四级养老服务链，重点推动老年人的生活照料、适老改造、健康管理、慢性病干预、康复护理等上门服务。协议服务南澳街道辖区居家养老长者 157 位，居家养老管理全覆盖；为长者建档 1 195 人次，健康档案管理全覆盖；筛查签约老人 1 112 位，社康医生签约全覆盖；管理辖区老人中高血压老人 611 位、糖尿病老人 208 位，慢性病持续管理全覆盖；实现有老不离家庭

二、建立资源下沉的紧密型医联体

依托"深圳市第二人民医院—南澳康复医院—七娘山护理院—社区健康服务中心"四级高质量医疗服务链,为老年人提供就近的健康体检、医疗建档、慢性病管理、急病救治、大病诊疗、康复护理的高质量医疗连续服务,做到慢性病有管理、急病早发现、小病能处理、大病易转诊高质量医疗"全链条"服务,保障老年人"小病不出社区,急病不出大鹏,大病不出集团"。成立"康复、中医、中西医结合、针灸、内分泌"等五个名医工作室。2022 年,市专家下基层 289 次,诊疗 2 884 次;区专家下社康 195 次,诊疗 585 次;市区转诊下转 234 次,上转 341 次;双向转诊下转 3 877 次,上转 26 522 次;远程会诊项目:CT 11 795 次、MRI 3 214 次、心电图 12 423 次、病理 1 109 份。弘扬尊老爱幼等中华民族传统家庭美德,聚焦高龄、失能失智等老年群体,推动老年人宜居环境改造,探索"家庭养老床位"模式,创建亲属照料工岗位,完善居家老年人医养服务中的相关制度、标准、规范,切实满足中国传统居家养老医养服务需求,年服务量超万次。

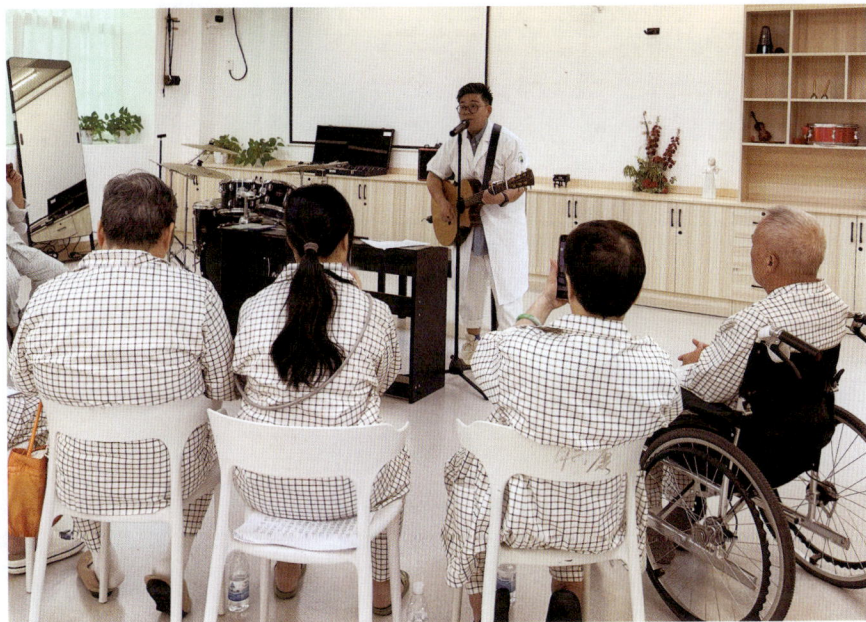

老年人参与音乐康复治疗

三、建立研学相融整合服务平台体系

参与起草国家标准《功能障碍者生活自理能力评定方法》(GB/T 37103—2018),研发康复分级诊疗工具,精准分流机构、社区康养人群,为老人实施分级服务提供评估标准;组建拥有博士后 4 名、博士 16 名、硕士 41 名、深圳后备人才 1 名、深圳实用型人才 2 名的医养康复服务人才队伍，全面为老年人制订医养、康养专业化、精细化、个性化服务方案；创新疾病救治－康复恢复－院区生活能力－社区适应性训练－居家颐养老年能力阶梯训练路径；创建康养专业，截至 2023 年，共计培养了 965 名医养结合的康复型人才，保障了养老事业人才队伍培养和人才储备。

四、构建互联互通的智慧医养信息体系

积极推动"智慧医疗"与医养结合相融，搭建中心智慧医养平台，录入老年人电子医养档案，以医养结合 APP 为媒介，精准投放智能养老设备，推动"穿戴化设备＋互联网＋医养"融合应用，信息互通、数据共享；充分发挥现代康复医学与人工智能技术用于养老事业，拥有包括多功能关节测试训练系统、上下肢康复机器人、水疗和高压氧等 120 余套康复评定与康复训练系统，建立远程高质量医疗会诊服务机制，供给智慧、高效、互联的上门家政、护理、康复医疗服务。

医养活用　打造养老"常青树"

桂林仙源健康产业股份有限公司柳州分公司

摘　要

桂林仙源健康产业股份有限公司柳州分公司创建柳钢仙源颐养中心项目，与柳钢医院同属于柳钢医养集团，中心大楼设在柳钢医院院区内，楼高22层，其中2~8层为医院体检科、老年病学科、中医科、康复科，楼上为养老院，从空间上实现"小病不出房门，大病不出院门"。近年来，持续优化医养结合机构模式，努力为老年人提供优质的医疗和养老服务，通过整合医疗、养老资源，享信息、技术、人才，实现医疗与养老服务深度融合，探索了医养结合机构发展之路，达成多方共赢。

柳钢仙源颐养中心总建筑面积3.5万平方米，设置总床位1 100张，一期开放养老床位434张，2023年底入住率已达90%以上。拥有高、中、初级卫生专业技术人员50余名，养老护理员100余名，社工师、心理咨询师、注册营养师等专业人员10余名，具备医疗、养老护理、老年人能力评估等多种资质。

一、与三级综合医院开展合作，强化提升医疗水平

颐养中心设有医务室、药房、抢救室、输液室、理疗室等功能区，配备中心供氧带、紧急呼叫系统、急救设备等设施设备，长者入住楼层均设置护士站，建立相关值班制度。为促进医养结合多元协同发展，中心全面深化与集团所属三级综合医院——柳钢医院合作，充分利用与医院无空间距离限制、无供给隔离难题的优势，将预防保健、中医诊疗、老年医学、康复等相关科室合并设置，实现医疗服务与养老照护资源的高效整合，为老年人提供专业、规范的医疗健康与养老服务。2023年共为入住长者开展医疗服务28万人次，口服药、雾化治疗27万人次，中医理疗服务6 473人次，药学指导服务6 502人次，向医院转诊343人次。

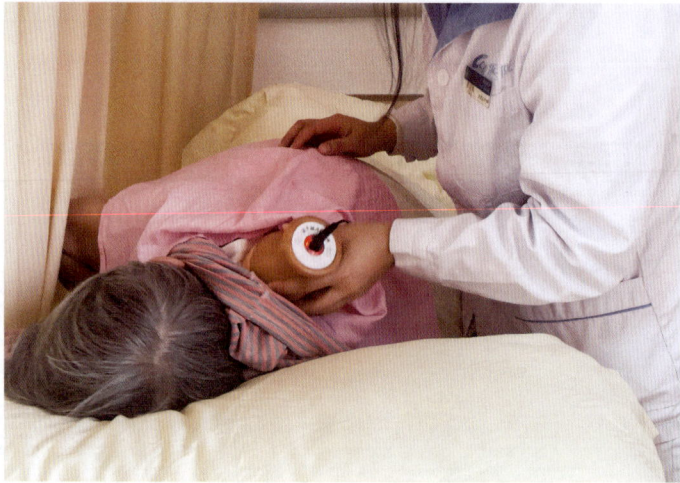

为入住老年人提供扶阳罐治疗

二、满足老年人多样化医养服务需求

（一）做好长者慢性病管理，做实做细医养结合工作

做好慢性病宣教工作，提高长者防治意识；引进一人一档慢性病管理系统，实现高效的差异化治疗；实行病情分层管理，康复统筹兼顾；建立慢性病管理工作制度，设立健康责任人。2023 年底，入住长者 390 余人，70% 患有慢性病，长期遭受不同程度的病痛折磨，2023 年进行慢性病跟踪管理的长者 275 人，90% 的长者各项指标稳定控制在正常值内，充分保障入住长者慢性病管理需求。

（二）膳食服务打好营养基础

开设膳食营养科，将膳食营养融入日常生活，充分保障在住长者的营养及康复需求。2023 年共评估筛查 2 200 人次，进行营养干预 373 人次。针对有失能康复需求的长者，协调柳钢医院康复科共同制定康复训练及日常照护计划。2023 年提供中医药膳服务 1.5 万人次。

（三）引进中医壮瑶医治未病诊疗及理疗保健项目

将中医药治未病理念充分运用，获评为"广西第一批中医药医养结合示范基地"，与广西中医药大学合作建设壮瑶医药与医养结合人才小高地。2023 年共开展中医诊疗、保健类服务 6 000 多人次。针对不同节气与疾病高发期，对长者进行养生保健知识宣教，共计参与673 人次，其中 62% 以上的长者参加过两次以上，有效保障了入住长者的中医保健需求。

（四）开设安宁疗护服务，和生命做最好的告别

由医生、护士、药师、营养师、康复师、心理师、社工、护理员联合组成专业化安宁疗护

团队，通过多学科协作模式，为疾病终末期患者提供姑息治疗、临终关怀，通过控制痛苦和不适症状，提供身体、心理、精神等方面的照料及人文关怀等服务，最大限度地减轻患者的痛苦，帮助患者舒适、安详、有尊严地走完最后的人生旅程。截至2023年12月累计收住安宁疗护患者83人，充分保障了入住长者的安宁疗护需求。

三、延伸医疗内涵，开展社区居家医养结合服务

通过医疗资源下沉的策略，提高思想站位，强化医养结合的连续性，提升社区、居家养老业务平台间的互联互通。一是利用市场机制依托政府智慧养老服务平台优化服务供给，为长者提供生活照护、膳食服务、医疗护理指导、健康理疗、精神慰藉、家政服务、代买代办等居家服务，服务下沉至社区与家庭。二是通过联动社区开展居家照护知识培训和校企合作，利用中心与医院的技术、人才资源等打造人才培训基地，加强居家养老人才保障。三是深挖市场化自费工单打造"十五分钟养老生活圈"，通过线上下单，十五分钟上门服务，订单完成后用户做出评价，实现服务效果追踪，不断优化服务体系。切实增强老年健康服务的系统性和连续性，提升服务效能。2023年，开展家庭养老服务5 272人次，家庭健康医疗服务2 355单，实现养老服务主体多元化、医疗服务对象居家化、服务创效形式多样化的医养结合协同居家养老发展的新业态。

抓牢"医疗、养老、旅游"三要素
推进"医养游"结合特色发展之路

桂林夕阳红养老中心

摘 要

桂林夕阳红养老中心依托自身资源与桂林得天独厚的环境优势及旅游资源，不断探索，逐渐摸索出一条别具特色的"医养游"结合发展之路，以优质的医疗服务支撑养老服务，以医促养，医养结合，加之丰富"山水旅游"项目，为老年人提供"老有所医、老有所养、老有所乐"一站式服务坚实保障。

桂林夕阳红养老中心是由广西桂林冶金疗养院转型而成的一家集养生养老、医疗护理、慢性病康复、中医理疗、中医药文化传承和康养旅游等多种服务于一体的医养结合机构。近年来，桂林夕阳红养老中心始终抓牢"医疗、养老、旅游"三要素，不断拓展服务内涵，持续提升服务品质。

一、"养"为核心，夯实服务基础

（一）打造舒适宜人园林式休养园区

院区青山环绕，院内绿树成荫、鸟语花香，绿化覆盖率超过 90%，是一所天然氧吧；建设了国学堂、中医药文化展示馆，是一个集园林景观、中国传统文化、中医药民族医药文化、养生休闲于一体的园林式休养园区，适合中老年人生活居住。

（二）开展特色营养治疗

一是开展临床营养治疗。为由疾病引起的营养不良、吞咽功能障碍等老人提供临床营养治疗，改善老人营养状态，有效促进疾病康复，降低慢性疾病发生发展，提高治愈率，提高生活质量。二是研发中药药膳。将中药与具有药用价值的食物相配研制既有较高的营养价值，又可防病治病、保健强身、延年益寿的色、香、味、形俱全中药药膳。三是拓展治疗膳食服务。采取调整膳食中营养成分或制备方法，研发糖尿病治疗膳食等多种特色药膳，满足慢性病患者、康养人群、亚健康调理人群多样化膳食需求。

（三）建设老人精神文明家园

建设有老年大学，多层次、多类别、多维度优化课程设置，开设国学、音乐、舞蹈、书法、绘画、手工艺等课程，使老年大学成为老人学习、交流、交友的平台，不断满足在住老人的精神需求。

二、"医"为重点，落实服务保障

（一）完善医疗配套体系

配备完善的医疗设施设备；积极引进医疗技术人才，目前共有医生、护士150多名（正高级职称1名，副高级职称11名，中级职称45名），为每位在住老人建立健康档案，全方面掌握老人健康状况，医生、护士每天为老人查房，了解老人身体情况。老年人的慢性病、常见病、多发病在院内得到及时治疗。

（二）建设中医理疗康复中心

配备100多台（套）传统康复和现代康复医疗设备；培养了一支技术精良的中医康复人才队伍。开展针灸、艾灸、推拿、中药熏蒸、蜡疗、泥疗等特色疗法以及规范康复疗法，为入住老人提供中医养生、保健、康复治疗等服务。

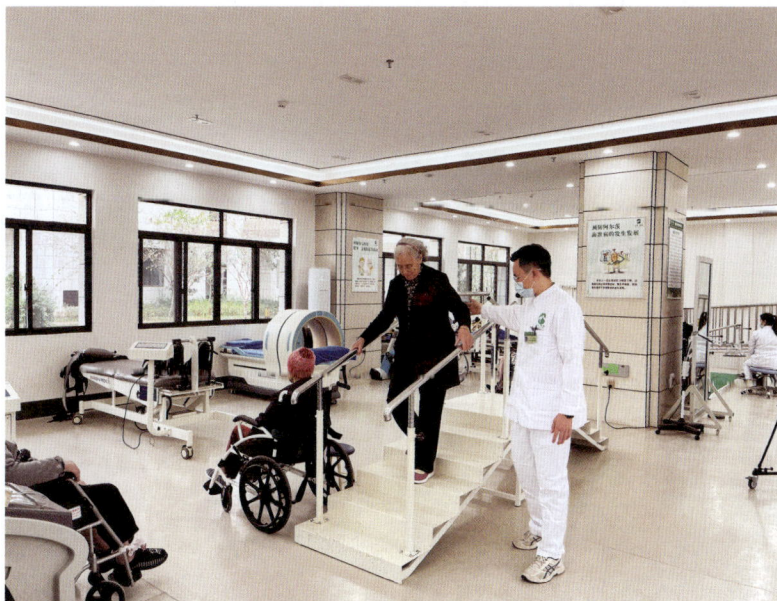

老年人接受康复治疗

（三）开展认知障碍症照护服务

2018 年 10 月，成立认知障碍症照护中心，培养一支技术精湛的专业化认知照护团队，完善认知症老人个性化康复训练计划体系和全人照护模式，对认知症老人进行身体、心理、精神等全方位治疗和护理，使他们减轻病症，延缓认知进展，保持生活能力，提高生活质量。

（四）开展安宁疗护业务

成立安宁疗护中心。建立由医生、护士、中医理疗师、营养师、社工师、护理员等组成的安宁疗护团队，以临终患者和家属为中心，通过多学科协作模式，为疾病终末期患者提供身体、心理等方面的照护和人文关怀服务，提高生命质量，帮助患者舒适、安详、有尊严地走完人生最后一程。

三、"游"为特色，延伸服务内容

随着生活需要的不断提高，老年人不仅仅满足于"老有所养"，对延伸性服务需求也不断加大。为此，依托桂林山水旅游资源，为老年人打造了"养老＋旅游＋保健"的一站式服务。院内配备养生酒店和旅行社，配备导游、护理"双资质"陪护人员，结合桂林山水旅游资源为老人提供"养老＋旅游＋保健"服务。与全国 200 多家养老机构建立异地养老合作联盟，为老人候鸟养老搭建桥梁，实现资源共享。

专业服务＋医疗保障　守护健康晚年

海南省托老院

摘　要

海南省托老院是公办公营性质综合性社会养老福利机构，是海南省五星级养老机构。组建的医疗服务人才梯队共51人，建立了安宁共照小组、营养健康指导小组等专业团队。医疗服务项目由以诊疗护理服务为主，延伸至中医康复、疾病预防、慢性病管理、伤口造口护理、多种管道护理等专业化服务全面发展。入住刚需人群逐渐倾向于术后恢复期、临终危重、留置管道复杂、带入压力性损伤等护理难度高的老年人。照护模式实现以单一的生活照护为主，向失能失智照护、安宁疗护、中医康复、营养保健等"医养康护一体化"专业照护模式转型。

海南省托老院是2012年省委、省政府为民办实事的重点项目，2013年12月正式开业，开放床位578张。目前常住354人，其中失能失智老年人占95%。护理院设置床位102张，并设立中西医结合科、安宁疗护科、医学检验科、医学影像科、药剂科等科室，配置先进医疗设备。医技人员的聘用经历了"多点执业—外聘—内部招聘"历程，目前组建了稳定的医疗服务团队（含副主任医师、主治医师、主任护师、主管护师等专业技术人员）。省托老院坚持"标准化管理，精细化服务"的管理理念，建立了医养结合养老服务标准体系，发布的第五版体系共有标准292项，其中医疗、护理相关标准共129项。大力培养医养结合、慢性病管理、中医特色护理、伤口造口护理、安宁疗护、失智照护、老年综合评估、营养指导等专业人才，逐步开展安宁疗护、失智照护、中医康复、营养保健等贴心服务，满足老年人多样化需求。

一、"暖心康复"，落实惠民政策

海南省托老院积极开展中医康复服务，聘用2名中西医结合专业医生，并派1名护士进修中医护理专科技术，开展了推拿、电针及耳针治疗、刮痧、雷火灸、火龙罐等项目。2023年，将铜砭刮痧技术广泛应用于压力性损伤的治疗，运用针灸、耳穴贴压、雷火灸等技术调理老年人脾胃、便秘、失眠等问题，均取得较好的成效。中医康复服务对象由2022年的36

人次增加至 2023 年的 347 人次；2023 年度产生的康复理疗服务费较 2022 年提升了十余倍。2022 年 9 月以来逐步开通了门诊医保结算、慢性病医保报销以及异地医保联网结算业务，医疗服务月就诊量由原来的 120 余人次增加至 380 余人次，增长率为 217%；服务人次由 2022 年的 3 221 人次增加至 2023 年的 4 617 人次。

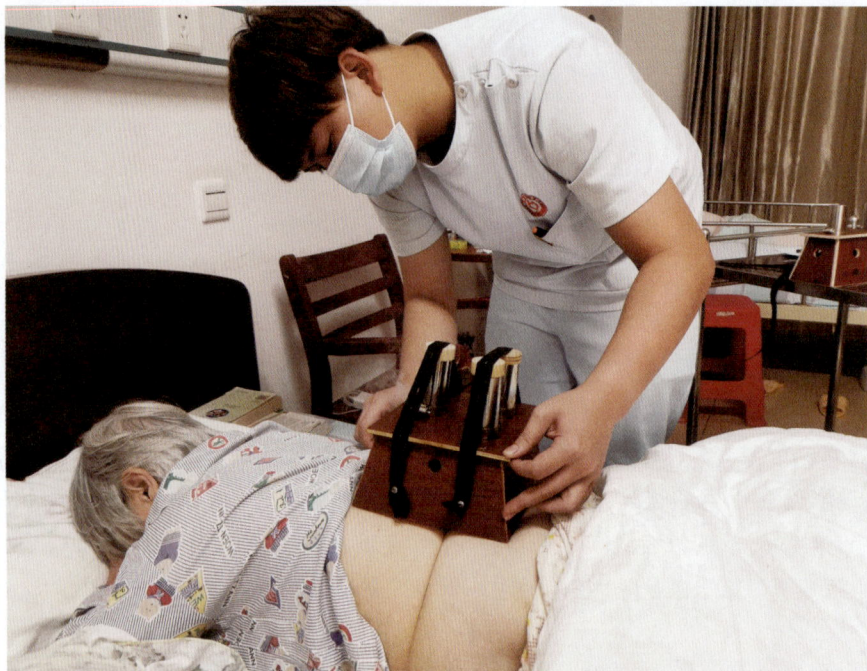

医护人员为老年人提供中医特色护理服务

二、"余生托付"，守护最后一程

海南省托老院开业以来持续为老年人和家属提供安宁疗护服务，2019 年 6 月被确定为国家卫生健康委员会第二批安宁疗护试点单位。制定并完善安宁疗护相关标准共 10 项，组建由医生、护士、护理员、社工、营养师等组成的安宁共照小组，设立安宁疗护区（含 9 间安宁疗护病房），配备常用急救药物及各种抢救设备。2023 年全面改善安宁疗护区的设置，营造温馨宁静的居家陪伴环境，通过芳香疗法和音乐疗法提供疗护服务。开展安宁疗护服务以来共服务了 250 余人次。

三、"三优策略"，提升老年营养

海南省托老院于 2023 年 8 月起实施老年营养"三优策略"，3 个月后老年人的营养不良比例下降了 5%。一是优化营养监测。组建了由 2 名营养师和 9 名营养指导员组成了营养健康指导小组，医护人员定期监测老年人营养状况。二是优化膳食服务。营养健康指导小组每周指导食谱制定并监督餐饮服务工作,有针对性地为老年人提供流质、半流质、软质及普通饮食,制订个性化点餐、下午茶、家宴及生日宴食谱,平均每日为 120 名老年人提供下午茶服务,每周个性化点餐 40~50 例。三是优化个体功能。积极推进老年人"吃动平衡",每日组织开展手指操、健肺操等训练活动,加强户外晒太阳及娱乐活动;利用中医理疗技术调理脾胃,编写《养老机构老年人吞咽肌群训练手册》并指导训练,提升老年人的肢体、心肺及吞咽等功能,改善老年人的营养状态和精神面貌。

在医保政策的推动下,海南省托老院的医养结合服务工作更加有效,院内就诊量明显增加,老年人的幸福感和获得感不断增强;家属年平均满意度达 98%,老年人年平均满意度达 90%。

坚持医护康一体化 让养老更有"医"靠

重庆医科大学附属第一医院青杠老年护养中心

摘 要

重庆医科大学附属第一医院青杠老年护养中心是重庆医科大学附属第一医院全额投资兴建、国家发展改革委批准、正在运行的大型公立医院主办的养老机构，是集养生文化、康复理疗、医疗护理、职业培训等功能为一体的大型"医养结合型"养老机构。护养一区设置床位 500 余张，按功能布局设护养区、护理院和慢性病区，三个区域协同发展，形成整合照护、认知症照护、生活式康复、失能照护、安宁疗护五大专项，为不同需求的长者提供更专业、更安全、更具尊严的医康养服务。

在人口老龄化程度持续加深的背景下，重庆医科大学附属第一医院（以下简称"重医附一院"）以拓展医院职能内涵、延伸医院服务为主线顺势而为，全额投资建设青杠老年护养中心，于 2006 年 7 月经重庆市民政局批准成立。2009 年，青杠老年护养中心列入国家发改委"基本养老服务体系建设试点项目"，成为全国第一家大型公立医院主办的养老机构。青杠老年护养中心占地 773.19 亩，规划养老床位 3 000 张，医疗床位 1 000 张（护理院 500 张，康复医院 500 张），由普通护养区、临湖护养区、临湖疗养楼、学术交流中心、康复医院等组成，分五区三期建设，于 2012 年 12 月 15 日正式投入运行。

一、"520"专项工程，打造医养结合的一张"名片"

以"520"引领品质医康养服务，即深耕"整合照护、失能照护、认知症照护、生活式康复、安宁疗护"5 大专业特色照护，明确"引领医养康养高质量发展，创造长者晚年高品质生活"2 个发展目标，努力实现老人在机构"0 伤害"。青杠老年护养中心实施"护养区—护理院—慢性病区—重医附一院本部—护养区"互转，加持院本部医疗"后盾"支持，形成"3＋1"循环转区机制，有效护航老人的医疗护理和紧急救治，保障老人的健康安全，此外精心设置专职社工师开展多元化康乐服务，打造高品质晚年生活。凝练"智慧医养""医养结合""养老安全"三大研究方向，以高质量科研引领养老行业高质量发展。2016 年，重庆护理职业学院正式运营，青杠老年护养中心实现"医养结合"产学研用布局。

二、安宁疗护，用专业守护生命尊严

2015 年，成立安宁疗护区，开放床位 26 张，共照床位 400 余张。青杠安宁疗护团队结合老年慢性病长期综合管理的丰富经验，以"伴您度过最后的美好"为目标，为老人及家属提供"身、心、社、灵"照护，经过 8 年不断的探索实践，目前已完成安宁疗护个案 104 例，签订生前预嘱 152 份，签订预立医疗计划 61 份，截至 2023 年 12 月，已帮助 100 余名老人安详、无痛苦、有尊严地走完人生的最后旅程。青杠老年护养中心是中华护理学会安宁疗护专科护士培训基地，已完成 5 期 63 位安宁疗护专科护士培训。

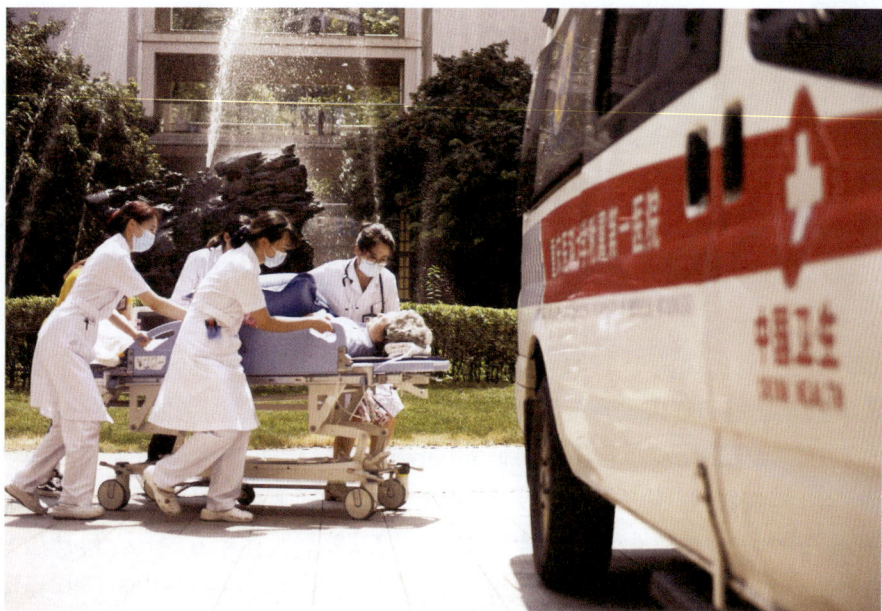

120 急救转诊

三、智慧赋能，跑出高效管理"加速度"

进一步规范医养服务流程和机构运营管理，青杠老年护养中心引进智慧医养综合管理平台，2023 年 8 月 24 日正式上线投用，系统设置接待管理、出入院管理、老年综合评估、老年人照护管理、健康管理、文娱康乐管理、行政管理、后勤管理、运营统计分析、照护移动端、评估移动端、长者移动端和家属移动端等功能模块，打破数据壁垒，初步形成医养照护核心业务的线上闭环管理，实现执行层面高效率、数据层面标准化。截至 2023 年 12 月底，为机构内 300 名在住老人构建个性化照护方案，完成照护任务 74 万余条，办理出入院 30 人次；执行并记录各类型照护变更 148 次、请销假 335 人次，完成 800 多人次预约与 60 余个团体访客预约的到访工作。

强化核心竞争力 全力打造全方位照护服务

重庆市大足区人民医院

摘 要

重庆市大足区人民医院围绕老年人健康需求,坚持开展环境适老化、措施多样化、服务专业化建设,采取环境优化与便利适老、提供"全链式""全方位""全领域"医养服务、融入中医特色疗法及心理健康关爱、实施互联网延伸服务,秉持"至亲、至意、至精、至微"理念,推进医养结合服务深度融合,走医防融合发展路,增老年幸福获得感,让老年人幸福生活。

重庆市大足区人民医院于 1941 年建院,现为三级甲等医院,有国家胸痛卒中房颤中心 3 个、市医学重点学科和临床重点专科 18 个、医师护士规范化培训基地 2 个、院士科学家工作室 2 个、科研工作站 1 个,承担医学科研 60 余项。医院于 2017 年 8 月经民政局批准开办了集医疗康复、养老护理、休闲娱乐于一体的院护养中心,医疗床位编制 1 200 张、年诊疗 84.19 万人次,养老床位开放 92 张、入住老年人 85 人,养老入住率 92.31%、慢性病老年人占 99%、失能老年人占 55.3%。医院坚持以老年人为中心,强化医疗、照护质量管理,提升医养服务核心竞争力。

一、深化系统管理强能力,添健康养老动力源

(一)构建"全链式"医养服务新模式

扣紧全流程服务链,完善"护养区—慢病康复区—新院治疗区—护理康养区—护养区"闭环转运机制,畅通养老、医疗、康复等资源跨区域融合,为入住老年人提供生活照料、医疗诊治、康复护理、安宁疗护等"一体化"服务,截至 2023 年 12 月底,收治老年人于医院治疗区 749 人次,获得康复治疗 213 人次。此外,建立老年人巡视、分级护理、探视、入出院、陪同就医、家属联席会议、应急预案等运营机制,推进医养结合服务制度化、规范化、专业化。

（二）打造"全方位"医疗服务保障网

依托强大三级甲等医院的医疗资源和平台优势，强化老年医学科建设，以老年患者为中心，以共病管理、多学科协作的诊疗模式，形成老年慢性病管理、急病救治、老年功能维护的专科特色。每周安排医师、护士、康复师、药师到护养中心联合查房 2 次，及时全面掌握老年人身体情况，为老年人提供高质量医养结合服务，把入住老年人的健康医疗服务放在首位。

（三）打通"全领域"急诊急救生命线

瞄准老年人身体功能特点，精准定位健康需求痛点，规范建设"胸痛、卒中、创伤"三大中心，构建急危重症救治体系和院前院内信息共享网络，打造现代化急诊就诊平台，为入住老年人提供医疗救治绿色通道和"一站式急救"服务，截至 2024 年 1 月，成功抢救突发室颤、心律失常、心肌梗死、呼吸衰竭、脑卒中等老年患者 76 人次。

二、聚力资源整合应需求，走特色内涵发展路

（一）融入中医特色疗法

充分发挥中医药医疗、预防、保健、养生等"简便廉验"的独特优势，整合中医与养老资源，运用针刺、艾灸、督灸等 18 项中医特色疗法，治疗老年颈肩腰腿痛、面瘫、脑梗等常见疾病，截至 2023 年 12 月底治疗老年人 1 080 人次，全面提升老年人的健康生活质量。

（二）注重心理健康关爱

聚焦老年人心理健康问题，护养中心定期邀请心理专家、院内康复科、睡眠心身中心对失智、失能和认知障碍、焦虑老年患者开展康复、心理支持工作。通过长期的一对一心理疏导，掌握老年人身体状况、个性需求，提供心理辅导跟踪服务，进一步夯实心理健康防线。

（三）拓展医护延伸服务

着眼居家医疗护理需求，依托互联网技术全面织密社区医养服务网络，将医养结合服务延伸到社区家庭，采用"线上申请、线下服务"的方式，开展导管护理、伤口造口、骨科护理等"5 大板块"14 个医疗护理服务项目，截至 2023 年 12 月底，已为 123 名失能、康复期和终末期老年人提供上门医护服务，精准对接老年人多样化、多层次的健康需求。

以养办医 以医助养 赋能医养双向融通

南充市社会福利中心

摘 要

南充市社会福利中心立足 70 多年养老服务实践,聚焦养老服务实际需求,在"以养办医"方面,念好"建管创、工学研、评改控"等"九字诀",狠抓"养、护、医、康、学、乐、为"七个维度一体化服务;在"以医助养"方面,倡导并实施"养老医生、养老护士"在医养服务中的深入实践,实现了"以养办医"与"以医助养"双向互补,融通发展。

南充市社会福利中心始建于 1950 年,属市民政局直属综合性社会福利事业单位,挂牌市养老服务中心、市老年大学、南充民康医院,设置养老床位 300 张、医疗床位 125 张,主要承担全市公益性养老服务、养老服务业务指导、质量评估、人才培训、老年人能力评估等工作。在实际工作中,坚持养生养老为基础、专业照护为支撑、健康服务为保障,致力于医养要素深度融合。

一、念好"九字诀",服务品质专业化

(一)"建管创"并举,优化专业环境

新建 2 万平方米医养大楼,功能布局既有物理分区、又有机统一。在附设的医疗机构内成立健康管理中心、康复理疗中心、能力评估中心,开设老年综合、中医养生门诊;同时医疗资源下沉融入养老科室,分类建成颐养、康养、医养照护专区,做到医养功能互为一体,实现预防期保健、患病期治疗、康复期护理、稳定期照料的连续、完整服务。

(二)"工学研"同步,优化人才队伍

一是落实"人才复合、技术结合",从优配齐专业照护、医疗康复、社会工作、心理支持、健康管理、老年教育等多领域专业队伍,其中专业技术和职业技能人员占比 92%,持证上岗率 100%;二是精准培训"养老医生、养老护士",常态化派员参加各类专业进修、继续教育,

立足实践外聘专家教学指导，近三年累计内部培训 3 000 余人次；三是积极参加养老服务专业竞赛活动，多次获得国家、省级专业竞赛荣誉和表彰奖励，并在多个专业领域发表学术论文 21 篇。

（三）"评改控"互补，优化服务品质

一是围绕老年人感受建立多维度评价机制，成立发展服务部，从老年人及家属、社会层面开展常态化测评，满意度一直保持在 95% 以上；二是围绕促进规范建立标准化工作机制，成立标准化建设办公室，贯彻落实服务标准，持续改进技术支撑；三是围绕提升品质建立考核机制，成立服务质量控制部，实行日检查、周考核、月通报，促进服务品质化发展。

二、抓准"七个面"，服务模式一体化

探索医养融合服务体系化，构建"养、护、医、康、学、乐、为"七个维度一体化全链条服务模式。规范设置生活照护、医疗康复、文化娱乐等活动场所，创建营养膳食区、健康服务区、怡养文化区，配套适老化人文设施，实施行之有效的服务措施，同时医疗资源下沉融入养老科室，医生、护士、康复、社工等专业人员成为每个养老科室"标配"，全过程参与、全覆盖服务，做到健康教育、健康评估、健康干预覆盖率100%，实现慢性病有管理、疾病早发现、小病能处理、大病易转诊的全方位医疗保障，营造友好、专业、赋能的养老服务环境，切实满足全方面、多元化的养老服务需求。

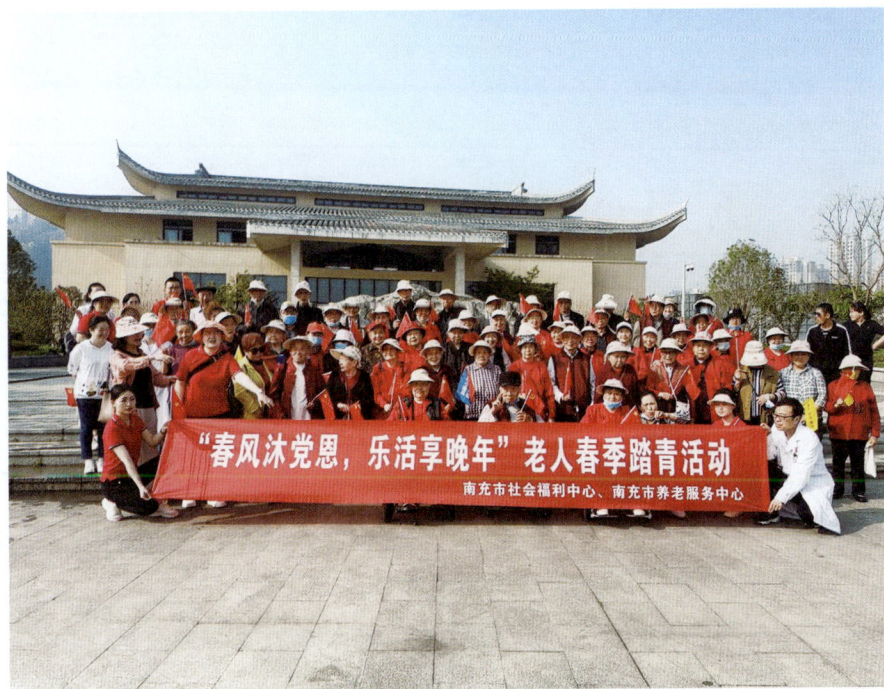

组织老年人开展户外活动

三、造就"一个势","以医助养"成气候

（一）聚合资源，共建共享

广泛链接整合区域高质量医疗资源，与川北医学院附属医院、南充市中心医院等三甲医院签订双向转诊协议，建立就医绿色通道；取得医保定点资格，就医联网、实时报销；积极参加医疗救护、健康宣教、医养文化建设等各类专题研讨、学术交流，借智借力促进医养工作创新实践。

（二）聚势聚力，辐射示范

一是履行市养老服务中心职责，建成了覆盖全市的养老服务信息平台，为养老工作提供专业咨询、服务受理、指导培训等"一站式"服务，并承接四川省"认知症友好社区""养老服务综合体"等试点项目。二是设立老年人综合能力评估中心，开展全市老年人能力及服务质量评估，年均提供评估服务 3 000 余人次。三是建立全市养老服务人才培训和技能实训基地，2021—2023 年，组织开展人才培训 1 000 余人次，推动全市养老服务专业化发展。

医养结合多元化　三位一体优服务

攀枝花市第二人民医院

摘　要

攀枝花市第二人民医院秉承"医养一个人，幸福一家人"理念，根据区域老人群体分布特点、多样化医养需求及服务定位三个要素，充分发挥综合医院医疗优势，通过建立多学科团队、全方位融入医疗、综合评估、分区收治、精准照护、绿色通道等提供多元化医养结合服务；通过信息互通、资源整合、社区为老服务中心建设、认知障碍社区共建、居家养老上门服务等建立了医院—社区—居家三位一体的全链条服务体系。

攀枝花市第二人民医院为三级乙等综合医院，2018年5月成立攀枝花市医养康复示范中心，投资1 800万元，建筑面积6 880平方米，床位206张。近年来逐步形成了医院—社区—居家三位一体的医养结合特色品牌。中心由老年科托管逐步发展到独立运营，由成立初入住2人到现在入住150余人，入住率75%以上，其中失智、失能老人占比65%以上。

一、发挥医疗优势，医养深度融合

（一）团队专业、多科协作

由老年科、康复科、安宁疗护中心、中医科、营养科等组建了多学科医养团队，统一管理，分工合作。建立了医养中心专职医师日常巡诊，老年科慢性病防治及急症处理，中医康复双查房全程介入，安宁疗护中心生命末期照护，营养科营养干预的医疗多元化融入模式。

（二）科学评估、分区精准照护

综合评估后，分区管理，精准制定个性照护计划，定期评估，动态调整。中心分慢性病、失能照护、认知照护、康养、康复及安宁疗护6个区，每个区都各有特色，如认知照护区有五感训练室、怀旧小屋、模拟车站等，通过情景模拟、干预训练延缓和控制认知症状；康复区开展传统和现代相结合的康复理疗服务，老人在床旁即可享受到便捷的服务；康养区注重精神文化需求,老年大学设点开班,让老人老有所学,社工志愿者定期开展文化活动。

(三)设施齐备、绿色通道畅通

中心在院区内,独立楼栋又与医院互联互通,配置齐备的医疗设施设备,开展多学科会诊,建立双向转诊制度,打造 5 分钟生命救治圈,实现突发疾病可第一时间救治,并由绿色通道及时转医疗区救治。近年完成养转医 368 人、医转养 164 人,康复返家 157 人,3 期及以上压力性损伤 21 例,均痊愈,院内压力性损伤发生率为 0,无护理并发症发生。

二、全链条联动,构建三位一体体系

(一)智慧支撑、三级联动

搭建智慧医养平台,配备智慧养老设备,应用智能化技术手段,实现信息收集、电子档案管理、网上预约、缴费、评估、远程医疗、风险预警等,支撑医院—社区—居家信息互通、数据共享三级联动。

(二)社区共建、延伸服务

与辖区 7 家养老机构组建"一干多支"医养联合体,实行"需医上转,康复下转"机制,解决民营养老机构医疗支撑不足的问题。与社区共建玉泉为老服务中心及杨家坪认知障碍友好社区,开展日间照料、假日托管、医疗照护、认知风险测评、家庭照护者培训等服务将专业化照护延伸至社区。2023 年开展认知风险测评 2 016 人,筛查出风险人群 624 人,进行全程干预。组织健康教育讲座 46 次,医疗咨询 2 000 余人次。

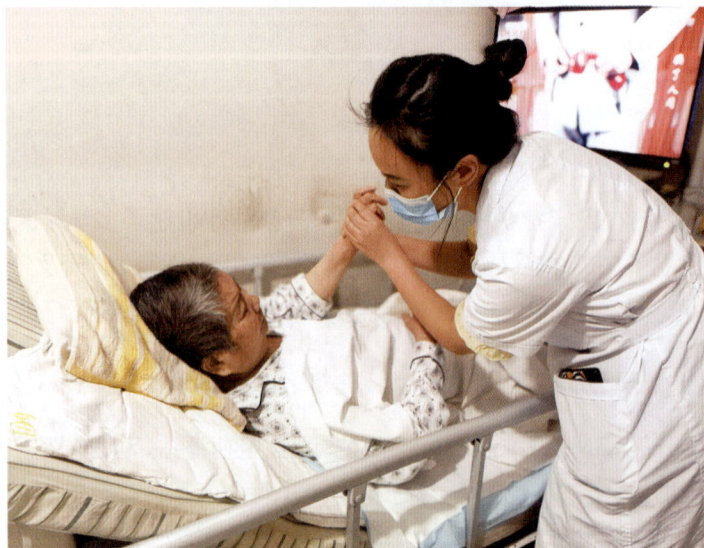

居家养老上门服务

（三）居家养老、便捷服务

以医院专业队伍为支撑，建立600余名"居家养老上门服务志愿者库"，为居家上门服务提供人力资源保障。通过服务需求调查、综合评估为517名高龄、空巢老人建立服务档案开展居家养老上门服务，在基础服务项目上，增加了医疗护理、康复训练、针灸理疗等7类服务36项目，服务人次15 000余次。与民政、消防及社区联合开展居家安全巡查服务，巡查120户，查出隐患11次，处理11次，确保老人居家安全。

三、建标提质，助力养老服务行业高质量发展

总结做法经验，制定《居家养老上门服务方案》《双向转诊流程》等各项流程及企业标准共计68项，参与制定《四川省老年居家护理服务规范》及参与试点工作，形成了可复制的经验。

下一步，中心将持续贯彻医养结合要求，深化养老服务标准化建设，丰富"康养＋医疗"内涵，助力攀枝花建设共同富裕试验区。

以科研创新为抓手　助推智慧医养建设

自贡市老年病医院

摘　要

自贡市老年病医院始终秉持以维护老年人身心健康、提升老年人生存质量为目标，充分发挥互联网在提升医养服务质量、改善老年人就医体验等方面的作用，探索建立"互联网＋医养结合"服务新模式，全力打造"互联网＋"医养服务高地，努力推动形成积极应对人口老龄化智慧医养"自贡样板"。

自贡市老年病医院是川南地区集医疗、教学、科研、预防于一体，综合科系基本配套的国家三级甲等专科医院，系全国首批老年友善医院、老年医疗照护培训基地、老龄健康医养结合远程协同服务试点机构。医院开设有老年病相关临床专业科室 13 个，开放床位 2 490 张（老年科床位 1 200 张），养老床位 60 张，老年科入住率均保持在 90% 以上，失能、失智患者占老年患者总数的 79%，年门诊量 25 万余人次，年出院患者 1.7 万余人次。

一、编织"互联网＋"医养服务网络

（一）搭建智慧医养平台

充分应用 5G、云计算、大数据、人工智能、物联网等新技术，搭建医养融合网络，自主研发集健康数据采集、健康档案管理、健康评估、量表筛查、健康干预、数据监测、远程问诊等功能于一体的自贡市智慧医养大数据公共服务平台，实名动态采集老年人基本信息、疾病数据、身体指标等数据，为老年人提供全方位、综合性的医养结合服务，平台获 2020 年中国医药教育协会科技创新二等奖。2019 年平台上线以来，累计建档 12 万余人，采集数据 550 余万条。

（二）扩大医养服务供给

在养老院、社区、公园等人流密集场所设立智慧医养服务站，配备健康一体机、移动智检箱等设备，与自贡市智慧医养大数据公共服务平台实现互联互通，通过定期安排医务人员现场坐诊,将医养服务送到市民家门口。2019 年以来,累计投用智慧医养服务站 11 个,医院与省内外 80 余家医疗、养老机构签订医养合作协议,为老年人提供健康监测及咨询服务。

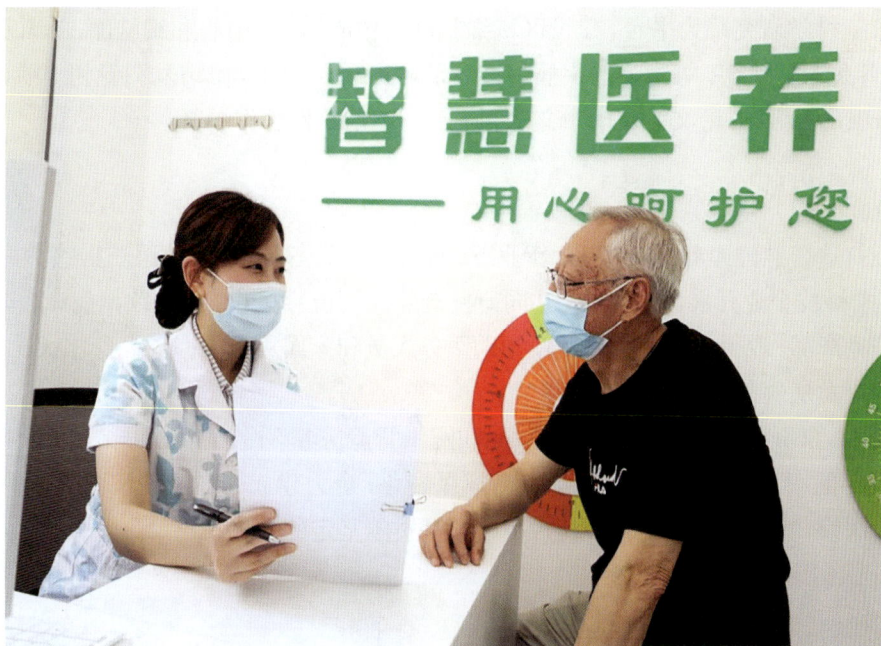

老年人在智慧医养服务站进行健康咨询

(三)探索医养融合路径

坚持以老年人为中心的服务理念,建立集"医疗、护理、心理、康复、照护"为一体的院、科两级老年照护管理体系,实行老年医学多学科联合诊疗,为一体多病的老年人提供"一站式医养结合服务"。2019 年,医院建立的"个案管理、综合评估、多学科诊疗"医养结合新模式入围国家卫生健康委与世界卫生组织(WHO)共同开展的"医养结合在中国的最佳实践"项目名单。

二、打造"互联网+"医养服务高地

(一)推动区域资源共享

2023 年,医院牵头组建川南渝西老年医学联盟,投入信息化建设资金 8 000 余万元,打造川南渝西智慧医养中心,通过搭建学习和交流平台,加快形成老年医学相关政策研究、学术交流、人才培养、科研成果转化、服务社会等方面的聚合和规模效应。联盟先后与川渝 36 家老年病诊疗单位签订合作协议,线上线下同步开展联盟交流会议 2 次,吸引 200 余家单位近 800 人次医务人员参与。

（二）培育老年健康产业

大力发展细胞治疗产业，将细胞治疗、免疫治疗、基因治疗等新技术广泛应用于临床，以自贡市脑科学研究院为平台，建设区域细胞制备中心、治疗中心和细胞库，提升肿瘤、糖尿病、老年痴呆、脑卒中等难治性疾病治疗效果。2021年以来，申请发明专利1项、实用新型专利6项；发表SCI论文14篇，中文期刊14篇，申请软件著作5项。

（三）助推银发经济发展

积极打造智慧健康养老新产品、新业态、新模式，以提升老年人就医获得感幸福感为目标，与多家科技企业开展深入合作，共同研发老年人智能穿戴设备、防跌倒病床、监测雷达等智慧适老产品，取得相关专利28项，帮助医务人员和家属实时掌握老人身体状况及行踪，及时干预突发疾病。

下一步，自贡市老年病医院将依托"互联网＋智慧医养"平台，以医养结合为突破口，精耕细作老年健康科研领域，积极推动科研成果转化，全力建成面向川南渝西地区的中高端医养融合医院，为推动医养结合事业可持续发展贡献坚定的力量。

聚焦农村老龄化　医养结合促健康

遂宁市船山区桂花医养中心

摘　要

遂宁市船山区桂花医养中心，以"保障基础、普惠均等、多元参与、统筹衔接"推动医养康养融合的思路，聚焦解决农村失能、失智、高龄老人及特困等特殊群体的养老及医疗服务问题，着重做好特殊群体的医养结合服务工作，以联村卫生室建设为切入点，撬动"医养结合""医康结合"和"乡村医生一体化管理"三大创新模式的落地，建成了以养老为基础、医疗为保障的医养结合示范中心，是让老人身心健康化、运行效能最优化、卫生价值最大化的农村医养结合模式。

2017年1月，船山区民政局、桂花镇党委政府规划筹建桂花镇养老中心。2017年5月，为解决农村失能、失智、高龄老人及特困老人养老服务和医疗保障问题，以全市联村示范卫生室建设为契机，遂宁市卫生健康委、船山区民政局、卫生健康局等部门决定将金井联村示范卫生室与桂花镇养老中心统建统管，合称桂花医养中心，由桂花镇中心卫生院运营管理。中心累计整合项目及社会资金925.75万元，其中民政资金629.75万元、卫生健康资金270万元、天齐锂业公司捐赠26万元，统筹用于基础建设、设备采购及人员培训等，于2018年正式营业，重点收住全区失能、失智特困老人，为入住的人员提供"医康养护一体化"服务，同时面向周边群众提供基本医疗、公共卫生、中医治未病、康复养老、预防保健等五大服务。

一、功能齐备，一体化服务更安心

桂花医养中心以老年患者的需求为导向进行适老化改造，配备养老床位84张，医疗床位20张，按照严格功能分区，设置医疗区、康复区及养老生活区，设有健康小屋、多功能室、全科诊断室、治疗室、中医馆、康复中心、安宁疗护室、辅助检查室、综合评估室等，同时医疗区配置有76类、436台件、价值约400万元的设施设备；康复区配备50余类80余件、价值约200万的康复设备。由桂花镇中心卫生院派驻的全科医师、中医师、康复师为主体，合理搭配技师、护师、药师、营养师、健康管理师等7名专业技术人员，护工、保洁等18名工作人员，组成一支专业的医养结合的服务团队，为入住老人开展"医康养护"一体化服务。通过与遂宁市第三人民医院建立医联体,利用市、区老年及康复医学专家资源,采用 MDT 模式为老人制定科学合理的康复及健康管理方案,最终实现对失能、失智老人持续提供及时有效的康复治疗及健康干预,截至 2023 年底,中心累计收住失能、失智老人 192 人,提供门诊服务 4 926 人次,住院服务 1 216 人次。

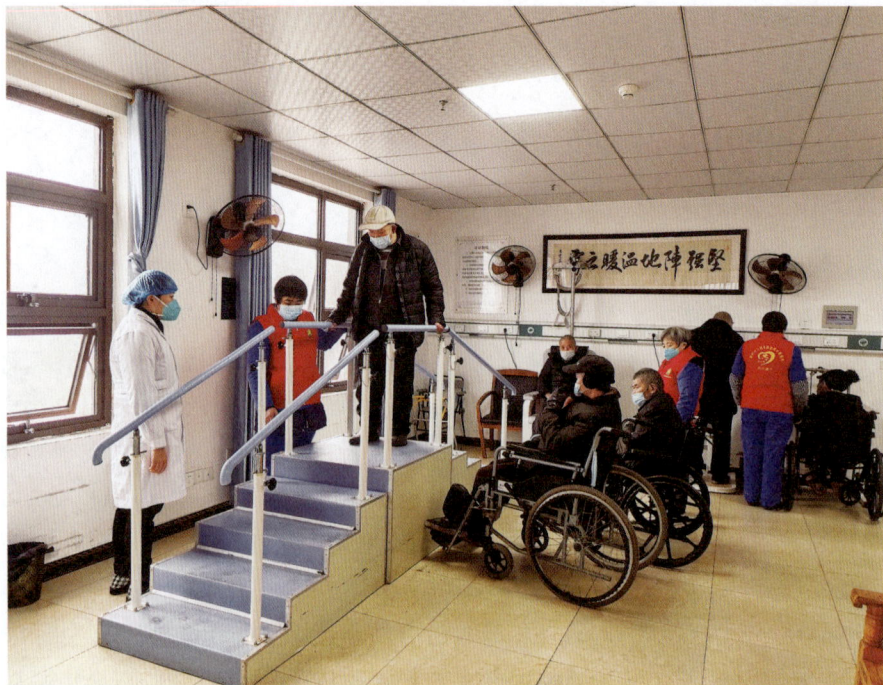

桂花医养中心入住老人日常康复活动

二、医防并举,优化服务体系

从农村医养实际出发,"居家医疗"模式也就在桂花镇应运而生,依托家庭医生签约体系,组成 5 个由全科医师、精神专科医师、护师、乡村医生、康复技师联合组建的家庭医师服务团队,通过签约随访、健康管理、居家照护相结合的方式,着力打造以"家庭医生签约 + 康复理疗 + 养老服务 + 精神卫生"的全链条农村医养结合服务模式,不断提升居家医养服务能力和工作水平,满足农村老年人多层次健康养老的服务需求。2023 年相继开展"医防融合"下乡惠民活动 100 余次,对农村残疾人、失能老人、居家养老人员、重病患者入户随访 1 200 余人次,针对重点人群开展医疗服务及健康状况调查 4 000 余人次。

三、心身并重,开展老人认知障碍筛查

针对老龄化程度加重,老年人认知障碍比例上升的实际情况,桂花医养中心积极开展老人认知障碍排查,派驻精神专科医师开展精神心理评估和干预,避免精神心理问题危害

老人健康。做到身体照料和心理精神评估干预两手抓,积极开展心理慰藉、文娱活动、精神评估、自编心脑手保健操等,实现老年认知障碍及心理精神问题早发现、早诊断、早干预,身心健康享晚年。2023年以来,医养中心筛查和干预睡眠障碍、情绪障碍等100余人次,为医养中心及周边2 000余名老年人进行认知障碍筛查,发现129名老人存在认知障碍,并通过非药物治疗方式对其进行干预治疗,以延缓老年认知障碍发展进程,提升生活质量,有效减轻家庭负担。

做强专科品牌 打造开放平台
积极探索"医养"高质量发展新路子

江油市老年病医院

摘 要

江油市老年病医院以"夯实老年医学科建设、升级改造适老化设施、搭建照护服务层级体系、组建区域医养联合体、完善医养准入机制、打造咨询评估一站式服务平台、强化医养服务人才培养、提升内部综合管理水平"等 8 项举措为具体抓手，促进医养服务供给能力与内涵质效稳步提升，较好解决了绵阳市及周边高龄患病和失能、失智老人的就医、养老难题。

江油市老年病医院始建于 1966 年，前身为长钢集团三分厂职工医院，2009 年由企业改革移交地方，2011 年增挂江油市老年病医院牌子。医院现有编制床位 160 张，养老床位 260 张，实际开放床位 600 张；现有职工 240 余人，其中医疗专业技术人员 160 余人，专业照护人员 70 余人。2005 年开始探索"医护全程服务病有所医，护工昼夜陪伴老有所养"医养结合延伸服务，2015 年取得养老机构许可证，形成"卫生主管、民政扶持"的新型管理运行体系，通过多年的深耕不辍，医养结合发展底色更浓、成色更足、亮色更显。

一、聚焦专科专业，一体化提升综合服务能力

构建特色专科体系。医院紧盯老年医学发展方向和老人就医需求，开设认知障碍、安宁疗护、老年重症、老年康复、老年精神等老年特色科室，形成"一干多支"专科体系，通过推行老年综合评估、落实多学科团队会诊、开展"医疗、护理、照护"三位一体联合查房等多举措提升老年医学专科能力。专业建设"回忆村"。为使入住的认知障碍症患者对环境不抗拒，营造出充满旧时光记忆的"回忆村"，布置蝴蝶牌缝纫机、墨绿色邮筒、老式煤油灯、手摇式风车等老物件，打造红色记忆照片墙，怀旧味儿十足，使患者置身于曾经熟悉的环境中，以助于病情改善。专业开展认知训练。颇具特色的是认知障碍病区以"用进废退""泛家庭理念""YES 文化""老人做主"四大理念为指导开展的认知康复训练，为有效延缓痴呆进程、

提升患者生活质量起到不可忽视的作用。比如,制作虚拟货币,以便患者在科室营造出的模拟社交中使用,既调动参加认知康复训练的积极性,又能训练其计算力、语言沟通能力、社会交际能力;通过开展有氧运动(八段锦、手指操、投篮等),训练患者的注意力、学习模仿能力的同时,可维持躯体功能;定期开展象棋、围棋、扑克牌比赛,训练逻辑思维能力和判断力;通过手工制作、绘画涂色等,训练注意力、审美及执行能力;除此之外,还有音乐治疗、园艺劳动、书报识图等,寓练于乐,丰富在院生活的同时,也一定程度改善了患者认知水平。

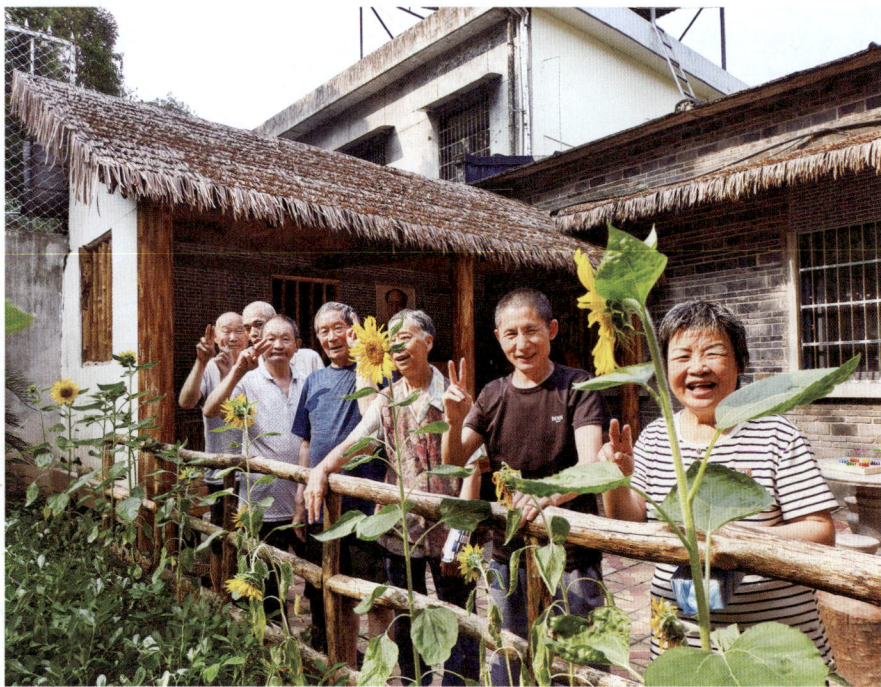

为老年人建设"回忆村"

二、聚焦共建共享,开放式打造医养联合体

2017 年医院与全市 30 余家养老院、医养机构共建江油市首个医养联合体,为实现江油市内养老机构与医疗机构在业务协作、人才培养、资源共享、组织管理等领域的功能互补搭建开放交流平台。医养联合体功能包括为成员单位提供培训交流、义诊巡诊、开通绿色就医通道及医疗养老机构间的双向转诊服务。截至 2023 年底,联合体成员单位的 1 500 余名老人享受到便捷高效的绿色就医服务,近 400 名失能、失智老人得到及时有效的长期照护服务。

三、聚焦互帮互助,人性化开展志愿服务

医院推出"久久健康时间银行",以志愿服务为有形载体,秉承"以时间换时间,以服务换服务"的理念,广泛吸纳公益组织、学校、社区、事业单位等爱心的志愿者到院为老服务,

他们可以通过储存对院内患者的帮扶时间，来兑换体检券或其他志愿者的爱心帮助，既丰富了院内患者的精神文化生活，也让爱心得以相互传递、正向激励，在更大范围生根发芽、开花结果。自2017年推出至今，在"久久健康时间银行"注册的志愿者已有500余人，累计服务时长达13 000余小时。

医院现服务量稳步增长，患者满意度高位稳定，对比2020年数据，年平均住院人次从4 793人次增至6 346人次，增幅达32.4%。医院参与了《四川省老年友善医疗机构评价标准》的制定，并作为江油市老年友善医疗机构创建的牵头单位，对江油市内30家医疗单位进行了老年友善医疗机构创建工作的培训、指导、评审和验收，发挥引领作用。

养老院＋护理院＋社区卫生服务中心打造医养服务闭环

贵阳市云岩区皇钻老年护理院

摘　要

贵阳市云岩区皇钻老年护理院致力于打造"养老院＋护理院＋社区卫生服务中心"的医养服务闭环。不断提升规范化管理运营,制定了多项管理制度、规范、标准,采取多种医养结合工作模式,并不断提升医养结合服务能力,包括环境建设、队伍建设、信息化建设以及发挥中医药特色等措施,为老年人提供全面的医疗和养老服务。

贵州皇钻老年产业开发有限公司成立于 2014 年,为满足老年人健康养老服务,设立"贵阳市云岩区皇钻老年护理院",丁 2018 年获得医保结算功能。此外,公司还中办了"云岩区金惠社区卫生服务中心",为贵阳市云岩区万科城及杨惠村居民提供服务。目前,机构内医养结合床位共有 320 张,使用率在 92% 以上,其中失能和失智老年人的住养比例高达 84%。

一、建立规范化、标准化管理机制

参与编制《贵州省公建养老机构委托运营管理指南(试行)》和《贵州省公办养老机构运营管理指南(试行)》,助力完善贵州养老服务体系建设。为了提高医养服务质量和管理水平,制定并实施《皇钻医养规章制度汇编》和《皇钻医养服务要求与规范》等内部管理文件。部分标准已通过贵州省养老服务标准化试点项目的验收,这些科学的管理制度、规范和标准,确保了机构的高效运转和服务质量。

二、建立医养结合服务闭环模式

建立"养老院＋护理院＋社区卫生服务中心"服务闭环模式。养老院为老年人提供长期居住和日常照料服务,包括饮食、住宿、生活照料、社工服务、心理咨询、康复护理等。护理院作为一级医院(养老院内设医疗机构),主要为较高护理等级的老年人提供专业的医疗护理服务,同时,开通医保结算功能,能够为有医疗门诊和住院需求的老年人提供相应诊疗服务。社区卫生服务中心作为基层医疗机构,为居民提供基本医疗服务、预防保健、健康教育等。在服务闭环模式中,社区卫生服务中心与养老院和护理院建立合作关系,为老年人提供定期体检、慢性病管理、家庭医生签约服务等。

这三个机构之间形成服务闭环,实现信息共享、协同工作。老年人在养老院或护理院接受护理和医疗服务,如有需要,可以通过绿色通道快速转诊至社区卫生服务中心或上级医院。同时,社区卫生服务中心也会定期回访和关注养老院和护理院的老年人健康状况,确保他们得到及时的医疗照顾。此外,与多家医院建立联合体关系,建立了面向危重、疑难、突发、重大疾病的双向转诊机制和绿色通道。

三、固本强基,优化提升医养服务能力

机构设计和建设方面,充分考虑老年人的特殊需求,安装扶手、防滑地面、无障碍通道等设施。同时,机构还定期对设施进行维护和升级,确保老年人的生活和医疗环境始终保持在高品质水平。

队伍建设方面,拥有一支专业的医疗和护理团队,团队人员与老年人的比例达 1∶2 左右,他们具备丰富的临床经验和专业知识,能够为老年人提供全方位的医疗和护理服务。机构定期组织培训和继续教育,提升人员的专业技能和服务水平。同时,还建立了激励机制,鼓励员工不断提升自己的能力和素质。

内部管理方面,引入先进的信息化技术,开发软件服务系统,实现医疗和养老服务的信息化管理。通过信息化系统,能够更快速、准确地记录和跟踪老年人的健康状况和服务需求,提高服务的及时性和准确性。实现医疗和养老服务之间的信息共享,为医生和护理人员提供更全面的老年人健康信息,制订更个性化的护理计划。

中医药特色方面,聘请具有丰富经验和高级职称的名老中医,为老年人提供个性化的中医体质辨识和养生保健建议。开展中医康复治疗,如针灸、推拿、艾灸等,每日提供大约 50 人次的门诊和住院服务,帮助老年人恢复身体功能,提高生活质量。

下一步,将提供更加定制化的服务,鼓励家属更加积极地参与老年人的护理和康复过程,加强与社区的互动和合作,引入远程医疗、智能健康监测等,进一步提升其医养结合服务的质量和水平,为老年人提供更加全面、个性化和优质的服务。

"医康养护旅"深度融合　共同守护长者健康

开远市人民医院

摘　要

开远市人民医院以满足老年人多层次、多元化的健康养老服务需求为目标,不断优化规划布局、完善服务体系,将医疗和养老相结合,把康复养生和生活照料融为一体,推动医、康、养、护、旅深度融合发展,逐渐形成特色鲜明的养老服务品牌。

开远市人民医院始建于 1942 年,是一所集医疗、急救、教学、科研、预防保健为一体的三级乙等综合公立医院。按照市委、市政府的决策部署,于 2012 年开始探索并致力于医疗与养老的完美契合,2018 年创新建立起开远凤凰谷生命养护中心(以下简称"养护中心")。养护中心与南洞公园、植物园相拥,毗邻开远高铁南站,环境幽雅,空气怡人,是老年人医康养的理想福地。总投入近 9.8 亿元,占地规划面积 870 亩,建筑面积约 13.5 万平方米,规划设置医疗床位 300 张,养老床位 1 500 张,候鸟型旅居床位 200 张,目前开放医疗床位 300 张,养老床位 382 张。按照医养密切结合又分区管理的要求,设置老年病专科医院、养老中心、养生中心、康复中心等。

一、以"五位一体",创新特色服务

(一)聚焦医疗服务专科化

内设老年病专科医院,开设安宁疗护区、精神/心理科等特色科室,全面提升医疗服务能力,入住老人足不出院即可享受优质医疗服务。2023 年老年病医院共收治门诊患者 35 000 余人次,住院患者 5 100 余人次。

(二)融合养生康复一体化

开设老年康复科和中医养生馆,在把握好预防养生、未病先治等中医理念下,为病患提供传统康复项目,构建康复治疗与养生保健一体化模式。2023 年,共收治老年康复患者 300 余人,提供养生保健服务 1 000 余人次。

（三）创新医养结合特色化

组建独立科室，配备老年病专科医师、护师、营养师、评估师等，专门为养老人员提供医疗查房、康复理疗、慢性病管理、健康监测等服务。为每一位新入住养老人员进行全面的老年人能力评估，根据既往病史、生活能力、心理需求等制定个性化的照护方案。养老房间内设有中心供氧、负压吸引、一键呼叫等医疗设施，建立医疗保障区与养老区的双向转诊机制，确保医养结合无缝衔接，实现"小病不下床，大病不出院"。

（四）深耕养护照护精细化

成立养老护理员管理部门，每周对护理员进行专业技能及职业素养等方面培训，定期进行监督考核。目前拥有专业护理员 87 名，其中高级护理员 11 名，每位护理员均熟知养老人员的生活需求，确保护理服务够"精"、够"细"，提供全程"无家属陪护"服务。以医为支撑，养为基础，实行"医生＋护士＋护理员三职联动"的工作模式，提供"24 小时×7 天"医养结合一体化服务，把无微不至的关怀贯穿到老年人衣、食、住、行中。

（五）开创绿色文旅多元化

融合多地旅游资源，开发特色旅游线路，开展旅居养老服务。将红色文化、运动康复、公休疗养、休闲度假等模式融入中心发展战略，推动旅游中康养、康养中旅游相融合。2023年，接待省内外旅居康养团队 84 批次，6 800 余人次。

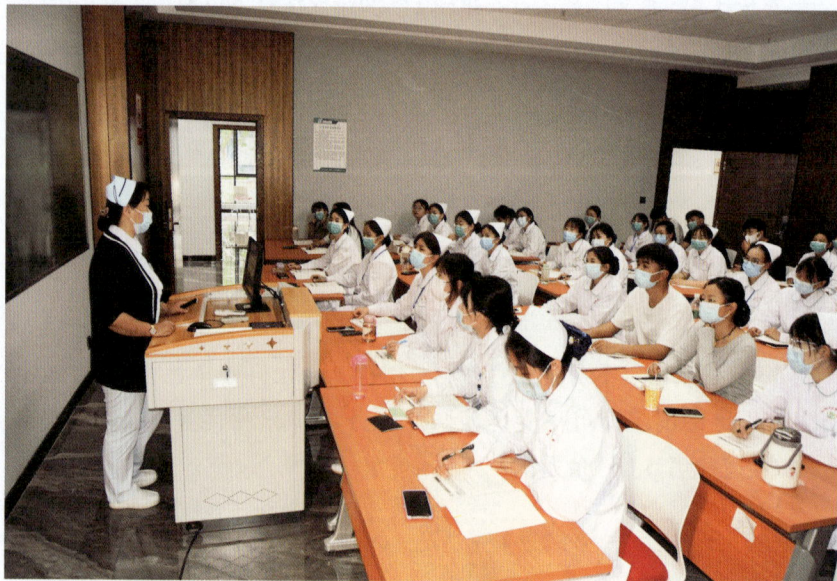

健康产业学院开展教学

二、激活人才发展动能，促进产业协同发展

积极实施"人才强院"战略，完善人才梯队，通过公开招聘等多种方式，储备200余名专业人才，形成年轻化、专业化人才队伍。同时，发挥专业优势，与知名旅游、保险企业合作，推动康养旅游产业，实现资源互补。与红河卫生职业学院合作成立健康产业学院，培养护理、老年保健等人才，提供实训、实习、就业平台，培养老年护理人才60余人。合作开展陪护人员技能培训，培养月嫂、护工250余人，缓解养老服务人才缺口。

健康护航　医养同行同心

昆明悦海怡养养老服务有限公司

摘　要

昆明悦海怡养养老服务有限公司倾力打造活力康养环境，借助毗邻的公园资源，让长者享受更优越的康养环境；依托医疗专业技术，积极发挥医疗专业优势，打造医疗康复、养老护理、健康管理"三位一体"的医养模式；专注于阿尔茨海默病康复护理，精心设计的认知照护环境，经验丰富的医护团队共同为阿尔茨海默病长者提供全方位的健康护航。

昆明悦海怡养养老服务有限公司（以下简称"怡养中心"）自 2016 年开始运营至今，总床位由 100 张发展至 348 张，床位使用率达 64% 以上，入住失能、失智长者占比超过 50%。员工 121 名，总投资 4 000 万，以医养结合为主线，集"医疗康复、养老护理、健康管理"三位一体，力求帮助伤残、病残患者和失独、失能及半失能老人，能在"一个围墙"内切实解决看病、住院、康复、养老问题。怡养中心致力于推进医养结合同行同心，倾力打造活力康养环境，全方位提供舒适体验，并专注于阿尔茨海默病康复护理，多维度保障贴心服务。

一、打造活力康养环境，全方位提供舒适体验

怡养中心建有完善的适老化硬件设施，医养区域采用"时光长廊"设计，特定含义场景唤醒长者远期记忆。引入沐春老年大学资源，丰富长者文娱生活，开展唱歌、棋牌、手工、健身操、八段锦、太极拳、健康讲座、读书会、出行游园活动。倡导绿色疗法，紧邻公园选址，拓展入住长者的乐养空间，把多项文娱活动安排到公园里，对长者身心健康和康复裨益明显。

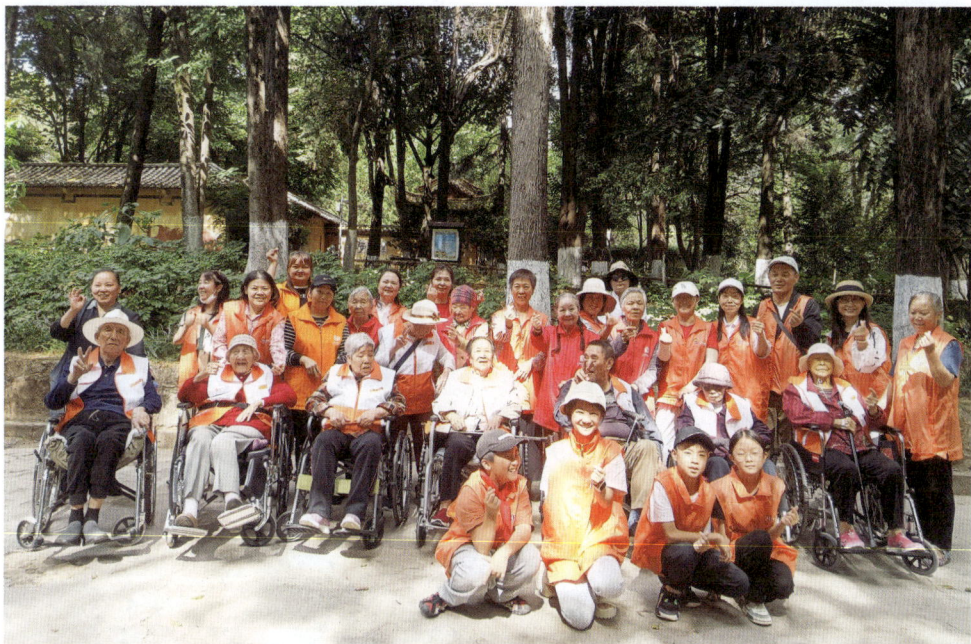

怡养中心快乐踏青记

二、打造"三位一体"医养模式，多维度保障贴心服务

怡养中心充分依托医疗专业技术，积极发挥医疗专业优势，打造"医疗康复、养老护理、健康管理"三位一体,的医养结合模式，实现在"一个围墙"内解决医疗养老、康复护理、健康管理问题。设有医疗床位200张，内设内科、中医科、精神科、安宁疗护科、医学影像科、医学检验科，配备先进的医疗设施设备。拥有医技人员24名，护士79名，具有中高级职称以上32名。医院每天安排不同学科专家到中心指导查房，为每一位老年患者量身制订系统的诊疗方案。同时，与云南省的数十位在各病种领域的知名专家签约，定期组织专家到中心进行会诊，让长者在中心即可享受三甲医院的优质医疗资源。患者的护理照护工作全部由专业护士和护工承担，无需患者家属陪护。为入住老年人建立健康档案，结合老人既往病史、药物使用情况、饮食习惯、运动习惯等进行健康状况评估，跟进健康体检，提供健康生活方式指导。与医养结合配套的康复中心，主要运用现代康复治疗技术及中医传统康复治疗技术为急性疾病治疗后恢复期、慢性疾病康复期的老年患者提供医学康复服务，康复中心使用音乐疗法，定时播放适合老年人的音乐，陶冶情操。同时为老年人提供各种病种的营养食谱，针对不同的患者，提供营养均衡的个性化营养餐。

三、专注于阿尔茨海默病康复护理，推进深度融合

怡养中心是全省首家专注于阿尔茨海默病康复护理的医养结合机构，拥有得天独厚的

康养环境、精心设计的认知照护环境，经验丰富的医护团队。患有阿尔茨海默病的老年人可以在公园里漫步，参与麻将，开展绘画、书法、园艺等爱好，楼层"时光长廊"公共空间也设计了熟悉的场所，如怀旧的昆明站、大观楼、邮局，这些经过特别策划的生活空间将帮助他们回忆起年轻时代的场景和事件。除了护理人员外，建立了专业阿尔茨海默病多学科医护团队照护，根据个人特征，制订护理照护计划，结合阿尔茨海默病干预疗法，如多感官刺激、中医等疗法，通过多套延缓大脑衰退干预治疗方案共同为阿尔茨海默病长者提供优质服务。

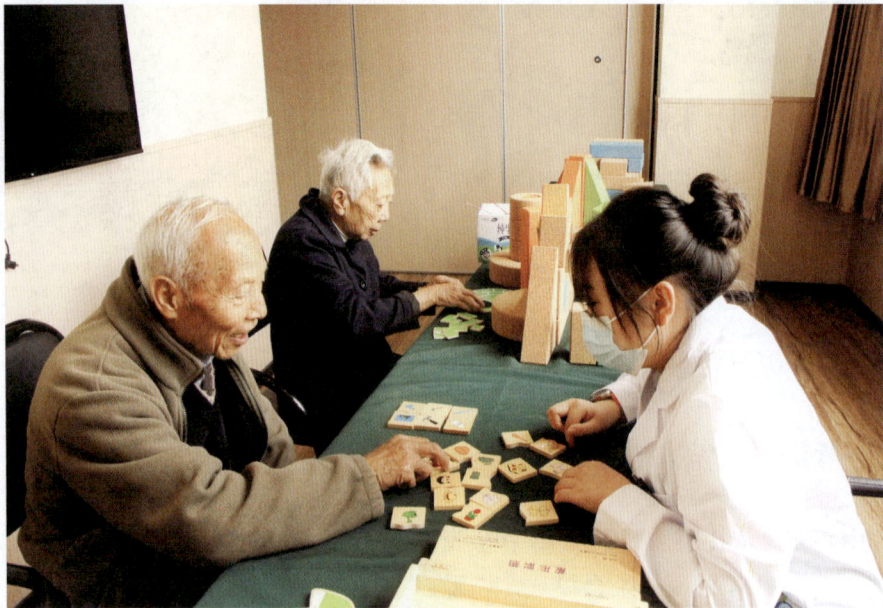

阿尔茨海默病康复认知训练

　　怡养中心自建设以来，得到了多级部门的认可和支持，赢得了许多长者的认同和家属的信任，机构累计覆盖服务的长者次数累计达到 5 679 人次，其中住养服务 1 540 人次，服务阿尔茨海默病长者人数累计达 358 人次，康复治疗 540 人次，社区居家养老上门服务 1 980 人次，举办活动 120 场，活动服务 2 189 人次。医养同行同心，让老人享受到了"零距离住院、床边门诊、即时康复、健康管理"的"无缝对接"服务，极大减轻了子女压力。下一步，将不断探索医养结合新模式，达到资源共享，优势互补，全方位、立体化、系列化地为老年人提供更加周到贴心的服务，让更多老人安度幸福晚年。

构建"医内融养"模式　守护高原老人健康

那曲市藏医院

摘　要

西藏自治区那曲市，平均海拔4 500米，被称为"生命禁区"。2020年，在那曲市藏医院、那曲市民政局共同努力推动下，那曲市色尼区老年人医养结合服务中心成立。中心将藏医治未病理念、藏医药养生保健、藏医药康复理疗等融入健康养老全过程，为本地老人提供医养结合健康养老服务，是西藏高海拔地区医养结合发展的积极探索和生动实践。

那曲市藏医院（医养结合服务中心）是西藏自治区唯一的全国医养结合示范机构。中心成立于2020年，总投资656.14万元，建筑面积11 170.7平方米，中心配备管理人员2名，护理人员19名，专技人员1名，公益性岗位人员5名，后勤人员8名。采取"医内融养"模式，可提供床位153张，内设康复区和静养区，主要提供藏医药浴、足浴、针灸、涂擦、盐熨、熏蒸等藏医特色理疗，为高海拔地区老人提供医养康养一体的养老服务。2020—2023年，中心共接收1 540名老年人住院治疗，为938名老年人建立健康档案。

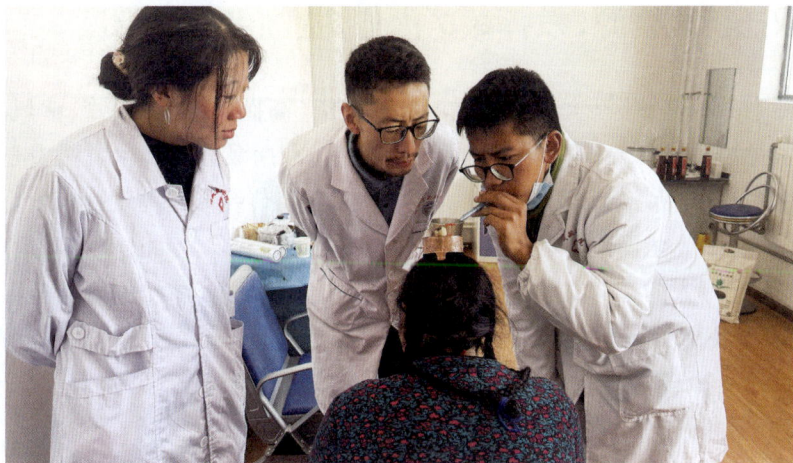

开展藏医金针火灸疗法

一、党政高度重视，部门协同发力，打造政策"支持包"

那曲市委、市政府高度重视医养结合工作，积极落实各项支持政策，及时批复市老年护理院日间照料中心与比邻藏医院联合成立医养结合服务机构，共同推动医养结合事业发展。民政部门解决资金1 191.2万元为中心购置移动DR、心电监护仪、全自动免疫化学发光分析仪等医学检查检验设备，为更好地服务老年人创造条件。自治区藏医药管理局安排108万元康养项目资金购置藏医设备、改造康复室、修缮民族特色药房。医养结合服务中心自建立以来，那曲市藏医院累计投入580余万元，确保机构顺利运转。医保部门按程序将符合条件的医疗服务项目纳入医保支付范围，2020—2023年，医保报销各类老年人医疗服务金额447.43万元。对周边老年人看病免收挂号费、诊疗费、检查费等，2020—2023年，为11个县区老年人减免各类费用108余万元。

二、完善人员配备，加强保障力量，构建服务"技术包"

医养结合服务中心工作人员由市藏医院选派医生、护士、药剂师、技师等业务骨干组成，所有人员均持证上岗，并进行统一管理。工作人员工资福利、职称评定、晋级晋职等与医院职工享受同等待遇，并给予一定的政策倾斜，鼓励医护人员到医养结合机构执业。将中心列入医疗人才组团式援藏工作范围，结合人才引进机制，通过"请进来、走出去"等方式，不断提升中心工作人员医疗技术水平和医疗服务能力。中心定期为老年护理院培训护理人员，让护理员了解老年人生理心理特点，更好地为老年人服务。为提高医护人员涂擦按摩手法技能，中心选派医护人员到西藏自治区藏医院跟班学习，不断提高患者理疗体验满意度。

三、依托传统资源，发挥藏医优势，提高老人满意度

针对西藏老人信任藏医，大多患有风湿性关节炎、高血压、心脑血管、痛风高原性红细胞增多症等高原疾病的特点，医养结合服务中心充分利用藏医药技术方法中心，主要采用药浴、情志治疗、熏蒸治疗、涂擦、康复理疗等疗法，并将传统藏医与现代医学有机结合，提高中心医疗服务水平，全面提升老年人身心健康和生活质量。定期为老年人开展多种形式文娱活动，丰富老年人的精神文化生活，促进老年人身心健康，将服务延伸至周边社区，为社区老年人提供便捷的居家医疗养老服务。传统与现代有机结合，手术后采用盐热敷疗等护理手法帮助患者减轻疼痛，加快术后恢复。服务过程注重细节管理，关注老年人需求和感受，不断提升服务品质，不断探索医养结合新模式，推动中心持续创新发展。

"机制、服务、标准"三驾马车　助推医养成果共享

西安工会医院

摘　要

西安工会医院以医养结合破解老龄化难题。内设老年护理院，依托可靠的医疗平台，先进的康复设备，精准的健康管理，以"环境设施好、人员队伍好、内部管理好、服务质量好、服务效果好"为抓手，通过人才建设、分层医养服务、标准输出，打造机构—社区—居家三级养老服务体系。为区域内失能、半失能、失智老年人提供适宜的预防期保健、患病期治疗、康复期护理、稳定期生活照料以及临终期安宁疗护一体化的医养结合、医康结合、康养结合的闭环式、全程化养老照护服务。

西安工会医院始建于 1953 年，原为西安市工人疗养院。2017 年 5 月 8 日，按照"医、康、养、健"四位一体的三级康复医院及省、市五星级养老机构标准建设、配备的工会医院转型开业，以"医养结合、医康结合、康养结合、健康管理与老年及社区综合服务相结合"为主线。设立西安市工会老年护理院，引进国际专业养老建设标准与服务管理理念，以"大爱无垠、大孝愈亲"的服务宗旨，"尊重、温馨、精致、有序"的服务理念，在一个"围墙"内，为失能、半失能及失智的老年人提供全方位医养、康养照护。医院开设科室 34 个，床位 876 张，其中老年护理 200 张、安宁疗护 10 张。

一、以机制创新推动快速发展

医院实行党委领导下的院长负责制，医院与护理院"一套班子、两块牌子"的管理模式保障了各业务模块的紧密结合。

为了使服务标准走向专业化、优质化、品牌化，建院初期西安工会医院大胆探索，引进具有 30 年丰富养老管理经验的国际养老管理机构进行技术合作，聘请资深专家担纲顾问，将国际规范化的养老标准和管理模式与"本土化"医养服务相结合，全面加速医院医养服务的高质量发展，也为进一步技术消化、吸收和自主创新，实现为服务标准跟跑、并跑甚至领跑奠定了基础。

全院现有职工 905 名，专业技术人才 742 名，高级职称 69 人，研究生以上学历 75 人；老

年护理院员工 74 人，医护人员占比 94%，高级职称 1 人，中级职称 5 人，初级职称 7 人；中高级护理员 25 人，初级护理员 29 人；20 人担任省、市养老行业、学会专家组成员。长期为省市各类大中专院校、单位、行业协会学会开展实践培训；员工多次获得全国、全省养老护理员技能大赛奖项。

二、以多层次满足全周期医养刚需

医院围绕老年健康服务"六个环节""四大行动"，分五个层次着力为老年人提供全生命周期的医养、康养服务：

一是预防期保健。以"防未病、促保健、管慢病、治小病"四个层次实现医疗前端化，院内医护团队按需开展评估、查房、床边诊疗、慢病管理及心理干预等服务。

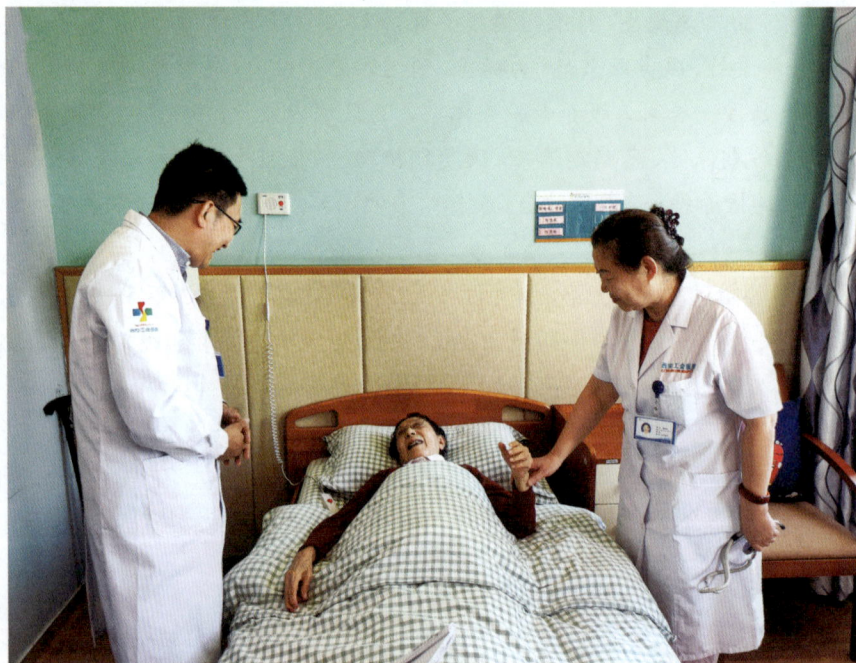

床边诊疗

二是患病期治疗。针对基础病、常见病调理，可在护理院内专区病床便捷住院；急危重病、专科病可依托院内专科进行应急处置、专病专治。

三是康复期护理。康复科、中医科均能入户为入住老人提供床边服务，也可到专科进行物理或作业治疗，满足接续性康复。

四是稳定期生活照料。打破菜单式照护方案，以"延缓自理能力"为目标，制订"协助但不替代"的个性化养护方案。阿尔茨海默病特护依托院内心身科，开展药物疗法和非药物疗法兼具的特色照护。

五是一体化安宁疗护。为临终期老人及其家庭提供对症治疗、舒适护理、心理社会关怀、后事指导等服务。

三、以标准化建设延伸推进成果共享

医院积极开展养老服务标准化建设，于2021年通过国家级养老服务业标准化试点验收，建成标准168条。成立护理、药品、客房、培训、文书、不良事件、人文关怀7个学科质控小组，以数据化质量监督体系确保服务品质。

通过标准输出，医院形成了机构—社区—居家照护三级养老服务体系，先后开展孵化项目4个、社区养老服务站点2个，对口帮扶农村幸福院1个，机构累计已为686位入住老人提供品质养老服务，平均入住率为92%，满意率连续6年达95%以上。

多维支持　多方联动　多元融合
让养老更有"医靠"

商南老年护理院

摘　要

　　商南老年护理院坚持"政府引导、机构提升、融合发展"的发展思路和"医疗 + 养老 + 安宁疗护"服务导向，完成"老年医疗服务中心""老年康复中心""安宁疗护服务中心"机构建设，形成了多点支撑，协同发展的格局，扎根山区的"小机构"实现能力"大提升"。

　　商南老年护理院（以下简称"护理院"）2016 年 8 月成立以来，紧扣国家推进医养结合发展政策导向，立足秦岭山区实际，坚持医养结合发展方向，稳步拓展服务内容，通过积极争取各级各方支持提升机构实力，扩大院区提升机构环境，加强管理提升服务水平，逐渐唱响商南老年护理院口碑和品牌，走出一条适合秦岭山区、符合普通老人消费的医养结合发展路子。8 年来，护理院累计托养老人 500 人，其中失能老人占 70%，累计住院患者约 12 000 人次，其中老年患者占 90%，床位使用率 65%。

一、多方支持筑基，机构实力不断提升

　　机构成立以来，护理院积极争取政策支持，整合多方资源，不断突破人才、技术、资金、管理等发展瓶颈，机构逐渐发展壮大。

（一）政府强力扶持

　　同市、县政府签订城企联动普惠养老战略合作协议，县政府出台落实产业扶持措施 30 条，将机构项目列为县重点项目，主要领导召开现场会，协调解决难题，调派党建指导员 2 名，委派科技特派员 2 名，设置公益性岗位 6 个，发放床位补贴 45 万元，有力推动机构建设和能力提升。

（二）部门强力支持

各级卫生健康部门多次进行指导，支持项目资金，推荐医技人员到三甲医院学习 7 人次，网络培训 30 余人次，县医保局将康复和安宁疗护纳入医保范畴，有力推进机构持续发展。

（三）各界强力帮持

陕西省老龄事业发展基金会支持资金物资 10 万元用于改善硬件设施；爱国华侨捐赠 20 万元加快"中医馆"建设，其他社会人士累计捐赠物资 30 余万元；老年医学会、老体协及党政机关和社会团体，深入护理院开展健康指导、慰问联谊活动 100 余场次，为住院老人们带来了温暖和快乐。

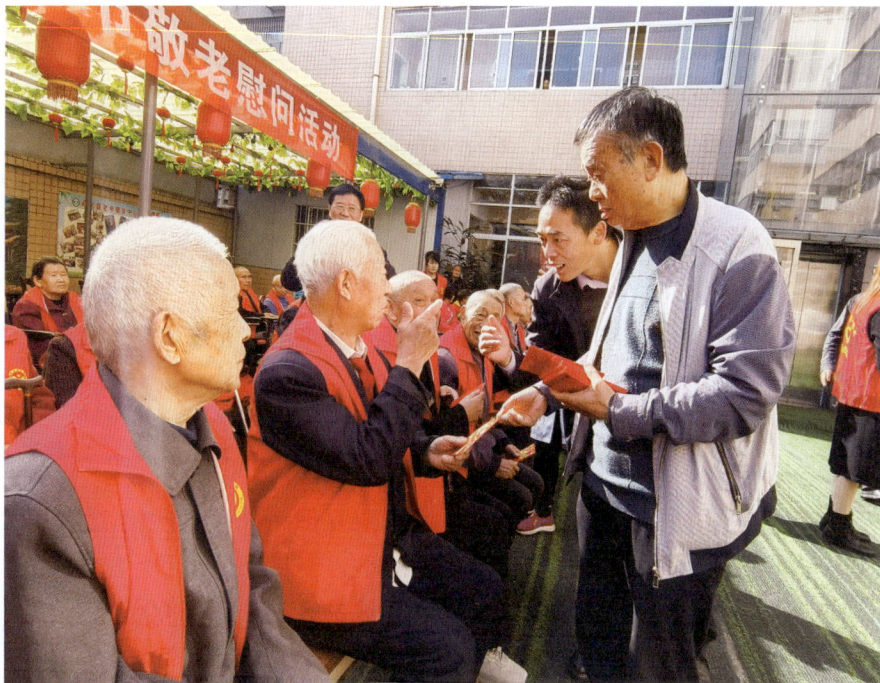

县慈善协会开展重阳节敬老爱老慰问活动

二、加强协作强保障，服务规模和效益不断提升

机构通过加强签约合作、科学合理定价等措施，实现提升能力、扩大影响，科室从 6 个发展到 10 个，床位从 55 张扩充到 300 张，人员从 11 人增加到 107 人。

（一）与医疗机构签约，提升医技能力

与市中心医院、县医院等签订协作协议，引进 9 名人员多点执业，与市中心医院搭建心

电监测远程会诊平台，专家诊断 400 余人次，与县医院建立"双向转诊"和急救"绿色通道"，转入康复期老人 600 人次，转诊急重患者 1 100 人次。

（二）与培训机构签约，提升人员能力

与商洛友聚职业技术学校、商南县朝阳职业技术学校等机构签订"双培双带"协议，定向培训护理员 70 人次、评估师 12 人次。

（三）开展家庭医生签约，扩大社会影响

在长新路社区开展上门服务、设立家庭病床，同时广泛进入其他社区、村广泛开展健康教育，建立老人健康档案 1 000 份，扩大了社会影响。

（四）科学合理定价，实现规模效益

根据秦岭山区居民收入实情，广泛开展摸底调研，综合评估制定合理养老收费价格，自理老人 1 600 元 / 月、半失能老人 2 200 元 / 月、全失能老人 3 000 元 / 月，并累计减免费用 30 余万元，以低价提升规模和口碑，推动可持续发展。

三、特色服务提内涵，满足老年人个性化需求

积极适应老年康复新需求和康养业态发展新形势，不断扩充新服务形式和内容，实现多业态融合发展。

（一）提升中医康复能力

为实现部分失能老人恢复基本生活能力，设立康复理疗科室，将中医适宜技术与现代康复有机融合，在传统疗法等中医康复的基础上，配合作业疗法、运动疗法、心理疗法等现代康复治疗，提升服务能力，年服务住院患者 600 余人次，门诊患者 5 000 余人次。

（二）开展安宁疗护服务

针对癌症晚期等生命终末期患者，2020 年，成立安宁疗护服务中心，开展试点工作，提供舒缓疗法、精神慰藉和安宁疗护服务。3 年来，共收治临终患者 78 名，其中 40 名患者在这里走完人生最后一段生命历程。2023 年被确定为陕西省安宁疗护服务中心试点单位。

（三）推动旅居等新业态融合发展

随着经济发展和"健康中国"战略的推动，康养需求持续扩大，康养产品不断迭代，计划扩大医养结合和安宁疗护规模，融合旅居、森林康养元素，征地 100 亩，推进二期项目建设，500 张床位的嘉禾养老服务中心完成主体建设，年底投入运营，远期建设"生态康养小镇"。

发挥健康管理职能　助推医养结合服务发展

嘉峪关市建设社区卫生服务中心

摘　要

嘉峪关市建设社区卫生服务中心充分发挥健康管理核心优势，构建"立体式""全方位"医养结合服务模式。通过运用"六位一体"健康管理与养老服务融合模式，发挥家庭医生参与居家和社区养老的独特作用，建立完整高效的管理体系和运行机制，推动医养结合工作持续发展，助推全市老年健康和养老服务高质量发展。

嘉峪关市建设社区卫生服务中心现有职工 256 人，中高级职称以上专技人员 41 人。拥有基本医疗区、康乐寿医护养老院及一分院、新时代康复与健康管理中心四个业务区，总业务用房面积 13 723.92 平方米。康乐寿医护养老院内设老年病科、康复科和健康管理中心，实施养老、健康管理、医疗、康复、安宁疗护一体化服务，运行良好，工作机制和服务模式日渐完善，各项标准、制度、流程全部建立，实现了"设施完备、功能完善、环境舒适、收费合理、管理规范、运营良好、服务人性化、老人满意度高的医护型品牌养老院和养老服务培训基地"的目标。在每年市民政局聘请第三方组织的老年人生活等级评估和服务满意度调查中，满意度达 95% 以上。

一、突出"六位一体"，坚持健康管理与机构养老有机衔接

医护养老院 30 名护理人员中有 24 名为执业护士，内设老年病科、药房、康复科、健康管理中心，实现了医疗保障、健康管理、康复"零距离""全嵌入"养老服务。养老机构开展生活照料不难，难点和瓶颈是老人日常的健康照顾和患病后的诊疗服务。而健康管理是基层卫生服务机构的核心职能。在老人身体健康状况稳定时，以"三级预防"、保健、养生指导为主要健康管理服务，在老人患病时尽快启动医疗模式，充分利用中心本部良好的医疗救治条件和中心与上级医院建立的"医联体"模式，为老年人提供系统连续的疾病诊治服务。既能让老人得到及时有效诊治，也为家属提供了方便。在病情得到控制后，随即进入康复模式、健康管理服务模式。对于生命晚期的老人，以控制疼痛和提供舒适照护为重点，提供心

理支持和人文关怀,实施安宁疗护服务模式,让老人安详有尊严地离世。"健康管理—疾病诊疗—康复—健康管理—疾病诊疗—安宁疗护"这一闭环模式是医养结合养老服务机构的基本模式。

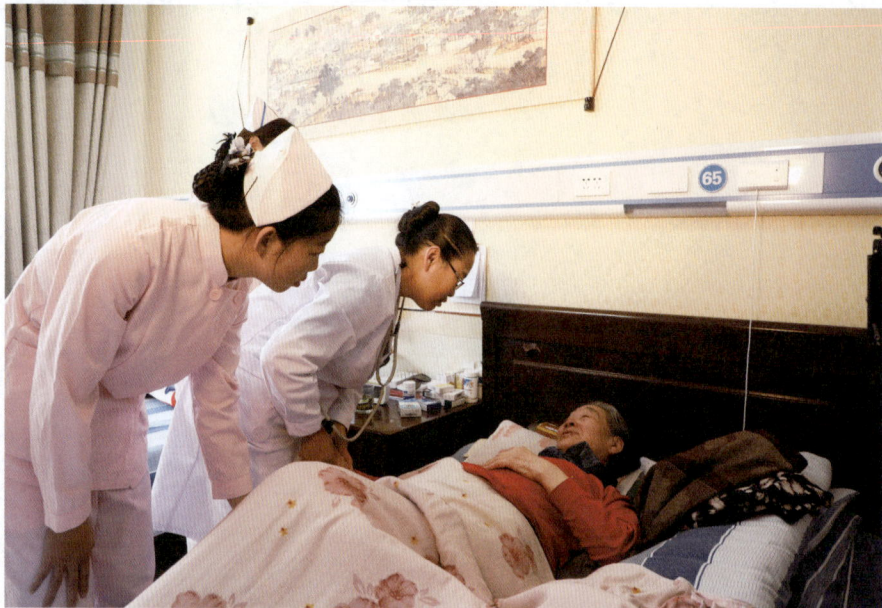

全科医生每日查房

二、突出延伸服务,坚持健康管理和居家养老互促共融

基层卫生服务机构的家庭医生团队是对居家老人和社区日间照料老人提供健康管理、一般诊疗、康复、安宁疗护的主力军。中心积极发挥家庭医生作用,服务辖区 10 500 余名老年人,把"六位一体"连续系统的健康管理服务全面落实到社区养老和居家养老服务中,探索建立以"基本公共卫生服务项目责任团队、家庭医生团队、社区卫生服务站为服务主体,以社区志愿者为补充"的"3+1"基本公共卫生服务模式,为服务区 65 岁以上老年人建立健康档案,实施家庭医生签约服务,采取"定人、定时、定点"的"三定"服务方式,开展经常性、连续性的健康管理服务。把健康管理和医疗、康复落实到居家老人健康照顾和社区老人日间照料中,2023 年完成辖区 65 岁以上老年人体检 7 995 人,老年人健康管理率达到76.14%,提供医养结合服务和失能老年人综合评估与健康指导 8 502 人,服务率为 81%。

三、突出优化管理,坚持完善服务和高效运行协同并进

建立完整高效的管理体系和运行机制。严格遵循《医疗机构管理条例》《养老机构服务质量基本规范》等相关制度,建立完善的医养结合组织管理、绩效考核、质量管理与控制体

系,着力医养结合高质量服务上下功夫,凸显安全第一、以人为本和高品质人性化服务。持续涵养医养结合文化建设,着力塑造"爱心耐心"和"责任心"的"双心"文化,健全完善养老院"以人为本、爱老敬老,爱岗敬业、医养康养"的职业价值观、道德操守理念。

成立8年来,仅有1例老人新发压疮。从严从实管控传染性疾病,职工凭健康证上岗,每年2月和9月分别为老人接种流感疫苗1剂次,每年检查1次胸片,动态观察老人肺部情况,从制度机制上有效管控了风险隐患,保障了服务对象的生命健康,提升了服务质效。

专业服务 暖心呵护 共筑养老健康之路

西宁市社会福利院

摘 要

为了满足老年人的多元化需求,提高老年人的生活质量,西宁市社会福利院通过医疗康复、生活照护、心理慰藉等多方位的服务,全面提高老年人的生活质量,努力打造"医养结合"的养老服务模式。

西宁市社会福利院始建于1950年8月,院区现占地面积30.5亩,建筑面积18 000平方米,床位500张,其中"三无"供养人员床位200张,社会化养老床位300张。截至2023年底全院服务对象294人,其中60岁以上老年人117人。2015年,经上级卫生健康部门批准,西宁市社会福利院医务室升级为"西宁市优抚对象综合门诊部",承担着全院服务对象的医疗、护理、康复工作。综合门诊部秉承"以患者为中心,以质量为核心"的宗旨,不断创新服务理念和服务方式,升级服务设施设备,优化人居环境,提升服务质量。在满足基础医疗服务的基础上,不断探索新模式,积极开展康复、理疗服务,链接社会医疗资源,补短板、强弱项,逐步提升整体综合服务能力。从以往单一的生活护理逐步形成诊断、治疗、康复、心理慰藉、转诊、护理等系统性、连续性的服务模式,确保各类服务对象的身心健康。

一、设施完善,筑牢业务基础

西宁市社会福利院综合门诊部按设置要求,开设了内科、外科、精神科、中医科、急诊室、观察室、康复室、理疗室、心电图室、B超室、放射室、化验室等科室,满足了日常诊疗需求。开通了远程医疗会诊,在省内外专家的指导下,大大提升了疾病确诊率、治愈率,缩短了患者的病程。开通省、市、城乡居民医保,减轻了老年人就医的经济负担。

二、专业团队,提供专业服务

西宁市社会福利院以医师、康复师、护师、心理咨询师、社工组建专业服务团队,为服务对象提供日常生活照料、每日查房和诊疗、精神慰藉、养生保健、健康宣教、康复理疗等贴心、暖心服务，服务对象实现医疗、护理、康复"一人一档一流程"。康复工作实现全覆盖，通过对全院服务对象的康复评估，筛选出适宜进行康复的老年人，并对每位老人制定合理化的方案，实现了个性化的康复治疗。生活照料方面，按照标准化服务流程，在饮食起居上提供精细化的服务。心理慰藉方面，以个案及团体治疗为主，提供心理咨询及干预。探索开展"安宁护理"服务，设置专门的"安宁护理病房"，通过舒缓护理、人性化关爱，使临终老年人安详地走完生命的最后一程。

三、链接资源，保障健康安全

综合门诊部积极对接辖区公共卫生服务机构，为院内老年人建立健康档案，加强老年人健康指标监测和信息管理，确保老年人健康管理服务落实到位。按照老年人健康管理规范，每年进行一次健康体检，体检后由全科医师综合评估健康状况并给予保健指导，同时对患有慢性疾病的老年人进行健康管理。与青海仁济医院、青海红十字医院、青海省第三人民医院、青海省第四人民医院签订了医疗合作协议，对急重症老年人转诊时开通绿色通道，第一时间检查治疗，做到小病不出院，大病不耽误。

西宁市社会福利院综合门诊部始终把服务对象的生命健康放在首位，本着"以人为本、生命至上"的理念，将生活照料和医疗、康复、人文关怀融为一体，努力发挥医、养结合的优势，让每一位服务对象都享受到优质的医护服务，让他们在福利院度过一个健康、幸福、安乐的晚年。

强化服务关爱模式　打造幸福医养家园

大武口区医养服务中心

摘　要

大武口区医养服务中心将医护技术、养老照护技术、现代康复技术充分融合，通过强化内部管理、加强队伍建设、提供多元服务，拓展医养结合、医康结合、康养结合、健康管理养老服务内涵，扎实推进养老与医疗的深度融合，满足现代社会老年人群健康养老的多层次需求，提高了老年人的生活质量，适应了老龄化发展的形势，实现了医疗与养老零距离对接和养老模式的新突破。

大武口区医养服务中心由宁夏第五人民医院石炭井医院运营管理，建筑面积 8 000 平方米，共有职工 71 人，现有医疗、养老和残疾人寄宿制床位 176 张。拥有彩超、高级电动护理床、智能洗澡机、电动移位机等设备、器材 114 台（件）。按照"三中心"融合发展思路，健全工作制度，规范服务流程，保障重点人群，打造"医、康、养、护"四位一体服务模式。共收住养老人员 264 人次、住院 381 人次，失能失智人员占 96%，床位使用率达 99%。

一、强化内部管理，提高运行效率

一是健全工作制度。成立党群、行政、医疗、院感、护理、药事、养老、残疾人管理等 8 个方面组织管理体系，依据医疗、养老、残疾相关标准、规范、指南，制定了员工手册、护理管理质量考评细则、护理员素质质量考评细则、护理文书书写质量考评细则、院感管理制度、员工岗位职责等 110 项管理制度和流程规范，为提高运行效率奠定了基础。二是完善服务机制。整合现有资源，完善"互联网＋延伸护理服务"机制，梳理养老服务设施短缺、空白，构建 15 分钟养老服务圈。针对辖区老年人、残疾人居家养老、医疗、康复、护理需求，联合社区居委会，采取"嵌入式"方式一同入户，为有需求的家庭、老年人等服务对象提供健康教育、慢性病管理、疾病诊治、长期照护、中医康复护理、家庭访视等专业化指导和上门巡诊服务。2023 年，上门服务 396 次。

二、加强队伍建设，提升服务能力

一是强化业务培训。鼓励医务人员转换身份，经常性开展业务培训，定期组织技能大赛，选派 30 人到全国知名医养结合机构进修学习，90 人参加各级组织的老年服务相关专业能力提升培训班，65 人分别取得医养结合管理师、康复治疗师、老年人能力评估师、健康管理师、心理治疗师、公共营养师等养老服务资格证书，促进了业务人员专业素质的提升。二是加强人才招录。根据服务中心的功能定位、床位规模和服务需求，大力招录医、康、养、护等方面的专业技术人才 40 名，配齐相应的管理、专业技术、养老护理和后勤保障人员，打造医、康、养、护专业化服务团队，为推动医养结合高质量发展提供人才保障。

三、提供多元服务，满足社会需求

一是打造便捷化服务流程。以"一开一合"为抓手，开通双向转诊服务，实现院内医疗区与养护区之间双向转诊，老年人足不出"院"即可完成老年综合评估、床旁康复及住院诊疗，足不出"房"即可享受送药上门服务，足不下"床"即可进行体能检查。融合宁夏第五人民医院、石炭井医院二、三级多学科资源优势，定期组织老年病科、康复治疗科等多学科联合查房，为老年人制定个性化医、康、养、护计划，提供了养老、康复、就诊"一站式"服务。二是开展多元化托养服务。建立残疾人托养制度，制订《残疾人托养服务协议书》，开设全日制寄宿托养、临时寄宿、日托、周托、月托、钟点托。针对语言障碍、肢体残疾、癫痫患者等特殊性，建立个性化康复和生活照料方案。截至 2023 年 12 月底，收住托养残疾人 25 人次，寄宿制 130 人次、日间照料 1 200 人次。三是做好人性化安宁疗护。制订安宁疗护工作规范和工作制度，会同医联体成员单位，设置安宁疗护区，组建医生、护士、药师、康复师、营养师、心理咨询师、社工、志愿者等参加的安宁疗护团队，探索建立安宁疗护多学科服务模式。2023 年以来，先后为 26 人开展疼痛评估及管理、肠内外营养、静脉导管和引流管等安宁疗护照护服务。

医养结合　护航老人幸福晚年

乌鲁木齐市养老福利院

摘要

近年来,乌鲁木齐市养老福利院坚持走专科特色发展道路,主要收住地区"三无"老人、优抚对象、市儿童福利院转入年满十八周岁以上孤残青年及低保家庭中孤寡失能、高龄等刚性需求的特殊人群,在保持传统养老服务优势的基础上为休养老人提供"治疗期住院""康复期集中护理""稳定期生活照料"相结合的"医养结合"服务体系,打造了老年康复、老年评估、安宁疗护、养老服务中心等特色科室,使在院休养人员均能享受"老有所居、病有所医、老有所养"的照护服务,现已形成集"医、养、护、康、教学、培训及社工服务"为一体的公办老年养护品牌。

乌鲁木齐市养老福利院坚持走专科特色发展道路,打造了老年康复、老年评估、安宁疗护、养老服务中心等特色科室,使在院休养人员均能享受"老有所居、病有所医、老有所养"的照护服务,现已形成集"医、养、护、康、教学、培训及社工服务"为一体的公办老年养护品牌。

一、积极探索,模式创新

在提出"医养结合"概念前,乌鲁木齐市养老福利院(乌鲁木齐市老年康复医院)已于2005年从事拓展相关工作,以提高保障和改善民生水平为己任,坚持保障基本,统筹发展,实行入住休养人员一站式评估服务体系,使医疗卫生和养老服务资源有序共享,达到健康养老的服务需求。

二、养老机构与医疗机构一体化建设

一是环境设施标准化。机构软硬件设施日趋完善,养老机构适老化设施一应俱全,内设的医疗机构配有生化分析仪、DR、心电监护仪、彩超、监护仪、除颤仪、电动吸痰器等诊断抢救设备和各类康复设备,能够治疗各种急、慢性疾病,进行急症抢救和安宁疗护,全方位满足老年人的医疗养护工作。二是人员队伍专业化。工作人员相关从业资质完备，与新疆职业大学、乌鲁木齐职业大学、昌吉职业技术学院合作建立了养老护理从业人员培训基地，培训内容涉及医疗、护理、康复、保健、营养等相关内容，为护理员在机构内开展医养结合护理工作打下坚实基础。三是示范引领系统化。几年来接待区内外兄弟单位、民办养老机构来院参观交流 200 余人次，跟班学习 1 300 余人次，尤其在医养结合发展方面，带动了民办养老机构的健康发展。四是服务质量特色化。对于全院 74% 以上的失能、半失能及高龄重病休养老人，突出中西医结合的"健康养护""科学康复"理念，针对老年人体质及疾病特点，以中医理论为基础，突出传统方药、针灸特色，在此基础上开展了火罐、艾灸、穴位药物贴敷、穴位注射、埋线等治疗方法，并结合现代理疗手段，通过电针、TDP、颈腰椎牵引等中医理疗，运用偏瘫肢体训练训练、脑瘫肢体综合训练、关节运动范围的训练等手段，积极将中医理疗、康复治疗向多样化发展推进。对于全院 40% 的失智休养老人，重点加强对阿尔茨海默病等早期老年性精神障碍疾病进行有效干预和康复治疗，使在院的失智老人生活质量不断提高。

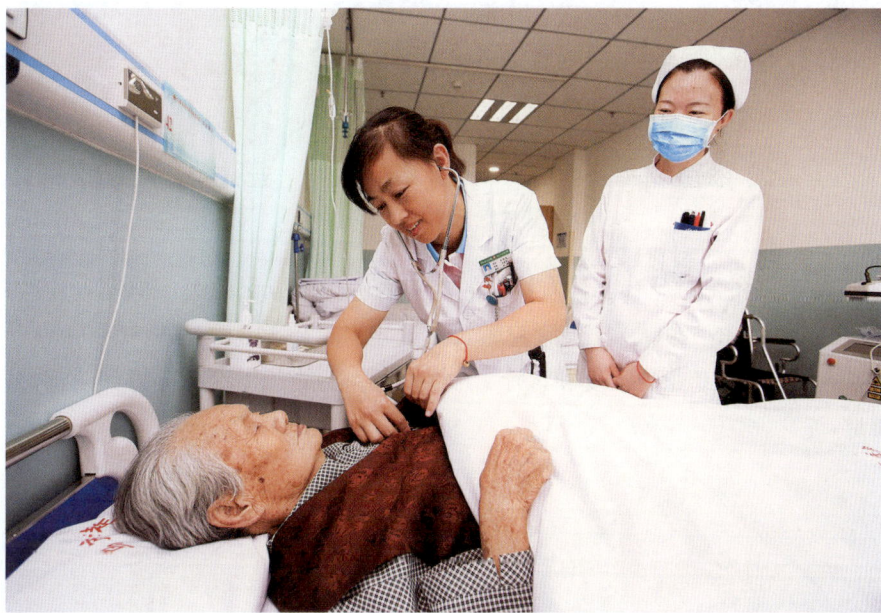

医务人员为入住老人进行日常照护

三、服务精准细致，彰显人文关怀

根据休养老人的身体状况，福利院分设自理、半失能、失智、全失能四个休养区，分别为之制定不同级别的医疗、康复及护理方案。主管区长均由临床经验丰富专业护士长担任，医护人员每天按时巡查，定期为休养老人及工作人员宣教健康知识，为护理人员进行专业知识指导，尤其是老年人易出现的突发症状如跌倒、噎食、突发心脑血管病的应急处理等知识。有专业的营养师为老人制订个体化的食疗方案。福利院还有 27 名专业社工,他们深入各个部门,发挥着"助人自助"的工作理念,将中华民族孝老、敬老、爱老、助老的传统美德发扬光大,阐述养老、医疗、护理等工作特色,传递社会正能量,树立和谐、温馨、欢乐、祥和、团结、进步的民政公办养老(医疗)机构新面貌。

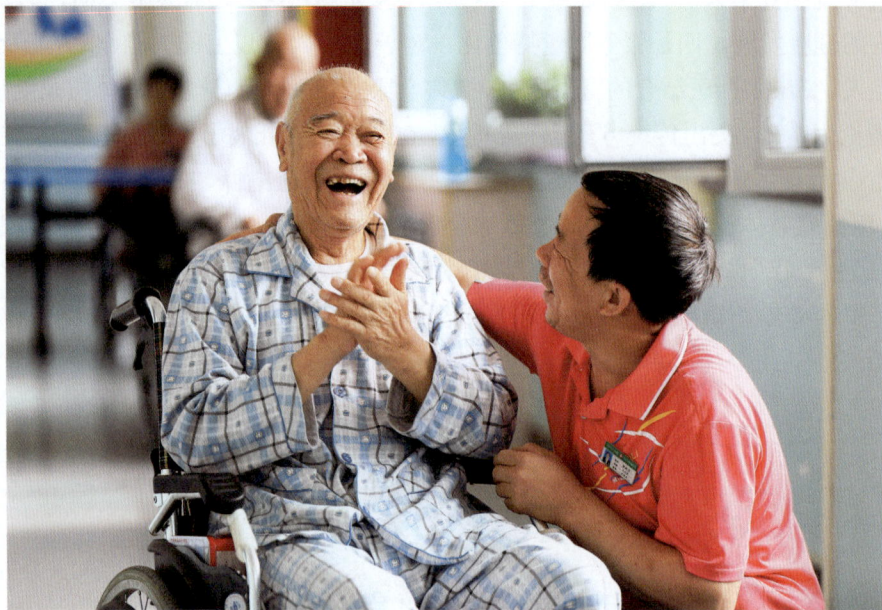

护理员与休养老人其乐融融

2023 年全年福利院对患有多种慢性病的老年人进行精准化的医疗护理服务达 8 952 人次,专业生活照料达 36 519 人次,健康宣教及专业知识指导 116 次,安宁疗护 9 人。让老年人享受到亲人的关怀、专业的康复和诊疗,老年人身体功能和生存状况得到改善,提高了生命生活质量。

精心尽心"医养护" 特色康养护健康

石河子绿洲医院

摘　要

在深入调研老年人医疗和养老需求的基础上,石河子绿洲医院整合医疗资源,坚持"医护人员精心养护,老年人安心养老"的理念,医院改建修葺医养结合科,配备先进的医疗设备和养老设施,组建一支专业技术过硬,工作作风严谨的团队,发挥老年精神病学特色优势,提供个性化、多样化的养老服务,丰富老年人精神文化生活,提升老年人的生活质量,提高老年人的社会参与度,促进老年人与社会更好地融合。

石河子绿洲医院是全疆建院时间最长的三级甲等精神病专科医院,是兵团医学会精神科分会挂靠单位,国家住院医师规范化培训基地精神科专业基地、石河子大学教学医院。随着社会人口老龄化的日益加剧,老龄健康工作任务的日趋繁重,在关注老年人康复保健的同时,积极开展医养结合型养老服务工作。通过医疗与养老资源的有效衔接,提高老年人的生活质量,减轻家庭负担,促进社会和谐。

一、设施齐全环境优美

医院于2008年成立医养结合科,随着医院整体业务能力提高和社会信誉的逐渐增强,服务半径、诊疗范围也逐渐扩大。诊疗区设施完善,配备心电监护仪、床旁心电图机等医疗设备;疗养区设施齐全,配备电视机、微波炉、冰箱、洗衣机、料理机等家用电器,设立康复训练室、棋牌室、娱乐活动室等室内活动场所;活动区环境整洁,栽种多品种绿植,设立户外健身场所,极大地满足了老年人多样化需求。为保障医院环境设施的安全性,医院定期安排工作人员对各项设备设施进行维护和保养,确保安全有效。

二、人员队伍力量雄厚

医养结合科是一支技术硬,素质高的专业团队,现有医护人员15名,其中高级职称医师4人、主管护师8人、护师3人。全体医护人员先后在石河子大学第一附属医院进修学习,在高血压、糖尿病、脑血管疾病等内科常见病的健康保健、诊治和护理及老年精神病患者长期护理方面具有丰富的经验，并增设安宁疗护项目。依托医院精神科、心理科、中医康复理疗科开展多项业务，达到生活照护家庭化、健康管理常规化、安全管理持续化。2023年养老入住120人（其中全失能30人、半失能35人、能自理55人），出院240余人次，门诊1 400余人次。为保障医养结合服务质量优质化，医院定期组织医疗、护工和后期保障人员开展疾病诊治、护理方法等培训，提高工作人员的服务技能和意识。此外，定期邀请精神科专家讲解老年性痴呆的诊治要点、心理疏导的技巧等专业知识，提升服务水平的全面性。

三、医养服务特色鲜明

一是建立个体化诊疗方案。注重老年人个体差异和需求多样化，通过全面健康体检、建立健康档案、老人生活能力评估和风险评估情况，对老人制订个性化、可行性强的生活和医疗照料方案，并为老人提供相应的康复训练和疾病管理，帮助其恢复健康并改善生活质量。二是开展娱乐康复活动。定期组织各类文化娱乐活动，如棋类对弈、书法比赛、音乐会、健康讲座等，丰富老年人的精神生活。同时，开展了针对性的康复活动，帮助老年人进行肢体康复和认知训练。通过组织各种文化娱乐活动和康复活动，建立了良好的社交关系，有助于缓解孤独感，提高心理健康水平。三是提供心理疏导服务。为帮助老年人顺利过渡与家人分离时的焦虑不安情绪，心理科专家定期开展心理疏导，宣传老年心理健康知识。针对老年性精神病患者，安排精神科专家定期随访，适时根据老人情况调整治疗方案，带动老年性精神病患者参与社会康复活动，进一步提高老年精神病患者的身心健康。

通过对医院设施进行适老化改造，提供专业的生活护理服务，使老年人的生活质量得到了显著提高。养老床位入住率达70%以上，入住老人满意度达95%以上。医院将进一步建立健全医养结合工作制度，完善医养服务模式，为老年人提供集医、护、养为一体的保障服务，促进老年人身心健康。

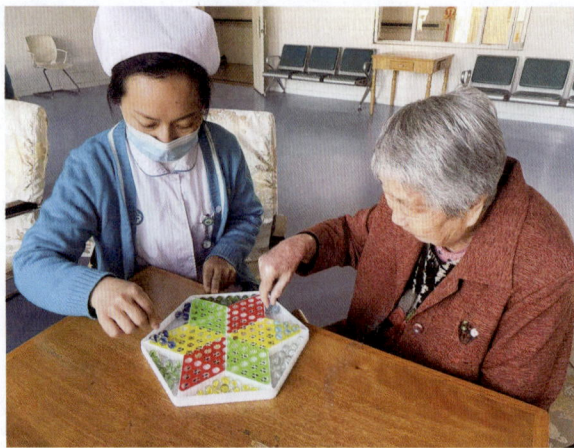

护士与老人开展益智棋类游戏

79